명상과 의학

이화영 · 곽영숙 · 구본훈 · 김경승 · 김선제 · 김지영 · 김혜금 · 박용한 · 송후림 · 신경철
오중근 · 원승희 · 윤지애 · 이강욱 · 이경욱 · 이병철 · 이상혁 · 이서지 · 이성근 · 임미래
전진용 · 전현수 · 정성원 · 정영철 · 채정호 · 한상익 · 한창환 · 허휴정 공저

Meditation
and
Medicine

발간사

명상과 의학이 만났습니다.

지난 세기만 해도 생각할 수 없었던 일입니다. 하지만 원래 명상과 의학은 같은 뿌리에서 나왔을지도 모릅니다. 'medicine'과 'meditation'은 'mederi'라는 같은 어원에서 나왔다는 사실이 그러한 추측을 사실무근으로 단정할 수만은 없게 만듭니다. 라틴어 'mederi'는 치료한다는 뜻을 가지고 있고, 'med'에는 적절한 조치를 취한다는 뜻이 있습니다. 'medicine'은 'meditation'을 만남으로써 비로소 완전체가 된다고 할 수 있을까요? 의학과 과학은 문제의 해결을 밖에서 찾고 명상은 안에서 찾기 때문입니다. 정신의학은 더욱 그럴지 모릅니다. 신음하는 나와 세상의 고통에 대해 어떤 조치를 취하려고 하는 것이 두 전통이 공통적으로 가지고 있는 관심사입니다. 호모 사피엔스 모두의 앞에 놓인 절체절명의 위기를 헤쳐 나가는 과정에서 필연적으로 경험하게 될 총체적인 고통을 줄이는 데에 두 전통이, 오래된 그러나 늘 새로운 관심을 모아야 한다면 명상의학은 그 최전선에 서 있는 것이 아닐까요? 그러한 소임을 다하기 위해 대한명상의학회는 4년이라는 비교적 약관의 역사에도 불구하고 세계적으로 최초로 정신과 의사들이 공동 집필한 명상의학 교과서를 발간하였습니다. 이 책은 대한명상의학회 3대에 걸친 노력의 소산입니다. 모든 회원과 임원을 대신해서 함께 축하하고 기쁨과 반가움을 전하고 싶습니다. 또한 모든 저자와 편집위원, 그리고 대한명상의학회의 씨를 뿌리신 모든 분께 깊이 감사드립니다.

명상은 경험의 내용이 아니라, 경험과의 관계를 변화시키는 실로 단순한 조치라고 할 수 있습니다. 이전에는 나의 일부로만 경험했던 의식의 내용물에서 한 걸음 물러설 수 있게 해 줍니다. 이것은 마치 어머니를 자신의 일부로 지각하던 아기가 성장하면서, 자신의 일부가 아니라 저 밖에 객관적으로 존재하는 대상으로 보게 되는 발달과 유사합니다. 명상을 통해 의식의 내용물에 영향을 받지 않는 의식 그 자체를 경험하는 것입니다. 따라서 명상은 의식의 발달이며 진화입니다. 성인이 되면 더 이상 정신의 발달은 없다고 본 프로이트의 생각이, 성인의 정신적 성장과 발달에 대해 정신과 의사들이 전통적으로 무관심하게 된 한 가지 배경이라 할 수 있을 것입니다. 명상은 프로이트와 융, 그리고 에릭슨을 통합할 수 있는 도구라고 할 수 있습니다. 뿐만 아니라 마음을 사용하는 명상이 뇌에서 변화를 일으키는 것을 뇌 영상을 통해 직접 관찰함으로써 마음과 몸이 만나는 통로를 발견할 수 있을 것입니다. 경험에서 벗어나지 못하기 때문에 우리는 고통을 받습니다. 명상을 통해 과거의 경험에서 벗어나고, 과거가 미래에도 무한히 반복될 것이라는 강박에서 벗어나는 힘을 얻을 수 있습니다. 어쩌면 인류의 미래는 이 개체적인 경험의 초월에 달려 있을지 모릅니다.

동방의 한 고요했던 나라가 세계 문화의 주역이 되고 있습니다.

이 역시 지난 세기에는 상상할 수 없는 일이었습니다. 하지만 명상은 우리의 유구한 역사 속에서 다양한 문화 및 종교와 함께해 왔기에 우리는 세계 명상문화의 주역이 될 자격이 충분하지 않을까요? 우리는 이미 구한말에 유불선을 통합하고 서학을 넘어선 우리만의 사상 체계를 통해 나라를 지키려고 애쓴 전통을 가지고 있습니다. 그것은 그 시대에 벌써 21세기의 생태 문명을 지향한 놀라운 통합이었습니다. 명상은 우리의 전통과 역사를 바탕으로 꽃피워 낼 수 있는 소프트파워의 한 가지가 될 수 있지 않을까요? 그러기 위해서는 먼저 우리 사회에서 명상이 대중화되어야 하고, 대중화를 위해서는 과학적 검증과 초종교적인 대화가 필요합니다. 한 분야에 치우치지 않는 문화적 자양분이 필요합니다. 그 첫걸음은 의료사회에서 명상이 대중화되는 일일 것입니다. 명상의 대중화는 과학화와 의료화를 필요조건으로 합니다. 서구 사회에서 명상의 대중화는 바로 명상의 과학화와 의료화 위에서 가능했던 점을 기억해야 합니다. 이것을 생략하고 명상 붐의 분위기에 무분별하게 편승만 한다면 우리 사회에서 명상의 대중화는 전망이 그리 밝지 않다고 말할 수 있을 것입니다. 명상의 정의와 역사에서부터 다양한 종류, 작용기전, 임상적 활용에 이르기까지 26가지의 주제로 이루어진 이 책이 명상의 의료화와 대중화를 위한 큰 걸음이 되기를 기원합니다. 그러한 맥락에서 이 책은 곧 영어로 번역되어 세계로 진출하게 됩니다. 끝으로 이 책이 만들어지기까지 수고를 아끼지 않으신 학지사에도 감사드립니다.

2022년, 2기 대한명상의학회 회장 김경승

머리말

명상은 동양에서 고대로부터 내려오는 마음 치료법이고, 정신치료는 서양의 마음 치료법이다. 명상은 자신의 내면에서 일어나는 변화를 객관적으로 관찰하고 의미를 부여하거나 해석하거나 판단하지 않고 단지 그대로 지켜보는 것이 요체다. 처음에는 집중이 어려우므로 자신의 호흡을 주시하며 호흡에 집중한다. 몸을 움직이면 움직임 하나하나에 집중하고 생각이 떠오르면 떠오르는 것을 분명하게 자각한다. 어떻게 생각이 떠오르고 어떻게 생각이 사라지는지를 관찰하고 어떻게 감각이 일어나고 사라지는지를 관찰한다. 이렇게 명상을 하면서 모든 집착에서 자유로워지고, 불안과 근심, 감관적인 욕구 등으로부터 해방되어 마음의 평정을 얻게 되며, 대상과 둘이 아닌 상태를 체험하여 모든 것과 연결되어 있음을 자각하면 자애로워지고 지혜로워진다.

명상과 정신치료의 공통점은 자신과 대면하기다. '저기 바깥'에 집중하는 것이 아니라 내면에서 벌어지는 것으로 방향을 돌려 집중하는 것이 명상이다. 사람들은 불편한 것을 마주하면 보통 반발하거나 비난하거나 바로잡거나 혹은 달아나는 데 에너지를 쓴다. 괴로움은 삶에서 벌어진 일 때문이 아니라 그 일에 대해 자신이 만든 이야기를 믿는 데서 생긴다. 엄청난 고통을 겪고도 힘을 잃지 않은 사람들은 자기가 긴장하고 있다는 것을 알아차리고, 이야기를 만들지 않고 그 이야기를 경청하고 알아차린 사람들이다. 자신을 바라보고 내면의 독백을 바라보며 고통을 알아주는 것이 치유의 작용을 일으킨다. 명상이나 정신치료는 왜곡시킨 현실을 본래 그대로 볼 수 있게 되돌려 놓고 마음을 자유롭고 평안하게 만든다.

동서양 모든 영적 전통의 공통점은 명상이다. 영적이라 함은 내면, 특히 무의식의 탐구를 통해 초월의식으로 나아감이며 행복을 밖에서 찾지 않고 안에서 찾음을 일컫는다. 마음의 고통을 다루는 것은 고대인이든 현대인이든 다르지 않다. 고대의 샤먼으로부터 제사장이나 사제, 수도승 그리고 현대의 정신치료자까지 면면히 이어져 내려오는 마음속 고통의 해결 중심에는 명상이 있다. 명상은 그 해결의 방법을 바깥에서 찾지 않고 안에서 찾는다. 명상은 수도승이나 요기들의 전유물이 아니다. 사막의 교부나 수피즘의 성자들도 수행하였으며, 특정 종교의 수행법이 아니라 각 종교의 에센스이자 영성 추구의 길이라 할 수 있다.

　더러운 연못 속에서 피어난 깨끗한 연꽃은 세속을 떠나지 않고 삶 속에서 정화되고 구원되는 종교적 초월성을 상징한다. 깨어 있는 명상에 조건 없는 순수와 구원이 있다. 그것은 지금 바로 이 순간 깨어 있음으로 '이미 도달했다' '이미 고향에 와 있다'로 표현되는 구원이다. 먼 후일 구원받는 것이 아니라 지금 온전히 깨어 있음으로 빛의 세계에 있는 것이고, 지금 이 순간 깨어 있지 못하면 무의식의 충동성에 함몰되어 어두움에 싸여 있는 것이다. 무의식적으로 행동하고 충동에 끌려 살아간다면 어두운 밤을 헤매며 이리저리 부딪치는 고달픈 삶이 된다. 우리의 행동 하나하나를 늘 깨어 바라보고 의도까지 성찰하고 그 전후맥락을 잘 살피면 어두움은 빛으로 전환되어 행복해진다. 온전히 깨어 호흡하면 우리를 둘러싸고 있는 자연과 밤하늘의 별들이 우리와 하나임을 느낀다. 하물며 수많은 시간으로 피가 섞인 우리는 한 가족이며 한 몸이다. 음식과 내가 둘이 아니고 호흡할 때 들어오고 나가는 공기가 나와 둘이 아니듯이 물도 강도 구름도 산도 바람도 꽃도 둘이 아니다.

　한 몸이 서로 물고 뜯는 야만은 곧 어두움이고, 전혀 모르는 남에게 사랑과 연민을 나눔은 곧 빛이다. 충동적 야만성을 절제된 원숙함으로, 강함을 부드러움으로 변환시키는 것이 명상과 마음공부의 핵심이다. 야생마와 같은 마음을 길들이는 것은 마음공부라는 노력 없이 저절로 이루어지지 않는다. 어두움에서 밝음으로 전환되는 것이 모든 구원의 본질이고 영성 그 자체다. 그것은 절망에서 희망으로, 무지에서 깨달음으로, 갈등에서 평온으로, 고통에서 행복으로 전환됨을 의미한다. 이 대전환은 자기성찰에 의해 가능하다. 구원은 밖에서 주어지는 것이 아니라 스스로 얻어야 하는 것이고, 몸의 부활이 아니라 정신의 거듭 태어남과 영적 정화가 진정한 구원이다. 정신세계가 고양되면 언어를 벗어나게 된다. 종교의 구분도 영성 앞에서는 의미를 상실한다. 우리가 내 종교 네 종교 하며 구분하는 것이 아이들 다툼이라는 것을 경험하면, 모든 이를 사랑하고 서로 이해하지 못하는 것만이 중요한 문제일 뿐 종교의 도그마나 우월성 시비는 매우 유치한 일이 되고 만다.

　명상의 목표가 무엇이냐 묻는다면 먼저 마음이 평화롭고 행복한지를 되물어야 한다. 바른 명상은 고통에서 벗어난 곳으로 안내하는 여정이고, 다시 고통으로 돌아온다면 그것은 절름발이 명상이다. 마치 흙탕물이 가만히 가라앉으면 맑아진 듯해도 다시 흔들면 혼탁해지는 것과 같다. 고요히 가라앉히는 것이 집중 명상이라면 바닥의 찌꺼기를 남김없이 태워 버리는 작업이 통찰 명상이다. 명상은 움직임 속에서 고요를 보고, 고요 속에서 움직임을 본다. 거시적 관찰에서 미시적 관찰까지 포함하고 전체적 맥락을 관조하고 성찰하는 데로 나아간다.

명상은 개념을 해체시켜 실재를 있는 그대로 경험하게 한다. 모든 주입된 지식이나 신념을 걷어 내는 작업은 명상의 본질이다. 텅 비어 고요하지만 만유를 잉태한다. 고요의 침묵, 그곳은 부동이며 흔들림이 없다. 그러나 밝고 밝아 어둡지 않고 한계 지을 수 없는 고요다. 신념의 구름들로 무장되어 있는 한 만날 수 없는 것은 마치 구름 속에서 하늘을 볼 수 없는 이치와 같다. 개념으로 지각하고 인식하는 세계와 실재는 다르다. 지각 이전의 순수 의식의 상태, 그곳은 조건 없는 사랑이며 연민이다. 명상의 지향점은 궁극의 평화이며 행복이다. 따라서 고통에 대한 깊은 성찰과 사유는 명상의 주요한 방법이다. 단순히 집중과 관찰만으로 도달하기 어려운 고통이 품고 있는 속안을 지혜의 빛으로 깊숙이 비추어 보고 탐구해야 가능하다. 명상의 목적지는 언어와 사유를 넘어서는 곳을 가리키지만, 그곳은 명상적 사유를 통해 들어가야만 한다.

나라는 신념은 매 순간 정신과 신체의 여러 과정이 상호작용하며 이루어진다는 것을 숙고와 통찰에 의해 알게 되면, 나라고 집착할 것이 아무것도 없음을 알게 된다. 걷기 행위 하나만 예를 들더라도, 걷기 위해 발걸음을 떼려는 의도가 선행하고, 발을 들기 시작하여 내밀고 내려놓는 것을 알고, 다음 발을 들어 올리며, 멈추려는 의도에 따라 발걸음을 멈추는 정신과 신체의 조화로운 상호작용에 의해 걷기가 이루어진다. 그것을 '내가 걸었다' '내가 걸음을 만들었다'고 생각하는 것은 개념에 불과하다. 엄밀하게 표현하면 행위는 있을 망정 행위자가 따로 있는 것은 아니다. 마음은 신체 동작의 원인이 되고 신체 감각은 마음의 욕망을 불러일으키고 의도를 일으키는 원인으로 작용한다. 자아라는 개념은 가장 뿌리 깊은 개념이다. 어떤 영원한 요소가 우리 존재의 본질로서 있다는 개념, 그리하여 나라고 생각하고 내 것이라 주장하며 자아라고 여기는, 정신과 신체의 여러 작용을 나라고 동일시하는 가상의 자아를 실재하는 것으로 믿어 버리고 만다. 가상의 자아를 방어하고 보호하느라 에너지를 소모하고 가상의 자아를 만족시키려고 물질적으로 정신적으로 갖은 노력을 경주한다. 명상 수행은 이 가상의 자아가 실재하지 않음을 깨닫게 한다. 그저 하나의 개념이며, 순간순간 일어나는 현상에 나를 동일시하여 투사하고 있을 뿐, 그림자로서 나임을 분명히 깨닫게 한다.

명상은 이렇게 자아라는 알에서 깨어나는 것이고 애벌레가 나비로 우화하도록 하는 것이다. 지적 깨달음이 없는 정서적 깨달음은 없다. 바른 깨달음은 사유와 숙고를 거쳐 '원인에 이은 원인'이라는 맥락적 사유와 통찰을 거쳐 도달할 수 있다. 이른바 숙고 명상으로서 붓다의 연기관이다. 고통을 스승으로 삼아 깨우치고 고통이 변하여 축복이 된다. 원수가 은인이 된다면 원수를 사랑할 수밖에 없다. 이것이 영성적 변환이다. 무한히 역동적이고 어느 것 하나 변하지 않음이 없는 생명현상을 고정적 실체로 파악하는 존재론적 관점은 명상에서 타파된다. 개념의 해체는 존재의 해체이며 경험과 즐김, 삶 자체로 연결시킨다. 삶의 파도와 투쟁하는 대신 삶의 파도를 타고 즐긴다. 몸과 마음을 없애려거나 변화시키려는 대신 몸과 마음을 부리며 그들을 존중한다.

명상의 백미는 순일한 집중과 부드러운 통찰이다. 집중과 관찰은 명상의 두 날개로서 몸통의 지혜와 통합되어 고통의 궁극적 해결로 비상하게 한다. 집중을 통해 마음의 안온과 평화를, 관찰을 통해 지혜와 연결되어 명징한 깨달음을 얻는다. 고요히 사유하고 깊게 성찰하는 명상이 부분적으로 무념무상을 중시하면 집중 명상, 몸과 마음의 모든 과정을 역동적으로 관조하면 통찰 명상, 내면을 깊숙이 숙고하여 깨달으면 지혜 명상 또는 숙고 명상이라 부른다. 코끼리를 묘사하는 데 맹인이 각 부위를 더듬어 묘사하는 것처럼 명상의 외형적인 한 자락을 강조하면 다양한 명상이 된다.

명상은 인간과 세계에 대한 차별 없는 사랑과 연민에 기초한다는 점에서 의학의 본령인 휴머니즘과 궤를 같이한다. 명상은 모든 종교의 핵심이면서 동시에 종교를 초월하여 모든 신념으로부터 중립적이라는 점에서 과학적이며 몸과 마음을 다룬다는 점에서 의학적이다. 명상은 의자(醫者)라면 당연히 지녀야 할 품성인 차별 없는 생명 존중과 자비심을 키워 준다. 명상은 몸을 통해 마음을 다루고 마음을 통해 몸을 다루는 심신 상호주의에 입각하고 있으면서 동시에 몸과 마음의 구조를 넘어선다. 의식의 초월성은 이미 양자역학에 의해서 실험으로 입증되었듯이 무한하고 빛나는 것으로 물질과 정신의 이원성을 넘어선다. 의식이야말로 존재하는 모든 것(우주)의 토대다. 1920년 하이젠베르크(Heisenberg)는 원자 속 세상을 관찰하다가 관찰자와 관찰 대상을 완전히 분리시킬 수 없다는 사실을 발견하였다. 별개로 분리되어 보이는 사물들(책상, 걸상, 사람, 별)이 원자 이하에서는 아주 가깝게 연결되어 있다는 것이다. 분리감(분리되어 있다는 느낌)은 환상에 불과하다. 의식을 배제한 채 어떤 현실도 설명할 수 없다. 우리는 더 큰 우주에 서로 연결되어 있다. 존재의 핵심 안에는 의식이 있다. 몸과 뇌를 벗어나고 마음도 벗어난 의식은 입자 과학이나 뇌과학으로 모두 설명할 수 없다. 물질주의적·과학주의적 경향으로 비인간화되고 인공지능이 의학을 대체시키는 현대에서 명상은 의학의 인본주의적 근간을 다지는 수호자가 될 것이다.

명상은 치유를 말하고 의학은 치료를 말한다. 명상은 무위이며 자연의 흐름을 따른다. 의학은 왕왕 자연을 거스르고 인위적 조작의 우월함을 뽐낸다. 인간이 자연에 해를 끼친 것과 동질적이다. 치유는 내재하는 본원의 생명력이 주가 되고 치료는 치료자나 치료 기법이 주가 된다. 약이나 시술(정신적 신체적)을 통했더라도 생명 에너지의 작동 없이는 치유가 일어날 수 없다. 생명의 원천은 사랑이다. 노자가 이야기하였듯이, 명상은 '만물을 낳되 소유하지 않고(生而不有) 만물을 기르되 지배하지 않는다(長而不宰)'의 원칙을 따른다. 조작하여 고치려 애쓰는 대신 있는 그대로를 인정하고 수용하고 안아 준다. 머무르지 않고 집착하지 않으며 흘러가게 놓아둔다. 판단하거나 평가하지 않고 애착이나 혐오의 반응 대신 그러하고 있음을 연민으로 지켜본다. 무한한 사랑이 치유의 원천이다. 우주는 사랑의 에너지로 충만한 것이다. 사망과 파괴는 인위적 조작과 소유의 집착이 부른 결과다.

명상하면 불교를 떠올리게 되는 것은 불교가 그만큼 명상을 중시한다는 의미이고, 사실 불교 이전에 종교적이고 의례적으로 치우친 브라만의 신앙행태를 두고 "물 없는 목욕을 하라."라고 비판한 붓다가 마음공부의 중요성을 강조하였기 때문이다. 즉, 불교는 시작부터 종교적 색깔을 지우고 마음의 수행을 강조하였고 요가 명상의 체계화를 촉진시키고 힌두교를 성립하게 한 원인이 되기도 하였다. 현재 서구에서 도입한 명상은 과학적 틀로 계발되어 한국에서도 활발히 도입되고 있다. 명상을 수행자나 하는 신비한 것에서 일반인도 누구나 할 수 있는 대중화에 크게 기여하고 있는 것은 서구의 합리정신 덕분이다. 다만, 동양의 전통이 훼손되지 않기 위해서는 명상의 원형이 보존·계승되어야 할 것이다.

이 책에서는 명상의 역사와 다양한 종류는 물론, 인류학적 고찰부터 최근의 뇌연구를 통해 정신의학이 이루어 낸 업적들까지 다루고자 하였다. 뇌연구를 통해 신체의 정신적 측면을 정교하게 설명해 내는 한편, 보다 심성적인 연구를 통해 영적 차원이 인간 의식에 내재함을 제시하려 하였다. 정신분석학과 분석심리학, 명상의 수용으로서 자아초월 정신의학(심리학)의 등장으로 심리학과 명상 그리고 나아가 명상과 영성의 관계 정립도 가능해졌다. 영성에도 종교적 영성과 종교를 넘어선 영성 추구가 있고 명상에도 종교적 전통의 명상과 종교를 넘어선 명상이 있듯이, 인간 정신의 정점에는 모든 테두리, 개념적 한계가 사라지고 개아적 의식에서 벗어나는 의식 수준이 있다. 기독교의 묵상이나 관상도 고찰되어야 하고, 「대학」과 「중용」 등에 나타난 유교의 심학, 노자와 장자의 무위 역시 명상에 바탕을 둔 것이므로 앞으로의 연구 과제다. 명상과 정신의학 그리고 심리학과 종교의 관계 전반에 대해 고루고루 다루려 하였지만, 저자들이 의학을 전공하면서 동양의 정수를 두루 접하기에는 역부족임도 사실이다. 그러나 치우치지 않는 다양한 시각에서 명상을 조명하고 현대적인 학술적 업적까지 한눈에 볼 수 있게 해 준다는 점에서 명상의학을 추구하는 모든 이에게 유익한 길라잡이가 되기를 기대한다. 이를 바탕으로 더 폭넓고 깊은 명상의 의학적 연구가 지속적으로 창출되기를 바라고, 더욱 정련된 명상의학 교과서가 거듭 출간되기를 기원한다.

2022년, 대한명상의학회 고문 운강 최훈동

차례

1

명상의 역사

✍ 정성원

"명상을 통해 지혜를 얻게 되니 그렇지 않으면 무지할 것이다. 무엇이 너를 앞으로 이끌고
무엇이 뒷덜미를 잡는지 분명히 알지어다."

– 석가모니

　명상은 주관적인 관점에서 벗어나 자신의 내면으로 몰입시켜 객관적으로 바라보는 자
아성찰 방법이다. 명상은 마음을 깨끗이 하고, 스트레스를 줄이며, 휴식을 촉진시키거나,
마음을 훈련시키는 데 사용된다. 명상의 방법으로는 조용한 환경에서 눈을 감고 만트라를
반복하는 방법이나, 자신의 호흡을 관조하는 방법 등이 있다. 명상은 약 5천 년 전부터 이
루어졌다고 알려져 있다. 초기에는 주로 인도에서 나온 힌두교나 불교의 명상법을 지칭하
는 말로 쓰였지만 후기로 갈수록 그 의미가 점차 확장되어 각 종교의 전문적인 수도법을
총칭하는 말로 쓰이게 되었다. 19세기 후 세계대전 등으로 인한 반전운동과 뉴에이지 운
동이 힘을 얻으면서 서구인들이 동양사상에 관심을 가지기 시작하였다. 이로서 명상은 서
서히 속세로 내려오면서 대중화되었고, 아시아에서부터 서구 문화로 퍼져 나가게 되었다.

🪷 명상이란 단어로 돌아본 역사

명상은 고요히 눈을 감고 깊이 생각한다는 것을 의미한다. 영어로는 'meditation'이라고 번역되며, '깊이 생각하다' '계획하다' 등의 의미를 내포하고 있다. 한자어로 '瞑想' 혹은 '冥想'으로 표기된다. 명상은 '눈을 감고 고요히 생각한다(瞑想: 눈감을 명＋생각할 상).'라는 의미로 쓰이기도 하고, '생각을 잠재운다(冥想: 어두울 명＋생각할 상).'라는 의미로 쓰이기도 한다. 동양적인 개념에서는 '생각을 잠재운다.'라는 의미가 더 적절할 것으로 보이나 사실 이 두 의미는 같은 맥락에서 이루어지며, 마음을 집중하여 깊고 고요히 생각을 하는 단계 이후에 그 생각마저 끊어지는 것으로 이어질 수 있다. 동양의 개념은 생각을 잠재운다는 정적인 개념이 주된 개념이고, 서양의 개념은 생각을 한다라는 동적인 개념이 더 포함되어 있다고 볼 수 있다. 명상의 개념은 고대 인도에서 유래가 되었는데, 갠지스강 상류에서 거주하였던 아리아인들에게서 유래되었다. 그들이 가지고 있는 '드야나(Dhyana: 흔들림 없이 하나의 대상에 전념되어 있는 상태)'라는 의미에서 명상이 시작되었다고 볼 수 있다. 이러한 명상의 개념이 이후 중국으로 건너가면서 음역과 의역 두 가지의 형태로 번역되었다. 먼저 음역의 경우, 범어(梵語) *dhyana*의 음을 따 '선나(禪那)'로 번역되었고 줄여서 '선(禪)'이라 불리기도 하였다. 그 의미에 바탕을 둔 의역의 경우, '정(定)'이라 번역되면서 '정려(靜慮)' '사유수(思惟修)' '기악(棄惡)' '공덕림(功德林)' '정려(靜慮)'로 번역이 되기도 하였다. '정려(靜慮)'란 진정한 이치를 궁리하고 생각을 안정하게 하여 마음이 산란치 않게 고요히 생각한다는 의미이고, '사유수(思惟修)'는 생각하여 닦는다는 의미를 가지고 있다. '기악(棄惡)'은 악(惡)한 것을 버린다, '공덕림(功德林)'은 선한 덕을 많이 쌓는다는 의미를 가지고 있다. 이러한 정려(靜慮), 즉 선(禪) 문화가 유럽과 미국에 들어가면서 meditation이라고 번역되었다. Meditation의 어원은 '깊게 생각하다, 곰곰이 생각하다, 마음을 조사하다', 즉 진단의 뜻을 지닌 라틴어 *meditari*와 '치유하다'의 뜻을 지닌 라틴어 *mederi*에서 유래되었다. 또한 종교적으로 '묵상'이란 뜻으로도 사용되고 있다. 그 후 일본이 신문화를 받아들이면서 meditation을 다시 한자로 명상(冥想/瞑想)이라고 번역되어 현재는 두 가지 한자어 형태로 표기되며 사용되고 있다.

🪷 명상은 얼마나 오래전부터 있었는가

인류가 지구상에 존재하기 시작했을 때

'눈을 감고 생각을 한다.'라는 일반적 의미에서 보았을 때는 현생인류의 조상으로 알려진 호모 사피엔스보다도 오래된 네안데르탈인 때부터 잠재적인 명상의 능력을 가지고 있다고 볼 수 있다. 이들은 사후세계에 관심을 가지고 죽은 사람을 매장하는 풍습을 가지고 있었다.

인더스, 갠지스 문명

단순히 생각을 하는 것이 아니라 주관적인 관점에서 벗어나 자신의 내면으로 몰입시켜 객관적으로 바라보는 좀 더 좁은 의미의 자아성찰 방법으로서 명상에 대한 기록은 4대 문명의 발상지 중 하나인 인도의 인더스 문명 '모헨조다로'와 '하라파' 유적지에서 나왔다([그림 1-1], [그림 1-2]). 이것으로 추정해 보았을 때 명상의 역사는 최소한 5,000년은 된다고 할 수 있다.

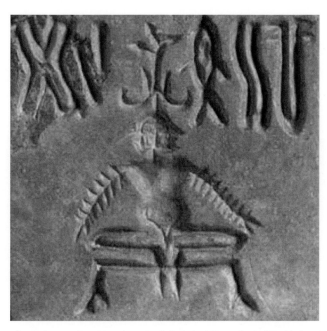

[그림 1-1] 인더스 문명 모헨조다로 유적지에서 나온 요가 자세를 취하고 있는 사람

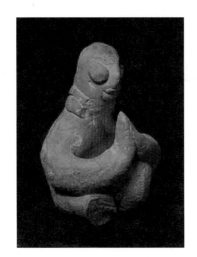
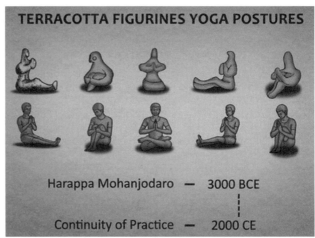

[그림 1-2] 인더스 문명 유적지에서 나온 '요가 자세를 취한 테라코타'

힌두교의 베다 시대

당시 인도는 '베다(Veda)'와 '우파니샤드(Upanishad)'에 근거를 둔 브라만교가 지배하는 사회였다. 브라만교는 우주의 궁극적 근원인 '브라만(Brahman, 범, 梵)'과 개인에 내재하는 '아트만(Atman, 아, 我)'이라는 두 원리가 동일한 것이라는 범아일여(梵我一如)의 사상을 가지고 있었다. 또 인간의 행위는 전생(前生)의 '카르마(Karma, 업, 業)'에 의해 지배된다는 교의를 가졌으며, 현재 행위의 결과가 미래의 행위를 결정한다는 윤회사상(輪廻思想)을 지니고 있었다. 당시의 사상가나 종교가들은 윤회로부터 해탈(解脫)해야 한다는 것을 이론이나 실천 수행을 통해 주장하였다. 명상에 대한 본격적인 기록은 기원전 5~6세기 브라만교(힌두교의 원류) 경전인 '우파니샤드'에 등장한다. '우파니샤드'에서는 윤회의 고통에서

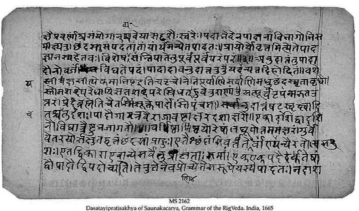

MS 2162
Dasatayipratisakhya of Saunakacarya, Grammar of the RigVeda. India, 1665

[그림 1-3] 산스크리트어로 된 리그베다

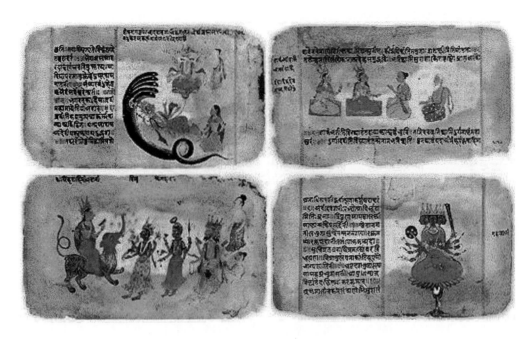

[그림 1-4] 인간에 대한 의문을 표현한 우파니샤드

벗어나려면 '참나(眞我)'인 '아트만'을 찾아야 하는데, 그 방법은 자신의 내면을 들여다보는 명상이라고 가르치고 있다.

🪷 불교의 창시와 명상

비슷한 시기에 불교가 창시되면서 명상의 체계는 더 확고해졌다. 고타마 싯다르타 (Gautama Siddhartha)는 마음챙김의 요체라고 할 수 있는 '위파사나(Vipassans)'라는 방법을 발전시킨다. 싯다르타도 '깨달음[無上正等覺]'을 얻기 전까지는 기존의 종교적 풍토 속에서 브라만교의 수행 방법을 따랐다. 싯다르타는 29세에 출가한 후 선정(禪定)과 고행(苦行)을 택하여 수행하였는데, 이는 당시에 유행하던 수행법이었다. 싯다르타는 출가 후에 알라라 칼라마(Alara Kalama)와 우다카 라마푸타(Uddaka Ramaputta)에게 사사하다가 만족하지 못하여 스승을 버리고, 5명의 수행자와 함께 길을 떠나 6년의 고행을 하였다. 하지만 싯다르타는 6년의 고행을 통해서도 깨달음을 성취하지 못하였으며, 이에 고행을 버리고 중도(中道)의 길을 택하였다. 이윽고 마침내 싯다르타는 35세에 보리수 아래에서 깨달음을 성취하여 생·로·병·사의 생사윤회(生死輪廻)의 근원을 단멸(斷滅)하고 열반(涅槃)의 세계를 체현하였다고 한다.

불교는 종교의 핵심 교리 자체가 곧 명상 체계라고 할 수 있다. 명상을 통해 스스로 진리를 깨달아서 해탈하는 것이 불교의 목적이다. 초기 불교 시대의 명상법, 즉 석가모니가 제자들에게 지도했다고 여겨지는 명상법은 '아함경'이나 팔리어 '니카야'에서 확인할 수 있다. 깨달음에 이르는 성스러운 여덟 가지 도닦음, 줄여서 '팔정도'에 따르면 불교 명상법은 다음과 같다. 우선 자신과 타인을 해치는 행위 중 우선 말과 행동부터 절제하는 훈련을 한다. 이것이 어느 정도 되면 말과 행동을 넘어 해로운 마음까지 일시적으로 가라앉히는 훈련을 한다. 이런 방법으로 가장 유명한 것은 호흡이나 특정 이미지 등에 마음을 모아 해로운 마음 상태를 일시적으로 가라앉히고 한 곳에 집중하여 고요하고 정화된 마음 상태를 만드는 것이다. 이 외에도 신체를 관조하거나 자애, 연민 등의 마음을 꾸준히 닦는 등 다양한 방법이 있다. 자신의 근기에 맞게 수행 방법을 선택하면 수행 진전이 빠르다고 알려져 있다. 그 다음에 정화되고 집중되어 아주 강력해진 마음을 이용하여, 자기 존재와 세계를 있는 그대로 보는 지혜를 계발하는 훈련을 한다. 이런 지혜가 수행을 통해 깊어지다 보면 어느 순간 어리석음이 모두 사라지면서 존재와 세계에 대한 모든 갈애가 영원히 끊어지고 해탈을 이루게 된다. 흔히 마음을 한 곳으로 모아 고요하고 집중된 삼매의 마음을 훈련하는 명상을 '사마타', 세상을 있는 그대로 보는 지혜를 계발하는 명상을 '위파사나'라 구분한다. 이는 둘 다 '팔정도'의 일부로 명확히 구분되는 것은 아니다. 말과 행동을 단속하는 것은 계율을 지키는 것이라 하는데, 흔히 명상에는 포함시키지 않지만 중요한 토대가 된다. 또 다른 중요한 토대는 부처님의 가르침을 듣고 배워 익히는 것으로 무엇이 나와 타인을 해치는 해로운 일인지, 무엇이 나와 타인을 이롭게 하는 유익한 일인지 알아야 계율을 지킬 수 있다. 그리고 위파사나를 통해 지혜를 계발할 때도 나와 세상을 어떻게 파악해야 있는 그대로 보는 것인지, 무엇이 정답인지 그 기준이 있어야 내가 본 것이 맞는지 틀리는지 알 수 있다.

큰 틀에서 보면 팔정도에서 제시된 불교 명상의 흐름은 부처님의 가르침을 배워 바른 견해를 익히고, 계율을 잘 지키면서, 이 토대 위에 삼매를 닦고 지혜를 계발하는 훈련을 하는 것이다. 이 불교 명상의 최종 목적은 모든 괴로움의 완벽한 소멸, 열반이다. 괴로움의 원인은 탐욕, 성냄, 어리석음이므로, 불교 명상의 목적은 탐욕, 성냄, 어리석음을 모두 제거하는 것이라 볼 수 있다. 다시는 태어나지 않는 경지인 완전한 열반에 이르면 모든 정신적 고통과 육체적 고통이 '영원히' 사라진다. 기원전 400~300년 찬트라굽타(Chandragupt)가 인도의 대부분을 통일하여 마우리아(Maurya) 왕조가 시작되면서 불교가 번창하기 시작하였고, 그 후 손자인 아쇼카(Ashoka)가 집권을 하면서 인도에서 불교는 최고의 전성기를 맞이한다. 하지만 아쇼카왕이 죽은 후 마우리아(Maurya) 왕조가 멸망하고, 굽타(Gupta) 왕조에 의해 재통일되면서 인도에서 불교는 쇠퇴하여 하나의 학문으로만 남게 되었고, 힌두교가 주된 종교가 되어 지금까지 이어져 오고 있다. 그 후 불교는 수도승들을 중심으로 한 소승불교의 형태로 남쪽으로 전파되어 스리랑카를 비롯한 동남아시아로 전달되었고, 일반인들을 위한 수행 방법을 중심으로 한 대승불교의 형태로는 북으로 티베트, 중국, 한국, 일본으로 전파되었다. 우리나라의 경우 삼국 시대에 중국을 통해 불교가 전파가 되었다.

🪷 원시 불교 이후 나타난 다양한 명상 방법

원시 불교 시대의 대표적인 위파사나 이외에도 티베트 지역에서 발전된 독특한 명상법, 동북아시아에서 발전된 화두선이나 묵조선, 후기 불교에서 발전된 다양한 염불과 같이, 불교는 많은 명상 방법을 포함하고 있다[화두선: 수수께끼와 같은 화두 혹은 공안(公案)에 마음을 집중하는 수행, 묵조선: 위파사나의 동북아시아 형태로 묵묵히 마음을 관조하는 수행]. 한국의 경우 대승불교의 선불교에서 발전한 수행법 중 간화선이 유명하다. 간화선에서는 세속의 논리로는 푸는 것이 불가능한 '화두'를 이용한다. 위파사나의 경우 20세기 미얀마, 태국 등지에서 행해지던 위파사나 방법이 서양에 전파되는 와중에 서양의 정신의학계와 심리학계에서 그 방법을 가공·변형하여 mindfulness meditation, 즉 마음챙김 명상으로 보급하면서 유명해졌다.

🪷 불교 이외의 다양한 종교에서 나타난 다른 형태의 명상법

기원전 5~6세기경에는 네팔과 인도의 힌두교, 자이나교, 초기 불교뿐만 아니라 중국의 유교와 도교를 통해 여러 형태의 명상이 이루어졌다. 힌두교에서는 성스러운 소리인 만트라를 끊임없이 외우면서 명상을 한다. 불교, 힌두교 외의 다른 종교에서도 명상 수련법을 활용을 하는데, 유대교의 '카발라(Cabala)', 이슬람교 수피즘의 '지크르(dhikr)' 등이 있다. 유대교에서 고대의 선지자와 랍비들은 자신들의 의식 세계를 깊게 하여 야훼와 소통하기 위하여 '카발라'라는 명상을 하였으며, 기독교의 수사들 또한 묵상 기도와 아울러 보다 본격적으로 하나님의 현전을 체험하기 위한 관상기도법이라는 명상을 수행하였다. 이슬람교에도 수피들이 알라를 직접적으로 체험하기 위한 명상법을 수행하였다. 그리고 중국의 도교에서는 단순한 건강의 차원을 넘어 불로장생을 얻기 위하여 단전호흡과 아울러 고도의 정신집중법을 이용한 명상법이 있으며, 사회적인 윤리를 중시하는 유교에서도 외물의 유혹을 벗어나 본래적 도덕성을 회복하기 위한 명상법이 있다.

🪷 명상의 대중화와 과학화

1893년 미국 시카고 만국박람회 개최 기념으로 열린 세계 종교회의를 통해 명상의 대중화가 이루어졌다. 힌두교 대표로 참석한 파라마한사 요가난다(Paramahansa Yogananda), 일본 선불교 대표 스즈키 다이세츠(D. T. Suzuki)가 이 회의를 계기로 미국에 진출하였다. 스즈키는 에리히 프롬(Erich Fromm) 등과 같은 철학자들과 교류를 하였고, 요가난다는 미국 전역으로 명상에 대한 강의를 다니기도 하였다. 1960년대 반전운동과 뉴에이지 운동이 힘을 얻으면서 본격적으로 확대되었고, 비틀스가 인도로 명상 여행을 떠나는 등 명상은 시대의 핫 트렌드로 떠올랐다. 여기에 과학도 힘을 보탰다. 명상이 스트레스 대처법으로 주목받으면서 신경과학계와 의학계의 관련 연구가 이어졌다. 1967년 하버드 의대의 허버트 벤슨(Herbert Benson) 교수는 초월 명상 연구를 통하여 이완 반응(relaxation response) 용어를 제시하였으며, 이 용어를 투쟁과 회피 반응(fight & flight response)과 반대되는 개념으로 주장하였다. 초월 명상 연구에서 얻은 경험을 토대로 많은 명상 방법을 연구한 결과, 벤슨은 기본적인 공통점을 찾아서 간단하게 이완을 일으킬 수 있는 이완 요법을 발표하였다. 이는 심박수, 호흡수를 안정시키며 주로 부교감신경계를 안정시켜 자율신경계를 이완시키는 데 도움이 된다고 하였다. 명상이 심신을 이완시킨다는 사실을 찾아낸 것이다. 위스콘신 대학교의 리처드 데이비슨(Richard J. Davidson) 교수도 티베트 승려를 대상으로 한 실험에서 명상이 스트레스를 완화하며 뇌의 좌측 전전두피질(prefrontal cortex)을 활성화시킨다는 점을 발견하였다. 1990년대부터는 불교의 통찰 명상(위파사나)이 '마음챙김 명상'이란 이름으로 심리치료에 적용되기 시작하였다. 매사추세츠 주립대학교의 존 카밧진(Jon Kabat-Zinn) 교수는 '마음챙김에 기반한 스트레스 완화(Mindfulness-Based Stress Reduction: MBSR) 프로그램'을 만들었다. MBSR은 전 세계 여러 의료기관에서 우울증, 심혈관계 질환 등 만성 질병 치료에 활용된다. 또한 존 카밧진은 명상이 면역력 강화에도 효과가 있음을 밝혀내었다. 2005년 『Neuroscience』지에 보고된 바에 따르면 하버드 의대 심리학자 사라 라자(Sara Lazar)는 명상의 노화지연 효과도 밝혀내었다. 노화가 진행되면 뇌의 피질이 얇아져 인지 능력이 퇴화하는데, 명상 수련자들은 그렇지 않았다는 것이다. 종교계에서는 달라이 라마(Dalai Lama)가 비과학자로는 처음으로 2005년 미국신경과학협회 연례학회에서 기조 연설을 하며 명상 연구를 도왔다.

✿ 정리

명상은 인도의 여러 종교적 수행에서 그 시작을 찾을 수 있다. 인도에서 발달한 명상법은 크게 '집중 명상법'과 '통찰 명상법'으로 정리된다. 집중 명상법(사마타)는 불교 이전부터 성행하였다. 마음을 구체적 대상이나 호흡에 집중시켜 평안함을 얻는 명상법이다. 통찰 명상법은 불교에서 시작되었다. 집중 명상법과는 달리 몸과 마음속에 나타나는 생각과 현상을 있는 그대로 바라보며 통찰하는 명상법이다. 이러한 인도의 종교적 수행법이 서구로 전해지고, 다시 불교와 더불어 중국 등으로 전해지면서 선불교 등의 여러 형태로 수용되었다. 최근에는 서구 문화와 접촉하면서 의학 등을 비롯한 다양한 영역으로 확장이 이루어지고 있다.

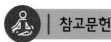
Feuerstein, G. (2018). *The History of Meditation: A Brief Timeline of Practices and Traditions*. Retrieved from: https://get2meditate.com/author/george/page/2/

Hahm, B. J., Kwon, J. S., & Rhi, B. Y. (1997). *Korean Neuropsychiatry Association*. *36*(6), 1125–1137.

Jin, Y. S. (2010). Mind-body Medicine in Integrative Medicine. *Hanyang Medical Reviews*, *30*(2).

Mead, E. (2020). *The History and Origin of Meditation*. Retrieved from: https://positivepsychology.com/history-of-meditation/

Park, S. (2006). The Understanding of Meditation. *Korean Journal of Stress Research, 14*, 247–257.

Wynne, A. (2007). *The Origin of Buddhist meditation*. London, U. K.: Routledge.

The history of medication. 1~12. (2019). Retrieved from: http://www.kbulgyonews.com/

Chapter

2

명상의 개념과 종류

✍ 이강욱

이 장에서는 먼저 명상의 어원과 유래를 살펴보고 대중에게 알려진 대표적인 사전을 참조하여 명상의 사전적 정의를 알아본다. 그런 다음 오스피나(Ospina) 등에 의한 분류, 미국 국민건강조사에서 사용되었던 분류, 독일 막스플랑크 협회(Max-Planck-Gesellschaft: MPG)의 대규모 명상 연구에서 시도되었던 분류를 중심으로 대표적인 명상 방법에는 어떤 것들이 있는지 그 종류를 알아본다. 이후 과학 문헌에 나타난 보편 개념, 미국 국립보완통합센터, 미국 국립의학도서관에서 의학적으로 제시하는 개념, 현대 심리학에서 심리치료의 기전과 더불어 설명하는 개념 등을 중심으로 명상의 개념을 설명할 것이다.

이 장에서 명상이 처음 기원하였던 동양 전통의 개념을 서두에 간략하게 요약하고 있지만, 최근의 의학적 정의와 심리 기전으로 설명하고 있는 개념을 더 중점적으로 소개한다. 명상은 오랜 시간 주로 특정 종교 전통을 고수하는 소수의 수행자에 의해 다소 비밀스럽게 전래되어 왔다. 하지만 한 인간 부류가 오래 전 과거의 어느 순간에 오늘날 우리가 명상이라고 부르는 행위를 시작하였을 때, 그 행위는 인류 생존에 도움이 되었던 진화적 의미를 내포하고 있었을 것이고, 그 후손들이라면 잠재적으로 그 행위를 발현할 수 있는 체질이나 형질을 보편적으로 보유하고 있을지 모른다. 역사상 뛰어난 수행자들이 오랜 시간에 걸쳐 자신의 내면에 깃들어 있던 명상 기술을 펼쳐 왔다면 이제는 명상을 모든 인류가 높은 삶의 질을 누리는 데 활용되어야 할 보편적 행위 기술 혹은 인류 공통의 위대한 정신 자산으로 새롭게 개념화해야 할 시기가 도래하였다고 할 수 있다.

✤ 명상의 어원과 유래

어원을 살펴보면 영어 'meditation'은 라틴어 *'meditatio'*에서 유래되었는데, 심사숙고, 묵상, 정신적 · 신체적 훈련 등을 의미한다. 우리말 명상(瞑想)은 영어 'meditation'을 일본 식으로 한역(漢譯)하였던 용어다. 중국에서는 정좌(靜坐), 명상(冥想), 침사(沈思) 혹은 명 상 정좌(冥想 靜坐) 등의 용어를 주로 사용하는 것으로 알려져 있다.

'meditation'은 약 5,000년 전부터 영적 훈련과 치료를 위해 사용되었을 것으로 추정된 다. 명상에 관한 기록은 기원전 1500년경 인도의 베다 시대로 거슬러 올라가는데, 주로 요 가나 불교에서 정신 수련을 위해 사용하였던 방법 혹은 이러한 수련을 통해 도달한 마음 상태를 가리키는 용어인 *'dhyāna*(禪)'와 *'samādhi*(三昧)'와 관련하여 번역된 용어로 생각 된다. *'dhyāna'*의 의역어가 사유수(思惟修) 혹은 정려(靜慮)이고 음역어는 선나(禪那)인데, 선나(禪那)를 압축한 말이 오늘날 불교에서 사용되는 선(禪)이다. *'dhyāna'*는 시끄럽고 산 란한 마음을 가라앉혀 고요하고 집중된 마음 상태를 의미하고, *'samādhi'*는 대상만이 남 아 있고 의식 자체는 사라진 것 같은 상태를 말한다. 이 두 단계를 합하여 선정(禪定)이라 고 하는데 불교의 명상은 이러한 사마타(*samatha*, 止) 수행에 위파사나(*vipassanā*, 觀) 수 행을 더하여 지관겸수(止觀兼修)를 병행하는 것을 특징으로 한다.

이후 명상 수행법이 여러 문화권으로 퍼져 나가면서 유대교의 카발라, 기독교의 묵상기 도와 관상법, 이슬람교의 지크르와 수피춤, 도교의 단전호흡과 단학 등 주로 종교적 전통 에서 정신집중과 의식의 각성을 도모하는 수행법으로 사용되어 왔다.

서양에서는 1950년대 선(zen)을 시작으로 1960년대 초월 명상(transcendental meditation), 1970년대 마음챙김 명상(mindfulness meditation)의 순으로 명상 수행법이 도입되었고, 동 양과 달리 종교적 틀에서 완전히 벗어나 정신건강 개선을 위한 심리치료, 주의력이나 정서 발달을 촉진하기 위한 학교 기반 프로그램, 직장, 교도소, 군대, 약물 및 알코올 치료 프로 그램, 신체질환 치료와 자기 돌봄을 위한 종합병원 등 다양한 상황과 장소에서 각각의 목 적에 부합하면서도 일반인이 쉽게 접근할 수 있는 형태로 발전하였다.

미국 국립보건통계센터에서 시행하는 국민건강조사(National Health Interview Survey: NHIS)에 따르면 보완의학서비스 중 가장 흔히 사용되는 것으로 요가, 카이로프랙틱과 함께 명상을 소개하고 있다. 2012년 NHIS 조사에서 명상 경험의 평생 이용률과 최근 12개월간 이용률이 각각 5.2%와 4.1%로 나타났다. 한편, 2017년 NHIS에서는 요가가 9.5%에서 14.3%로, 카이로프랙틱이 9.1%에서 10.3%로 증가한 것에 비해 명상은 4.1%에서 14.2%로 약 세 배의 매우 가파른 증가세를 보이고 있다는 점을 고려하면 명상이 서양 사회에서 이미 대중에 가까이 다가왔다고 볼 수 있다. 최근에는 뇌영상 기법이나 유전자 조작 기술을 이용한 신경생물학적 연구를 통해 명상의 원리와 효용성을 과학적으로 증명하고 있다.

현재까지 일관성이 있는 것으로 알려진 명상의 효과로는 뇌 구조 변화, 정신건강 개선, 주의력 향상, 감정조절 능력 증가, 세포 노화 지연, 학업 성취도 향상 등이 있다. 구체적인 심리 기전과 함께 두뇌의 주요 신경회로나 유전자에서 일어나는 변화로 명상의 작동 원리와 기능을 설명하고, 그러한 원리나 기능에 따라 명상의 요소를 분류할 수 있는 날이 가까운 미래에 찾아올 것으로 기대된다.

🪷 명상의 사전적 정의

현대사회에서 명상 혹은 마음챙김이라는 용어는 사회 전 분야에 걸쳐 사용되고 있고 전문 용어의 범주를 넘어 일상 단어가 되었다. 사회 일반에서 인식하고 있는 명상의 개념을 대표적인 사전에서 인용하는 바에 따라 살펴보면 다음과 같다.

메리암 웹스터(Merriam-Webster) 사전에서는 명상을 관상의 과정에서 발생하는 내적 반영(reflection)을 표현하거나 다른 사람들을 안내하기 위해 표현되는 담론(discourse)으로 설명한다. 혹은 명상을 하는 행위나 과정으로 정의하기도 하고, 묵상 혹은 관상으로 번역되는 'contemplation'을 동의어로 등재하고 있다. 이런 의미로 이 용어가 처음 사용된 것은 13세기경으로 추정한다.

케임브리지(Cambridge) 사전에서는 'meditation'을 오직 한 가지에만 주의를 기울이는 행위로 지칭하고, 종교 활동의 일환 혹은 고요하고 이완된 상태에 이르기 위한 방법으로 사용될 수 있다고 하였다. 옥스퍼드(Oxford) 사전에서는 일정 기간 동안 자신의 마음에 집중하는 것으로 침묵 속에서 이루어지거나 종교적 혹은 영적 목적으로 성가의 도움을 얻어, 혹은 이완의 방법으로 이루어질 수도 있다고 설명하고 있다. 이 사전에서는 'meditation'이 16세기 중반 라틴어인 *meditat*에서 유래하였는데, 원래 의미가 '측정하다(measure)'를 의미하는 동사 *meditari*에서 기원한다고 설명한다.

한편, 마음챙김의 사전적 정의는 다음과 같다. 메리암 웹스터 사전에서는 자신의 생각, 감정, 경험을 고양된 혹은 완전한 형태로 현재 순간을 자각하는 비판단적 상태가 지속적으로 실행되는 것 혹은 그러한 상태라고 설명한다.

케임브리지 사전에서는 현재 순간에 신체, 마음, 느낌을 알아차리는 것이며 고요한 느낌을 만드는 것으로 정의한다. 또한 불안하거나 우울한 느낌을 없애기 위해 사용할 수 있다고 부가적으로 기술하고 있다.

옥스퍼드 사전에서는 대상을 의식적으로 자각하는 상태 혹은 그러한 자각의 질이라 정의하고, 그 자각의 초점을 현재 순간에 맞춤으로써 이러한 정신 상태에 이를 수 있다고 설명한다. 또 치료 기술의 하나로 자신의 느낌, 생각, 신체 감각을 고요하게 인식하고 수용할 수 있는 방법이라고 하였다.

🪷 명상의 종류

오스피나의 분류

일반적으로 수련 방법에 따라 명상을 집중 명상, 알아차림 명상, 자비 명상 등으로 분류한다. 그렇지만 현재로서는 수천 년에 걸쳐 수행된 수많은 명상 훈련의 전통을 분류할 수 있는 통일된 체계는 없는 듯하다. 오스피나는 명상 훈련의 주요 구성 요소를 호흡, 만트라, 이완, 주의와 주의를 기울이는 대상, 영성과 신념, 훈련, 성공적인 명상 훈련의 기준 등이라고 하였고, 명상 훈련을 만트라 명상(초월 명상, 이완 반응, 임상적으로 표준화된 명상), 마음챙김 명상(위파사나, 선 불교 명상, MBSR, MBCT), 요가, 태극권, 기공 등 크게 다섯 범주로 분류하고 명상 수행법에 따라 그 특성을 자세히 요약하였다.

마음챙김 명상에 속하는 예를 몇 가지 살펴보면 다음과 같다. 위파사나라면 다음과 같이 설명한다. 즉, 마음챙김 자세를 함양하는 것을 주요 구성 요소로 하고 호흡은 자연스럽게 코로 숨을 쉰다. 주의는 처음에는 흡기와 호기의 호흡에 초점을 맞추지만 이후에는 콧구멍 가장자리로 주의를 옮긴다. 혹은 주의를 신체 감각에 둘 수도 있다. 특정한 영적·종교적 믿음을 요구하지 않는다. 훈련 기간이 특별히 정해져 있지 않으나 더 이상 편안하게 정좌하지 못할 때 이상은 유지될 수는 없다. 초보자는 대략 20분을 넘기지 못한다. 적절한 훈련 여부는 숙련된 명상가에 의해 판정 받거나 혹은 자신이 판정할 수도 있다.

다른 예로 선(zen)에서는 다음과 같이 설명하고 있다. 가부좌 혹은 반가부좌의 특정한 앉는 방식이 정해져 있고 손, 입, 혀의 위치를 지정한다. 눈은 반쯤 감고 바닥의 한 지점을 응시한다. 호흡은 능동적으로 코를 통해 들이쉬고 입과 코를 통해 내쉰다. 다양한 호흡 유형이 있을 수 있다. 호흡수를 세거나, 주의를 화두(話頭) 혹은 공안(公案, koan)에 두거나 그냥 앉아 있을 수도 있다. 한 가지 생각이나 체험에 초점을 맞추려는 시도를 하지 않는다. 특정한 영적 혹은 종교적 믿음을 요구하지 않고, 특별한 목적을 갖지 않는 태도를 중시한다. 훈련 기간이 정해져 있지 않고, 한 회기는 수 분에서 수 시간까지 지속될 수 있다. 성공적 수행 여부는 경험 많은 스승에 의해 판정 받으며 실재의 참 본질에 대한 개인의 특정 경험에 의해 결정된다.

또 다른 예로 MBSR에서는 마음챙김 자세를 함양하는 것이 주요 구성 요소이며 정해진 자세가 처방되는데 정좌 명상과 드러누워서 하는 보디스캔, 하타요가 자세 등이 있다. 호흡은 능동적으로 횡경막 호흡을 하기도 하고 수동적 호흡을 하기도 한다. 정좌 명상에서는 주의를 콧구멍 가장자리 혹은 복부의 오르내림에 초점을 둔다. 보디스캔에서는 신체의 여러 부위를 훑으면서 주의를 체성감각에 초점을 둔다. 하타요가에서는 주의를 호흡과 함께 다른 자세로 바뀔 때 일어나는 감각에 초점을 둔다. 특정 영적 혹은 종교적 믿음이 요구되지 않지만 적극적 참여와 자기 훈련이 필수적이다. 8주 코스로 시행되고, 매주 2~3시간 훈련과 매주 6일 이상 매일 45분씩 집에서 회기를 갖도록 하고, 따로 훈련 과제가 있다. 코스가 종료된 이후 매일 45분씩 훈련한다. 집단 교육은 MBSR 수행 유경험자에 의해 지도된다. 성공적 수행을 위해서는 마음챙김 명상에 경험이 많은 스승에 의해 가르침이 있어야 하고 건강 성과를 성공적으로 달성해야 한다.

NHIS에서 사용되었던 분류

의학 및 보건 분야에 있어서 세계적으로 가장 공신력 있는 기관이라고 할 수 있는 미국 국립보건통계센터에서 2012년 시행한 국민건강조사에서는 현재 대중적으로 널리 활용되고 있는 명상을 동서양 명상 수련법의 역사적 기원에 따라 크게 세 가지 유형으로 분류하였다.

첫째는 만트라 명상으로, 대상에 대한 주의를 지속하기 위해 특정 단어나 어구를 반복하는 것이다. 따라서 만트라 명상은 집중 명상 혹은 주의초점 명상(focused attention meditation)의 한 형태로 여겨진다. ʻmantraʼ는 산스크리트어로 마음이나 생각의 도구 또는 신성한 글을 의미하고, 티베트 불교에서 사용하는 '옴 마니 파드메 훔(om mani padme bum)' 문구가 정통 만트라의 전형적인 예다. 초월 명상은 이러한 만트라를 이용하여 대중적으로 널리 알려지게 되었다. 주의초점의 대상을 만트라 외에도 특이한 도형이나 만다라, 촛불과 같은 시각 대상, 특정 신체 부위, 염주알, 종이나 차임벨 소리 등으로 할 수도 있다. 이 명상법은 티베트 불교, 정토교(淨土敎), 시크교(Sikhism), 자이나교(Jainism) 등에서 사용되고 있다.

둘째는 마음챙김 명상으로, 현재 순간에 한 개인에서 일어나는 체험 현상을 반응 없이 지속적으로 자각하거나 관찰하는 것으로 개방적 주시(open monitoring) 방식의 명상이다. 원래 마음챙김은 팔리어 'sati' 혹은 산스크리트어 'smriti'에서 기원한 용어로 한자어로 염(念), 영어식으로 'mindfulness'로 번역되었다. 존 카밧진이 1979년 마음챙김에 기반한 스트레스 완화(Mindfulness-Based Stress Reduction: MBSR) 프로그램을 개발하여 의료기관의 만성질환 치료에 사용하기 시작한 이후, 마음챙김은 당시 정의한 바에 따라 현재 순간에 의도적으로 기울이는 비판단적 주의의 한 형태라는 개념이 널리 공유되고 있다. 미국 심리학회에서도 이와 유사하게 마음챙김을 판단없이 자신의 경험을 매 순간 자각하는 것으로 정의하고 있으며, 이것이 순간순간의 상태를 지칭하는 것이지 마음챙김을 하는 사람의 체질적 특성을 의미하는 것이 아니라고 설명하고 있다. 또 그 상태가 명상 등의 특정 훈련이나 활동에 의해 촉진될 수 있지만 그러한 훈련이나 활동 자체와 동의어가 아님을 강조한다. 마음챙김은 동양 전통의 불교 문화권에서 널리 활용되고 있으며, 특히 최근 새롭게 개발되고 있는 현대 심리치료에서는 핵심 치료기법 중 하나로 마음챙김 원리를 도입하고 있다. 그런데 'sati'에는 현재에 나타나는 현상에 주의를 기울여 자세히 살피는 것을 의미하는 것 외에도 산스크리트어 'smrti' 혹은 티베트어 'dranpa'에서 유래되었으므로 '기념(remembrance)' '기억(memory)' '전통(tradition)' 등의 의미도 갖고 있다고 할 수 있다. 따라서 기억, 즉 과거에 대한 주의를 포함하는 'smrti'의 개념을 고려할 때 주의의 대상을 현재 순간으로 국한하는 현재의 마음챙김 정의에 기억의 요소가 빠진 것이 아닌가 하는 비판적 관점도 있다. 즉, 전통 불교 관점에서는 마음챙김의 핵심 요소가 현재에 초점을 맞추는 것이 아니라, 대상이 현재에 있는지 여부와 별개로 대상을 지속적으로 붙들고 있을 수 있는 능력, 즉 지속적 주의력(sustained attention)에 있다고 주장한다.

셋째는 영적(spiritual) 명상으로, 더 심화된 영적 또는 종교적 체험을 개발하는 데 초점을 맞추고 더 강한 에너지와 연결을 시도한다. 기독교의 관상기도, 이슬람의 수피즘, 유대교의 카발라 등에서 영적 명상이 수행되고 있다. 마라나타(maranatha)와 같이 단어나 어구에 집중하는 점에서 다른 명상과 유사하지만 명상의 초점을 언제나 영적 통찰 혹은 영적 연결성에 둔다. 이러한 전통은 테라와다 불교의 대념처경(大念處經, mahasatipatthana sutta)과 청정도론(淸淨道論, visuddhimagg)의 주석에 나와 있는 사수념

(死隨念, marananussat) 수행과 유사한 점이 있다. 사수념이란 한 가지 마음으로 죽음에 집중하는 것을 뜻하는데, 이미 본 바 있는 시체를 떠올리면서 자신의 몸도 죽을 성질을 가지고 있다는 감정이 일어날 때, 자신의 시체 영상을 떠올리면서 드디어 생명의 뿌리가 다하고 죽음이 이른다는 개념에 집중하는 것이다. 다만, 2012년 시행된 NHIS부터는 영적 명상의 수행 여부를 조사하는 데 특정 종교의 정체성을 고려하지는 않는다.

리소스 프로젝트에서 시도되었던 분류

주관적 삶의 질, 건강, 두뇌 가소성, 인지 및 정서적 기능, 자율신경계, 행동 등에 미치는 명상 효과를 과학적으로 규명하기 위해 독일 막스 플랑크 연구소에서 이루어진 대규모 전향적 연구인 '리소스 프로젝트(The ReSource Project)'에서 분류한 체계를 소개한다. 이 연구는 2007년부터 2013년 기간 동안 막스 플랑크 연구소의 사회 신경과학부에서 유럽 연구 평의회의 연구비를 지원 받아 타니아 싱어(Tania Singer) 박사의 감독하에 수행된 17명의 명상 전문가와 300명 이상의 피험자가 참가한 대규모 연구다.

이 연구에서 분류한 첫째 모듈은 '현재에 머물기(presence)'로 주의를 집중하여 마음을 안정시키고 현재 신체 상태, 즉 내수용 감각을 알아차리도록 하는 것이다. 훈련 방법으로는 호흡의 감각에 주의를 기울이는 것과 여러 신체 부위를 정신적으로 스캔하는 보디스캔이 있으며, 주의가 방황할 때는 언제든지 호흡 감각으로 돌아오게 한다. 주의가 유지되기 위해서는 자극에 반응할 수 있도록 민감한 준비를 갖춰 각성도가 지속되어야 하고, 자극 간의 갈등이 있을 때 이것들을 관찰하여 갈등을 해소하고 다시 한 가지에 주의를 기울일 수 있어야 하며, 상당한 시간이 흐름에도 불구하고 각성도가 계속되도록 주의의 지속성이 있어야 한다. 내수용 감각은 위장관, 심장 박동, 호흡 등의 신체 감각을 느끼는 것으로 이러한 감각에 의해 사고, 믿음 등과 함께 감정적·인지적 반응이 일어나므로 항상 현재 순간에 머물게 하는 중요한 도구가 될 수 있다. 감정적 자각, 감정조절, 공감, 자기자각, 행동조절 등에 중요한 역할을 할 수 있다.

둘째 모듈은 '정동(affect)'으로 돌봄, 감사, 연민의 자세와 어려운 감정의 수용, 친사회적 감정의 발동이 일어나도록 한다. 훈련 방법은 자애 명상(loving-kindness meditation, Mettā)과 두 사람이 서로 명상 대화(contemplative dialogue)를 하는 'affect dyad' 두 가지다. 자애 명상은 공감 혹은 자비 명상(compassion meditation)에서 수행되는 개념을 적용하는데, 예를 들어 아기나 귀여운 동물, 미소 짓게 하는 사람, 안전함과 안락함을 제공하는 장소, 신체의 따뜻한 느낌 등을 이용하여 친밀감이 일어나도록 하고, 이어서 어떤 존재를 위해 "당신이 행복하기를" "당신이 건강하기를" "당신이 안전하기를" "당신이 평안하기를" 등의 문구를 이용하여 특정 소망을 구하도록 한다. 'affect dyad'는 파트너 기반의 훈련법으로 사토리 수행(satori retreats)의 핵심 요소에서 가져온 것이다. 한 사람은 말하고 한 사람은 듣는데 청자는 화자의 눈을 바라보기만 하고 화자의 말을 듣지만 언어적으로나 비언어적으로나 반응하지 않는다. 화자는 순간순간 떠오르는 질문에 대답을 하지만 미리 정해진 목표점은 없고 자신이 말하고 있는 문장이나 질문에 의해 촉발되는 것이면 무엇이든 접촉한다. 지적 이해나 추상적 사고를 하기보다는 순간 체험에 집중한다.

셋째 모듈은 '관점 취하기(perspective taking)'로 메타 인지와 사회 인지 능력의 함양을 위한 것이다. 훈련 방법은 생각을 관찰하는 명상과 'perspective dyad'이다. 자세를 취한 후 자신이 생각하고 있는 것에 주의를 집중하면서 생각의 내용에 이름을 붙인다. 익숙해지면 굳이 이름을 붙이지 않고 단지 생각이 들어오고 나가는 것을 관찰하기만 할 수도 있다. 이 훈련의 목적은 집중을 유지하면서 생각에 참여하지 않고 재빨리 생각에서 공간을 두고 떨어지려는 것이다. 이 훈련을 통해 생각의 내용을 정확한 현실 표현으로 받아들이지 않고 단지 내면에서 일어나는 정신 사건 혹은 자연 현상으로 여길 수 있다. 이 모듈에서도 파트너 기반의 훈련법인 'perspective dyad'를 시행하고, 이것은 내면 가족 체계(Inner Family System: IFS) 이론에 근거를 두고 있는데, 자기(self)의 본질을 깨닫게 하고 청자로 하여금 인지적 관점 취하기(cognitive perspective taking) 혹은 마음 이론(theory of mind) 능력을 향상시키기 위한 것이다.

리소스 프로젝트에서는 명상 혹은 마음챙김 훈련을 정신 훈련(mental training)이라고 명명하면서 강조하는 요소에 따라 현재에 머무르기, 정동, 관점 취하기 등 세 가지 모듈로 분류하였다. 수행한 모듈에 따라 대뇌피질 변화의 영역이 상이한 차이를 보였던 점, 또 이러한 두뇌 변화를 기반으로 기존에 알려진 뇌 네트워크 기능 변화에 미치는 명상의 효과를 설명하려고 시도하였다는 점 등에서 향후 신경생물학적 근거에 기반을 둔 새로운 명상 분류 체계의 개발 가능성을 열었다고 할 수 있다.

🪷 명상의 개념

과학 문헌에 나타난 일반 개념

명상은 과학 문헌에서 다양하게 기술되고 있지만 아직까지도 일치된 의견을 보이는 정의가 없다. 명상에 다양한 정의가 있다는 사실은 그 이면에 명상의 복합적 특성이 있음을 반영한다. 어떤 것이든 인위적으로 단일 정의로 국한하면 명상이 가진 풍부한 특성을 훼손할 우려가 있음을 유념해야 한다.

많은 연구자에 의해 널리 인용되고 있는 명상의 개념을 살펴보면 먼저 카도소(Cardoso)는 전통적 신념에 근거한 훈련법을 포함하여 명상의 조작적 정의를 개발한 바 있다. 그는 공감대 조사 기법을 통해 다음의 조건을 만족할 때 명상이라고 정의하였다. 첫째, 명확히 정의된 특정한 기법을 사용한다. 둘째, 명상 과정 중 어떤 단계에서 근이완 과정을 포함한다. 셋째, 논리적 이완을 포함한다(즉, 정신신체적 효과를 분석하려는 의도를 갖지 않고, 결과를 판단하려는 의도를 갖지 않고, 과정과 관련된 어떤 종류의 기대를 만들려는 의도를 갖지 않는다). 넷째, 자기가 유도한 상태다. 다섯째, 자기 초점 기술 혹은 주의를 둘 구체적 대상이 있다.

한편, 제브닝(Jevning)은 명상 이후 생기는 생리 효과 등을 연구하면서, 명상을 인도의 베다 혹은 불교 전통에서 유래한 정신 기술을 반복해서 수행함으로써 매우 안정되어 있고, 고요하며 고양된 각성과 행복이 가득한 주관 체험을 획득하는 과정이라고 설명하였다. 그는 생리학 개념을 도입하며, 명상을 저대사(hypometabolic) 상태이지만 충분히 각성되어 통합 반응을 보이는 상태로 정의하였다. 주로 초월 명상과 관련된 생리 변화를 연구하였는데 그 결과를 근거로 명상에 의해 말초의 순환기 및 대사성 변화가 통합적으로 일어나고, 이러한 변화가 중추신경계 활동 증가에 기여한다고 주장하였다. 명상을 하면 매우 이완되어 있으면서도 동시에 매우 각성된 상태가 되는데 심장 박출량 증가, 대뇌 혈류량 증가, 근육에 의한 이산화탄소 생성 중단, 혈장 아르기닌 바소프레신(Arginine Vasopressin: AVP) 상승, 뇌파 동조(EEG synchrony) 등의 생리 변화가 일어난다.

그 외로 월쉬(Walsh)는 명상을 인지・심리 관점에서 초점적 주의와 알아차림을 통해 수의적으로 조절할 수 있는 정신 과정을 불러오기 위한 자기조절 훈련 방법의 하나라고 정의하였고, 다른 행동학적 설명에서는 이완, 집중, 변화된 알아차림 상태, 논리적 사고 과정의 유예, 자기관찰 태도의 유지 등과 같은 요소를 강조하거나, '무심한 알아차림(thoughtless awareness)' 혹은 정신적 침묵 상태가 분명하면서도 잘 정의된 체험으로 기술한다. 이런 명상에 의해 유도된 상태에서는 각성 수준의 감소 없이도 마음 활동을 최소화할 수 있다.

의학 분야에서 개념

의료 혹은 의학 분야에도 명상과 마음챙김 용어가 도입되어 있다. 미국 국립보건연구원

(National Institute of Health: NIH) 산하 국립보완통합센터(National Center for Complementary and Integrative Health: NCCIH)는 전인적이고 환자의 정신적·정서적·기능적·영적·사회 공동체적 측면을 통합적으로 고려한 통합 건강 서비스를 제시하고 있는데, 여기에 'meditation' 'mindfulness' 'MBSR' 등의 용어가 주제어로 등재되어 있다. 'meditation'은 정신-신체 의학의 하나로 간주하고 있으며 마음의 고요함과 신체이완을 증가시키고, 심리적 균형을 개선하며, 질병 대처와 전반적 웰빙을 향상시키는 활동을 총칭하여 이르는 개념으로 사용된다. 여기서 정의하는 바에 따르면 명상은 생각, 느낌, 감각에 대해 비판단적으로 마음챙김 상태를 유지하는 것이다.

미국 국립의학도서관(National Library of Medicine: NLM)에서는 MeSH(Medical Subject Headings) 사전을 제작하고 있는데, 의학 분야에서 세계적으로 가장 널리 활용되는 사전이고 생의학 분야의 정보와 문헌의 색인, 목록, 검색을 위해 널리 사용되고 있다. 2019년 MeSH 정보에 따르면 'meditation'은 다음과 같이 여러 체계로 분류되어 있다. 첫째, 행동 훈련 및 활동(Behavioral Discipline and Activities, F04)은 정신치료(Psychotherapy, F04.754), 행동치료(F04.754.137), 이완 요법(Relaxation Therapy, F04.754.137.750), 명상(Meditation, F04.754.137.750.500) 순으로 분류의 가지를 구성하고 있다. 둘째, 치료법(Therapeutics, E02)에서 시작하여 보완 요법(Complementary Therapies, E02.190), 정신-신체 요법(Mind-Body Therapies, E02.190.525), 명상(Meditation, E02.190.525.781) 순으로 분류되고 있다. 셋째, 치료법(Therapeutics, E02)에서 시작하여 보완 요법(Complementary Therapies, E02.190), 영적 요법(Spiritual Therapies, E02.190.901), 명상(Meditation, E02.190.901.455) 순으로 분류되고 있다.

MeSH 목록에서 개념적으로 정의하는 명상은 모스비 의학간호학대사전(Mosby's medical, nursing & allied health dictionary) 제4판을 따르고 있다. 즉, 일종의 의식 상태를 지칭하고 있고, 개인이 환경 자극을 지각하는 것을 제거함으로써 하나의 대상에 초점을 맞추고, 이를 통해 이완 상태를 유도하여 스트레스에서 벗어난다고 설명한다. 이 용어가 의학에 도입된 경위는 초월 명상으로 처음 사용한 이후 이완(relaxation, 1966~1976), 이완 기술(relaxation techniques, 1975~1995), 사고(thinking, 1970~1975), 요가(1966~1975)를 거쳐 현재 명상(meditation, 1996~2019)이라는 용어로 등재되어 있다.

마음챙김(mindfulness)에 대해서는 자각하는 심리 상태, 이 자각을 촉진하는 훈련, 정보 처리 양식, 성격 기질(character trait) 등으로 정의하고 있으며 하나의 치료법으로 간주할 때는 자신의 경험을 매 순간 비판단적으로 자각하는 것을 의미하고, 일종의 상태이지 성격적 기질로 보지 않는다. MeSH 목록에서 마음챙김의 분류 체계를 보면, 첫째, 심리 현상(Psychological Phenomena, F02)에서 시작하여 정신 과정(Mental Processes, F02.463), 마음챙김(Mindfulness, F02.463.551) 순으로 분류되고, 둘째, 행동 훈련과 활동 (Behavioral Disciplines and Activities, F04)에서 시작하여 정신치료(Psychotherapy, F04.754), 행동치료(Behavior Therapy, F04.754.137), 인지행동치료(Cognitive Behavioral Therapy, F04.754.137.350), 마음챙김(Mindfulness, F04.754.137.350.500)으로 이어진다. 개념적으로 처음에는 인지요법(Cognitive Therapy, 2000~2013)의 한 가지 예로 등재되었고, 이후 2014년에 마음챙김이 정식으로 등재되었다.

현대 심리학에서 개념

최근 심리학 분야에서는 심리치료에 활용될 수 있는 핵심 기술 중 하나로 마음챙김을 널리 받아들이고 있다. 마음챙김이 불교에서 유래되긴 했으나 여러 방법이 각각 따로 전승되었고, 이러한 방법을 기록한 불교 경전에서도 다양한 형태의 마음챙김을 묘사하고 있어 일관된 정의를 찾는 것이 매우 어렵다. 현재 국내에서는 'mindfulness'에 대응하여 순우리말로 번역된 용어로 기억, 생각, 주시, 관찰, 마음집중, 주의깊음, 수동적 주의집중, 마음새김, 마음지킴, 알아차림, 마음챙김 등이 있고, 이 중 마음챙김이 가장 널리 사용되고 있으나 각각 번역어가 나름대로 사티 수행을 다양한 관점에서 인식하고 있음을 반영한다고 보아야 할 것이다. 과거 소위 두 차례에 걸친 사티 논쟁을 통해 사티의 확립 과정과 우리말 번역의 문제를 놓고 활발한 토론이 이루어진 바 있고, 사티의 개념과 기능, 또 사티를 통해 진행되는 사마타와 위파사나 수행과의 관계 등에 있어서 논의를 이어가고 있는 듯 보인다.

국내 심리학계에서는 김정호가 마음챙김 고유의 특성을 매우 자세하게 정리하였다. 그는 먼저 국문 어법의 사전적 의미에 따라서 마음챙김을 "마음에 주의를 기울이고, 그것을 잊지 않고 지속함으로써 방심하지 않고 정신차린 상태를 유지하는 것"으로 정의하였다. 또 마음챙김의 특성을 다음과 같이 제시한다. 마음챙김은 개인적 욕구 혹은 주관적 판단이나 평가가 개입하지 않고 순수하게 자기를 관찰하는 것이고, 여러 가지 복합적인 의식 경험의 요소에 대한 관찰이 욕구, 생각, 감정, 감각, 행동 등의 범주에 따라 나뉘어 이루어진다고 보았다. 챙김의 대상에는 마음뿐 아니라 몸도 포함하여야 하고, 마음챙김을 통해 대상에 대한 객관화와 대상화가 이루어진다고 하였다. 마음챙김은 마음에서 의식적으로 경험하는 것을 나와 동일시하는 것에서 벗어나게 해 주고, 늘 지금 여기서 내 마음이 무엇을 하고 있는지를 살펴서 지금 여기에 깨어 있게 해 준다고 보았고, 마음챙김이 마음의 애기에 어떤 판단도 개입시키지 않고, 일어나는 현상을 그대로 인정하고 허용하여 받아들임으로써 선입견, 편견, 고정관념을 포함하여 세상의 모든 지식을 멈추게 하고, 대상과 동일시하는 습관에서 벗어나 의식 경험을 담고 있는 의식 공간과 동일시하게 해 주는 연습이라고 하였다. 마음챙김을 통해 모든 사람과 온 세상을 담는 '큰 나'가 되게 해 주고 또 '바라보는 나'의 새로운 관점을 갖게 한다고 하였으며, 구체적 수준의 미시적 관찰뿐 아니라 더 추상적 수준의 거시적 관찰이기도 하고, 부단한 실천 노력을 통해 조금씩 향상되는 마음의 기술이자 힘이라고 믿었다.

현대 심리학에서 이야기하는 일반적인 설명을 정리하면 마음챙김이 일종의 개방, 호기심, 수용, 우호, 비판단, 자비, 친절을 가지고 대상에 주의를 기울이고, 주의를 기울인 대상을 알아차리는 과정이라는 데 동의하고 있다. 또 다양한 마음챙김의 개념화에는 공통적으로 '무엇을 하는 것인지'와 '어떻게 하는 것인지'의 두 가지 요소가 있음을 알 수 있다. 예를 들어, 존 카밧진은 마음챙김이 주의를 기울이는 것 또는 주의를 기울임을 통해 일어나는 알아차림을 하는 것이라고 하였고, 의도적으로 현재 순간에 비판단적으로, 애정 어리고 자비로운 속성과 마음을 열고 우호적으로 참여하며, 호기심을 유지한 채 이러한 알아차림을 하는 것이라고 설명하였다. 주의를 기울이는 대상은 시각, 청각, 후각, 촉각, 미각등 오감을 통해 알아차리는 외부 자극은 물론이고 생각, 기억, 감정, 지각, 욕동, 충동 등의 내적 체험을 포함한다. 그는 침묵, 고요함, 자기 탐구, 체화, 감정적 민감성, 알아차림중에 일어나는 감정 표현 전체의 수용 등을 명상 훈련의 핵심 요소로 강조하면서 마음챙김의 목적이 인류의 행복, 웰빙, 회복탄력성, 마음과 신체, 영혼의 평화를 염원하는 것이라고 하였다.

말렛(Marlatt)과 크리스텔러(Kristeller)는 매 순간 수용과 자애심을 가지고 현재 경험에 온전한 주의를 두는 것이 마음챙김이라고 하였고, 비숍(Bishop)은 호기심, 개방성, 수용의 특징을 가진 방향으로 즉각적인 경험으로 유지되는 주의의 자기조절이라고 하였다. 거머(Germer)는 사티가 알아차림, 주의, 기억의 세 가지 의미를 갖고 있다고 주장하면서 마음챙김이 수용과 친절이나 우호심을 더한 비판단적 태도의 확장으로 현재 경험을 알아차리는 것이라고 하였고, 리네한(Linehan)은 판단과 애착 없이 순간의 흐름에 개방된 채로 마음을 현재 순간에 집중하는 행위라고 하였다. 특히 리네한은 변증법적 행동치료(Dialectical Behavior Therapy: DBT)에서 마음챙김을 DBT에서 사용하는 모든 기술의 바탕에 있는 핵심 기술로 다루고 있다. 따라서 DBT 훈련의 가장 첫 단계는 마음챙김 훈련으로 이루어져 있고 이러한 훈련 없이는 오래된 느낌, 생각, 행동 등의 패턴을 변화시켜 감정을 조절하고, 대인관계 갈등을 성공적으로 해소하는 것이 거의 불가능하다고 여기고 있다.

DBT에서 사용되는 마음챙김 기술에는 관찰 기술, 설명 기술, 참여 기술 등이 있고, DBT에서 강조하는 마음챙김의 핵심 요소로는 비판단적 입장을 견지하는 것, 한 번에 한 가지에 집중하는 것, 마음챙김 개념을 적용하고 학습하고 연마하여 마음챙김의 근육을 점차 강화하는 것 등이 있다.

　수용전념치료에서는 더 기술적이고 이론에 기반을 둔 정의를 볼 수 있다. 여기서는 육각형 모델 중 네 가지 요소, 즉 현재 순간과의 접촉, 수용, 탈융합, 맥락으로서 자기가 마음챙김에 근거하여 개념화된 것이다. 의식에서 발생하는 내적 산물을 있는 그대로 기꺼이 경험하고 그것을 조절하려는 행동이 필요하지 않다는 인식, 내적으로 떠오르는 생각과 느낌이 그것을 경험하는 사람을 규정하지 않는다는 이해를 포함한다. 예를 들어, 슬픈 사람은 슬픔이라는 느낌을 알아차리면서 동시에 슬픈 기분에 빠진 자기를 약하고 바보 같다고 비난하거나 슬픈 기분을 지속적으로 반추하고 또는 도움이 되지 않는 방식으로 슬픔을 억제하고 회피하려는 식으로 반응할 수 있다. 슬픔을 마음챙김한다고 하면 이와 관련된 감각, 즉 그것이 몸 어디에서 느껴지는지, 시간이 지나면서 어떻게 바뀌는지 면밀하게 관찰하는 것을 포함한다. 슬픔을 마음챙김으로 관찰하는 사람은 슬픔을 있는 그대로 놔두면서 이 경험에 자신을 개방하고, 우호적인 관심과 자비로움으로 대하는 태도를 지닌다. 반추 사고 패턴이 생길 때 주의를 친절하게 현재 순간 감각으로 되돌리게 한다.

🪷 정리

　명상과 마음챙김 훈련은 이제 과학적 방법으로 그 효과성과 유용성을 검증하고 있다. 그 기전에 대한 현재까지의 실증적 근거를 요약하면 다음과 같다. 먼저, 마음챙김 기반의 심리 개입을 시행하면 내적 경험(신체 감각, 인지, 감정, 충동)에 대한 새로운 방식의 관계 맺기와 알아차림이 증가하고 비판단적 수용, 친절한 호기심, 탈중심화, 탈융합된 관점으로 관찰이 이루어진다. 그 결과, 스트레스에 대해 반응성이 줄어들고, 반추나 염려하는 일에 빠지는 일이 감소하며, 자기연민이 확장되고, 긍정 정서와 긍정 경험을 향유하는 일이 증가한다. 또 자신의 가치와 일관된 행동 증가가 일어나고, 궁극적으로 더 나은 정신건강 상태로 이어지며, 정신병리에 이환되는 확률이 줄어들고 스트레스, 통증 등과 같은 건강 문제에 대처할 수 있는 능력이 향상된다.

참고문헌

김정호(2016). **마음챙김 명상 매뉴얼**. 서울: 솔과학.

김준호(2008). '사티(Sati) 논쟁'의 공과(功過). **불교학리뷰**, 4, 187-206.

박석(2006). 명상의 이해. **스트레스研究**, 14, 247-257.

허휴정, 한상빈, 박예나, 채정호(2015). 정신과 임상에서 명상의 활용: 마음챙김 명상을 중심으로. **신경정신의학**, 54, 406-417.

Bishop, S., Lau, M., Shapiro, S., Carlson, L., Anderson, N. D., Carmody, J., et al. (2004). Mindfulness: A proposed operational definition. *Clinical Psychology: Science and Practice, 11*, 230-241.

Burke, A., Lam, C. N., Stussman, B., & Yang, H. (2017). Prevalence and patterns of use of mantra, mindfulness and spiritual meditation among adults in the United States. *BMC Compliment Altern Med, 17*, 316.

Cardoso, R., De Souza, E., & Camano, L. (2004). Leite JR. Meditation in health: an operational definition. *Brain Res Brain Res Protoc, 14*, 58-60.

Chapman, J. (1988). *Tell Me Who You Are*. Hanslope Park, England: J. and E. Chapman in association with SPA.

Clarke, T. C., Barnes, P. M., Black, L. I., Stussman, B. J., & Nahin, R. L. (2018). Use of Yoga, Meditation, and Chiropractors Among U.S. Adults Aged 18 and Over. *NCHS Data Brief, 325*, 1-8.

Craven, J. L. (1989). Meditation and psychotherapy. *Can J Psychiatry, 347*, 648-653.

Dreyfus, G. (2011). Is mindfulness present-centred and non-judgmental? A discussion of the cognitive dimensions of mindfulness. *Contemporary Buddhism, 12*, 41-54.

Germer, C. K., Siegel, R. D., & Fulton, P. R. (2005). *Mindfulness and psychotherapy*. New York: Guilford Press.

Glanze, W. D., & Anderson, K. (1994). *Mosby's Medical, Nursing, & Allied Health Dictionary* (4th ed.). Mosby-year* Book Inc.

Hayes, S. C., & Hoffman, S. G. (Eds.) (2017). *in Process-Based CBT: The Science and Core Clinical Competencies of Cognitive Behavioral Therapy*. Context Press.

Hayes, S. C., Strosahl, K. D., & Wilson, K. G. (2012). *Acceptance and commitment therapy: The process and practice of mindful change* (2nd ed.). New York: Guilford Press.

Holmes, T. (2007). *Parts work: An illustrated guide to your inner life*. Kalamazoo: Winged Heart Press.

Jevning, R., Wallace, R. K., & Beidebach, M. (1992). The physiology of meditation: A review. A wakeful hypometabolic integrated response. *Neurosci Biobehav Rev, 16*, 415-424.

Kabat-Zinn, J. (2003). Mindfulness-Based Interventions in Context: Past, Present, and Future. *Clinical Psychology: Science and Practice, 10*, 144-156.

Kokoszka, A. (1990). Axiological aspects of comparing psychotherapy and meditation. *Int J Psychosom, 37*, 78-81.

Linehan, M. M. (2015). *DBT skills training manual* (2nd ed.). New York: Guilford Press.

Marlatt, G. A., & Kristeller, J. L. (1999). Mindfulness and meditation. In W. R. Miller (Ed.), *Integrating spirituality into treatment: Resources for practitioners. Washington* (pp. 67-84). DC: American Psychological Association.

Ospina, M. B., Bond, K., Karkhaneh, M., Tjosvold, L., Vandermeer, B., Liang, Y., et al. (2007). Meditation Practices for Health: State of the Research. *Evid Rep Technol Assess, 155*, 1-263.

Singer, T., Kok, B., Bornemann, B., Zurborg, S., Bolz, M., & Bochow, C.. (2016). *The ReSource Project: Background, design, samples, and measurements.* Leipzig: Max Planck Institute for Human Cognitive and Brain Sciences.

Walsh, R., Shapiro, S. L. (2006). The meeting of meditative disciplines and Western psychology: a mutually enriching dialogue. *Am Psychol, 61*, 227-239.

Walters, J. D. (2002). *The art and science of Raja yoga: fourteen steps to higher awareness.* Delhi: Motilal Banarsidass Publishers.

Cambridge Dictionary. Available from https://dictionary.cambridge.org/dictionary/english.

Lexico Dictionary. Available from https://www.lexico.com/en/definition/meditate.

Medical Subject Headings. US National Library of Medicine. Available from https://www.nlm.nih.gov/mesh/meshhome.html

Merriam-Webster Dictionary. Available from https://www.merriam-webster.com.

National Center for Complementary and Integrative Health. Available from https://nccih.nih.gov/health/integrative-health

Chapter

3

마음챙김이란 무엇인가

김경승

명상을 철학적 혹은 종교학적으로 정의한다면, '자타 분별적인 표층의식보다 더 깊은 심층에서 일체를 나와 하나로 아는 주객 무분별적인 심층마음의 활동에 접속하는 것'이라고 할 수 있다. 그것은 유무를 넘어선 절대의 궁극이 유한한 개체 속에 내재하고 있는 것이며, 이를 불교에서는 공 또는 불성, 도가에서는 도, 유교에서는 천 또는 태극, 신플라톤주의 철학에서는 하나 또는 존재 그 자체, 기독교 신비주의에서는 신성 또는 지성이라고 불렀다. 한편, 명상을 과학적으로 연구하는 학자들은 명상을 '정서적 안정과 균형을 포함하여 다양한 목적을 가지는 일군의 복합적인 정서 및 주의조절 훈련의 집합'으로 정의한다.

마음챙김(mindfulness)은 명상의 한 가지 형태로서 수련을 의미하기도 하고, 수련을 통해 도달할 수 있는 심신복합체의 상태를 의미하기도 하며, 반복적인 수련에 의한 신경가소성적 변화를 통해 수련하지 않는 일상생활 속에서도 지속적으로 나타나는 성향을 나타내는 개념으로 쓰이기도 한다. 마음챙김은 불교명상의 가장 핵심적인 개념인 사티(*sati*)를 번역한 단어인데 고전적으로 종교적 전통에서 사용되어 온 사티의 의미와 현대의 세속적 혹은 임상적 마음챙김에서 사용되는 개념이 조금씩 다르기 때문에 정확한 이해를 위해서는 주의가 필요하다. 사실 마음챙김에 대해 명확하게 합의된 정의는 없다. 불교 전통 자체가 사티의 성격에 대해 합의점을 찾지 못한 채 수 세기에 걸쳐 논의되어 왔고, 전통적으로 간화선을 중심으로 한 선불교가 대세인 우리나라의 불교 학자들 사이에서도 20세기 말에 와서야 유행하기 시작한 남방불교 전통의 위파사나 명상과 관련이 있는 개념인 마음챙김을 마음지킴, 알아차림, 수동적 주의집중 등 다양한 어휘로 옮기고 있다. 그 명확한 정의에 대해 합의점을 찾지 못하고 있는 것에서도 알 수 있듯이 마음챙김은 상당히 깊고 다양한 의미를 함축하고 있다.

이 장에서는 마음챙김의 고전적인 의미를 포함하여 그것이 현대적인 의미로 해석되는 과정과 임상에서의 마음챙김의 의미 등을 고찰해 보고자 한다.

✿ 마음챙김의 고전적인 의미: 사티

마음챙김은 팔리어 'sati', 산스크리트어로는 'smrti'를 영역한 어휘인데 'sati'와 'smrti'는 문자 그대로는 '기억'을 의미한다. 1881년 런던 대학교 팔리어 교수이며 초기 불교 경전을 영어로 번역한 토마스 윌리엄 리스 데이비스(Thomas William Rhys Davids)가 최초로 팔리어 'sati'를 영어 'mindfulness'로 번역하였고 점차 영어 어휘 속으로 흡수되어 처음에는 서구의 상좌 불교 사회 내부에서, 그리고 점차 일반 사회로 흡수되어 1910년까지 일반적으로 인정되었다.

초기 불교 경전인 니카야에는 사티에 대해 명료하게 설명한 정의가 나타나지 않는다. 붓다의 입적 후 400여 년 동안 불경은 입에서 입으로 보존되고 구전되어 왔기 때문에 기억하기 좋도록 단순하고 반복적인 공식으로 요점을 압축했다. 따라서 니카야에는 사티의 정의에 대해 명료한 설명 대신에 불교 심리학과 명상 수련에서 사티가 어떻게 기능하는지에 대한 언급만을 발견할 수 있을 뿐이다.

니카야에는 사티에 대해 두 가지의 비유가 나타난다. 하나는 야생 코끼리 길들이기 비유이고, 다른 하나는 성문 수문장의 비유다. 야생 코끼리 비유에서 사티는 야생 코끼리를 길들일 때 코끼리의 목에 걸어 둔 로프를 묶는 기둥을 땅에 단단히 박아 두는 것에 비유한다. 이때, 사티의 기능은 날뛰는 야생 코끼리 같은 우리의 마음을 묶어서 견고하게 안정시켜 주는 것이다. 사티는 땅에 단단히 박힌 기둥처럼 대상과 직면하는 기능을 한다. 현재 경험하는 대상과 직접적으로 직면함으로써 여섯 종류의 야생동물(감각기관)을 잡아 묶어서 마음을 안정시키고 침착하게 만든다.

또한 사티는 이 침착함을 가지고 성문을 지키는 수문장과도 같이 성문을 드나드는 사람들을 주시함으로써 마음을 지키고 보호한다.

> "상상해 보라, 비구들이여. 어떤 왕이 국경에 강력한 성곽과 성벽, 망루와 여섯 성문을 가지고 있는 도시를 가지고 있다. 거기에 세워 둔 문지기들은 현명하고, 경험이 많으며, 총명해서 수상한 자를 금하고 잘 아는 사람들은 들여보낸다." (Kimsuka Sutta The What's-it tree, SN 35:245)

여기서 문지기는 사티, 여섯 문은 여섯 감각기관이며, 성주는 의식이다. 사티는 지혜와 경험, 지성을 가지고 성문에서 누구를 들여보내고 누구를 금할 것인지 사정한다. 사티는 단순히 관찰하는 것이 아니고, 적과 아군을 분별한다. 이 분별하는 기능이 사티와 반야 (pañña, 지혜)를 연결해 준다.

🪷 순수주의로서의 마음챙김

마음챙김을 서구인들에게 대중화시킨 기초를 형성한 사람은 독일의 승려이자 불교학자인 냐나포니카 테라(Nyanaponika Thera, 1910~1994)다. 그는 일반인들도 할 수 있는 표준화된 방법을 통해 위파사나 명상을 수도원 밖의 대중에게 확산시키고자 노력했던 현대 미얀마의 통찰 명상 운동의 대표적인 인물인 마하시 사야도의 제자로, 붓다의 핵심적인 해탈의 이론과 방법으로 마음챙김을 일반인에게 제시했다. 그는 마하시 사야도의 영향을 받아 마음챙김(사티)을 대상에 대한 마음의 습관적인 판단과 투사를 벗겨 낸 순수주의(bare attention)라는 개념으로 설명했다. 우리의 마음은 늘 주어진 대상에 대해 자동적이고 반사적으로 갈애나 혐오, 혹은 무관심이라는 반응을 일으킨다. 순수주의란 오감과 마음에 제시된 있는 그대로의 대상에 대해 행동이나 말, 혹은 정신적 논평으로 자동적·반사적으로 반응하지 않고 그것들을 벗겨 낸(bare) 단지 순수한 주의만을 기울이는 것을 의미한다. 만일 그러한 자동적인 반응이 일어난다면 그 또한 순수주의의 대상이 된다. 이것은 현대 서구의 명상교사들이 전수받고 정교화시킨 마음챙김에 대한 대표적인 이해라고 할 수 있으며 존 카밧진(Jon Kabat-Zinn)의 마음챙김 개념 또한 이러한 계보를 이어받았다고 할 수 있다.

> "고통에서 해방되기 위해서는 이러한 가공의 자기중심적인 우주에서 사는 것을 중단하고 순간순간의 경험으로 구성되는 실제의 세계 속에서 사는 것을 시작해야 한다. 이것을 가능하

게 하는 것이 순수주의다. 이를 통해 마음을 고요하게 가라앉히고 현재 순간의 관찰에 집중
함으로써 개념의 그물망에서 벗어난다."

냐나포니카에 의하면, 마음의 자유를 얻기 위해서는 우리가 경험하는 것을 좋아하고 싫
어하는 관점에 따라 개념화하는 자동적이고 강박적인 경향에서 벗어나야 한다. 이를 위
해 주의의 범위를 바로 지금 일어나고 있는 것으로 제한함으로써 습관적이고 자동적으로
좋다, 싫다하고 판단하고 평가하며 과거의 기억이나 미래의 기대와 관련짓는 대신에 바로
지금 일어나는 일에 대해 단순히 주의를 기울이고, 경험과 반응을 관찰하는 것이다. 이것
이 순수주의로서의 마음챙김(사티)이다. 이를 통해 비반응적인 평정에 도달하고, 좋아하
는 것에 집착하고 싫어하는 것을 밀어내는 습관적인 반응에서 벗어난다.

❀ 대상을 보존하는 능력으로서의 마음챙김

순수주의로서의 마음챙김에 대한 냐나포니카의 이러한 견해에 대해 철학자이자 불교
학자인 윌리엄 드레이퍼스(William Dreyfus)는 그것이 마음챙김의 핵심적 측면을 놓치고
있으며 완벽한 정의를 내렸다기보다는 수련의 중요한 측면을 밝힌 것이라고 말하면서 보
존적 능력(retentive ability)으로서의 마음챙김의 개념을 제시한다. 마음챙김은 대상에 대
한 현재 중심의 비판단적인 자각이라기보다 우리의 인지 기제를 통해 전달된 정보를 이
해하기 위해 대상에 대한 밀착된 주의를 통해 자료를 보존하는 것이다. 그리하여 드레이
퍼스는 마음챙김을 사티의 원래 의미인 기억, 특히 관련 정보를 활성화하여 의미 있는 유
형으로 통합시키고, 목적 지향적인 행동을 위해 사용되는 작업 기억과 밀접하게 연결되는
인지적 활동으로 본다. 대상에 대해 단지 수동적으로 주의를 두는 것이라기보다 대상을
의식에 붙잡아서 보존하는 기능으로서의 마음챙김에 대한 이해는 아비달마에서 마음챙
김을 표류하지 않고 대상에 대해 현존하는 마음의 능력으로 이해하는 것과 매우 잘 맞아
떨어진다는 것이다. 마음으로 하여금 대상을 붙잡아서 이후에 기억하도록 하는 것이 바로
이 보존 능력으로서의 마음챙김이다.

드레이퍼스는 아비달마에 근거하여 주의는 지향(orienting, *manasikāra*)에서 시작
되는 것으로 본다. 지향이란 마음이 대상에 유의하도록 하는 정신요소인데, 그것에 의
해 대상은 의식에 나타난다. 지향에서 시작된 주의의 과정은 사티(마음챙김) 및 집중
(concentration, *samādhi*)과 함께 계속되는데, 지향은 마음을 대상으로 향하게 하고, 마음

챙김은 대상을 보존하여 마음이 대상에서 떨어져 나가 표류하지 않도록 하고 잃어버리지 않도록 밀접한 주의를 기울이는 마음의 능력이다. 집중(사마디)은 주의를 완성한다. 그것은 초점을 유지하고 대상과 하나 되는 마음의 능력이다. 마음챙김과 집중은 협력하여 주의를 강화하고 증진한다.

가장 기본적 수준의 엄밀한 마음챙김은 대상을 보존하고 대상에서 유리되지 않도록 하는 것이며 이는 마음으로 하여금 대상에 초점을 맞추도록 해 준다. 그것은 분명한 이해력(삼파잔냐, *sampajañña*)을 발달시키고 자신의 경험에서 다양한 측면을 평가하여, 예를 들어 건전한 마음과 불건전한 마음을 구별하도록 한다. 드레이퍼스는 이것을 현명한 마음챙김(wise mindfulness)이라고 부른다. 현명한 마음챙김은 엄밀한 마음챙김(mindfulness proper)과는 다른데, 그것은 대상에 대한 이해력과 분별력을 포함하기 때문이다. 엄밀한 마음챙김은 보존적 측면에 제한되며 이는 분명한 이해력(삼파잔냐)의 기초를 제공하는 것으로 본다. 니카야의 두 가지 비유에서 코끼리를 묶어 두는 기둥은 엄밀한 마음챙김으로, 성문지기는 현명한 마음챙김으로 이해할 수 있다. 엄밀한 마음챙김의 주된 요점은 고요하고 집중된 상태를 얻는 것만이 아니라, 이러한 상태를 통해서 몸과 마음에 대한 보다 심오한 이해를 획득하여 우리를 고통스럽게 얽어매는 습관과 성향에서 마음을 해방시키는 것이다.

드레이퍼스는 무엇이 일어나든지 그것에 주목하는 순수주의는 마음챙김의 단지 한 가지 양상에 지나지 않는다고 말한다. 마음챙김은 그 범위가 훨씬 광범위한데 그것은 마음과 몸의 상태를 평가하는 명백히 인지적인 능력을 포함한다. 마음챙김을 순수주의로만 이해한다면 경험의 다양한 측면을 함께 묶어서 마음과 몸의 상태에 대한 분명한 이해를 하게 하는 마음챙김의 인지적 함의를 평가절하할 수 있다는 것이다. 또한 비판단적인 성격을 과도하게 강조한다면 마음챙김을 치료적으로 여유로운 고요함의 한 형태로 일면적으로 이해할 위험이 있다. 마음챙김은 단지 치료적인 기법이 아니라 인지 과정에서 핵심적인 역할을 하는 내재적 기능이며 단순히 순수주의가 아니라 인지의 해방적인 변환을 일으키는 본질적인 인지 능력이라는 것이다.

❧ 청정한 자각으로서의 마음챙김

비쿠 보디(Bhikkhu Bodhi)는 마음챙김을 '순수주의'라는 개념으로 설명한 냐나포니카의 제자로 그와 함께 12년 동안 스리랑카의 암자에서 지냈다고 한다. 보디에 의하면 그의 스승은 사티를 전적으로 순수주의로 설명하려고 한 것은 아니었고, 위파사나 명상 수련의 초보자를 위한 실용적인 개념으로 이 용어를 사용했다고 주장한다. 순수주의의 개념은 초보자가 마음챙김을 수련하는 절차적 지시로서 실용적이고 교육적으로 유용할 수 있으나 유효한 이론적인 기술로 보기는 어렵다는 것이다. 마음챙김은 다양한 모습을 가지는 정신적 자질이기 때문에 어떤 수련 방법은 순수주의의 개념으로 설명이 가능하지만, 혐오스러운 신체 일부의 심상에 주의를 두는 수련이나, 죽음에 대한 관조, 자애 등과 같은 수련을 포함해서 이 모든 것을 포괄적으로 설명할 수 있는 마음챙김의 개념은 대상을 생생하고 또렷하게 의식에 제시하는 청정한 자각(lucid awareness)이라고 제안한다.

사티란 의식의 빛을 경험하는 주체로 되돌려서 신체적 · 감각적 · 심리적 차원을 비추는 것이며 되돌림의 행위를 통해 이러한 영역에 빛을 비춤으로써 여명과도 같은 흐릿한 인지에서 명료한 인지를 가능하게 한다. 객관적인 영역을 직접 직면함으로써 그것을 또렷하게 조사할 수 있기 때문에 마음챙김은 청정한 자각이라고 설명한다.

마음챙김(사티)은 현상 영역에 대한 청정한 자각으로 수련의 초기에 주로 일어나고, 마음챙김이 강화됨에 따라 분명한 이해력(삼파잔냐, *sampajañña*)이 수반되어 인지적 요소가 부가된다. 분명한 이해란 현상을 관찰할 뿐만 아니라 제시된 현상을 의미 있는 맥락으로 해석하는 것이며 수련이 심화됨에 따라 이 삼파잔냐가 더욱 중요해지면서 궁극적으로 직접적인 통찰(위파사나, *vipassana*)과 지혜(반야, *paññā*)가 일어난다. 사티, 즉 마음챙김의 역할은 경험 영역의 내용물을 드러내는 것이며, 삼파잔냐, 즉 분명한 이해의 역할은 내용물을 알아내고 규명하는 것이다. 대상의 유형이 일어나고 사라지는 것을 관조할 수 있을 때, 삼파잔냐는 반야로 전환되기 시작한다.

보디는 마음챙김을 순수주의의 개념으로 설명하는 것을 두 가지 점에서 비판하고 있다. 주의는 마음에 대한 불교 심리학적 분석에서 '*manasikāra*'(지향)라는 의미를 포함하는 개념으로 이해한다. *manasikāra*는 인지 과정의 초기에 자동적이고 자연적으로 대상으로 마음이 향하는 것을 의미한다. 이에 반해, 사티는 의식적으로 주의를 기울이고 지속시키는 것을 통해 대상에 대한 명료하고 생생한 자각을 일으키는 것이므로 자동적인 주의까지 포함될 수 있는 단순한 주의가 아니라 의식적인 주의라고 해야 보다 정확한 의미라고 할 수 있다.

그는 '순수(bare)'라는 단어에 대해서도, 초심자를 위해 실용적으로는 유용한 개념이지만, 엄밀한 의미에서는 어떠한 정신작용도 '순수'할 수는 없다고 본다. 이는 팔정도에서도 보듯이 올바른 사티가 가능하기 위해서는 올바른 견해와 올바른 의도를 비롯하여 세 가지의 윤리적 요소(정언, 정명, 정업)와 올바른 노력, 올바른 집중이라는 자질이 수반되어야 하고 또한 조건화되어야 하기 때문이다.

🪷 임상에서의 마음챙김

마음챙김은 혼자서 존재할 수 없다. 그것은 보다 넓은 현상적 그물망의 일부로서 존재한다. 그러나 MBSR(Mindfulness-Based Stress Reductin)과 같은 현대의 임상적 맥락으로 옮겨 오면서 마음챙김은 다른 자질에 의해 수반되고 조건화되는 개념이라기보다는 이 자질을 포함하는 그릇, 혹은 우산 개념으로 이해되고 있다. 단일의 일원적 개념이 아니라 집합적이고 다원적인 개념으로 이해되는 것이다. 그것은 1979년에 MBSR 프로그램을 통해 마음챙김을 최초로 임상에 적용하여 재해석한 존 카밧진의 정의에서도 잘 나타난다. 그는 "마음챙김이란 순간순간 전개되는 있는 그대로의 경험에 대해 특별한 방식으로 현재 순간에, 비판단적으로 주의를 기울일 때 나타나는 자각이다."라고 했다.

여기에 대해 황 등은 존 카밧진이 정의한 마음챙김은 자각, 주의, 의도, 특별한 태도와 같은 최소한 네 가지의 측면을 담고 있는 집합적 개념이라고 파악한다. 이것은 크게 나누어 '무엇'과 '어떻게'의 개념을 담고 있다. '무엇(정체성)'의 측면에서 마음챙김은 특정한 과정에 의해 일어나는 자각이라고 하는 개념을 담고 있고, '어떻게(방법)'의 측면에서는 현재 순간에 전개되는 경험에 대해 판단하지 않고 의도적인 주의를 기울이는 과정의 개념을 담고 있다. 정체성의 측면에서 마음챙김이란 하나의 특수한 자각인데, 이 자각은 현재 순간에 대해 비판단적으로 의도적인 주의를 기울이는 과정을 통해 나타난다는 것이다.

한편, 폴락(Pollack) 등에 의하면, 사티는 자각, 주의, 기억을 의미하는데, 자각하고 주의를 기울여야 하는 것을 끊임없이 기억하는 것을 의미하며, 또 다른 핵심적인 차원은 수용, 혹은 비판단이라고 이해한다.

거머(Germer)는 주의, 자각, 수용의 세 가지 요소를 묶어서 마음챙김이란 현재 순간의 경험에 대한 수용적인 자각이라고 정의했다. 그것은 현재 순간에 일어나고 있는 것에 대해 주의를 기울이면서 자각하고 있는 상태다.

이것을 헤이스(Hayes) 등은 네 가지 과정으로 나누어 설명하고 있다. 첫째는 현재 순간에 대한 자각(present awareness)이다. 마음챙김은 무엇보다 현재 순간의 마음과 몸의 경험과 접촉하여 그것을 자각하는 것이다. 둘째는 수용(acceptance)이다. 현재 순간에 자신이 경험하고 있는 것이 좋아하는 것이든 싫어하는 것이든 구별하지 않고 인정하고 받아들이는 것이다. 갈망과 혐오에 집착하여 이끌려 가거나 밀어내지 않고 있는 그대로 수용한다. 셋째는 탈융합(defusion)이다. 현재 순간의 경험을 있는 그대로 받아들이면서 자각할 때 생각과 감정, 충동과 같은 내적인 경험에 동일시(융합)하여 이끌려 가지 않고, 단순히 왔다가 가도록 놓아둘 수 있다. 이를 탈융합이라고 한다. 넷째는 배경으로서의 자기(self-as-context)에 대한 관점이다. 앞의 세 과정을 통해 점진적으로 감각, 생각, 감정, 충동과 같은 의식의 내용은 단지 왔다가 지나가는 일시적인 '나'이며, 그것을 배경(context)에서 지켜보고 있는 자각 그 자체로서의 초월적인 '나'를 '배경으로서의 자기'라고 한다. 이 네 가지 과정은 ACT(Acceptance and Commitment Therapy)에서 이해하는 마음챙김의 개념인 데 명상을 할 때 동시에 일어나는 과정으로 이해할 수도 있고, 서로 한 가지씩 구별하여 정신치료 현장에서 필요에 따라 활용할 수도 있는 유용한 개념이다.

마음챙김 상태, 성향, 수련

현대의 임상적·치료적 혹은 세속적(secular) 마음챙김은 상태(state), 성향(trait), 수련 (practice), 세 가지 모두를 가리키는 개념이다. 마음챙김 상태는 자연발생적으로도 경험할 수 있는데, 특히 우리가 새로운 장소에 가거나, 산속을 홀로 걷거나, 아름다운 풍광을 경 험할 때, 갑자기 모든 것이 정지한 듯 마음이 편안해지고 고요해지면서 모든 것이 새롭고 생생하며 친밀하게 느껴지는 경험이 드물게 일어날 수 있는데 이를 자연발생적 마음챙김 (spontaneous mindfulness)이라고 한다. 이때, 우리는 메타인지적인 자각의 상태에서 순간 순간 일어나는 감각, 감정, 생각 등을 쉽게 알아차리고, 그것을 좋아하든 좋아하지 않든 판 단하지 않고 자각하는 상태가 된다. 이를 마음챙김 상태(state)라고 한다. 이러한 마음챙김 상태를 인위적으로 더 자주, 더 오랜 시간 경험하기 위해 적용하는 방법을 마음챙김 수련 (practice)이라고 하며, 여기에는 시간과 장소를 정해서 특정한 방법을 통해서 수련하는 격 식적 수련(formal practice)과 일상생활 속에서 무엇을 하든지 순간순간 일어나는 경험을 수 용적으로 자각하기 위해 노력하는 비격식적 수련(informal practice)이 있다. 격식적 수련에 는 정좌 명상, 걷기 명상, 보디스캔 명상, 자애 명상과 같은 것들이 있고, 비격식적 수련은 샤워, 세면, 양치질과 같이 일상생활에서 습관적이고 자동적으로 반복되는 행동에 깊이 주의를 기울여서 몸의 움직임, 감각의 변화와 일어나는 생각과 감정을 알아차리도록 연습 하는 것이다. 그리하여 반복적인 수련을 통해 뇌의 신경가소성적 변화가 일어나서 수련 하지 않는 동안에도 매 순간의 경험을 보다 잘 자각함으로써 자동적이고 습관적인 반응에 끌려가지 않고, 자각과 함께 선택적으로 반응할 수 있는 마음의 성향(trait)이 생기게 된다. 이러한 마음챙김 성향은 다양한 방법으로 측정될 수 있는데, 예를 들면 FFMQ(Five Facet

Mindfulness Questionaire)이나 MAAS(Minful Attention Awareness Scale)와 같은 도구가 있다. 마음챙김 성향은 부정적인 감정과 스트레스, 충동적이고 강박적인 행동과 중독 행동에 대한 해독제가 될 수 있기 때문에, 마음챙김이 임상에서 널리 활용될 수 있는 근거가 된다.

초점주의

임상에서 마음챙김을 배양하기 위해 최소한 세 가지의 주요한 기술이 사용된다. 초점주의(focused attention), 개방적 주시(open monitoring), 연민적 수용(compassionate acceptance)이 그것이다.

초점주의란 한 가지 대상에 초점을 두고 의식적으로 주의를 기울이는 기술을 말한다. 호흡이나 발바닥의 감각, 소리, 시각적 자극과 같은 대상에 관심과 호기심이 가득한 태도를 가지고 주의를 기울여서 그것을 알아차리는 것이다. 필연적으로 우리의 마음은 생각이나 소리, 몸에서 느껴지는 불편한 감각으로 주의가 분산될 것이다. 마음이 산만해진 것을 알게 되면 부드럽고 친절하게 주의의 초점을 원래의 대상으로 되돌리기를 반복하는 것을 통해 집중력이 증진되고, 점점 한 가지 대상에 주의가 머무는 시간이 길어지면서 신체적인 이완과 평온하고 고요한 마음이 찾아온다. 어느 정도의 집중을 할 수 없다면 마음의 움직임을 명료하게 볼 수 있는 메타인지적 자각이 일어나기 어렵고, 생각과 감정에 이끌려가게 됨으로써 자신의 행동을 선택하지 못하고 충동에 따라 강박적으로 행동하게 될 것이다. 따라서 개방적 주시와 연민적 수용을 수련하는 것도 어렵기 때문에 초점주의 훈련은 마음챙김 명상의 초석이라고 할 수 있다.

초점주의에는 세 가지의 주의조절 기술이 사용된다. 첫 번째 기술은 주시(monitoring)로 주의분산에 대한 경각심을 가지고 선택한 대상을 관찰하는 기술이다. 두 번째 기술은 집중을 방해하는 대상에서 주의를 분리하는(disengage) 기술이다. 세 번째 기술은 원래의 대상으로 재빨리 주의를 되돌리는(redirect) 기술이다. 초심자일수록 더 잦은 주의분산으로 인해 세 가지 주의조절 기술을 더 자주 사용할 것이다. 수련이 깊어짐에 따라 신경가소성으로 인한 성향의 변화가 일어나서 점차 덜 노력해도 선택한 초점에 더 쉽고 안정적으로 주의가 머물고, 그에 따라 신체적 경쾌함과 생동감, 평온함이 증가하며, 정서적 반응성이 감소하는 현상이 뒤따르게 된다.

개방적 주시

어느 정도의 초점주의와 집중이 개발되면 개방적 주시를 수련할 수 있다. 이것은 선택된 한 가지 대상에 반복적으로 주의를 되돌리는 대신, 그 순간에 의식에서 현저한 어떠한 것에 대해서라도 초점을 맞추어서 알아차리는 것이다. 이때, 주의는 호흡에서부터 소리, 몸의 통증, 혹은 얼굴을 스치는 공기의 흐름이나 눈과 목에서 느껴지는 슬픔의 감각 등으로 옮겨 갈 수 있다. 이들에 대해 생각하거나 분석하는 대신, 관심과 호기심, 수용의 태도를 가지고 단지 그것들과 함께 존재하는 것을 수련한다. 그것은 마치 고요한 숲속의 옹달샘 옆에 앉아 있는 것과 같다. 어떤 동물이 찾아올지, 그리고 그들이 언제 떠날지는 완전히 우리의 통제를 벗어난 일이지만 우리는 그들 모두를 환영한다.

폴락 등은 초점주의와 개방적 주시의 관계를 수동 카메라로 사진을 찍는 것에 비유했다. 초점을 잘 맞출수록 화질이 선명한 사진을 얻을 수 있다. 이때, 초점주의는 카메라의 초점을 맞추기 위한 노력이고 이를 통해 대상을 선명하게 볼 수 있는 것을 개방적 주시라고 할 수 있다.

개방적 주시 수련은 몇 가지의 핵심적인 측면을 공유하고 있다. 수련의 초기에는 초점주의 수련을 사용하여 주의분산을 감소시키고 마음을 고요하게 만든다. 초점주의가 발달함에 따라 주시하는 능력이 증진되면 개방적 주시 수련으로 전환할 수 있다. 이때 목표는 어떤 특정한 대상에 초점을 두지 않고 경험하고 있는 어떠한 대상에 대해서라도 순간순간 주의를 기울이면서 단지 주시하는 상태에 머무는 것이다. 이를 깨어 있음이라 할 수 있다. 이 상태에 도달하기 위해 수행자는 초점주의 수련을 통해 특정한 대상에 초점을 두는 것을 점차 감소시키고, 동시에 주시 기능에 더 많은 비중을 두면서 메타인지적 자각을 강화함으로써 경험의 강도, 감정 상태, 활성화된 인지도식과 같은 경험과 더 많은 접촉을 하게 된다. 초점주의와는 달리 개방적 주시에서는 선택된 대상과 선택되지 않은 대상 사이에 예민한 구별이 없다. 예를 들면, 초점주의에서는 정서적 분위기가 호흡의 감각과 같은 선택된 특정 대상의 배경에서 탐지되지만, 개방적 주시에서는 특정한 대상에 대해 의식적인 주의를 기울이지 않아도 정서적 분위기가 탐지될 수 있다. 그리하여 대상을 애써 선택하고 파악하는 노력은 점차 특정한 선택 없이 편안하게 자각을 지속하는 것으로 대체된다. 이때, 어떤 순간에 찾아온 대상이 강력한 집착이나 혐오를 일으켜서 평정한 마음이 혼란에 빠지면 다시 한 가지 대상에 대한 초점주의로 돌아와서 마음의 균형을 회복할 수 있다.

개방적 주시 수련의 핵심적인 목적은 자신의 정신 과정에서 보통의 경우 잘 드러나지 않는 인지 및 정서적인 측면에 대해 명료한 반조적인 자각을 획득하는 것이다. 생각이나 감정에 대한 메타인지적인 자각은 탈융합, 탈중심화, 탈동일화의 기전에 의해 자동적·습관적으로 일어나는 생각이나 감정을 보다 쉽게 통제하게 한다. 또한 개방적 주시 수련은 '나는 이러한 사람이야'와 같이 과거와 미래로 투사되는 이른바 자전적인 정체성 (autobiographical identity)에 대해 보다 명료하지만 정서적으로 보다 덜 반응적인 자각을 할 수 있게 해 준다. 한편, 개방적 주시를 통해 우리는 현재 순간의 풍부함에 대해 더 깊이 음미하게 되면서 매일매일의 삶이 보다 풍성해진다.

연민적 수용

수용이란, 사물에 대해 현재 순간에 있는 그대로를 인정하고 허용하는 것이다. 우리는 지금 이 순간에 이미 사실인 것을 부정하고 거기에 저항하느라 많은 에너지를 낭비한다. 그것은 우리가 상황을 자신이 원하는 대로 강요하는 것이며, 긍정적인 변화를 저해하고 긴장을 만들어 낼 뿐이다. 수용이란 우리가 모든 것을 좋아해야 한다는 것은 아니다. 자신의 원칙과 가치를 포기하고 수동적인 태도를 취해야 하는 것도 아니며, 있는 그대로 만족해야 하는 것도 아니다. 그것은 단순히 사물을 기꺼이 있는 그대로 인정하고 허용하는 태도를 말한다. 매 순간 자신의 생각과 느낌을 강요하지 않고 현재 순간에 다가오는 생각, 감정, 감각, 느낌에 자신을 개방하는 것이다.

이를 위해 우리는 내부와 외부의 경험에 대해 끊임없이 판단하고 반사적으로 반응하는 마음의 흐름을 자각하고, 거기에서 한 걸음 뒤로 물러서야 한다. 자신의 마음에 주의를 기울이는 수련을 시작할 때 우리는 끊임없이 경험에 대해 판단하고 있는 사실에 놀라게 된다. 스트레스에 효과적으로 대처하는 방법을 배우고 싶다면 이러한 자동적인 판단을 자각할 수 있어야 한다.

우리가 강렬한 마음의 내용물에 사로잡히거나 자기비판적인 반추의 덫에 걸리지 않기 위해서는 자애, 자기연민, 평정의 기술을 통해 자신을 포용하고 위로하여 무엇을 경험하든지 받아들이도록 해 주는 수련이 필요하다. 이것이 연민적 수용이다. 연민과 수용의 수련에 흔히 사용하는 방법은 사랑과 연민을 느끼는 사람이나 동물을 상상하고, 자애와 보살핌의 마음을 그들을 향해 보낸 후 이러한 감정이 느껴지면 그것을 자신과 자신이 사랑하는 사람, 그리고 더 넓은 집단에까지 향하게 한다. '당신이 행복하기를' '당신이 고통에서 벗어나기를' '당신이 평화롭기를' '당신이 안전하기를' 등의 행복을 기원하는 만트라를 호흡에 맞추어서 마음속으로 반복하는 것이다. 감정적으로 고통스러운 시간을 보내는 동안 자신을 감싸 안는 느낌을 가지도록 고안된 다양한 자애 기법과 어려운 경험을 견디고 포용할 수 있는 능력을 증진시키며 어려운 감정의 폭풍 속에서도 안정감을 가지도록 하는 여러 가지 평정 수련 방법도 활용할 수 있다. 연민(compassion)은 문자 그대로 '함께 아파하다'를 의미하고, 그것은 우리를 타인과 연결시키며 자신이 분리되어 있고 혼자라는 가정에 이의를 제기한다. 연민의 상태에서 우리는 전체성과 내인성을 가진다. 연민 가득한 마음은 고통에 직면해서 파괴되거나 깨지지 않는다. 연민은 대부분의 정신치료에서 치료적인 요인이다.

앞서 살펴본 바와 같이 초점주의(집중) 수련은 현재 순간과의 연결을 유지시켜 주고 개방적 주시는 그 순간에 실제로 일어나는 것에 대한 우리의 자각을 확장·심화시키며, 자애 및 연민 수련은 마음에서 일어나는 모든 것을 수용과 함께 만나게 해 준다. 따라서 집중과 자각(개방적 주시), 수용을 위한 수련 사이에서 최적의 균형을 찾는 것이 필요하다. 마음이 혼란스럽고 집중이 되지 않거나 생각에 빠져 자신을 잃어버릴 때에는 더 많은 집중 수련이 도움이 될 수 있다. 힘든 감정이나 기억, 자기 비난으로 가득한 생각이 넘칠 때에는 자애, 연민, 평정 수련이 도움이 되고 마음이 보다 안정적이고 수용적일 때에는 개방적 주시를 통해 다양한 생각과 느낌, 기억을 자각하고 수용함으로써 더 많은 통찰과 통합으로 이끌도록 한다.

집중과 자각 그리고 수용은 서로를 필요로 한다. 보다 잘 의식적인 주의를 기울여서 집중하기 위해서는 주의가 분산될 때 그것을 잘 자각하고, 또 한편으로는 있는 그대로 수용할 수 있어야 한다. 잘 자각하기 위해서는 의식적 주의를 통해 초점을 잘 맞추고, 혐오와 갈애를 놓아 버릴 수 있는 수용이 필요하며, 수용 또한 갈애와 혐오에 집착하는 마음을 잘 자각하고 본래의 대상으로 의식적 주의를 되돌리는 자질을 필요로 한다.

초점주의와 개방적 주시(자각), 연민적 수용은 각각 나누어서 수련할 수도 있지만, 정좌 명상이나 걷기 명상과 같은 격식적 수련은 이 세 가지 요소를 모두 포함하고 있다. 예를 들어, 마음챙김 명상의 가장 기초가 되는 정좌 명상의 호흡자각 훈련에는 이 세 가지 요소가 이미 존재하고 있다고 볼 수 있다. 호흡의 감각에 의식적으로 주의를 기울이는 것은 초점주의를 수련하는 것이고, 주의가 생각이나 소리, 불편한 감각으로 분산되었을 때, 내 뜻대로 되지 않는 내 마음을 있는 그대로 인정하고 허용하는 것이 수용의 수련이며, 그것을 알아차리고 잠시 바라보는 것은 주시(자각)를 수련하는 것이라고 할 수 있다.

🪷 마음챙김의 작용 기전과 정신치료에서의 활용

"마음챙김은 경험과의 관계를 바꾸는 믿을 수 없을 만큼 단순한 방법이다."

우리가 어떤 경험을 하든지, 경험과 경험에 대한 마음의 반응(생각, 감정, 충동, 감각 등)은 의식의 내용물이 되는데, 그것들과 동일시하고 융합됨으로써 경험의 늪에 빠져드는 경향이 있다. 이때, 우리가 의식의 내용물을 수용적으로 자각할 수 있으면, 의식의 내용물과 탈동일시하고 탈융합으로써 습관적이고 자동적인 반응을 감소시키고, 의식의 내용물에 끌려가는 마음의 노예 상태에서 자신의 반응을 선택할 수 있는 마음의 주인이 된다. 이것을 통해 고통과 스트레스를 감소시키고, 기꺼이 그것들과 함께 존재할 수 있다.

메타인지를 통해 의식의 내용물을 알아차릴 수 있는 만큼, 우리는 더 이상 그것들과 융합되어 끌려가지 않는다. 고통이든, 우울이든, 두려움이든, 우리가 그것을 볼 수 있을 때, 우리는 더 이상 그것이 아니다. 그것 이상이다. 그것에 의해 규정되거나, 조종되거나, 조건화되거나 결정되지 않고, 단지 그것과 함께 존재할 수 있다. 우리는 "이 고통은 내가 아니다." "이 우울은 내가 아니다." "이 생각은 내가 아니다."라고 하는 것을 깨닫는 것이다. 그렇게 오랫동안 단단하게 동일화되어 있던 과거의 외상 이야기도 단순히 지나간 '이야기'가 된다.

이것은 핵심적으로는 경험에 대한 자동조종 반응을 알아차리는 것을 통해 이루어진다. 자동조종 반응이란 자신이 경험하는 내부와 외부의 모든 대상을 자동적으로 좋은 것, 싫은 것, 좋지도 싫지도 않은 것으로 나누고, 좋아하는 대상을 붙잡으려고 하고(갈애), 싫어하는 대상을 밀어내며(혐오), 좋지도 싫지도 않은 경험은 무시하거나 간과하는 자동적이고 습관적인 반응을 말한다. 이것은 개체의 생존을 위해 어느 정도 불가피하지만 생존을 대가로 겪는 고통을 일으키는 원인이 되는 집착하는 마음으로, 붓다가 가르친 사성제 중의 '집성제'에 해당하는 개념이라고 할 수 있다. 자동조종 반응은 즉각적인 만족을 추구하기 때문에 일종의 중독 반응이라고도 할 수 있는데, 좋아하는 대상을 즉각적으로 붙잡으려고 하는 갈애와 싫어하는 대상을 즉각적으로 밀어내려고 하는 혐오를 통해 중독과 고통의 뿌리가 된다.

갈애와 혐오에 집착하는 마음을 알아차릴 수 있는 만큼 그것에 끌려갈 것을 허용할 것인지, 중단할 것인지 내가 선택할 수 있다. 자동조종 반응을 자각할 때 그것을 중단하는 것을 선택할 수 있다. 빅터 프랑클(Viktor Frankl)은 "자극과 반응 사이에 공간이 있다. 우리가 어떻게 반응할지 선택할 수 있는 힘이 그 공간 속에 존재한다. 우리의 성장과 자유는 우리가 어떤 반응을 하는가에 달려 있다."라고 했는데, 이때 자극과 반응 사이에 있는 공간이 자각(mindful awareness)의 공간이며 자극에 대한 자동적이고 습관적인 반응의 충동을 자각하는 만큼 그것을 허용할 것인지, 하지 않을 것인지를 선택할 수 있다. 여기까지 마음챙김의 임상적 효과와 관련한 심리적 기전을 살펴보았는데, 신경생물학적 기전은 이 책의 다른 장에서 다루어질 것이다.

한편, 정신치료에서 마음챙김은 다양한 기능을 할 수 있다. ① 치료자의 수련(Practicing therapist), ② 마음챙김을 활용하는 정신치료(Mindfulness-informed psychotherapy), ③ 마음챙김에 기반한 정신치료(Mindfulness-based psychotherapy) 등이 여기에 포함된다.

치료자는 자신의 마음챙김 수련을 통해 지금까지와는 다른 방법으로 환자들과 관계를 가지기 시작한다. 먼저 의식적인 주의력이 향상됨으로써 정신치료 현장에서 매 순간 환자와 치료자 자신의 생각과 느낌, 양자 모두에 집중하고 알아차리는 것이 쉬워진다. 또한 비판단적인 주의를 통해 환자의 고통과 함께 존재하고 수용할 수 있는 정동내성이 증진됨으로써 치료적 관계가 향상된다.

한편, 마음챙김을 활용하는 정신치료에서 치료자는 자신의 수련이 심화됨에 따라 고통의 보편적인 원인에 대한 통찰이 일어나고, 이것을 감소시킬 수 있는 마음챙김의 네 가지 과정을 치료에 활용할 수 있다. 앞에서 설명한 현재 순간의 의식의 내용물과의 접촉, 그것에 대한 수용, 탈융합, 배경으로서의 자기에 대한 관점은 정신치료의 과정에서 환자의 고통을 감소시켜 줄 수 있는 개념으로 설명하고 교육할 수 있을 뿐만 아니라 기술 훈련으로 활용할 수 있다. 또한 치료자는 어떠한 마음의 내용물이나 경험에 대해서라도 거기에 저항할 때 그것이 지속되고 확대되는 것을 알게 되고, 쾌락에 집착하는 것과 고통을 회피하려고 하는 것, 그리고 그 뿌리가 되는 자기중심적 자아를 확장하려고 하는 시도가 어떻게 고통을 만들어 내는지 알게 됨에 따라 환자들이 자신의 다양한 경험에 대해 스스로를 개방하고 수용하도록 도움을 주는 방향으로 치료를 진행하게 된다.

마음챙김에 기반한 정신치료란, 치료 과정의 적절한 시점에서 환자에게 직접 마음챙김을 수련하도록 제안하고 적절한 기법을 소개하는 것이다. 회기에서 환자와 함께 수련하는 시간을 가지고 회기 후에는 혼자서 수련할 수 있도록 숙제를 할당한다. MBSR, MBCT(Mindfulness-Based Cognitive Therapy), MBRP(Mindfulness-Based Relapse Prevention), MORE(Mindfulness-Oriented Recovery Enhancement) 등이 대표적인 예라고 할 수 있다.

🪷 정리

마음챙김 치료가 정신건강 문제에 대한 개입에 있어서 전 세계적인 판도를 바꾸고 있다. 정신치료자들은 인지행동치료에 이어 두 번째로 빈번하게 마음챙김 치료를 활용함으로써 오히려 고전적인 정신역동적 정신치료보다 선호하고 있고, 영국에서는 주요 우울증의 치료에 대해 MBCT가 선택적 치료 방법으로 인정받고 있으며, 전 세계적으로 마음챙김과 관련된 논문이 한 해에 수백 편이 쏟아지고 있다. 뿐만 아니라 정신의학, 임상심리학, 건강심리학, 인지치료, 신경과학, 교육, 법조, 비즈니스, 리더십에 이르기까지 많은 분야에서 활용되고 있다. 명상의 효과를 일으키는 기전에 대한 이해는 아직도 걸음마 단계이지만 마음챙김 명상이 주의, 감정, 자기 자각의 제어와 관련된 뇌 영역의 구조와 기능에 신경가소성적 변화를 일으킬 수 있다는 증거들이 나타나고 있다. 그리하여 마음챙김 명상의 훈련이 임상적 질환의 치료뿐만 아니라 건강한 마음과 행복의 증진에 기여할 수 있을 것으로 기대된다. 고대와 현대, 동양과 서양의 대화와 탐구가 서로를 비옥하게 만들어 줌으로써 다양한 분야에서 마음챙김에 대한 새로운 통찰과 연구를 위한 길이 열리기를 희망한다.

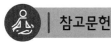 참고문헌

길희성(2015). 신앙과 이성 사이에서. 서울: 세창출판사.

정준영(2015). 사띠 논쟁. 불교평론, 62.

한자경(2008). 명상의 철학적 기초. 서울: 이화여자대학교 출판부.

Baer, R. A., Smith, G. T., Hopkins, J., Krietemeyer, J., & Tony, L. (2006). Using self-report assessment methods to explore facets of mindfulness. *Assessment, 13*, 27-45.

Bhikkhu Bodhi. (2011). What does mindfulness really mean? A canonical perspective. *Contemporary Buddhism, 12*(1).

Bowen, S., Chawla, N., & Marlatt, G. A. (2014). 심신자각에 근거한 중독행동의 재발 예방 (*Mindfulness-Based Relapse Prevention for Addictive Behaviors: A Clinician's Guide*). (김경승 외 공역). 서울: 하나의학사. (원저는 2011년에 출판).

Brown, K. W., & Ryan R. M. (2003). The benefits of being present: Mindfulness and Its role in psychological well-being. *J Personality and Social Psychology. 84*(4), 822-848.

Dreyfus, G. (2011). Is mindfulness present-centred and non-judgmental? A discussion of the cognitive dimensions of mindfulness. *Contemporary Buddhism, 12*(1), 41-54.

Dunne, J. D. (2015). Buddhist sytles of mindfulness: A heuristic approach. In B. D. Ostafin, M. D. Robinson, & B. P. Meier (Eds.), *Handbook of mindfulness and self-regulation*. 2015 edition. Springer.

Garland, E., & Howard, M. O. (2018). Mindfulness-Based Treatment of Addiction: Current state of the field and envisioning the next wave of research. *Addiction Science & Clinical Practice, 13*, 14.

Germer, C. K. (2003). *The mindful path to self-compassion: Freeing yourself from destructive thoughts and emotions.* The Guilford Press: New York, London.

Gethin, R. (2011). On some definitions of mindfulness. *Contemporary Buddhism, 12*(1), 263-279.

Grabovac, A. D., Lau, M. A., & Willett, B. R. (2011). Mechanisms of mindfulness: A Buddhist psychological model. *Mindfulness. 2*(3), 154-166.

Hayes, S. C., & Plumb, J. C. (2007). Mindfulness from the bottom up: Providing an inductive framework for understanding mindfulness processes and their application to human suffering. *Psychological Inquiry. 18*, 242-248.

Hwang, Y. S., Kearney, P. K. (2015). *A Mindfulness Intervention for Children with Autism Spectrum Disorder, Mindfulness in Behavioral Health*, Springer International Publishing Switzerland.

Kabat-Zinn, J. (1990). *Full Catastrophe Living. Using the wisdom of your body and mind to face stress, pain, and illness.* New York: Dell Publishing.

Lutz, A., Slagter, H. A., Dunne, J. D., & Davidson, R. J. (2008). Attention regulation and monitoring in meditation. *Trends in Cognitive Sciences. 12*(4), 163-169.

Nyanaponika Thera. (1962). *The Heart of Buddhist Meditation.* London: Riders.

Nynaponika Thera. (1968). *The Power of Mindfulness. Kandy, Sri Lanka: Buddhist Publication Society.* http://www.buddhanet.net/pdf_file/powermindfulness.pdf

Pollack, S. M., Pedulla, T. M., & Siegel, R. D. (2016). **심신자각과 정신치료** (*Sitting Together: Essential Skills for Mindfulness-Based Psychotherapy*). (김경승 외 공역). 서울: 하나의학사. (원저는 2014년에 출판).

Rhys Davids, T. W., & Stede, W. (Eds.). (1999). *The Pali Text Society's Pali-English dictionary*. Oxford: The Pali Text Society.

Shapiro, S. L., Carlson L. E., & Astin, J. A. (2006). Benedict Freedman. Mechanisms of mindfulness. *J Clin Psychol. 62*, 373-386.

참고문헌

Chapter

4

마음챙김 수행을 통한 자기분석[1]

✍ 박용한

오늘날 뇌과학적 연구를 통해 정신질환의 원인 규명과 치료법에 대하여 상당한 성과를 거두면서, 생물학적 치료는 정신의학의 주요한 치료 방법이 되었다. 생물학적 치료를 통해 생각, 감정, 지각, 기억 등과 같은 마음 현상을 보다 더 객관적으로 바라볼 수 있게 되었고, 특히 증상을 치료하는 입장에서 보다 쉽고 익숙한 자세로 마음을 다루게 해 주고, 신속한 증상의 완화를 이끌어 내었다. 그러나 뇌의 생화학적 불균형을 교정하는 약물치료만으로는 만족스런 치료가 안 되거나 병의 재발이 반복되는 한계가 있다. 또한 정신질환 발현의 생물학적 요인 이외에 심리적·환경적 요인은 보다 광범하여, 이에 대한 대처는 복잡해져 가는 현대사회에서 쉽지 않은 과제가 되고 있다. 더구나 인공지능의 시대에서 인간의 근원적 정체성에 대한 새로운 관점의 변화가 요구되고 있으며, 인간 존재의 저변에 있는 근본적인 괴로움에 대한 접근과 통찰 그리고 해법이 치료에 함께 반영되지 않는다면 고통의 굴레에서 결코 자유로울 수가 없음을 많은 경험을 통해 알게 되었다.

명상을 통해 뇌가 변화할 수 있다는 뇌가소성(neuroplasticity)의 발견과 존 카밧진(Jon Kabat-Zinn)의 MBSR(마음챙김에 기반한 스트레스 완화) 프로그램을 기점으로, 명상 특히 마

---

[1] 2019년 5월 17일 미국 샌프란시스코에서 열린 AAPDPP(미국 정신역동 및 정신분석학회) 63회 연례회의에서 저자가 발표한 내용을 위주로 집필함

음챙김을 기반으로 한 여러 정신적 치료의 방법이 제시되고 많은 치료 성과가 발표[2]되었으며 현재 임상 현장에서 사용되고 있다.

마음챙김 혁명의 업적은 인간 존재를 몸과 마음에만 한정짓지 않고, 의식의 성장을 통해 보다 큰 자각과 세상과 연결된 현존감을 회복했다는 것이다. 이것 자체가 매우 치유적이며, 고통에 대하여 보다 근본적인 관점을 가지고 임상적 치료를 시도하기 시작하였음을 의미하고, 이제는 치료자가 필수적으로 마음챙김을 치료의 기반으로 삼아야 하는 시대적 소명이라고 할 수 있다.

❧ 마음챙김 수행

마음챙김은 본래 고대 인도에서 붓다에 의해 창안된 고통에서 벗어나기 위한 수행 방법인 '팔정도(Noble eight fold path)' 중의 하나인 정념(*samma sati*)과 관련이 있으며, 구체적으로는 염처경(*Satipatthana Sutta*)에서 자세히 다루고 있다. 서구를 중심으로 만들어진 마음챙김 프로그램은 주로 인지 심리학적 측면을 다루어 전통적인 불교(Buddhism) 수행과는 다소 다른 점이 있는데, 대표적으로 불교 수행은 팔정도의 계, 정, 혜(戒, 定, 慧) 요소를 통해 서로 시너지 효과를 얻으면서 체계적인 수행을 꾸준히 일상화한다는 것이다. 그 결과, 기본적으로 지니고 있는 마음챙김의 힘(*sati* power)을 강화시켜 주어 깊은 통찰과 혜안에 이르게 하는 특징이 있다.

마음챙김은 지금 이 순간 일어나고 있는 현상에 주의를 두고 알아차림하는 것으로서, 마음챙김을 강화하는 수행을 꾸준히 해 나가면 처음에는 의식적인 의도를 가지고 하다가 점차 자연스럽게 관찰 대상에 대해 비판단적이고 중립적인 순수한 주의를 유지하고 대상을 있는 그대로 수용하고 바라보게 해 준다. 이는 정신분석과 자기분석에서 요구되는 치료자의 태도와 유사하며, 자세한 직접적 경험은 직관과 통찰의 능력을 배양하여 분석은 물론 분석을 넘어서게 해 준다.

인간의 뇌는 선천적인 요소와 후천적으로 경험되는 기억을 활용하여 관찰되는 대상을 자신의 생존을 위해 좋은 것, 나쁜 것 그리고 좋지도 나쁘지도 않은 느낌으로 자동분류해 낸다. 이런 기본적인 느낌에 따라 대상을 가치화하고 개념화하여 기억으로 저장하게 된다. 일련의 반복된 경험들은 가치에 따라 강화된 주요 기억이 되어, 새로운 대상을 해석하

---

2) 2020년도까지 마음챙김 중재(mindfulness intervention)와 정신질환에 관련하여 약 7천여 편의 논문이 발표됨 (Pubmed 검색)

고 분류하는 데 지속적으로 관여하고 생각, 감정, 의도 등으로 반응하는 마음과 행동을 일으킨다. 시간이 흐를수록 주위의 경험은 장기기억 속의 고정된 개념의 틀에 의해 자동적으로 인식되어, 결과적으로 관찰자는 뇌가 만들어 낸 세계 속에 함입되고 그 세계와 상호관계를 맺고 경험하는 자의식과 동일시된다.

자세한 관찰을 통해 보면 현상들은 상호 의존적 관계로 조건지어 반응하고 존재하며 변화한다. 가치판단된 대상은 자연스러운 집착을 낳고 탐, 진, 치(탐욕과 성냄, 무지)의 반응을 일으키기 마련인데, 지나친 집착은 불만족에 따른 일련의 반응으로 끊임없는 괴로움의 굴레를 낳는다. 즉, 원인에 따른 결과는 새로운 원인이 되어 또 다른 괴로움의 결과를 낳는 연쇄반응을 지속적으로 일으킨다. 증가된 마음챙김의 힘은 이러한 앎과 선택적 주의를 가능케 하여 악순환의 고리를 끊을 수 있다.

수행에 따른 마음챙김의 힘(sati power)이 증가함에 따라 몸과 마음을 포함한 관찰되는 대상들은 점차 가치판단에서 사실판단, 실재판단으로 세밀하게 알아차릴 수 있다. 특히 마음챙김은 자신을 포함한 관찰되는 대상들과 탈융합, 탈동일시, 탈중심화를 일으키고, 탈개념화로 이어진다. 마음챙김 수행은 고요함으로 배양된 알아차림을 통해 갈등과 괴로움의 원인이 되는 개념 이면의 무의식적 요소가 서서히 의식으로 드러나게 해 주어 자기분석과 자기해체의 과정을 거친다. 대상과 마음, 대상과 대상 그리고 마음과 마음 간의 상호 조건지어진 반응을 자세히 경험하면서 괴로움의 중심인 자기(Self)의 실체에 대한 통찰과 자각이 일어난다. 마음챙김 수행을 통한 자기관찰은 염처경(satipatthana sutta)에서 나오는 사념처 수행법에 잘 기술되어 있다. 즉, 자신을 신수심법(身受心法) 네 가지로 나눠서 철저하고 자세히 관찰하고, 오온(五蘊, 色受想行識)으로 해체하고 관찰하여 현상의 3법인 '무상' '고' '무아'의 지혜를 터득한다. 자의식은 비이원론적 자각속으로 융해되고 세상과 연결된 현존감, 본연의 온전함으로 거듭난다.

사티 강화 프로그램[3]

실제 임상에서 마음챙김 수행의 원조인 사념처 수행을 제대로 하기는 치료자나 환자 모두 쉽지가 않다. 사념처 수행의 기본을 중심으로 간략히 만든 사티 강화 프로그램은 누구나 쉽게 따라 할 수 있으며, 꾸준한 반복을 통해 매 순간 주의를 유지하고 자신과 세상을 객관적으로 관찰하는 힘을 키울 수 있다. 또한 반복되는 증상의 악순환에서 벗어나게 하

---

3) 2018년 9월 30일 대한명상의학회 추계학술대회 워크숍에서 학회에서 제작한 프로그램을 시연함

고 현존감을 회복시켜 준다. 프로그램의 핵심은 지금 이 순간 자신의 몸의 감각(특히 호흡이나 발의 움직임, 신체 감각)에 개방적 주시를 유지하면서 집중을 방해하는 생각, 감정, 소리, 통증 등을 이름 붙여 알아차림하는 것을 반복하여 훈련함으로써 마음챙김의 힘을 강화하는 것이다(부록의 SEP 참조).

마음챙김의 정신의학적 활용을 위해서는 치료자가 우선 마음챙김 수행을 제대로 해야 한다. 그럼으로써 환자를 치료하기 전에 자신을 스스로 분석하고 정화하여 마음챙김의 생활로 거듭나며, 치료 중에도 환자와 지속적인 마음챙김으로 함께 있을 수 있다. 결국 치료자의 각성과 자각은 환자의 각성과 자각으로 이어지며, 실체를 통찰하는 지혜를 얻어 반복되는 괴로움에서 벗어나, 본래의 온전함으로 회향하는 것이 마음챙김 치료의 최종 목표라 할 수 있다.

☸ 치료자의 준비 과정

시작하기 전 태도

글을 읽기 전에 우선 다음의 질문을 가슴에 손을 얹고 스스로에게 해 보길 바란다.

① 내가 치료자가 되려는 이유는 무엇인가?
② 나는 환자에게 진정한 도움을 주고 있는가?
③ 나는 행복한가?
④ 나는 누구인가?

명상을 정신의학적 치료에 이용하고 제대로 된 성과를 이루기 위해서는 상기와 같은 근본적인 의문을 언제나 끈질기게 가지고 있어야 한다. 이러한 근본적인 의문은 자연스럽게 명상이라는 탐구와 수행의 길로 이르게 하는 초심이자 발심이 되기 때문이다. 나름대로 치료자로서의 이유와 목표가 있고 환자 치료에 만족하고 있다면, 그리고 행복하고 나와 세상에 대한 의문이 뚜렷이 없다면 명상을 할 필요성을 못 느끼거나 호기심을 가지고 명상을 해 보더라도 중도에 그만두게 될 것이다. 많은 안내서와 지식을 통해서 명상과 해탈의 지혜를 알게 되더라도 체험을 통한 체득이 되지 않으면 스스로 결핍감으로 공허해지기 마련이다. 명상이라고 하는 마음수행을 성공적으로 이루기 위해서는 초심과 발심의 불을 지속적으로 밝혀야만 강한 정진력을 얻을 수 있다. 그러므로 초심을 잃지 않는 것은 언제나 마음챙김 수행의 기본이다.

준비 조건

① 마음챙김 수행을 위한 시간을 최우선으로 배정하여 매일 꾸준히 일정하게 하도록 한다.

② 처음에는 되도록 방해 받지 않는 조용한 명상 장소를 확보한다.

③ 충분한 경험과 지도 능력이 있는 마음챙김 마스터를 통해 기본적인 것을 제대로 배운다.

④ 주위에 도반들이 있으면 상호 간에 정진하게 도와주는 좋은 조건과 역할이 된다.

⑤ 마음챙김에 대한 올바른 지식을 쌓는다.

⑥ 마음챙김 명상을 하면서 해석과 평가를 주의하고 어떠한 경험이든 온전히 수용하는 자세를 가진다.

⑦ 마음챙김을 제대로 하기 위해서는 집중을 방해하는 감정의 정화와 자신을 객관적으로 보기 위한 훈련이 함께 필요한 경우가 있다. 이 경우 보디스캔, 호흡집중 명상, 나 돌아보기 명상, 정화 명상, 자기연민 명상, 자비 명상, 오감자각 훈련 등이 도움이 된다.

🪷 치료자의 자기분석

치료자의 자기분석은 환자를 치료하는 데 있어서 공감과 중립성의 측면에서 매우 중요하고 핵심적인 것이다. 자기분석이 제대로 되어야 치료자의 문제로 환자를 해석하지 않고, 환자의 상태를 있는 그대로 관찰하고 이해할 수가 있다. 붓다는 마음챙김을 통해 자신과 세계를 철저히 관찰하여 고통의 소멸과 자유에 대한 지혜를 얻었다. 프로이트(Freud)가 처음 제시하였던 자기분석과 붓다의 마음챙김 수행은 자신을 객관적으로 관찰하는 측면에서 유사하며 서로 보완하여 발전시킬 수 있다.

일반적으로 자기분석이 쉽지 않은 여러 가지 이유

① 맹점(blind spot): 인지적 융합(cognitive fusion), 동일시, 중심화, 주관화 등에 의해 생긴다.

② 자아동기적 경향(ego-syntonic tendency): 방어기제, 믿음, 신념, 기질, 개인적 문화 등에 의해 생겨난다.

③ 자기(self)의 속성: 마음을 포함한 자기의 속성을 주위와의 상호 조건 발생적이 아닌 독립된 속성으로 보면 파악하기 어렵다.

④ 집중력 배분의 한계: 대상에 대해 반응할 때 바깥을 향하여 집중하면서 동시적으로 내적 반작용에 주의를 두기가 어렵다.

⑤ 자동적이고 순응적인 삶(auto-pilot living): 자각 없이 자동사고에 의해 살아가고, 나태하거나 안일한 생활을 하기 쉽다.

⑥ 관찰보다 사고 중심: 자세한 관찰과 순수한 경험에 충실하기보다 사고에 의한 유추와 판단으로 자신을 파악하려는 경향이 있다.

⑦ 통찰의 속성: 지속적인 관찰과 직접적인 경험을 통해 통찰이 일어나기 때문에 꾸준한 인내와 시간이 필요하다.

⑧ 특별한 훈련과 교육분석: 자기를 철저히 객관적으로 보기 위해서는 마음챙김 수행과 같은 철저한 훈련이나 전문적인 교육분석이 필요하다.

자기분석에서 마음챙김 수행의 이점

① 마음챙김 수행으로 강화된 알아차림의 힘(*sati* power)으로 자신을 객관적이고 자세히 관찰할 수 있다.

② 매일 매 순간 마음챙김하는 수행은 지금 일어나는 일에 주의를 두기 때문에 자연스럽게 꾸준히 자기관찰을 하게 된다.

③ 마음챙김 수행은 철저한 자기해체를 통한 통찰에 이르는 수행이기 때문에 그 과정에서 명확한 자기분석이 일어난다.

④ 오랜 기간 전승되고 성과를 이루어 낸 검증된 자기관찰 수행법이다.

마음챙김 수행을 통한 자기분석 및 태도의 변화

① 고요함이 만들어지면서 대상이나 상황에 따른 자신의 마음 반응을 자세히 관찰하기 용이하다. 예를 들면, 전이와 역전이, 저항, 방어기제, 숨어 있던 갈등 등이 마음공간에서 상황에 따라 반응하며 발생하는 것이 자연스럽고 객관적으로 관찰된다.

② 마음챙김 수행의 상태와 정도를 꿈을 통해 평가할 수가 있다. 꿈은 마음 상태를 있는 그대로 대변해 준다. 예를 들면, 안 좋은 소식은 그날 밤 안 좋은 꿈으로 나타난다. 수행의 정도에 따라 안 좋은 소식에 대한 반응과 관점이 달라지는데, 마음이 정화될수록 꿈과 수면 시간이 자연스럽게 줄어들고 맑은 정신 상태 또한 유지된다. 꿈을 꾸면서도 동일시된 반응보다 탈동일시되어 경험한다.

③ 지속적으로 반복되는 유사한 인간 관계들에 대해 알아차림과 경험이 생기면서 억압과 투사적 동일시로 감추어져 있던 갈등을 직시할 수 있다.

④ 시공간에 대한 지각이 달라진다. 공간감의 확장과 시간 흐름의 여유가 생기면서 매 순간 경험되는 대상과 그에 따른 반응을 명확히 알아차리면서 집중적 선택이 가능해진다.

⑤ 집중적인 침묵의 유지는 말과 행동을 하기 전의 생각과 의도를 잘 관찰되도록 해준다.

⑥ 괴로움은 감각-감정-사고로 모듈화되어 작동하는데, 마음챙김 수행은 이를 탈모듈화시킨다. 예를 들어, 환자가 갑자기 괴성을 질렀을 경우(흔히 반사적으로 놀라고 여러 감정과 생각을 가지고 방어적 태도와 행동을 하게 되는데), 몸의 감각은 소름이 돋고 가슴이 두근거리는 반면, 감정은 고요하고 비판단적으로 지금 환자가 어떠한 상태인지 보다 자세히 주의를 기울여 볼 수 있다. 또 상황에 따라 생각과 불안이 일어나고 가슴이 두근거리는 감각이 느껴졌던 것이 몸의 감각에 집중하면서 각각을 있는 그대로 알아차림하면 더 이상 괴로움의 증상으로 지속되지 않음을 경험할 수 있다.

⑦ 마음챙김 수행 중에 호흡 집중을 방해하는 생각이나 감정, 의도, 감각 등이 올라오면 이것에 각각 이름을 붙여 알아차림하고 주의를 두어 바라보면 사라지거나 변화하게 된다. 또 의식에 나타난 대상들의 원인이 된 기억, 의도, 갈등, 생각, 감정과 같은 감춰진 무의식적 요소들이 새로운 대상으로 의식 위로 드러난다. 이렇게 떠오르는 대상들을 자신만의 고유한 개념으로 이름 붙여진 것들을 알아차림하다 보면 양파껍질 벗겨 내듯 탈개념화가 일어난다. 마치 자유연상을 통해 자신의 숨겨진 갈등이 드러나서 해결되듯이, 자신의 무의식을 깊이 탐구할 수 있다. 또한 무의식 속으로 잊혀진

초창기 어린 시절의 의미 있는 기억들을 발견한다. 또한 왜곡된 기억들의 교정이 일어난다.

⑧ 상대방과 대화 중에 자동적으로 반응하는 마음이 만들어지고 동일시되어 시비분별하고 있음을 알아차린다.

⑨ 현상들이 서로 조건지어져 입체적인 시공간으로 상호 관련하여 원인에 따른 반응이 결과를 낳고 결과가 새로운 원인이 되어 반응과 새로운 결과를 반복하여 만들고 있음을 통찰한다.

⑩ 자신의 관점으로 세상과 대상을 상대적으로 보고 있음을 알아차린다. 통시적 관점이 생겨나면서 서로의 관점이 다름을 인정하고, 상대방을 공감하고 수용하게 되며, 갈등 없는 원만한 소통과 관계가 이루어진다.

⑪ 몸과 마음의 형성 과정을 자세히 관찰하면서 실체로서의 개인은 실재하지 않음을 알게 된다. 이때, 퀴블러 로스(Kübler-Ross)의 죽음에 대한 반응처럼 자의식은 부정, 분노, 협상, 우울, 수용의 단계를 나타낸다.

⑫ 마음챙김과 지혜를 통해 지속적으로 정화된 의식은 몸과 마음을 포함한 세상을 순간순간 새롭게 경험하듯 바라볼 수 있다.

⑬ 오감의 직접적 경험을 통해 몸과 세계와의 연결감과 생생함 그리고 충만함이 일어나며, 온전함으로 하나 되는 큰 자각이 일어난다.

⑭ 더 나아가 비이원론적 자각으로서의 알아차림과 백그라운드가 남는다.

🪷 마음챙김의 응용

마음챙김의 응용이 치료에 효과적인 환자

① 스스로가 커다란 괴로움을 겪고 막다른 곳에 있다고 생각하는 환자
② 치료되고자 하는 바램이 강한 환자
③ 치료자에 대한 믿음과 신뢰가 강한 환자
④ 자기 자신과 증상에 대해 잘 기술하는 환자
⑤ 평소 존재에 대한 의문과 자기성찰이 있는 환자
⑥ 불필요한 생각, 감정임을 알면서 끌려가는 환자
⑦ 성품이 순수하고 자발적으로 치료를 하러 오는 환자

⑧ 회복탄력성(resilience)이 비교적 좋은 환자
⑨ 지속적으로 재발을 하는 환자

적용 방법

○ 마음챙김 유지

마음챙김을 치료에 적용하는 치료자는 치료 전과 치료 중에 마음챙김, 특히 현존감과 온전한 주의를 놓치지 않도록 기본적으로 몸의 기준점을 사용할 줄 알아야 한다. 기준점으로는 몸의 전체적인 느낌, 손바닥이 책상에 닿는 느낌, 엉덩이나 발바닥이 의자나 지면에 닿는 느낌, 코끝에서의 들숨과 날숨, 배의 일어나고 사라지는 움직임, 양 손바닥이 닿는 느낌 등 몸의 감각에 집중하는 것이다. 특히 환자와의 온전한 만남을 방해하는 생각, 감정, 욕구, 의도, 감각 등이 마음속에 일어났을 때에 이름을 붙여 알아차림하고 곧바로 몸의 기준점으로 돌아와 마음챙김을 유지한다. 숙련이 되면 이름 붙임 없이 가능해진다.

○ 마음챙김 경청과 대화

치료자가 마음챙김이 잘 유지되고 평소에 마음챙김 수행을 통한 자기분석이 잘 되어 있으면 환자가 내원할 때마다 새롭게 보이고 친근하게 느껴지며 오늘은 무슨 이야기를 할지 궁금해진다. 저절로 이야기에 귀를 기울이고, 환자는 잘 들어 주어 이해받고 있다는 느낌을 받는다. 자신이 들은 환자의 말을 환자에게 다시 들려주어 확인하면서 깊고 집중된 대화를 할 수 있다. 꼼꼼한 경청은 거울처럼 비추어 환자 스스로가 자신을 객관적으로 보게 해 준다.

○ 마음챙김 보조

마음챙김을 통한 환자와의 대화는 지금 이 순간 일어나는 일에 환자가 주의를 놓치지 않고 제대로 유지하고 있는지, 현존감을 지속하고 있는지 보조해 준다. 대화 중에 환자에게서 집중을 방해하는 떠오르는 생각, 감정, 의도, 욕구 등이 있으면 알아차리고 기준점을 활용하여 마음챙김 상태가 되도록 알려 준다. 순간의 일깨움이 환자가 증상의 내용 속에서 헤매지 않고 출구를 제대로 찾아가도록 도와준다. 함께 공유된 마음챙김의 맑고 고요함 안에서 자신의 편향된 마음을 알아차리게 하여 실생활의 현실감과 평형감을 스스로 유지할 수 있게 도와준다.

○ 마음챙김 교육

마음챙김을 환자에게 적용하기 위해서는 마음챙김의 개념, 의미, 구체적인 방법과 효과 등에 대한 간략한 설명을 해 주어야 한다. 그렇게 해 줌으로써 환자는 진료실에서나 일상에서 마음챙김 생활을 유지하도록 안내한다.

• 교육 멘트 예시

여러분은 여러분 마음의 주인이신가요? 여러분은 자신도 모르게 마음의 상태에 이끌려 살고 있지는 않는지요? 마음은 생존을 위해 뇌에서 만들어진 컴퓨터 프로그램이라 할 수 있습니다. 나에게 좋은 것과 나쁜 것을 자동으로 분류하여 매 순간 시비분별하며 살아가게 됩니다.

만일 우리가 뱀을 보면 깜짝 놀라 피하게 됩니다. 생존을 위해 그것은 당연합니다. 만일 그렇지 못하면 뱀에게 물리게 되겠지요. 그런데 뱀이 지나갔는데도 뱀이 또 나오면 어떡하나, 물리면 죽을 수도 있는데 여기서 나올까, 저기서 나올까 전전긍긍하며 밖에 나가지 않고 지낸다면 이것은 지금 뱀이 없는데도 마치 뱀이 있는 것처럼 하루 종일 괴롭게 지내는 것입니다. 이것이 바로 마음이 만드는 괴로움입니다. 과거에 힘들었던 경험은 본인이 원하지 않아도 계속 떠오르고, 미래를 부정적으로 보게 하여 지금 이 자리에서 경험하는 것들에 주의를 기울이지 못하게 합니다. 이렇게 기억과 생각이 만든 세계는 꿈처럼 현실이 아닌 가상의 세계입니다.

이것을 해결하는 방법은 지금 이 순간 몸의 감각에 집중하는 것입니다. 우리는 몸을 통해 현재 존재합니다. 몸의 감각에 집중하는 손쉬운 방법은 자신의 호흡을 관찰하는 것입니다. 호흡을 자세히 관찰하다 보면 마음이 고요해지면서 지금 이 순간 일어나는 일들이 자세히 보이기 시작합니다.

여러분은 자신이 무슨 생각을 하는지, 무슨 감정이 일어나는지, 어떤 욕구가 일어나고 어떤 말과 행동을 하는지 알고 있으시지요? 우리는 자신의 마음과 행동을 스스로 관찰하고 자각할 수 있는 기능인 마음챙김을 본래 가지고 태어납니다. 평소에는 기능이 미약하여 뇌가 만든 마음과 동일시하여 주도권을 뇌에게 내준 채 살아가고 있습니다. 즉, "나는 불안해. 나는 우울해. 나는 희망이 없어, 나는 무능력해." 등으로 나와 마음이 융합되어 있습니다. 그러나 마음챙김 수행을 통해 알아차림이 강화되면 "나는 이러한 감정과 생각이 일어났음을 알고 있어."와 같이 마음을 떨어져서 볼 수 있습니다. 또한 마음에 자동적으로 끌려가지 않고, 주도권을 되찾아 실제적인 경험과 현존을 회복하게 됩니다. 그러므로 꾸준히 마음챙김 훈련을 하는 것이 치료의 기본이라 하겠습니다.

우리는 생각을 절대적이고 고정되게 만들어 사용하는 경향이 있습니다. 여러분은 키가 큰가요? 작은가요? 잘생겼나요? 못생겼나요? 돈이 많은가요? 적은가요? ……

(대답을 기다려 들은 후) 모든 것은 상대적입니다. 나보다 키 큰 사람 옆에 있으면 나는 작아

보이고, 나보다 키 작은 사람에 옆에 있으면 커 보입니다. 나보다 못생겨 보이는 사람 옆에 있으면 잘생겨 보이고, 잘생겨 보이는 사람 옆에 있으면 못생겨 보입니다. 나보다 1원이라도 적은 사람 옆에 있으면 돈이 많아 보이고, 나보다 1원이라도 많은 사람 옆에 있으면 나는 돈이 적어 보입니다. 이렇게 모든 것은 매 순간 조건에 의해 변할 뿐입니다. 그러나 우리는 고정되고 한정된 생각의 틀에 우리를 가두어 고통을 만들어 냅니다. 우리는 생각 속에 존재하지 않습니다. 우리는 생각을 바라보는 존재입니다. 그러므로 생각을 마음챙김하는 것이 매우 중요합니다.

• 사진 투사법을 통한 자기 자각

반가사유상이나 성자의 모습 혹은 갓난아기의 웃는 모습 등의 사진을 보여 주고 내원한 환자에게 "이 사진을 보면 이 분들 마음이 어떻게 느껴집니까?" 하고 물어본다. 대부분 환자는 맑음, 순수함, 밝음, 행복함, 고요함, 혹은 평온한 모습이라고 이야기한다. 그러면 "이것은 사진일 뿐인데 그렇게 느끼는 것은 누구의 마음에서 나온 말입니까?" 하고 물어 보면 이구동성으로 자신의 마음에서 나온 말이라 하면서 흠칫 놀라는 표정을 짓는다. 불안, 우울, 분노, 후회, 피해의식, 자살 사고, 기타 망상과 환청 등에 시달리는 여러 유형의 환자가 한결같이 유사한 반응을 보이는데, 이럴 때 치료자가 환자에게 "당신은 본래 이렇게 순수한 의식으로 태어났으며 죽을 때까지 항상 거울처럼 맑은 의식으로 세상을 경험하며 살고 있습니다. 그런데 당신은 '나는 이런 사람이야, 이런 경험을 했어, 사람들이 나를 이렇게 바라봐, 나는 희망이 없어, 능력이 없어' 등의 생각으로 당신의 본래 모습을 가린 채 살고 있는 것입니다. 이제부터 명상을 통해 생각을 알아차림하고 정화하여 당신의 본래 모습을 찾아가도록 합시다." 하면서 자연스럽게 마음챙김 명상을 하도록 이끌어 준다.

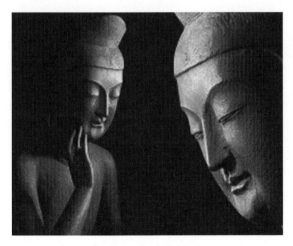

[그림 4-1] 반가사유상

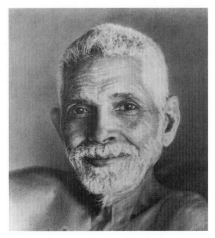

[그림 4-2] 스리 라마나 마하리쉬

• 마음챙김 공감

치료자가 마음챙김을 통한 자기분석과 자각이 충분해지면 환자와 함께 하나가 되어 마음챙김의 공간 속에서 환자의 경험을 온전히 공유하고 비판단적으로 환자의 입장에서 바라보고 이해할 수 있다. 공감을 통해 환자는 고통과 갈등을 위로 받으며, 마음챙김은 환자 또한 자신의 증상을 자세하고 객관적으로 직시하고 증상 속이 아닌 증상을 탈동일시하여 바라보는 관점을 경험하게 한다. 기교적 대화가 아닌 솔직한 대화가 가능해진다.

• 마음챙김 연민

마음챙김을 통해 드러난 혜안은 대상들이 나와 다르지 않음을 알게 된다. 이는 자신과 상대방을 포함한 모든 대상을 향해 연민심과 자비심 그리고 자애심을 자연스럽게 일으키게 해 준다. 치료자가 연민과 사랑을 환자에게 진심으로 주었을 때에 환자는 진심으로 알아차리고 반응할 수 있다. 서로 간의 주고 받음을 통해 더욱 함양되고 의식의 성장이 일어난다. 기본적으로 자기를 향한 친절과 사랑 그리고 연민심을 가질 때 굳건해지며 근원적인 치유 능력이 스스로에게 깃들어 있음을 자각하고 사용할 줄 안다. 마음챙김 훈련, 자기친절과 사랑 그리고 자기연민을 번갈아 하면서 서로 간에 상승효과가 생기고 종국에는 평정심을 이루게 된다.

• 마음챙김 수행

환자와의 진료 시간에 좌식 명상이나 걷기 명상을 일정시간을 실제로 함께해 본다. 명상실이 따로 있으면 병원에서, 혹은 집에서 환자가 매번 일정시간 명상을 지속도록 격려하고 실행하도록 해 주며 명상 후의 소감을 청취하고 조언해 준다. 또 단체 명상 프로그램도 제공하여 서로 함께 지속적인 마음챙김 습관을 만들고, 마음챙김의 힘이 강화되어 가도록 도와준다. 단, 환자가 강요받지 않고 즐겁고 진지하게 참여할 수 있도록 치료자는 매 순간 마음챙김하며 조심스럽게 이끌어야 한다.

• 마음챙김 회복

마음챙김을 통한 정화와 통찰 그리고 혜안적 실천을 통해 고통에서 벗어나 자유로워지고 본래의 순수하고 밝은 의식으로 회복한다. 세상과의 연결감과 현존감으로 매 순간 경험하는 모든 것과 온전히 함께하는 큰 자각의 행복을 가질 수 있다.

마음챙김 적용의 결과

① 현존감이 회복된다.

② 주의력 증강과 감정조절 증가로 자기조절력이 향상된다.

③ 불필요한 약물의존이 경감된다.

④ 치료 기간이 충분히 유지된다.

⑤ 병의 재발률이 감소한다.

⑥ 스스로 자신을 돌보고 관리하고 치유하는 능력이 향상된다.

⑦ 사회적응과 관계 형성 및 재활에 도움이 된다.

⑧ 치료의 신뢰도가 증가한다.

⑨ 근원적인 행복과 삶의 질이 향상된다.

⑩ 치료자와 환자가 함께 행복하고 충만해진다.

⚜ 정리

다음의 도표에는 마음챙김 수행 후의 변화를 요약하였다.

마음챙김 수행 후의 자기분석의 변화

수행 전	수행 후
이원론적(개체적) 관점	비이원론적(전체적) 관점
모호한 관찰주체	알아차림을 통한 관찰
자기중심적	탈중심적
개념화	탈개념화
분석적 자아	관찰적 자아
내용으로서 자아	문맥적 자아
사고를 사용	직관과 통찰을 사용
한정된 의식	확장된 의식

마음챙김 수행 후의 의사-환자 관계 변화

수행 전	수행 후
피상적 · 형식적 · 냉정적	친밀한 · 자연적 · 온정적
일방적 · 치료자 중심	상호적 · 환자 중심
방어적 · 편견적	중립적 · 공평
동정적	공감적
미성숙한 관계	성숙한 관계
불안정 관계, 자기 미조절	안정적 관계, 자기조절
약한 소통 및 신뢰관계	강한 소통 및 신뢰관계

마음챙김 수행 후의 치료의 변화

수행 전	수행 후
증상이 치료 대상	인간 존재가 치료 대상
주치료-생물학적 기반	주치료-마음챙김 기반
불안정 치료 유지 및 종결	안정적 치료 유지 및 종결
수동적 자기관리	능동적 자기관리
증상 회복, 의식의 국한	영적 회복, 의식의 성장
빈번한 재발	드문 재발
미약한 정화	충분한 정화
환경에 따른 변동	환경과의 조화

각묵스님(2015a). 네 가지 마음 챙기는 공부. 울산: 초기불전연구원.

각묵스님(2015b). 초기 불교이해. 울산: 초기불전연구원.

대림스님(2003). 들숨날숨에 마음 챙기는 공부. 울산: 초기불전연구원.

地橋秀雄(2012). 붓다의 명상법: 명상의 이론과 실천 (ブッダの瞑想法: ヴィパッサナー瞑想の理論と実践). (남상영 역). 서울: 아름다운 인연. (원저는 2006년에 출판).

Banich, M. T., & Compton, R. J. (2014). 인지신경과학 [Cogmitive Neuroscience (3rd ed.)]. (김명선 외 공역). 서울: 박학사. (원저는 2010년에 출판).

Bargh, J. (2019). 우리가 모르는 사이에 (Before you know it: The unconscious reasons we do what we do). (문희경 역). 서울: 청림출판. (원저는 2018년에 출판).

Bhikkhu Bodhi (2017). 팔정도 (The Noble Eightfold Path). (전병재 역). 서울: 고요한 소리. (원저는 2012년에 출판).

Bhikkhu Bodhi (2019). 아비담마 종합 해설 (A comprehensive manual of abhidhamma). (김종수 역). 서울: 불광출판사. (원저는 1993년에 출판).

Bikkhu Buddha Pala (2014). Buddha 수행법. 김해: Sati press.

Buddhaghosa (2011). 청정도론 (Vishuddhi-magga). (대림스님 역). 울산: 초기불전연구원.

Hoffer, A. (2018). 프로이트의 의자와 붓다의 방석 (Freud and the Buddha: The chuch and the cushion). (윤승희 역). 서울: 생각의 길. (원저는 2915년에 출판).

Horney, K. (2014). 자기분석 (Self-Analysis). (이태승 역). 서울: 민지사. (원저는 2013년에 출판).

Kabat-Zinn, J. (2017). 온정신의 회복 (Coming to our senses: Healing ourselves and the world through mindfulness). (안희영 외 공역). 서울: 학지사. (원저는 2006년에 출판).

Kohut, H. (2002). 자기의 분석 (The Analysis of the Self). (이재훈 역). 서울: 한국심리치료연구소. (원저는 1971년에 출판).

Konig, K. (2001). 자기분석 (Self analysis for analysis). (이귀행 역). 서울: 하나의학사. (원저는 1997년에 출판).

Sri Ramana Maharshi (1987). 나는 누구인가 (Nan Yar?). (이호준 역). 서울: 청하. (원저는 1923년에 출판).

Suzuki, S. (2013). 선심초심 (Zen mind, beginner's mind). (정창영 역). 서울: 김영사. (원저는 1970년에 출판).

Thompson, E. (2017). 각성, 꿈 그리고 존재 (Waking, Dreaming, Being: Self and Consciousness in Neurscience, Meditation, and Philosophy). (이성동 외 공역). 서울: 씨아이알. (원저는 2014년에 출판).

Chapter

5

명상의 인류학적 접근

이성근

인류는 생태계에 적응하는 과정 중에 명상을 이용하였다. 명상을 언제부터 어떻게 이용했는지를 알아보기는 고고학적 증거가 부족하다. 명상에 대한 기록은 기원전 1500년 무렵부터 시작되었다. 기록 이전의 명상 체험에 대해서는 화석, 유물, 동굴벽화, 수렵 채집인의 생활을 통해 간접적으로 추측할 수 있다. 인류는 침팬지와 분지되어 직립보행을 하며 불을 조절하였고, 장례 의례를 치렀으며, 언어를 통해 지식을 구축하고 다양한 문화를 만들어 나갔다. 이런 진화의 과정에 명상이 의식을 변환시키며 생태계 적응에 도움을 주었으리라고 추측한다. 이 장은 인류가 명상을 통해 인류세로 부르는 이 시대의 당면한 문제를 해결해 나가는 데 도움이 되기를 바라며 작성하였다.

🪷 들어가며

명상의 적용

의료 현장과 교육 분야 등에서 명상을 적용하는 사례가 늘어나고 있다. 명상의 상태와 효과를 검증하기 위해 다양한 척도를 사용하여 측정하고 있다. 생리학적으로는 깨어 있는 저대사 상태로 부르며 예전의 성성적적(惺惺寂寂)의 상태를 과학적으로 표현한 것이다. 심리학적인 도구 중의 하나인 5요인 마음챙김 설문지(Five Facet Mindfulness Questionnaire: FFMQ)에서는 비판단과 알아차림 등의 변수를 명상의 요인으로 측정하고 있다. 임상에서는 이들을 중독의 치료와 연관지어 연구하고 있다. 예를 들어, 마음챙김에 기반한 중독행동의 재발예방(Mindfulness-Based Relapse Prevention for Addictive Behaviors: MBRP) 프로그램에서는 갈망을 알아차리고 서핑하듯이 갈망의 파도를 타고 넘어가는 훈련을 통해 중독의 재발을 예방하고 있다. 명상에 관한 연구의 증가에도 불구하고 명상의 정의와 효과에 대해 과학적으로 엄격하지 못하다는 비판을 받고 있다. 명상이 어떻게 시작해서 전개되었는지를 살펴본다면 보완 작업이 될 수 있을 것이다.

명상에 대한 초기 기록

명상에 대해서는 기원전 1500년 무렵 힌두교의 경전인 베다에 최초로 기록되었다. 그 이전의 명상에 대한 연구는 실증 자료가 없어서 추리를 할 수밖에 없다. 인류가 명상을 언제부터 했는지에 대해서는 화석, 유물, 동굴벽화, 수렵 채집인의 생활을 통해 간접적으로 알 수 있다. 명상을 깊고 넓게 이해하기 위해 이러한 간접적인 자료를 사용하여 추적을 할 필요가 있다.

호흡을 통해 본 포유류까지의 진화

명상에서 자주 사용하는 닻(anchor)으로 호흡이 있다. 호흡의 들고 나감을 한 생명의 생멸 과정처럼 바라본다. 당당하고 위엄 있는 자세로 우주와 마주하며 시행한다. 우주의 기원을 설명하는 이론으로 137억 년 전의 대폭발에서 시작했다는 빅뱅 우주론이 있다. 그에 따르면 지구는 45억 년 전 즈음에 탄생하였다고 한다. 지구에서 최초의 생명체는 약 38억 년 전에 출현하였으며 무성생식 생물에서 암수의 구별이 있는 유성생식 생물로 진화하며 적응하였다. 약 5억 년 전에는 캄브리아기 대폭발이 일어나서 수많은 종이 출현하였으며, 약 2억 년 전에는 알이 아닌 뱃속에 태아를 품는 포유류가 출현하였다. 당시 포유류는 땅 밑 어둠 속에서 잘 적응을 하였으며, 공룡이 멸종한 이후로는 지상에서의 활동이 늘어났다.

호미닌의 출현에서 화로의 발견까지

인간과 침팬지의 분지는 약 7백만 년 전에 시작되었다. 인간과 침팬지의 유전자는 약 2% 차이를 보이지만, 뇌의 크기는 인간이 1,400cc인데 반해 침팬지는 400cc로 3배 이상 차이난다고 한다. 인간이 잡식성인 데 반해 침팬지는 주로 채식을 한다. 인간은 일부일처제로 살아가는 반면, 침팬지는 우두머리 수컷이 여러 암컷을 거느린다. 분지할 당시에 동아프리카 대열곡 지대는 퓐 현상으로 건조해지고 나무가 줄어들면서 나무에서 내려와 개방지로 직립보행을 하는 종이 출현하였다. 침팬지와 분지하여 진화한 인간 조상집단과 인간을 호미닌(hominin)이라고 부른다.

약 300만 년 전에는 이들 중에 비교적 유골이 잘 보존된 오스트랄로피테쿠스 아파렌시스가 살았는데, 라에톨리(Laetoli) 화산 지대에는 무리를 지어 걸어 간 그들의 발자국이 아직도 남아 있어 직립보행을 뒷받침하는 증거가 되었다. 오스트랄로피테쿠스의 경쟁 속에서 약 230만 년 전 뇌의 크기가 600cc 정도의 호모 하빌리스로 명명한 호모속의 유골과 돌도구를 발견하였다. 호모속의 종이 진화하는 가운데 170만 년 전 호모 에렉투스가 나타났고, 약 80만 년 전에는 이들이 불을 조절하여 사용하였던 화로가 이스라엘 지역에서 발견되었다. 불의 조절은 작업 기억 등 인지 기능의 진화와 관련이 있고 이런 변화에 명상이 관여한 개연성을 가정할 수 있다.

다윈의 진화론과 도킨스의 밈

진화적 관점을 전개하는 대표적인 학자는 찰스 다윈(Charles Darwin)과 리처드 도킨스(Richard Dawkins)가 있다. 다윈은 1859년에 출판한 『종의 기원』을 통해 생명체가 자연 선택과 성의 선택으로 생존하고 번식을 한다고 주장하였다. 다윈의 이론을 이어받은 도킨스는 감정과 인지의 작용 등이 유전자의 표현형으로 출현하였다고 하며, 학습을 통한 문화적 복제 유전자를 밈(meme)이라고 불렀다.

명상을 인류학적으로 접근하기 위해서 빅뱅 이후 불을 조절하여 사용한 유적까지 대략적으로 살펴보았다. 호미닌은 불을 조절하고, 장례 의례를 치루며, 언어가 진화하면서 다양한 문화를 만들었다. 그리고 인간은 단일 종으로는 유일하게 지구에 널리 퍼져 생활하며 적응하고 있다. 인간의 진화 과정은 단선적이 아니라 다양한 종의 출현과 멸종이 있었으며 인간 또한 멸종의 위기가 있었으나 극복하고 현재에 이르렀다.

호미닌이 화로의 불을 조절하는 극단적인 과정에서 이완과 함께 주의집중, 알아차림 상태가 반복되는 장면을 상상해 보면, 여기서 명상의 맹아로서 의식의 변환이 일어났다고 추정된다. 이러한 체험의 누적은 인지적 유연성과 가변성을 일으켜 진화 과정에 매개를 하였다고 가정해 볼 수 있다.

✿ 불의 조절과 인류의 명상

호모 에렉투스

불을 사용한 종은 여럿이 있지만 여기서는 연구 자료가 비교적 많은 호모 에렉투스에 국한하여 살펴보고자 한다. 호모 에렉투스는 호모 사피엔스와 비교하여 문화가 세련되지는 못하였지만 이전의 인류 선조보다 다양한 문화를 축적하며 전달했을 것이라고 추측한다. 호모 에렉투스는 170만 년 전부터 10만 년 전까지 생존하였으며, 뇌의 크기는 초기보다 후기에서 증가하였다. 당시 기후의 변화로 건조해지며 나무가 줄어들어서 개방지에서의 생활이 늘어났고 포식자의 공격으로 보호하고 음식을 마련하는 데 필요한 돌도구의 제작이 발전하였다. 스타우트(Stout)는 돌도구를 제작할 때 언어의 효과를 실험하였는데, 언어를 사용하면 도구 제작의 실패율이 적다는 점에서 호모 에렉투스가 언어를 사용하였는지는 논란이 있더라도 적어도 이전보다 의사소통이 증진되었을 것이라고 추정하였다. 또한 여자의 신체가 상대적으로 커지며 성적 이형성이 줄었는데, 이는 가족과 집단에서의 역할이 변화했음을 암시하고 있다. 이런 변화에는 불이 매개하고 있는데, 많은 학자가 100만 년 전부터 호모 에렉투스가 불을 조절하여 사용하였다는 데 동의하고 있다.

불의 조절

불을 조절하여 사용하면 낮과 밤에 포식자의 공격으로부터 보호할 수가 있다. 불을 사용하여 고기를 요리하고 고칼로리를 흡수하면서 뇌와 몸의 크기가 증가하게 되었다는 주장이 있다. 한편, 사냥한 고기를 화로로 가져와서 함께 요리하여 식사를 한다는 것은 사회적인 상호작용이 늘었음을 암시한다. 또한 밤에는 동굴의 화로에서 불을 지피며 포식자의 공격을 막고, 깨어 있는 시간이 늘어나면서 낮에 있었던 사냥의 이야기를 나누었으리라고 추측할 수도 있다. 이것은 인지의 발전과도 관계가 있다.

캠프 파이어의 효과

캠프 파이어의 불을 보면 혈압이 떨어진다는 실험 결과가 있다. 부교감신경계의 활성으로 이완이 된 것이다. 특히 몰두(absorption)과 친사회성(prosociality)의 심리적 특성을 강화시켰다고 한다. 동굴의 화로에 있는 불을 보면서 이완 반응과 함께 불꽃의 튀는 소리에 주의를 기울이면서 명상을 하였다는 개연성이 있다. 그리고 이때의 명상이 생태계 적응에 도움을 줄 수 있었다.

진화정신의학

진화정신의학에서는 인간의 심리가 대부분 원시 시대에 만들어졌다고 가정하고 있다. 인간 행동을 근접 원인과 궁극적 원인으로 나눌 때, 근접 원인은 개인의 행동에 영향을 준 직접적 원인과의 관계를 보는 데 반해 궁극적 원인은 종의 수준에서 진화적 환경과의 관계를 보는데 진화정신의학에서는 후자를 다루고 있다. 호모속이 230만 년 전에 출현하였고 농경 정착 시대가 1만 년 전 즈음이라고 전제한다면 오랜 원시생활의 불안과 우울 등의 감정과 인지작용에도 명상이 매개하고 후대의 적응에도 영향을 주었다는 추정을 할 수 있다.

🪷 장례 의례와 인류의 명상

호모 사피엔스

대략 30만 년 전으로 추정되는 가장 오래된 호모 사피엔스의 화석과 돌도구가 아프리카 북부 모로코에서 발견이 되었다. 인간이 기원한 곳이 아프리카의 어느 지역인지는 모르겠지만 먹이를 구해 이동을 하면서 생활하다가 아프리카를 떠나서 유럽과 아시아, 아메리카 등 지구 곳곳의 생태계에 적응하며 살아가기 시작한 것은 확실하다.

3만 년 전부터 호모 사피엔스는 아종이 멸종하고 유일하게 남아서 생존하고 있는데, 유전자에는 네안데르탈인과 데니소바인의 유전자뿐 아니라 고인류로 추정되는 유전자도 들어 있어 호미닌이 다양하게 존재하고 교배하였음을 말해 주고 있다. 호모 사피엔스의 뇌는 신체의 무게 중 2%지만 신진대사의 20%를 사용하여 매우 비싼 조직이라고 불린다. 30만 년 전 초기 호모 사피엔스와 현대 인간 뇌의 크기를 비교하면 점차적으로 모양이 둥그렇게 되었다는 것을 알 수 있다. 또한 전전두엽과 자기(self)를 의식하는 쐐기앞소엽(precuneus)이 네안데르탈인보다 상대적으로 큰 특징적인 모습을 보여 주고 있다. 한편, 호미닌 뇌의 진화에 있어 크기 못지않게 구조가 중요한 예도 있다. 25만 년 전에 남아프리카에 살았던 호모 날레디는 특이하게 몸과 뇌의 크기가 작아 뇌의 크기가 500cc정도였지만 뇌의 구조는 현대 인류처럼 언어와 관련된 이마덮개(frontal operculum)를 지니고 있어 지능이 높았을 것으로 예상하고 있다. 호모 사피엔스의 남녀 신체의 크기는 같거나 15퍼센트의 범위 내에 있어 성적 이형성을 보인 이전 종들과 성적·사회적 역할에 있어 변화가 있었을 것이라고 추정하고 있다. 포유류 중 일부일처제를 하는 동물은 5%도 안 된다. 인간은 침팬지와 대조적으로 여성이 배란기 은폐 현상으로 배란기 때 겉으로 두드러진 모습을 보이지 않는데, 이것은 부성(paternal) 투자를 유도하여 양육 기간이 긴 아이를 보살피는 데 있어 유리하다는 주장이 있다. 그리고 다른 종과 달리 무리가 커지며 사회적인 지성을 키우고 세대를 통해 축적된 지식을 전달하였다. 상징적인 문화를 만들어 종교, 예술, 언어와 같은 현대적 행위를 보여 주는 데 명상이 종교와 예술에 어떻게 작용하였는지를 살펴보도록 하겠다.

장례 의례

동물들도 야생동물 및 가축동물 모두 애도를 나타내는 행동을 보인다고 한다. 그러나 동물들은 의례를 치르며 죽음 너머의 세계와 연결을 시도하지는 않는다. 장례 의례의 시작은 의도적으로 매장을 시킨 곳에서 찾을 수 있다. 최초의 매장 행위로 추측되는 유물이 약 9만 2천 년 전 이스라엘의 카프제 동굴에서 발견되었다. 그곳에서 발견된 조개는 35킬로미터 떨어진 지중해에서 가져온 것이었다. 인류는 매장을 시킬 때 멀리서 가져온 유물을 함께 넣으며 죽음 너머의 세계와 연결을 시키며 의식을 확장시켰다.

샤먼과 명상

샤먼은 의식의 변환을 통해 초자연적인 힘을 이용하려는 의례를 주도한다. 그리고 이런 샤머니즘은 인류의 선조 문화 전반에 걸쳐 모든 수렵 채집인 사회에서 나타나고 있다. 러시아의 숭기르(Sunghir)에서는 샤먼으로 추측되는 3만 4천 년 전의 유골이 매머드 상아로 만든 반지와 구슬 3천여 개를 부장한 상태로 안장되어 있었다. 이것은 기존에 잉여생산물이 나온 정착사회에서 계급의 불평등이 심했다는 주장과 달리, 이미 구석기 시대부터 사회적 분업에 따른 차별성을 보여 주는 증거로 볼 수 있다. 1만 5천 년 전에는 새의 가면을 쓰고 새의 지팡이를 옆에 둔 샤먼의 모습이 프랑스의 라스코 동굴에 그려져 있었다. 그 벽화 옆에는 들소가 창에 찔려 내장이 튀어나온 모습이 그려져 있는데, 이것을 보아 샤먼이 죽음 너머의 세계와 연결을 시도하였다고 추정한다. 로사노(Rossano)는 샤먼이 춤을 추고 주술을 외우며 의식의 변환 작업을 통해 명상을 지속시켰다고 주장하였고, 이런 학습의 효과가 유전자에 영향을 줄 수 있다는 볼드윈 효과(Baldwin effect)를 설명하면서 명상이 인류의 진화를 촉진하였다고 주장하였다. 인류는 샤먼의 의례를 통해 치유를 시도하고 죽은 자에 대한 애도를 표현하면서 집단의 결속력을 키워 나갔다.

사회적 지능

사회적 동물인 개미, 고래 등과 인류가 다른 점은 다른 사회적 동물이 생물학적으로 유전자의 다양한 변이를 통해 적응을 하였던 반면, 인류는 한 가지 종으로 문화를 다양화하면서 축적된 지식을 전달하면서 적응을 하였다는 점이었다. 이런 문화적 다양성에 깃들어 있는 지능의 발현에는 뇌의 작업적 기억 등이 관여하고 언어적 소통이 중요한 매개로 작용을 하는데, 여기에 명상이 관여했을 개연성이 높다고 가정할 수 있다.

집단의 수가 커지면서 언어가 진화하였다는 사회적 지능 가설이 있다. 던바(Dunbar)는 포유류가 서로 털고르기를 하며 기생충을 떼어 내는 친밀한 행위를 하는데, 집단의 숫자가 늘어나면서 상호작용을 촉진시키는 언어가 신피질의 증가와 비례하여 진화하였다고 주장하였다. 인류는 상대의 마음을 읽고 수다를 떨면서 정보를 가공하는 인지적 발전도 이루었는데, 여기서 언어가 진화하며 중추적인 역할을 하였다고 보았다.

🪷 언어의 진화와 인류의 명상

언어의 출현과 진화

인류의 아기는 침팬지보다 미숙하게 태어나 많은 보살핌을 받으면서 언어를 배우고 성장한다. 인류의 언어 출현에 대해 진화 과정에서 뇌 발달에 따른 부산물이라는 의견과 달리 새의 날개처럼 진화적으로 적응한 결과라고 주장을 하는 인지과학자들이 있다. 그리고 언어에 대한 자연선택이 문화적 요인보다 더 비중을 갖는 이유는 문화에서 배우기 이전에 이미 작용하고 있고 원시 문화에서도 복잡한 문법이 작용하기 때문이라고 설명한다. 인류의 현대적 · 상징적 행동으로는 아프리카에 있을 때부터 오커 등 색소의 사용 그리고 접착제, 활과 화살 등의 사용이 있는데 이들이 언어의 진화와 상관이 있다고 본다. 유전학적 증거로 FOXP2 유전자가 20만 년 전 현생인류와 출현하여 이때부터 본격적으로 언어가 발달했다는 주장도 있었지만, 이 유전자는 네안데르탈인도 지니고 있어 유전자만으로는 언어의 발달을 설명하지 못하며, 언어의 발달은 문화와 관련하여 보아야 한다는 주장도 있다. 즉, 언어는 생물학적 요인과 문화적 요인이 함께 작용하여 출현하고 진화했다는 것이다. 조상언어가 의사소통의 오류를 줄이며 진화하여 언어가 되었다는 주장도 있다. 그런데 호모 사피엔스는 한 종이지만 언어는 대략 6천에서 8천 개 정도가 있어 호모 사피엔스가 유전자의 지배를 벗어나 인지적으로 다양한 실험을 하였음을 보여 준다. 다양한 언어를 사용할 때 보편적인 문법이 생래적으로 있는지 여부에 대해서는 아직도 논란이 있지만, 인간이 문법을 만드는 대표적인 예로 니카라과의 수화를 제시할 수 있다. 니카라과 청각장애아동들은 스페인어를 배우면서 외국어에 익숙해지는 데 어려움을 느끼면서 서로 의사소통을 하는 과정에서 스스로 새로운 언어 체계를 만들었다.

인간은 이런 특징으로 지구촌 곳곳에서 지역마다 다양한 언어를 구사하면서 문화를 만들었다. 그러나 현재 사용하고 있는 다양한 언어가 사라질 것으로 예측되는데, 그 지역의 젊은이들이 큰 도시에서 생활하기 위해 떠나면서 언어가 세대를 통해 전달되지 않는 등의 이유 때문이다.

주술과 만트라 그리고 수용전념치료

언어가 사고의 영향을 미칠 수도 있다는 사피르-워프 가설(Sapir-Whorf hypothesis)가 있다. 아직은 증명하기가 어렵지만, 제한적으로 약한 영향을 주는 것은 부정하기 어렵다. 예를 들어, 색깔에 관한 실험에서 색깔에 대한 단어가 없더라도 색깔을 구분할 수는 있다. 그런데 파란색의 밝고 어두움에 따라 별도의 두 단어로 사용하는 러시아어 사용자는 별도의 단어로 두 색을 구분하여 사용하지 않는 영어권의 나라의 사람보다 색을 보다 잘 구분할 수 있다고 하여 언어에 따른 지각의 차이를 보여 준다. 즉, 언어가 사고에 일부 영향력을 미칠 수 있어 다양한 문화를 만드는 데 일조를 하는 것이다.

명상을 할 때 샤먼은 주문을 외운다. 죽음 너머의 세계와 연결하는 마법적인 힘을 빌려서 사용하기 위해서다. 힌두교와 티베트 불교에서는 우주의 힘과 연결하여 기원을 하는 만트라를 사용한다. 만트라를 사용할 때 심박수 변이도(heart rate varibility)가 증가하였다는 결과가 있었다. 만트라에 대한 뇌의 작용과 관련한 연구에서는 해마의 활동이 증가하였음을 보여 주었다. 임종하는 환자들 옆에서 간호를 할 때 만트라를 사용했을 때의 효능에 대한 증거기반의 예비 연구도 있었다.

한편, 언어를 거치지 않고 직접적으로 마음에 작용하기 위해 수용전념치료 프로그램에서는 마음챙김 명상을 사용한다. 언어의 과정을 약화시키고 은유와 체험을 강조하며 마음에 직접 들어가기 위한 과정이다. 다양한 문화적 차이를 보여 주는 창문으로서의 언어를 명상에서 닻(anchor)으로 사용할 수 있음을 보여 준다.

언어와 소수민족의 문화

언어는 이야기의 형태로 상상력을 펼치도록 도와주었으며, 문화와 종교의 출현에도 기여했다고 추측할 수 있다. 소수민족의 비교문화연구에서 주술을 진화적인 적응의 측면으로 볼 수도 있다. 한 예로 외설적인 내용의 주술에서 사회문화적인 성역할을 볼 수 있었다. 인류는 불을 조절하여 고칼로리를 섭취하며 몸과 뇌가 커졌고 장례 의식을 통하여 죽음 너머의 세계와 연결을 하며 집단이 조직화되며 커져 나갔다. 언어 또한 이런 맥락에서 언어가 발달하지 않았던 30만 년 전의 호모 사피엔스는 현대적 행동인 예술과 종교, 과학이 미미하였을 것이고, 언어가 종교와 문학을 만들어 전파하는 데 이바지하여 현대에 이르렀다고 봐야 할 것이다. 그 결과, 인류가 언어라는 상징에 감정과 이야기를 붙이며 고유의 집단 문화를 만들었을 것이라고 추측할 수 있다.

명상은 생사를 통찰한다. 도구의 제작과 발전에 명상이 불의 조절과 함께 작업 기억에 관여하며 창의적인 발상을 하는 데 도움을 준다고 가정할 수 있다. 또한 생사와 사후 세계에 관여하는 언어에 명상이 종교적 의례와 함께 작업 기억에 관여할 개연성이 높다. 명상은 바로 이 과정에서 언어를 사용한 부족주의적 집단 문화의 생멸을 보는 것이라고 여겨진다. 언어인류학은 이런 과정을 통해 인류문화의 변천사를 조망한다.

🪷 정리

인류세

현대를 지질학적으로 인류세라고도 부른다. 50억 년 전에 우주에서 분화한 지구에 30만 년 전에 출현한 인류가 지각에 커다란 영향을 주고 있기 때문이다. 1800년대 산업혁명을 인류세의 시작으로 보고, 1945년 핵실험을 중요한 이정표로, 온난화와 환경 오염, 가축들의 사육 등을 인류세의 특징으로 보고 있다. 우주의 입장에서 보면 지구의 탄생부터 현대에 이르기까지의 기간은 지극히 미미한 부분이지만, 환경을 극심하게 변화시키며 많은 종을 멸종시키고 있는 인류의 영향력은 크다.

자기가축화되는 인류

인류가 30만 년 전에 출현하여 이동생활을 하면서 뇌가 진화하고, 인지 기능이 발달하며 현대적이고 상징적인 문화들을 만들었다. 3만 년 전부터 인간은 늑대를 가축화시켰다고 한다. 그리고 정착생활과 함께 많은 동물과 식물을 가축화시키며 사육하였다. 그런데 인류 역시 가축화된 동물들처럼 양육 기간이 긴 유형성숙(neoteny)의 현상을 계속 보이고 있는 것이다. 동물들을 가축화시켰듯이 인간도 자기 스스로를 가축화시키는 작업이 계속 진행되고 있다. 이동생활을 하며 이루어진 생물학적 적응이 급변하는 문화적 변화 그리고 정보의 변화로 인해 부정합(mismatch)이 발생한다. 그 결과로 당뇨병과 알코올 중독 등의 질병이 생겨났다는 주장도 있다. 인류라는 생물학적 종의 변이는 추후 발생생물학적인 연구를 통해서 살펴볼 수 있을 것이다.

인류 진화 과정의 조절인자로서의 명상

명상을 통해 호흡이 들어오고 나가는 것을 보듯이 인류의 진화 과정을 살펴보면 다양한 문화가 생멸하고 있음을 알 수 있다. 명상은 이 과정에서 변화에 적응하는 알아차림을 제공하였다. 명상의 알아차리는 과정이 없다면 인류세의 문제는 더욱 축적될 것이라고 추측할 수 있다. 이를 알아차린다면 또 다른 선택을 하며 인류세의 방향과 속도를 조절하는 데 기여할 수 있다. 명상의 생리적·심리적 효과는 유전자와 문화에 영향을 주는데, 이제는 가상현실과의 관계에서 다양한 형태와 내용으로 실험되리라고 본다.

문명충돌 그리고 인공지능 시대의 조절인자로서 명상

역사적으로 다양한 종과 문화가 생멸하였다. 지금도 문명은 서로 협력을 하면서도 계속 충돌하고 있다. 그리고 인공지능의 사용은 인류에게 양날의 칼을 던져 주었다. 반사적인 폭력은 줄어들었지만 역설적으로 보상적으로 미리 계획된 폭력이 늘어날 수 있다. 이러한 모습에서 과연 무엇을 위한 진화인가라는 질문을 던질 수밖에 없다. 인류가 명상을 통해서 집중하여 알아차리고 통찰을 할 수 있다면 유연하게 선택을 하여 인류세의 방향과 속도를 조절하는 데 기여할 수 있을 것이다.

앞으로의 과제

향후 연구를 통해 분자생물학, 유전학 그리고 고고학적 자료들과 함께 명상이 진화에 얼마나 기여했는지가 좀 더 면밀히 분석되어야 할 것이다. 생태계에 적응해 나가는 뇌와 유전자의 지도를 만들고 있는데, 이를 통해 명상의 역할을 좀 더 자세히 알 수 있을 것이다. 문제는 예측하기 어려운 상황의 변화에 생물학적 한계를 지닌 인간이 어떻게 문화를 만들며 해결해 나갈 수 있는가다. 생태계와 인류사회를 명상으로 바라보며 함께 간다면 또 다른 선택을 만들어 나갈 수 있을 것이다.

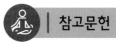
참고문헌

Abrams, D. M., & Strogatz, S. H. (2003). Modelling the dynamics of language death. *Nature, 424*(6951), 900.

Aiello, L. C., & Wheeler, P. (1995). The expensive-tissue hypothesis: the brain and the digestive system in human and primate evolution. *Current anthropology, 36*(2), 199-221.

Antón, S. C. (2003). Natural history of Homo erectus. *American Journal of Physical Anthropology: The Official Publication of the American Association of Physical Anthropologists, 122*(S37), 126-170.

Bernardi, L., Sleight, P., Bandinelli, G., Cencetti, S., Fattorini, L., Wdowczyc-Szulc, J., & Lagi, A. (2001). Effect of rosary prayer and yoga mantras on autonomic cardiovascular rhythms: comparative study. *Bmj, 323*(7327), 1446-1449.

Brüne, M. (2008). *Textbook of evolutionary psychiatry & psychosomatic medicine: The origins of psychopathology.* Oxford: Oxford University Press.

Bruner, E., & Iriki, A. (2016). Extending mind, visuospatial integration, and the evolution of the parietal lobes in the human genus. *Quaternary International, 405*(A), 98-110.

Bunting, K., & Hayes, S. C. (2008). Language and meaning: Acceptance and commitment therapy and the EI model. In K. J. Schneider (Ed.), *Existential-integrative psychotherapy: Guideposts to the core of practice* (pp. 217-234). Routledge/Taylor & Francis Group.

Burchett, P. E. (2008). The 'magical' language of mantra. *Journal of the American Academy of Religion, 76*(4), 807-843.

Darwin, C. (2010). *The origin of species: By means of natural selection of the preservation of favoured races in the struggle for life.* Kennebec Large Print.

De Bruin, E. I., Topper, M., Muskens, J. G. A, M., Bögels, S. M., & Kamphuis, J. H. (2012). Psychometric properties of the Five Facets Mindfulness Questionnaire (FFMQ) in a meditating and a non-meditating sample. *Assessment, 19*(2), 187-197.

Dirzo, R., Young, H. S., Galetti, M., Ceballos, G., Isaac, N. J. B., & Collen, B. (2014). Defaunation in the Anthropocene. *Science, 345*(6195), 401-406.

Dobrovolskaya, M., Richards, M. -P., & Trinkaus, E. (2012). Direct radiocarbon dates for the Mid Upper Paleolithic (eastern Gravettian) burials from Sunghir, Russia. *Bulletins et Mémoires de la Société d'Anthropologie de Paris, 24*(1-2), 96-102.

Dunbar, R. I. M. (1998). The social brain hypothesis. *Evolutionary Anthropology: Issues, News, and Reviews, 6*(5), 178-190.

Engström, M., Pihlsgärd, J., Lundberg, P., & Söderfeldt, B. (2010). Functional magnetic resonance imaging of hippocampal activation during silent mantra meditation. *The journal of alternative and complementary medicine, 16*(12), 1253-1258.

Everly Jr, G. S., & Lating, J. M. (2013). *A clinical guide to the treatment of human stress response* (3rd ed.). New York: Sringer.

Goren-Inbar, N., Alperson, N., Kislev, M. E., Simchoni, O., Melamed, Y., Ben-Nun, A., & Werker, E.

(2004). Evidence of hominin control of fire at Gesher Benot Yaaqov, Israel. *Science, 304*(5671), 725-727.

Groucutt, H. S., Petraglia, M. D., Bailey, G., Scerri, E. M. L., Parton, A., Clark-Balzan, L., Jennings, R. P., Lewis, L., Blinkhorn, J., Drake, N. A., Breeze, P. S., Inglis, R. H., Devès, M. H., Merdith-Williams, M., Boivin, N., Thomas, M. G., & Scally, A. (2015). Rethinking the dispersal of Homo sapiens out of Africa. *Evolutionary Anthropology: Issues, News, and Reviews, 24*(4), 149-164.

Haig, D. (2007). The gene meme. In A. Grafen & M. Ridley (Eds.), *Richard Dawkins: how a scientist changed the way we think* (pp. 50-65). New York, NY: Oxford University Press.

Holloway, R. L., Hurst, S. D., Garvin, H. M., Schoenemann, P. T., Vanti, W. B., Berger, L. R., & Hawks, J. (2018). Endocast morphology of Homo naledi from the Dinaledi Chamber, South Africa. *Proceedings of the National Academy of Sciences, 115*(22), 5738-5743.

Hublin, J. J., Ben-Ncer, A., Bailey, S. E., Freidline, S. E., Neubauer, S., Skinner, M. M., Bargmann, I., Le Cabec, A., Benazzi, S., Harvati, K., & Gunz, P. (2017). New fossils from Jebel Irhoud, Morocco and the pan-African origin of Homo sapiens. *Nature, 546*(7657), 289-292.

Hussein, B. A. S. (2012). The sapir-whorf hypothesis today. *Theory and Practice in Language Studies, 2*(3), 642-646.

Johanson, D. C., & Edey, M. A. (1990). *Lucy: The beginnings of humankind*. Simon and Schuster.

Kang, Y. (2001). 'Open Desire, Close the Body': Magic Spells, Desire and the Body among the Petalangan Women in Indonesia. *Language and sexuality: Contesting meaning in theory and practice*, 251-273.

King, B. J. (2016). Animal mourning: Précis of How animals grieve (King 2013). *Animal Sentience: An Interdisciplinary Journal on Animal Feeling, 1*(4), 1.

Larsen, C. S. (2003). Equality for the sexes in human evolution? Early hominid sexual dimorphism and implications for mating systems and social behavior. *Proceedings of the National Academy of Sciences, 100*(16), 9103-9104.

Leakey, L. S. B., Tobias, P. V., & Napier, J, R. (1964). A new species of the genus Homo from Olduvai Gorge. *Current Anthropology, 6*(4), 424-427.

Leakey, M. D., & Hay, R. L. (1979). Pliocene footprints in the Laetolil Beds at Laetoli, northern Tanzania. *Nature, 278*(5702), 317-323.

Lukas, D., & Clutton-Brock, T. H. (2013). The evolution of social monogamy in mammals. *Science, 341*(6145), 526-530.

Lynn, C. D. (2014). Hearth and campfire influences on arterial blood pressure: Defraying the costs of the social brain through fireside relaxation. *Evolutionary Psychology, 12*(5), doi. org/10.1177/147470491401200509.

Marlatt, G. A., Bowen, S., Chawla, N., & Wikiewitz, K. (2008). Mindfulness-based relapse prevention for substance abusers: Therapist training and therapeutic relationships. In S. Hick & T. Bien (Eds.), *Mindfulness and the therapeutic relationship* (pp. 107-121). New York, NY: Guilford Press.

Mayer, D. E. B. Y., Bandermeersch, B., & Bar-Yosef, O. (2009). Shells and ochre in Middle Paleolithic Qafzeh Cave, Israel: indications for modern behavior. *Journal of Human Evolution, 56*(3),

307-314.

McBrearty, S., & Brooks, A. S. (2000), The revolution that wasn't: a new interpretation of the origin of modern human behavior. *Journal of human evolution*, *39*(5), 453-563.

Mellars, P. (2006). Why did modern human populations disperse from Africa ca. 60,000 years ago? A new model. *Proceedings of the National Academy of Sciences*, *103*(25), 9381-9386.

Neubauer, S., Hublin, J. J., & Gunz, P. (2018). The evolution of modern human brain shape. *Science advances*, *4*(1), doi: 10.1126/sciadv.eaao5961.

Nowak, M. A., & Krakauer, D. C. (1999). The evolution of language. *Proceedings of the National Academy of Sciences*, *96*(14), 8028-8033.

Pinker, S., & Bloom, P. (1990). Natural language and natural selection. *Behavioral and brain sciences*, *13*(4), 707-727.

Purdy, I. B., & Melwak, M. A. (2009). Implementing evidence-based practice: a mantra for clinical change. *The Journal of perinatal & neonatal nursing, 23*(3), 263-269.

Rossano, M. J. (2007). Did meditating make us human?. *Cambridge Archaeological Journal, 17*(1), 47-58.

Ryan, R. E. (1999). *The strong eye of shamanism: A journey into the caves of consciousness.* Inner Traditions/Bear & Co.

Senghas, A., Kita, S., & Özyürek, A. (2004). Children creating core properties of language: Evidence from an emerging sign language in Nicaragua. *Science*, *305*(5691), 1779-1782.

Singh, M. (2018). The cultural evolution of shamanism. *Behavioral and Brain Sciences*, *41*, 1-62.

Stout, D., Toth, N., Schick, K., Stout, J., Hutchins, G. (2000). Stone tool-making and brain activation: position emission tomography (PET) studies. *Journal of Archaeological Science*, *27*(12), 1215-1223.

Strassmann, B. I. (1981). Sexual selection, paternal care, and concealed ovulation in humans. *Ethology and Sociobiology*, *2*(1), 31-40.

Stringer, C. B. (1992). Replacement, continuity and the origin of Homo sapiens. In G. Bräuer & F. H. Smith (Eds.), *Continuity or replacement* (pp. 9-24). Metherlands.

Theofanopoulou, C., Gastaldon, S., O'Rourke, T., Samuels, B. D., Messner, A., Martins, P. T., Delogu, F., Alamri, S., & Boeckx, C. (2017). Self-domestication in Homo sapiens: Insights from comparative genomics. *PloS one, 13*(5), e0185306.

Wallace, R. K., Benson, H., & Wilson, A. F. (1971). A wakeful hypometabolic physiologic state. *American Journal of Physiology-Legacy Content, 221*(3), 795-799.

Winawer, J., Witthoft, N., Frank, M. C., Wu, L., Wade, A. R., & Boroditsky, L. (2007). Russian blues reveal effects of language on color discrimination. *Proceedings of the National Academy of Sciences, 104*(19), 7780-7785.

Wrangham, R. (2019). *The Goodness Paradox: The Strage Relationship Between Virtue and Violence in Human Evolution.* New York, NY: Pantheon.

Wrangham, R., & Carmody, R. (2010). Human adaptation to the control of fire. *Evolutionary Anthropology: Issues, News, and Reviews*, *19*(5), 187-199.

6

영성과 명상

✎ 채정호

> 우리는 영적인 경험을 하는 인간 존재가 아니라 인간적인 경험을 하는 영적 존재다.
>
> – 피에르 테야르 드 샤르뎅(Pierre Teilhard de Chardin)

영성(靈性, spirituality)이라는 말을 누구나 동의할 수 있도록 명확하게 정의하는 것은 매우 어렵다. 영성은 맥락과 입장, 배경, 저자에 따라 매우 다양하게 사용되고 있다. 역사적으로 영성의 의미가 끊임없이 발전 · 변화 · 확장되어 왔기에 복잡하고 다양한 뜻이 혼재하기 때문이다. 영성과 종교는 분명히 구분되며 영성은 종교보다 광의의 용어다. 영성은 삶에서 초월적인 의미를 찾아가는 것이다. 많은 사람이 종교 활동을 통해 영성을 추구하지만, 종교인이 아니더라도 음악, 예술, 철학, 타인과의 관계를 통하여 표현되거나 탐구하기도 한다. 종교는 일련의 종교적 믿음과 활동과 같은 특별한 방식으로 초월적인 의미를 구현하는 방식과 체계다. 그러기에 모든 사람이 종교를 가지고 있는 것은 아니지만, 초월적인 의미를 찾아가는 영성은 누구에게나 있을 수 있다. 영성을 평화, 조화, 의미, 목적, 만족 등의 긍정적인 심리 요인으로 보는 견해도 있지만 이를 넘어서 초월적이고 비물질적이며, 존재와 우주의 신성한 측면을 추구하는 것이라는 별개의 개념으로 산정하여, 신성하거나 초월적인 존재와의 관계에 대한 궁극적 질문의 해답을 이해하기 위한 개인적 탐색이라고 볼 수 있다. 초기 종교 전통에 따른 의미에서 영성은 '인간의 원래 형상을 회복하는 것을 목표로 재형성하는 과정'으로 여겨졌으며, 이러한 신 혹은 절대 존재를 향한 삶을 지향하는 것으로 사용되다가 점차 삶의 보이지 않는 부분을 모두 포함하는 것으로 그 의미가 확대되어 왔다. 그래서 영성은 '궁극적으로 깊은 가치와 삶의 의미' '초자연적인 영역에 대한 신념' '궁극적인 또는 신성한 의미에 대한 탐구' 정도로 이해되기도 하고, 단순하게는 '종교적 경험'의 다른 표현 혹은 '자신의 내적 차원과의 만남'을 표현하는 데 사용되기도 한다. 요즈음 많이 사용되고 있는 영성의 의미는 '궁극적이며 비물질적인 실재(實在, reality)' '존재의 정수를 발견하기 위한 내적인 길(inner path)' '의거하여 살아야 할 준칙으로서의 가장 깊은 가치와 의미' '보다 더 커다란 실재와 연결 또는 합일되는 경험을 통해 더 커다란 자아(自我, Self)에 이르는 것' '타인 혹은 공동체와 연결 또는 합일되는 경험' '자연이나 우주(cosmos)와의 연결 또는 합일하는 경험' '신성(神性)의 영역(divine realm)과의 연결 또는 합일하는 경험' 등으로 다양하게 정의되고 있다. 예를 들어, 크리스티나 푸찰스키(Christina Puchalski) 박사는 "영성이란 개인이 의미와 목적을 추구하고 표현하는 방식을 의미하는 인류의 측면이며 순간과 자신과의 연결성 또 타인, 자연, 신성한 것에 대한 연결을 경험하는 방식"이라고 정의했고, 마리오 보우리가드(Mario Beauregard)와 데니스 오리어리(Denyse O'Leary)는 "경험자를 신성한 존재와 접촉하게 만드는 모든 경험을 의미한다."라고 하였다. 이렇게 영성은 영감을 주고 삶의 방향을 알려 주는 원천으로 경험되기도 하며, 비물질적 실재들을 믿는 것이나 우주 또는 세상의 본래부터 내재하는 성품(immanent nature) 또는 초월적인 성품(transcendent nature)을 경험하는 것을 뜻하기도 한다.

이러한 영성을 잘 체험하고 유지하기 위하여 다양한 영성 수행(spiritual practices)이 알려지고 전승되었다. 그 대표적인 방법이 명상, 기도, 묵상 또는 관상(contemplation) 등이라고 할 수 있다. 광의적으로 본다면 영성에 접근할 수 있는 모든 수행법을 명상이라고 할 수 있다. 이러한 영적 수행은 개인의 내적인 삶을 정확하게 인지하고 발전시켜 주며 궁극적으로 삶에서 영성의 경험을 할 수 있도록 한다. 따라서 이 장에서는 영성의 의미를 시간적·종교적·현대적 맥락에서 파악하고 그 수행 방법으로서의 명상의 의미를 알아보고자 한다.

🪷 영성

영성, 그 의미의 변천

　호흡, 생기, 바람, 영, 혼 등의 의미를 가지고 있는 영(spirit)이라는 말에서 나온 단어인 영성은 인간 존재와 삶의 근원적이고 본질적인 구성 요소인 영혼이 초월자 및 세계와 맺는 포괄적이고 복합적인 경험과 참여를 지칭하는 총체적 개념이다. 그러나 배경과 관점이 서로 다른 여러 종교에서도 영성이라는 용어를 사용하고 있고, 이제는 종교 전통을 넘어 일반인들도 흔히 사용되는 단어가 되었기 때문에 모두가 만족하는 정의는 거의 불가능하다. 게다가 단순히 영성만 독립해서 말하는 것이 아니라, 자기초월, 금욕주의, 만인 혹은 만물과의 연결까지 확산하여 개념이 사용되고 있어서 어떠한 맥락에서 영성이 사용되는가를 정확하게 파악하는 것이 중요하다. 전통적으로는 "인간의 본래 형상, 즉 신의 형상을 회복시키는 것을 목표로 하는 재형성의 과정"으로 영성을 정의할 수 있다. 즉, 각 종교에서 이야기하는 유대교의 토라, 기독교의 예수, 불교의 붓다, 이슬람의 무하마드와 같은 원형으로 복귀를 의미하는 전통 종교적인 개념의 차원에서의 정의라고 할 수 있다. 그러나 현대에 접어들면서 점차 영성에는 인본주의적 심리학, 신비하고 밀교적인 전통, 동양 종교의 내용이 녹아들기 시작하였다. 이런 과정을 통하여 영성은 '인간이 사는 가장 깊은 가치와 의미'를 중심으로 하여 기존의 종교와는 다른 형태의 개인의 성장 또는 변형까지를 내포하는 단어로 확대 · 발전하였다.

　영성이라는 말 자체는 원래 "사람이나 동물에 있는 생명 활성의 근원"이라는 뜻으로 많이 사용되고 있다. 영이라고 흔히 사용되는 'spirit'이라는 단어는 어원적으로는 라틴어에서 영혼, 용기, 활력, 호흡 등을 나타내는 단어인 *spiritus*와 호흡한다는 *spirare*라는 단어에서 파생되었다. 이 라틴어는 기독교적 배경에서 검토하면 원래 바울서신에 나오는 그리스어의 *pneuma*라는 말과 히브리어의 *ruah*라는 단어를 번역하는 데 사용된 말이다. 영성의 영어 단어인 'spirituality'는 라틴어의 *spiritualis*, 후기 라틴어의 *spiritualitatem* 및 중기 프랑스어인 *spiritualité* 등에서 파생된 것으로 생각된다. 종교적 맥락에서 영성(*spiritualitas*)이란 말은 5세기의 히에로니무스가 '좋은 것을 붙잡고 전진하는 것'이라는 의미로 사용하면서 널리 확산되기 시작했다. 즉, 절대자 신의 활동을 의미하는 것으로 사용된 것이다. 원래는 성령 안에서 하나님 혹은 하느님의 뜻을 따라 좋은 것을 따른다는 의미였는데, 11세기 정도에 이르러서는 점차 '영성'이 삶의 물질적 · 감각적 측면에 반대되는 정신적 측면의 의미로 사용되었다. 중세답게 세속에 반대되는, 어둠에 대한 빛, 소유에 반대되는 내적 삶의 영역을 지칭하는 의미의 용어가 된 것이다. 12세기 이후 스콜라 주의가 태동하며 수도원을 중심으로 진행되던 신학이 다른 여러 학문과 함께 대학에서 공부·연구가 진행되면서 설득과 논증이 발전하고, 점차 물질세계와 영의 세계를 구분하기 시작하였고 영적인 존재란 비이성적인 피조물에 비하여 지성적인 존재를 일컫는 말이 되었다. 이렇게 물질세계와 반대되는 영적인 세계를 구분하는 이분법 형태로 가다 보니 원래의 의미와는 다르게 지성으로는 알 수 없는 현상에 오히려 영적이라는 말을 쓰이기도 하였다. 그러다 보니 이와 구분하기 위하여 일부 교파에서 원래의 영성의 의미에 충실하겠다고 하여 다른 형태의 용어인 헌신(devotion), 완덕(perfection), 경건(piety) 등을 강조하여 사용하였고, 심지어는 성직자와 평신도를 구분하는 개념에서 영성을 사용하기도 하는 등 영성이라는 단어의 함의가 매우 복잡해지기 시작하였다.

영성이 긍정적으로 사용될 때는 신과의 관계를 가지는 인격적이고 경험적인 차원으로 쓰였지만, 반면에 부정적으로는 반지성적인 감성과 열광 정도로 폄훼하는 차원에서 사용되었다. 이렇게 일상의 삶에서는 얻을 수 없는 특별한 것이 영성인 것처럼 여기기 시작하였다. 이후로도 지속적으로 일상적인 삶에서의 수덕하는 삶과 신비적이고 초월적인 은총의 삶 사이의 관계를 두고 논란이 있어 왔다. 지금은 당연히 누구나 초월적인 것에 접근할 수 있다고 생각하지만, 상당히 많은 세월 동안 일상의 삶과 신비의 삶으로 구분한 상태로 신학에서도 윤리 신학 혹은 수덕 신학과 영성 신학 혹은 신비 신학이 구분되기도 했다. 이러한 논란 끝에 영성은 마침내 수덕 신학과 신비 신학을 포함하는 의미로서 포괄적으로 사용되었다. 이와 함께 영성이란 말은 특정한 종교적 전통이나 교리에 매이는 것이 아니라 복합적인 인간 성숙의 신비를 검토하는 개념으로 발전하였다. 19세기와 20세기에 걸쳐서 서구의 밀교적 전통과 아시아, 특히 인도의 종교 요소가 혼합되면서 전통 종교와는 다른 형태로 자유주의, 페미니스트 신학, 녹색 정치 등과 연결되었다. 이후 직관적이고 체험적인 접근을 강조하는 초월에 대한 강조가 나오기 시작했고, 잘 알려지지 않았던 힌두적인 요소가 포함되면서 확산되며 소위 범신론적 보편주의를 거쳐 살아 있는 모든 존재의 연결에 대한 개념이 생겼다. 아시아 밀교에 관심을 가지는 소위 신지학 학회(Theosophical Society)의 발전에 더불어 인도의 전통 사상을 철학적으로 완성해 나가는 신베단타 학파(Neo-Vedanta), 소위 소승불교라고 불리는 남방상좌부 불교(Theravada Buddhism) 등의 영향이 영성에 대폭 함입되었다.

이에 현재 사용되는 영성이라는 말은 인간 삶과 경험 전체를 통합한 전반에 대한 관련성을 말하는 용어가 되었다. 그 정의 중 하나를 들어 보면 '궁극적 또는 비물질적 실재(實在, reality), 자신의 존재의 정수(essence)를 발견할 수 있는 내적인 길(inner path), 의거하여 살아야 할 준칙으로서의 가장 깊은 가치와 의미' 정도라고 할 수 있다. 그러다 보니 종교인이 아니더라도 영성이 높은 사람은 얼마든지 있을 수 있다. 눈에 보이는 세계를 뛰어넘어 큰 존재에 대한 감각을 가지고 있는 사람은 영적일 수 있다. 영성이라는 것은 정의 자체가 있어도 좋고 없어도 좋은 것이 아니라, 그야말로 궁극적 실재이므로 영성에 대한 접근은 필수다. 그러나 현대인들은 이러한 실재에 대한 관심보다는 당면한 현실 문제를 처리하고 사는 것이 일반적이다. 그러다가 궁극적으로 현실적으로 처리할 수 없는 순간, 실존주의 심리학에서 정리한 바에 따르면 죽음, 자유, 소외, 무의미 등과 대면할 수밖에 없는 순간에 영성으로 연결되지 않는다면 이러한 감당할 수 없는 상황을 돌파하기 어렵다. 반면에 평시에 영적인 체험이 결핍된 사람들을 대상으로 하여 영성 수련, 영적 체험 등을 하게 하는 사이비 및 이단 종교도 성황을 이루고 있다. 문화적 측면에서도 영성과 관련된 내용이 큰 인기를 끌고 있다. 예를 들면, 영화 〈아바타〉는 '나비족'이라는 가상의 종족을 보여 주면서 가장 신성시하는 영혼의 나무 이미지를 강조했고, 기도와 나비족들의 촉수로 연결되는 모습을 그려 내면서 큰 존재와 연결된 영성의 모습으로 대중의 관심을 이끌어 내었다. 이렇게 영성은 현재 비종교인에게는 비물질적 실재를 믿는 것, 혹은 우주와 세상의 본래부터 내재하는 존재나 초월적 존재를 경험하는 것으로 사용되고 있다.

영성과 종교

종교의 범주와 긴밀하게 연결되던 영성은 2차 세계대전 이후 본격적으로 단절이 이루어지기 시작하였다. 영성은 소위 '보다 광범위한 존재론적 맥락에서 자아를 배치하려는 시도'라는 개념으로 점차 개인의 주관적인 경험에 더 집중하는 용어가 되었다. 인본주의적 심리학, 신비하고 밀교적인 전통 및 동양 종교 등의 내용이 혼합되면서 자기 표현, 명상 등으로 소위 진짜 자신, 진아 등을 찾아가는 주제로 확산되었다. 20세기에 들어 세속주의, 뉴에이지 운동 등의 출현으로 보다 더 담론이 확산되어서 이전까지는 종교적이라는 말로 쓰였을 곳도 영성적이라는 말로 대체될 정도로 일반적인 용어로 자리를 잡았다. 그러나 영성은 전통적으로 유사 이래 종교적 전통에서 접근을 해 왔으므로 아직도 종교와는 불가분의 관계다. 따라서 주요 종교에서의 영성의 의미와 개략적 수행 방법과 현대에 이르도록 진행된 변화를 개괄적으로 검토하고자 한다.

○ 유대교
현존한 신으로부터 직접 받은 율법을 중심으로 하는 토라 전통의 유대교는 윤리적 규칙, 기도, 종교적인 옷, 안식일, 순례, 토라 독서, 음식의 구별 등을 통한 종교 의식을 통한 수행을 중요시한다. 히브리어로 '전승(傳承)'을 뜻하는 카발라(Kabbalah)는 유대교의 밀교적 부분으로, 문서가 아니라 말로 소수의 사람에게만 전수된 '구전' 또는 '전통'을 따라 엄격한 참여의례를 거쳐서 자격을 가진 제자에게만 오랫동안 비밀리에 전해졌다고 한다. 인간은 신의 협력자로서 창조되어 하늘과 땅의 접점을 이루고 금욕 및 신과 천사의 이름을 외우는 것을 통해 영적 경험인 황홀경에 들어가며, 천상계의 비의(祕儀)에 관여하는 신비적 경험을 얻는다. 즉, 신과 밀접하게 봉사하며 신의 '임재(臨在)'를 누릴 수 있는 것이다. 아브라함이 하늘의 비밀을 전수받았고, 모세는 신의 계시를 받은 후 율법을 기록하였지만, 문자로 표현할 수 없는 것을 카발라로 후세에 전했다고 한다. 이는 성서의 에스겔의 환시를 추가 체험함으로써 영계 참여를 수행하려는 신비주의에서 시작되어 중세를 거치면서 지속적으로 발전하여 다양한 카발라 부흥 운동을 통하여 일상의 생활에 영적 경험을 연결시키려고 하였고, 후의 기독교에도 영향을 끼쳤고 장미십자단이나 프리메이슨 등과 같은 기독교와는 직접 관련이 없는 비밀결사 전통에까지 영향을 주었다. 카발라의 철학은 '생명의 나무'로 형태화를 하여 최고의 '케테르'는 '신'의 최초의 현 형태를 의미하고 최하의 '마르크트'는 '신'의 최종적 현 형태, 즉 물질계를 나타내는데, 카발라의 수행자는 '케테르'에서 '마르크트'까지의 각 위계를 자유로이 왕래하며 우주와 인간의 일체의 비밀에 통할 수 있는 영성을 가진 사람을 말한다. 우주와 인간의 본질, 존재의 본질과 목적 그리고 다양한 다른 존재론적 질문 등을 설명하며 영적 실현을 달성하는 방법을 제시한다. 부가적으로 신비주의의 대중화와 내면화를 통하여 경건을 통하여 영성을 함양하는 방식으로도 수행을 격려하려는 풍조도 있었다.

○ 기독교

예수 그리스도와의 연합은 가톨릭과 개신교를 아우르는 기독교의 핵심 목적이다. 기독교 영성은 개인의 일상에서 믿음을 수행하며 영성 수행을 하도록 한다. 영적 독서(Lectio Divina)를 통한 방법, 묵상, 관상(contemplation)을 통한 방법 등이 알려져 있다. 중세의 오랜 수도원 전통에서 수 세기 동안 삶을 통한 영성 수련이 생활화되어 왔으며 기도를 통하여 하나님과의 교제를 시도하였다. 기도는 자아 인식(self awareness)과 주의 집중을 통하여 절대자에게 집중하는 행위다. 이러한 교제 속에서 하나님의 임재를 경험하고 성과 속, 육체와 정신, 세상과 교회의 구분이 모호해지는 영성적 경험을 한다. 명상과도 호환할 수 있는 단어로 기독교계에서 많이 사용되는 관상(contemplation)이라는 말 자체가 'templum', 즉 신을 위해 예언자들이 조성한 특별한 장소에 신이 임재하도록 하고 그 절대자를 경험하는 것을 의미한다. 진보적인 기독교에서는 신앙의 초자연적 주장을 제거하고 역사적·과학적 연구에 기초한 성경적 영성에 대한 비판적 이해로 대체하려는 현대 운동이 발생하기도 했다. 하지만 이러한 진보 기독교에서도 영성의 생생한 경험에 초점을 맞추고 신앙은 참되고 인간적인 건설이며 영적 경험은 실제적이고 유용하다는 것을 받아들인다. 기독교에서는 전통적으로 묵상, 기도, 금식, 학습 등과 같은 내적 수련과 단순성, 순종, 봉사와 같은 외적 수련, 고백, 예배, 영성 안내, 경축 등을 통한 공동체적 수련을 통해서 영성 수행을 지속한다.

○ 이슬람교

이슬람의 다섯 기둥은 신자들이 보여야 할 기본적인 다섯 가지 행동으로, 샤하다 (shahadah, 신앙고백), 살라트(salat, 기도), 하지(hajj, 메카로의 순례), 사움(Saum, 라마단 기간 동안의 금식), 자카트(zakah, 구제와 자선 헌금) 등이다. 이를 통하여 무슬림들이 영성 경험을 하도록 한다. 이슬람은 다양한 영성의 형태를 제시하는데 그중에 잘 알려진 것이 수피즘(Sufism)이다. 이는 루미, 하피즈 등의 유명한 스승을 통해 잘 알려진 영적 훈련 전통으로 이슬람의 내면적·신비주의적 차원을 의미한다. 수피라는 말의 그 어원은 수프(양모)를 몸에 걸친 것을 가리키는 말에서 유래하였다는 설이 가장 유력하게 여겨지지만, 지혜라는 뜻을 가진 그리스어 소피아(Sophia)에서 전해졌다는 등 여러 이설이 있다. 이들은 철저한 금욕적 자기 수행과 고행을 요구하며 영성 수행을 통한 일종의 도취 상태에서 지상(至上)의 경지를 얻고자 한다. 수피즘에서 사용하는 타와클[信賴], 마리파[恩寵], 파나[忘我]와 같은 특유의 용어가 그런 경향을 나타내고 있다. 이 사상은 특히 시(詩)의 형식을 취하여 아랍어로는 알아라비, 이븐, 파리도 등, 페르시아어로는 루미, 하피즈, 자미 등, 터키어로는 네시미, 니자지 등의 시작(詩作)으로서 표현되었다. 수피즘을 신봉하는 많은 교단(教團, 타리카)이 형성되었는데, 특히 터키계(系) 데르비시는 자가도취의 수단으로서의 회전춤을 사용한다. 또 일종의 염불과 유사한 지크르도 영성 수행의 방법으로 많이 쓰인다. 이슬람 중 수니파는 수피즘을 비아랍적·비정통적이라 하여 인정하지 않고 있다. 반대로 수피즘을 순수한 원래 형태의 이슬람에 대한 진정한 지지자라고 여기는 파벌도 있다. 이들은 관용, 평화 및 모든 형태의 폭력에 대한 반대 등을 특징으로 하며, '마음을 고쳐서 신 이외에 다른 것으로부터 돌이키는 과학'이라고 정의하고, 자기를 정화하여 신을 향해 가는 과정이야말로 수피즘의 핵심이라고 여겨 영성 수행을 매우 중요시한다.

○ 불교

불교라는 말은 부처(석가모니)가 설한 교법이라는 뜻과 부처가 되기 위한 교법이라는 뜻을 포함한다. 불(佛: 불타, *Buddha*)이란 각성(覺性)한 사람, 즉 각자(覺者)라는 산스크리트·팔리어의 보통명사로 고대 인도에서 널리 쓰이던 말이나 나중에는 특히 석가를 가리키는 말이 되었다. 깨우치기 위해서는 영성에 관점을 둘 수밖에 없으며 불교 수행은 말 자체가 '계발' '배양' 및 '생산' 등을 말하는 바바나(*Bhavana*)를 강조한다. 바바나는 보통 마음과 정신을 계발하는 '시타-바바나(*citta-bhavana*)'와 사랑, 친절, 자애를 계발하는 '메타-바바나(*metta-bhavana*)'를 의미한다. 일반적으로 바바나라는 것은 '영적 재배'를 의미하며 이는 불교 실천(*Patipatti*)에서 매우 중요하다. 불교에서는 고, 집, 멸, 도(苦, 集, 滅, 道)의 네 가지 진리, 즉 사성제를 통하여 인생의 진리를 깨우치고 해결 방법을 제시한다. 이 중에 도제에서는 수행 방법으로 팔정도를 사용하며, 올바른 견해, 올바른 의도, 올바른 말, 올바른 행위, 올바른 생활, 올바른 노력, 올바른 깨어 있음, 올바른 집중의 여덟 가지 수행을 한다. 힌두교 등과는 다르게 고행을 권장하지 않으며 중도의 실천적 수행을 하며 '지혜(智慧)'와 '자비(慈悲)'를 추구한다. 지혜의 내용은 일체를 종(縱)으로 절단하는 시간적 원리인 '무상(無常)'과 일체를 횡(橫)으로 연결하는 공간적 원리인 '연기(緣起)'가 중심에 있고, 항상 변하고 실체가 없는 허상에 대한 욕망과 집착이 모든 번뇌를 야기한다고 본다. 이를 없애기 위한 수행, 참선이 강조되며 허상을 버리고 대상을 치우침 없이 적관하며 현실을 직시(直視)하려 한다. 수행은 바라밀을 쓰는데 보시, 지계, 인욕, 정진, 선정, 반야의 육 바라밀이 있다. 보시는 베푸는 것, 지계는 계율을 지키는 것, 인욕은 고난을 참고 이겨나가는 것, 정진은 노력하는 것, 선정은 마음을 안정시키는 집중으로 팔정도의 올바른 집중(정정)에 해당된다. 반야바라밀은 진실하고 올바른 지혜로 나머지 다섯 바라밀을 성립시키는 근거가 된다. 여기에 방편, 원, 역, 지의 네 바라밀을 추가한 십 바라밀도 있다. 조용하고 편안하며 흔들리지 않는 각성(覺性, 解脫)을 통해 '열반(涅槃)'을 실현하고자 한다. 최근의 현대 심리학에서는 불교의 여러 가지 명상법과 용어를 차용하여 다양한 정신심리 치료기법에서 활용하고 있다.

○ 힌두교

힌두교는 그 자체를 이해하기가 난해하고 형태가 매우 다양하며 전통적인 교회 질서, 중앙 종교 단체, 치리회, 선지자, 성서 등이 없기에 다른 종교와는 차별화된다. 힌두교도는 다신론적·범신론적·일원론적·무신론적으로 선택할 수 있는 확산 개방 구조로 '*ksaitrajña*'로 지칭되는 힌두교 철학과 영성을 개별적으로 경험하여 자아에 대한 인식,

더 높은 진리의 발견, 현실의 진정한 본성 그리고 자유롭고 만족스러운 의식에 도달하도록 한다. 힌두교는 전통적으로 세 가지 방법(*marga*)를 통하여 영성 수행을 한다. 즈냐나(*Jñāna*) 마가라는 지적 방법, 박티(*Bhakti*) 마가라는 헌신의 방법, 카르마(*Karma*) 마가라는 요가를 활용하여 실행하는 방법이다. 19세기에 들어서 관상과 명상을 하는 라자(*Raja*) 요가가 더해지기도 하였고 이러한 모든 방법을 요가로 통칭하는 경향도 있다. 즈냐나는 영성 수행을 할 때 구루(*guru*)로 불리는 지도자 혹은 교사의 도움을 받아 가르침을 받는 것이고, 박티는 신성한 우상 앞에서 키르탄(*kirtans*)과 같이 찬송과 비슷한 음악, 노래 같은 것을 사용하기도 하면서 믿음의 헌신을 하는 것이다. 카르마에서는 근면한 수행 혹은 바르타(*vartta*)를 통하여 일상생활에서 육신에서 탈피하여 영적 해방이 되도록 한다. 라자(*Rāja*)는 필요한 미덕, 자기 훈련, 타파스(*tapas*)로 불리는 명상, 관상, 자기반성을 토대로 하여 세계와 분리되었다가 합일하는 사마디(*samādhi*)로 불리는 절정 순간을 체험하는 등 다양한 영성 수행을 매우 중요시하는 종교다.

○ 시크교

15세기 인도 북부에서 힌두교의 신애(信愛: Bhakti) 신앙과 이슬람교의 신비사상(神秘思想)이 융합되어 탄생하였으며, 시크라는 용어는 산스크리트어로 '교육' 또는 '학습'이라는 뜻의 시스야(*sisya*) 혹은 '가르침'이라는 식사(*siksa*)에서 유래했다고 하는데, 어느 쪽이든 가르치고 배운다는 뜻이 있다. 기본적으로 바히구루(*Vahiguru*)라는 신의 메시지와 이름으로 개인적 수양을 통한 해탈을 목적으로 한다. 시크교도들은 교조 나나크(Nanak)와 그의 후계자를 포함한 9명의 구루(*guru*, 法主)의 가르침을 따르고, 사회경제 및 종교에 관한 다양한 내용을 수록하고 있는 경전 구루 그란스 사힙(*Guru Granth Sahib*)에 따라 행동한다. 시크교에서 신은 영원하며 형체가 없어 눈에도 보이지 않는다. 따라서 신에게 다가가는 구원은 오로지 신과 관련되는 수행만이 길이며 영적 교감이 뛰어난 자는 신을 직접 볼 수 있기 때문에 내면의 영성 수양을 강조한다. 교조 나나크는 '진실, 충실, 자기통제 및 순결' 등을 강조하는 순수한 명상보다는 더 높은 것과 같이 '활동적이고 창조적이며 실제적인 생활'을 강조하였으며 이러한 영성 수행을 통하여 수양하고 해탈할 수 있다고 한다.

○ 아프리카 및 기타 영성

앞서 기술한 주요 종교에서만 영성적 접근이 있는 것은 아니다. 인류가 존재하는 어디서나 어떠한 신념 체계와 종교를 가지고 있든 간에 영성에 대한 인식은 공통적이다. 그러나 이처럼 다양한 영성에 대한 이해와 수행 방법은 잘 알려지지 않았다. 아프리카의 영성을 일례로 들어보면 아프리카 사람들은 영성을 악령과 불행으로부터 사회와 사람들을 보호할 수 있는 일종의 신념 체계로 가지고 있다. 아프리카의 정령 숭배와 관련된 믿음은 다른 어떤 대륙보다 더 분명하게 남아서 오늘날에도 확인할 수 있다. 아프리카 전통 종교는 매우 다양한 믿음이 상호 복합적으로 혼합되어 있으며, 영혼에 대한 믿음과 조상 숭배 등을 통하여 아프리카 전통의학 등에도 사용되어 왔다. 전통적인 아프리카 종교의 추종자들은 조상뿐만 아니라 다양한 영혼에게 기도한다. 이러한 중개자를 통하여 인간과 신과의 연결을 시도한다. 단일한 신적 존재(Chukwu, Nyame, Olodumare, Ngai, Roog 등)를 믿거나 마우-리사(Mawu-Lisa)와 같은 이중신 및 여신을 믿더라도 초월적 존재에 대한 믿음은 분명히 있다. 환경과 자연 등은 전통적인 아프리카의 영성적 경험과 깊게 연관되어 있다. 우주론과 초월적 신념이 자연 현상과 환경에 복잡하게 서로 얽혀 있다. 날씨, 천둥, 번개, 비, 낮, 달, 태양, 별 등의 모든 자연적인 것이 아프리카인들의 우주관과 연결되어 있고, 이러한 존재와 연결되는 것을 통하여 영성 수행을 한다.

○ 현대 영성

현대에서 '영적'이라는 용어는 이제는 '종교적'이라는 용어보다 더 널리 확산되어 사용되고 있다. 현대 영성은 '전통 이후의 영성' 혹은 '뉴에이지 영성'으로 불린다. '뉴에이지'를 좁게는 신지학, 인지학(anthroposophy) 등에 유래를 둔 20세기 중반 영국에서부터 나온 조류로 보기도 하고, 1970년대 후반에 등장한 새 시대라는 의미에서 이해하기도 한다. 어떠한 경우라도 종교적이지는 않으나 영성적인 사람이 분명히 존재하듯 기존 종교의 범주 밖에서 영성에 접근하는 것은 이제 더 이상 새로운 것이 아니다. 현대 영성은 '사람들이 살아가는 가장 깊은 가치와 의미'에 중점을 둔다. 여기에는 궁극적이고 비물질적인 실재(reality)에 대한 개념이 내포되어 있으며, 인간이 자신 존재의 본질을 발견할 수 있도록 하는 내적인 경로를 찾아가는 것이다. 모든 현대적인 영성 개념이 반드시 초월적인 것을 포함하지는 않는다. 세속적인 의미에서 영성은 도덕적 성격(사랑, 동정, 인내, 관용, 용서, 만족, 책임, 조화 및 다른 사람들에 대한 관심과 같은 자질)에 대한 인본주의적 개념을 강조하기도 한다. 꼭 초자연적인 현실이나 신의 존재에 대한 믿음을 적용하지 않더라도 세계의 순수 유물론적 관점을 넘어, 삶과 인간의 비물질적이고 공동체적인 경험적 측면을 다룰 수 있다. 그러나 이런 식으로 개념화하다 보면 영성이란 용어의 사용이 지나치게 광범위해질 우려가 있다. 초자연적이고 눈에 보이지 않는 것에 대한 논의가 될 수도 있고 세속적으로 도덕, 자선과 같은 것도 영성을 설명하는 데 포함될 수 있을 정도로 그 정의가 확산되고 있다.

🪷 영성과 정신건강

건강은 단순히 질병이 없거나 장애가 없는 상태가 아니라, 심리적·육체적·사회적·영적 웰빙 상태라고 할 수 있다. 이처럼 인간 자체를 단순히 심리적 존재가 아니라 전체적·통합적으로 이해하기 위해서는 인간의 사회적·문화적·심리학적·물리적인 모든 영향을 통합하여 접근하여야 하며, 이에 따라 반드시 영적 접근도 포함해야 한다. 현재 세계보건기구에서 정한 건강의 정의는 신체적·심리적·사회적 웰빙이다. 여기에 궁극적으로는 영적 건강이 포함되어야 하는 것은 확실하나, 영성에 대한 범주가 너무 크고 영적 건강을 과학적으로 정의하는 것이 어려워서 아직 공식적으로 포함되지는 않았다. 그러나 영적인 차원에서의 건강을 이해해야 하는 것은 분명하다. 인간에게 영적인 측면이 있는 것이 아니라 인간 자체가 영성인 것으로 보고 접근해야 한다. 특히 전인적·통합적으로 따라서 정신건강의학과 진료에서 영성을 다루는 것은 어찌 보면 당연한 것이다. 사실 정신건강의학과 의사의 본류를 프로이트 이후의 심리치료사에 둘 수도 있겠지만, 조금 더 넓은 시각으로 본다면 원시 시대의 제사장으로 거슬러 올라갈 수 있을 것이며, 그렇다면 인간의 치유와 회복에 영성으로 접근하는 것은 오히려 안 하는 것이 이상하다고 할 정도로 당연한 일일 것이다. 본질적으로 인간은 영적인 존재이며 따라서 영성은 인간의 본질과도 맞닿아 있다. 인간이 된다는 것은 영성적인 존재답게 영성을 발휘해 나가야 하는 것이라고 할 수 있다.

영성에 접근하기 위해서는 마음을 다루지 않을 수 없다. 흔히 인간을 몸과 마음으로 이분법적 구조로 나누기도 하고 마음을 심리와 영으로 나누는 경향도 있다. 최근에는 이런 것을 구분하는 것이 불가능하고 몸과 마음과 영을 한 덩어리로 봐야 한다는 일체론적인 인식도 있다. 어떠한 경우라도 영성은 정신건강과 밀접한 관계가 있다. 여러 학자가 마음을 심리와 영으로 구분하여 영성을 심리적으로 이해하고자 하였다. 예를 들어 헬미니악(Helminiak), 로너건(Lonergan) 같은 학자는 영성을 심리적 용어로 설명하는 데 기여해 왔다. 영성 및 종교와 정신건강 사이의 관계를 다룬 연구는 매우 많다. 영성 자체가 과학적인 도구로 평가하는 데 제한점이 있지만 연구 결과는 영성, 특히 주로 영적 안녕감(wellbeing)이 다른 긍정적 정신건강의 지표와 정적 상관을 보인다고 한다. 영성은 내적 평화를 발전시키고 행복을 위한 기초를 형성한다고 한다. 낙관성, 희망, 자존감, 삶의 의미와 목적, 사회적 지지, 내적 통제 좌위, 결혼 만족도 등의 심리적 안녕감의 광범위한 요인들이 영성과 밀접하고 긍정적인 정적 관계가 있다.

반면에 영성과 우울증상 사이의 연관성에 대해 효과크기는 중간 정도의 수준이지만 상당한 일관성을 가지며 우울증상과 부적으로 연관된다. 특히 심각한 스트레스에 처했을 때 영성과 우울증상 사이의 연관성이 더 높아지며, 우울증상이 중간 정도 이상일 때 가벼운 경우보다 더 연관성이 높아진다. 영성과 알콜 및 약물의 사용/남용과는 분명한 역상관관계가 있다. 아동기에 종교적 · 영성적 교육을 받지 않은 학생들은 교육받은 학생들에 비해 약물 남용이 높으며 청소년기의 영성 훈련의 부재는 약물 사용의 증가와 직접 관련이 있다. 자살과도 밀접한 관련이 있어서, 영성이 상대적으로 높은 사람은 자살 비율이 낮다. 한편, 종교를 가지지 않은 사람은 우울증 수준이 동일함에도 불구하고 일생 동안 더 많은 자살 시도를 하며, 삶의 이유를 더 적게 느끼고, 자살에 대한 도덕적 거부감이 더 적다. 심지어는 조현병과 같은 심각한 정신병적 증상이 영성과도 관련이 있어서, 영성이 높을수록 조현병 증상이 적으며 매 주마다 기도 및 성경구절 읽기를 지속하자 정신병적 상태 및 일상 기능의 정도가 현저하게 호전되었다는 연구도 있었다.

통상적인 치료 방법으로 치료가 어려운 외상후 스트레스 장애 같은 경우에는 영성 증진이 치료의 핵심적인 역할로 보이기도 한다. 저자 연구실의 연구에서도 영성과 정신건강의 밀접한 관련성은 확인되었다. 민정아 등은 우울 및 불안장애 환자들에서 임상적 자료와 긍정성을 측정하였다. 삶에서 벌어지는 갖가지 역경을 물리치고 회복하는 힘을 의미하는 리질리언스와 영성과의 관계를 살펴본 결과, 영성이 낮은 사람들은 리질리언스가 낮았다. 좌절을 겪고 회복하는 데에는 영성이 매우 중요한 요인이 된다는 증거다. 송준미 등은 우울증 환자에서 영성은 우울증상 및 불안증상과 매우 유의한 역상관이 있었다고 하였다. 영성이 낮을수록 증상이 심하였다는 것이고 더욱이 증상과도 무관한 긍정 정서도 영성이 높으면 높아졌고 부정 정서는 영성이 낮을수록 높아졌다. 이나빈 등의 연구에 따르면, 우울증 환자에서 치료에서 상당히 중요한 요소인 희망에 영성이 매우 중요한 영향을 미쳤다. 즉, 영성은 우울증과 같은 정서적 장애를 막아 주고, 잘 회복하게 해 주며, 증상도 완화시키고, 치유와 회복에서 중요한 요소인 희망을 높이기도 한다. 이들의 연구를 종합하면, 특히 우울, 불안장애 등을 나타내는 정신건강의학과 진료에서 영성 관련된 내용을 포함하는 것은 매우 중요하다. 민정아 등은 지속적인 연구를 통해서 우울증 등의 정신적 질병에서 회복되는 데에는 삶의 목적과 영성 같은 것이 매우 중요한 역할을 한다는 것을 밝혔다.

아울러 최근 김나영 등은 우울장애 환자 치료에서 성공적인 치료와 관련된 요인을 분석했다. 치료 성공은 결혼 상태 유지, 충분한 치료 기간, 비교적 가벼운 증상 등이었고 스스로 종교 생활을 중요하다고 생각하는 것과 영성도 치료가 잘 되는 것과 관련이 있었다. 회귀분석을 통해서 결혼 상태, 치료 기간, 증상의 중증도 등을 통제한 이후에도 종교를 중요시하는 것과 영성은 치료 반응과 유의한 관련성이 있었으며, 최종 모형에서는 영성이 가장 강력한 치료 반응인자라는 것을 규명하였다. 이처럼 정신증상을 나타내는 환자에게 영성적 접근이 매우 중요하다는 증거는 차곡차곡 쌓이고 있다.

영성이 신체적 및 정신적 건강에 유익하다는 것에 대해서는 다양한 근거가 제시되고 있다. 첫째, 대부분의 영성 수행은 건전하고 건강한 행동과 생활 방식을 권면한다. 지나치게 과격한 극단주의적 종교 행위가 아니라면 대부분의 영성 수행은 건강에 도움이 된다. 둘째, 영성 수행과 종교 행위는 집단에 소속되고 지지를 받을 수 있다는 측면에서 사회적 지지의 근원이 될 수 있다. 셋째, 눈에 보이는 세계를 넘는 영성적 신념은 평안, 자기 신뢰, 목적, 용서 등을 가져오며 수용과 인내의 역할을 감당할 수 있다. 넷째, 삶의 의미와 목적을 발견함으로써 개인적 성장을 높이고 역경에 대처하는 힘을 키울 수 있다. 다섯째, 영성 수행 자체의 효과로 명상, 관상, 묵상, 기도 등으로 성격의 변화를 일으키고 긴장과 불안 및 자기 비난을 감소시키며 정서적 변동을 줄이고 자신에 대한 통찰을 높여 불안, 우울, 불면, 스트레스, 만성 통증 등 다양한 증상의 호전을 가져올 수 있다. 영성 수행은 이러한 여러 가지를 종합하여 신념, 행동, 환경 등을 복합적으로 변화시켜 정신건강에 양호하게 작용할 수 있다. 때로는 과학적으로 설명할 수 있는 범주를 뛰어넘는 효과가 있을 수도 있지만, 영성의 과학적 정의 자체가 모호하고 어려운 상태에서는 자칫 비과학적 혹은 유사과학적 소견으로 비추어질 수 있으므로 주의를 기울여야 할 것이다.

🪷 영성 수행과 명상

영성 수행에는 여러 방법이 있을 수 있다. 크게 분류하면, 첫째, 신체적인 수행, 즉 박탈과 감소다. 박탈은 몸을 정화해 준다. 무엇이든지 줄이려는 것은 자아 중심적 충동에 대처하는 것이므로 금식과 빈곤 수행을 통하여 영성 훈련을 하는 것은 고대 이래로 많은 문화에서 흔히 사용되어 온 방법이다. 광야에서의 금식, 고행을 통한 수련 등과 같은 형태라고 할 수 있다. 둘째, 순종과 공동체의 공동생활을 통하여 자기중심적 삶에서 타자 중심적 삶으로 변경하는 것과 같은 사회적 수행법이다. 중세의 수도원, 수녀원 같은 형태가 대표적인 방법이라고 할 수 있다. 셋째, 자기중심성을 정화하고 진정한 실재를 향해 가는 명상과 같은 수행법이다. 따라서 고행과 수도자의 시대를 지나 현대에서 영성 수행을 하기 위한 가장 확실하고 분명한 방법은 명상이라고 할 수 있다. 영성 수행은 영성적 변화와 성장이 가능하도록 돕는 모든 방법이다. 내적인 진짜라고 할 수 있는 실재와의 만남, 혹은 참여이며 한 인간이 자신과 타자, 사회, 자연, 초월자와의 상호작용을 통해 실재에 대한 성찰을 이루는 과정이라고 할 수 있다. 이러한 수행에 공통으로 사용되는 것이 바로 명상이다. 명상은 흔히 힌두교 혹은 불교 전통과 밀접한 것으로 인식되는 경향이 있으나 인간의 역사 속에서 초창기부터 어떠한 종교적·철학적 배경을 가지고 있던지 간에 끊임없이 행해진 성찰 및 영적 수행 과정이라고 할 수 있다. 간단하게 명상을 그릇으로, 영성은 그 그릇에 담기는 내용물로 이해할 수 있으며 명상이라는 그릇 속에서 영성이 성숙한다.

명상이라는 말은 영성만큼 정의하기 어려운 용어다. 일반적으로 "의식을 침묵하게 하여 중심으로 모으는 방법이며 명백하고 흐트러짐이 없는 공간 속으로 들어가게 하는 것"이라는 클라인벨(Clinebell)의 정의나, 마음의 잠재력을 최대한으로 이끌어 내고 응축하는 기술로 의식의 표면부터 심층까지 여행할 수 있다는 이스와란의 정리 등이 많이 알려져 있지만 그야말로 그 정의를 말하는 사람마다 각자 다양한 방식으로 정의하고 있다. 깨달음, 평화와 같은 종교적인 의미를 강조하는 것도 명상이지만 종교와 상관없이 단순히 삶을 효과적으로 살기 위한 기술로도 볼 수 있다. 그러나 어떠한 방식이던지 간에 영성에 접근하는 가장 좋은 방법은 명상이라고 할 수 있다.

실재를 제대로 보기 위해서는 기본적으로 실재를 바라보려는 자세를 가져야 한다. 실재는 진짜다. 대부분의 인식은 진짜라기보다는 세상의 관점을 통하여 만들어진 것이 많다. 뉴스, 미디어를 통하여 누군가의 관점에 의하여 재해석되고 편견, 선입견 등이 들어간 것이다. 이렇게 다른 사람이나 세상이 아니라 자기의 실재를 통하여 보는 방법을 찾아내는 과정이 반드시 필요하다. 그러나 명상적 삶을 살지 않았다면 이러한 진짜 나를 들여다보는 것은 쉬운 일이 아니다. 이에 우선 지금까지 살아오던 방식과 다른 형태의 방법으로 자신을 들여다보는 것으로 시작하는 것이 좋다. 동양 철학과 종교에서는 지속적으로 명상을 강조하여 왔고, 기독교에서는 영성 수련을 위하여 영적 독서, 이냐시오 로욜라, 관상기도 등을 권면하여 왔다.

기독교에서는 명상이라는 말보다는 관상이라는 용어를 선호한다. 관상으로 번역하는 'contemplation'이라는 단어는 어원이 신들이 거주하는 장소인 'temple'과 관련이 있는 말로 신들이 임재하는 장소에 들어간다는 말이다. 통상적으로 현대 기독교에서 많이 하는 묵상(Quiet Time: QT)이 인지적인 성찰이라면 관상은 한 발 더 나아가 말 그대로 관상(觀想), 즉 주의 깊게 바라봄으로써 영성의 세계에 접근하는 것이다. 한국 기독교에서는 명상을 묵상이라는 말로 번역하는 경우가 많다. 그러나 엄밀히 말하면 중세 기독교 전통에서 묵상은 사색을 통해서 말씀을 묵상하는 것이고 관상은 생각을 넘어 초탈한 상태를 의미한다. 즉, 'meditation'은 자아가 사라지지 않은 경지이고 'contemplation'은 자아가 초탈하여

신적 연합이 이루어진 상태다. 토마스 키팅(Thomas Keating)은 이를 순수한 의식 상태라고 하여 자아에 대한 의식이 없는 상태를 의미한다고 하였다. 관상의 정의 중에는 "사랑의 관점으로 실재(real)를 오랫동안 보는 것이다."라는 개념이 있는데, 이것이 보통 알려져 있는 명상에서 사용하는 방법과 유사하다고 할 수 있다. 따라서 명칭과 방법이 어떠하든 간에 영성이라는 내용에 접근하기 위한 그 모든 방법이 명상이라고 할 수 있다. 명상을 통한 깨달음이 있어야 영성이 성숙해지는 것으로 영성에 도달하지 않는 명상도, 명상을 사용하지 않는 영성도 불가능한 것이라고 할 수 있다. 따라서 영성을 형성하고 성장시키는 방법인 명상을 익히고 행하는 것은 반드시 필요하다. 교리와 전례 등을 중요하게 여기던 전통 종교와는 다르게 현대의 영성에서는 '영적 경험'을 매우 중요하게 여긴다. 영적 체험은 더 큰 현실에 연결되어 보다 포괄적인 자아를 산출하는 것을 포함하여 다른 사람 및 공동체, 자연, 우주, 신과 연결 혹은 합일하는 것을 경험하므로 어떠한 종교에 기반을 하던지, 혹은 종교가 없는 사람조차도 영성에의 접근이 명상을 통하는 것은 당연한 귀결이다.

불교의 원리 중에서 '식(識)'이라는 개념이 있는데, 이는 대상 자체를 인식하는 의식이 있고 또 대상을 인식하는 주체를 인식하는 의식이 있다는 것이다. 물건을 본다고 할 때 물건을 인식하기도 하지만 동시에 물건을 보고 있는 자신을 인식할 수 있다. 즉, 물건이라는 객관적인 타자를 인식하는 객관적인 대상에 대한 인식이 있지만, 그 물건을 보고 있는 주관적인 자신이 있음을 인식하는 경험을 할 수 있다. 이 글을 읽고 있는 것을, 예를 들면 대상으로서 글자를 인식하고 동시에 인식하는 주체로서의 우리 자신을 인식한다. 이 두 가지가 동시에 이루어질 때에 인식하는 그 대상과 일치함으로서 이 글에 있는 지식을 얻는다. 이런 활동을 하면서 반복하는 그 인식의 주체를 영으로도 인식할 수 있다. 객관적인 대상이 아니라 주체적인 실존으로서 경험되는 것이다. 따라서 요즈음 많이 사용되는 알아차림 명상을 통한 영성에의 접근이 가능한 예시가 될 수 있다.

🪷 정리

종교에 대한 회의가 늘어 가고 있는 시대이지만 영적인 삶에 대한 희구는 오히려 더 활발하게 진행되고 있다. 본질적으로 인류가 존재하는 한 내적 자아에 대한 관심과 자아실현을 위한 방법은 지속적으로 시행될 수밖에 없다. 종교적이던 비종교적이던 간에 영성은 보다 더 진실된 것, 진짜인 것, 선한 것, 한계를 초월하는 존재를 추구한다는 측면이 있다. 이러한 상태에서 명상은 그를 위한 접근 방법이라고 할 수 있다. 물론 영성 자체에 과학적으로 접근해야 한다는 주장도 있다. 그러나 이런 경우에는 모든 초월적인 것을 일종의 심리현상으로 바라보는 환원주의에 매몰될 수 있다.

인간의 특별함을 강조하는 사조에서는 그 특별함이 바로 영 혹은 영성에 있다고 한다. 영이라는 단어의 어원이 '바람이나 공기' 등에서 나왔듯이 바람처럼 눈에 보이거나 잡을 수는 없어도 분명히 존재하는 것이고 그것이 몸에 들어와서 생명 현상이 일어나는 것으로 이해해 왔다. 이러한 바람의 이미지는 호흡과 연관하여 생명의 신비가 호흡과 연관된다고 생각했다. 생명이 중지되었을 때에는 호흡이 멈추기 때문에 소위 숨넘어갔다, 숨이 끊겼다는 말은 사망을 의미한다. 이렇게 바람, 호흡은 신이 인간에게 넣어 준 생명의 기운으로 여겼다. 대부분의 명상법에서 호흡을 중요시하거나 적어도 호흡을 사용하는 것과 연관되어 고찰하면 영성에 대한 접근 방법으로서 명상을 사용하는 것은 아주 당연하다고 할 수 있다.

종교인이던 비종교인이던 상관없이 나는 누구이며, 고통은 왜 있으며, 나와 내 주변 사람과 세계 사이의 관계는 무엇이며, 발생하는 일들의 이유는 무엇이며, 잘 산다는 것이 무엇일까 등의 인간의 의미, 연결, 가치 등에 대한 질문은 영성적 고찰 없이는 답할 수 없다. 인간은 분명히 육체적인 존재다. 그러나 인간은 시간과 공간의 제한을 받는 육체적 한계 속에 갇혀 있기를 거부한다. 자신을 뛰어넘어 제한된 세상에서는 볼 수 없는 큰 세계를 지향하는 초월적인 능력을 가지고 있으며, 이를 통하여 영적인 실존을 향해 가는 방법론이 명상이다. 즉, 명상은 우리의 궁극적인 목표가 아니다. 다만 궁극적 실재를 향해가는 방법과 길이라고 살 수 있다. 명상을 하지 않는다는 것은 그런 방법을 내 삶에 도입하지 않는다는 것이며, 영성이 '자기 자신을 초월하는 능력'이라면 명상은 자신을 초월하거나 자신의 참 모습을 발견할 수 있는 유용한 길이다. 명상이 현실 세계와의 단절이나 자기몰입의 차원에서 머물지 않고 궁극적인 가치를 향하여 자기를 초월함으로써 자기의 삶을 의식적으로 통합하려고 노력하는 경험이 일어날 수 있다면 바람직할 것이다.

영성은 인간의 감성이나 사고와 관련된 이성으로는 접할 수 없는 인간의 실재, 실제적인 존재를 의미하며 인간은 이러한 실재를 접하지 않으면 근본적인 만족을 할 수 없다. 따라서 영성을 향한 명상, 즉 수행은 지속되는 자기초월이 있어야 하며 이런 성찰, 수양, 수신은 완성되는 것이 아니라 평생 지속되어야 한다. 영성에 우리의 마음을 두려는 끊임없는 노력 속에서만 진정한 본연의 상태에 이룰 수 있다. 이런 상태는 깊은 경험을 실제로 한 사람만이 누릴 수 있는 영적 세계로, 단순한 심리적·주관적 상태를 넘어 통상적인 상태에서 마음이나 눈으로 볼 수 없는 초월적 실재를 접할 수 있다. 오랜 종교 전통 속에서 소위 불교의 열반이나 기독교의 하나님 나라와 같은 상태는 세상이 바뀌는 것이 아니라 자신 내부의 영적 혁명을 통해 일어나는 일이다. 물론 명상을 시행할 때 문화와 상태에 따라 다양한 명상법을 사용하는 것은 당연하다. 염불, 관상기도, 만트라, 아즈나 차크라, 경전, 성서 독서, 호흡, 인식과 철학적 접근, 참만남, 예술 매체, 신체동작 등 어떠한 방법을 통해도 자기에서 벗어나서 탈중심화를 통하여 영성을 향하여 나가야만 진정한 삶을 회복할 수 있다.

참고문헌

길희성(2004). **보살 예수**. 서울: 현암사.

길희성(2018). **종교에서 영성으로**. 경기: 북스코프.

송준미, 민정아, 이나빈, 채정호(2012). 우울장애 환자에서 영성과 긍정 및 부정 정서의 관련성. **우울 조울 병**, 10(3), 159-164.

이나빈, 민정아, 채정호(2012). 초기성인기와 중년기 우울장애 환자에서 영성이 희망에 미치는 영향의 차 이. **우울 조울병**, 10(1), 31-36.

장현갑(2018). **명상에 답이 있다**. 서울: 담앤북스.

전우택, 민성길, 한상익, 채정호, 김도훈(2020). **정신의학과 기독교**. 서울: 박영사.

한국기독교상담심리학회 편(2018). **기독(목회)상담과 영성**. 서울: 학지사.

Kim, N. Y., Huh, H. J., & Chae, J. H. (2015). Effects of religiosity and spirituality on the treatment response in patients with depressive disorders. *Compr Psychiatry. Jul, 60*, 26-34.

Mcminn, M. R. (2001). **심리학, 신학, 영성이 하나된 기독교 상담** (*Psychology, theology, and spirituality in Christian counseling*). (채규만 역). 서울: 두란노.

Min, J. A., Jung, Y. E., Kim, D. J., Yim, H. W., Kim, J. J., Kim, T. S., Lee, C. U., Lee, C., & Chae, J. H. (2013). Characteristics associated with low resilience in patients with depression and/oranxiety disorders. *Qual Life Res. Mar, 22*(2), 231-41.

Min, J. A., Lee, N. B., Lee, C. U., Lee, C., & Chae, J. H. (2012). Low trait anxiety, high resilience, and their interaction as possible predictors for treatment response in patients with depression. *J Affect Disord. Mar, 137*(1-3), 61-9.

Scazzero, P. (2015). **정서적으로 건강한 영성** (*Emotionally healthy spirituality : unleash a revolution in your life in Christ*). (강소희 역). 서울: 두란노.

Song, J. M., Min, J. A., Huh, H. J., & Chae, J. H. (2016). Types of childhood trauma and spirituality in adult patients with depressive disorders. *Compr Psychiatry. Aug, 69*, 11-9.

Wikipedia. (2020. 3. 10.). https://en.wikipedia.org/wiki/Spirituality.

Wikipedia. (2020. 3. 10.). https://en.wikipedia.org/wiki/Religion.

Chapter

7

뇌와 명상

✍ 이화영

　명상이란, 개인이 주의력과 집중력을 의도적으로 조절하여 긴장을 완화하거나 자아의 성장 또는 해탈(초월)에 이르는 방법이라고 정의할 수 있다. 모든 명상 기법은 내적으로 향한 주의 또는 집중된 주의력에 기반하고 있으며, 이는 '알아차림(awareness)' 또는 '마음챙김(mindfulness)'이라 불린다. 이를 통해 이른바 '이완 반응'을 유발하는데, 생리적으로 스트레스 반응에서 나타나는 것과 길항적 작용을 하고 있으며, 스트레스에 대한 길항제로 작용한다. 이 부분이 임상적으로 명상의 효과를 기대하는 부분이며, 스트레스와 연관된 질병인 심혈관계나 면역, 염증성 또는 불안장애나 우울증을 포함한 신경질환에 영향을 미치는 것이 관찰된 바 있다.

　명상과 마음챙김 수련은 생리적 · 심리적 · 신경생리적 스트레스를 감소시키는 효과에 관심이 집중되고 있으며, 다양한 임상 효과를 보여 의학 및 보건 분야에서 주목을 받고 있다. 그러한 흐름 속에서 최근 분자학적 기전과 신경생리 기전에 대한 많은 연구가 발표되고 있다. 이 장에서는 현재 신경과학적으로 밝혀진 연구 결과들을 토대로 뇌와 명상에 대하여 유용한 정보를 제공하고자 한다.

🪷 명상과 마음챙김 수련의 생물학적 기반

마음챙김 수련이란 명상 수련의 방법으로 이를 통해 주의 깊게 전체를 수용하거나 온전히 존재를 받아들이는 것이다. 서구 의학계에 마음챙김을 처음으로 도입한 존 카밧진(Jon Kabat-Zinn)에 따르면, 마음챙김은 판단하지 않으면서 지속적으로 정신과 육체의 모든 상태와 변화에 주의를 기울이는 것이다. 현재의 순간에 집중하면서 마음 속에 떠오르는 상념과 감각에 어떠한 평가나 판단을 하지 않으며 끊임없이 주의를 기울인다. 사람은 스트레스 상황에서 자동적 사고의 경향을 보이기 쉬우며, 이는 인지적 스트레스 반응이다. 이러한 사고의 경향성은 부정적인 자동사고, 과거 또는 부정적 미래에 대한 반추에서 드러나고 스트레스 상황뿐 아니라 지루하거나 도전적인 상황에 있을 때 정신이 작동하는 경향이기도 하다. 마음챙김을 체계적으로 수련한다면 이러한 자동사고의 고리에서 벗어날 수 있다. 숙련된 명상가들은 '지금 여기'에서의 경험이나 호흡에 집중함으로써 정신의 초점을 현재에 맞출 수 있고 이를 통하여 자의적으로 자동사고를 억제할 수 있다. 이 자체만으로도 생리적 · 정신적 스트레스를 완화하는 효과가 있다. 마음챙김을 하는 동안 우리는 우리의 삶이 지금 이 순간 위기에 처한 것이 아니라는 것을 경험하고, 이를 통해 진정한 지금 이 순간 생명을 위협하는 위기가 없으며 스트레스를 받거나 긴장해야 할 특별한 '이유'가 없음을 깨닫게 된다. 위험이 없는 현재의 순간에 의도적으로 집중함으로서 우리의 내적 수용 능력이나 태도 같은 '사고방식'은 체계적인 정신 수행을 통해 훈련되고 성장할 수 있다.

과학적 방식으로 좀 더 명확한 마음챙김의 정의를 내리기 위해 비숍(Bishop) 등은 두 가지 측면을 고려한 모델을 개발하였다. 첫째는 마음챙김이 주의력에 대한 자기조절로 표현된다는 것이다. 현재와 내재적 경험에 주의를 기울이는 것을 스스로 조절하는 것이다. 둘째는 지속적이고 능동적으로 무언가를 알기 위해 열망하고, 개방된 마음을 가지며 모든 경험에 대해 수용하는 것이다. 이를 통해 수용 능력이 증진되고 판단하지 않으며 '내버려 두는' 것이 가능해진다. 마찬가지로 정신과 육체 경험과 같은 내적 감각과 외부 세계에 대한 공감과 지향을 일구어 냄으로써 각자의 존재와 '연결성'에 대해 깨닫게 된다. 이 과정에서 '내면에서 올라오는 것'에 대한 수용 능력과 스트레스 및 도전에 대처하는 더 나은 방식을 습득하는데, 이러한 특성은 기존에 알려진 긍정 심리학이나 행복하고 건강한 삶에 대한 연구들에서 중요한 요소와 닮아 있다. 즉, 지금까지 언급한 개념과 여러 수련 방식이 많은 부분에서 겹치는 것은 놀랄 만한 일이 아니다. 뇌에서 내적 보상 및 동기를 부여하는 기전과 같은 특정 영역에 다양한 개념의 활동이 영향을 미치고 이를 공유하기 때문이다.

이 활동들은 주의력에 대한 자가조절 능력뿐 아니라 뇌에서 공감과 이타적 행동을 관장하는 영역, 거울 뉴런 활동이 일어나는 영역을 공유한다.

🪷 명상의 분자신경학적 측면

어떤 방식에서든 명상은 중심 변연계, 중뇌-변연계 또는 중뇌-선조체 구조와 연관된 것으로 보인다. 이 영역은 뇌에서 동기 부여 및 보상 체계를 이루는 곳으로 도파민이 주요 신경전달 물질이다. 뇌와 혈장에서 도파민의 존재가 명상과 직접적으로 연관이 있다는 연구 결과가 다수 나온 바 있다. 스트레스 생리에서 스트레스를 조절하는 노르에피네프린과 에피네프린의 대사와 분비 효소가 검출된 것 또한 여러 차례 발표되었다. 유전적 차이는 있겠지만 스트레스에 민감하게 연관되어 있는 뇌유래신경영양인자(Brain-derived neurotrophic factor)에 대해서도 보고된 바 있다.

대조군과 비교했을 때 명상 수행자에서 더 낮은 혈장 노르에피네프린 농도가 보고되었다. 이와 연관된 효소 체계는 동시에 도파민 및 모르핀 대사와 연관이 있다. 비록 현재까지 명상 중 체내 모르핀의 대사를 실시간으로 측정한 바는 없으나, 명상과 연관이 있을 것으로 추정하고 있다. 이 결과에 세로토닌의 영향이 어느 정도 미치는지는 아직 불분명하다. 명상은 중추 및 말초에서의 세로토닌 농도에도 영향을 미치는 것으로 보인다. 세로토닌의 농도를 높이는 경향을 보이나 그 효과는 아직 불분명하다. 이는 일주기 리듬 및 다른 호르몬 체계와의 상호작용에서 나타난 것일 수 있고, 말 그대로 멜리토닌과 트립토판의 길항작용에서 발생한 것일 수 있다.

대조적으로 명상은 말초의 멜라토닌 농도를 증가시키고 코르티솔 농도를 감소시킨다. 동시에 교감신경의 반응성이 감소되며 부교감신경의 항진이 관찰된다. 스트레스(특히 만성 스트레스)는 아세틸콜린 분해효소의 활성을 증가시켜 아세틸콜린의 농도를 떨어뜨리고 스트레스/항스트레스 기전을 분자적으로 조절하는 여러 유전자를 활성화시킨다고 알려져 있다. 또한 이완/명상 훈련은 개별적인 유전자 활성을 보여 준다. 아세틸콜린과 모르핀은 산화질소를 생산하는 효소의 활성을 높이는데, 명상 수행자의 호흡에서 산화질소의 농도가 높아지는 이유로 추정된다. 산화질소는 염증성 핵 전사 인자인 'NFkappaB'를 억제하는 항염증 효과가 있고, 반대로 만성 스트레스의 경우 염증 반응을 촉진한다. 이러한 측면이 명상의 스트레스 조절 능력의 신경생리적 기반과 건강에 미치는 긍정적 효과와 연관된 것으로 보이나 향후의 연구가 있어야 할 것이다.

수련자 개인의 숙련도와 개인적 특성 또는 수행 순간의 감정 상태 등에 영향을 받기는 하지만 명상은 짧은 고조기 또는 특별한 순간, 황홀경, 깊은 열락, 만족, 내적 평화 등과 연관이 있다. 오늘날에는 이러한 현상과 연관이 있는 신경전달 물질로 도파민 등의 물질이 거론된다. 감마파의 진동이 고진폭으로 뇌의 전 영역에서 동기화되어 나타났을 때 '세계와 결합하는 경험' 같은 신비적 체험이 보고된 바 있다. 이 순간에 자아의 공간적 표현과 신체의 고유감각이 변화된 것으로 표현되었다. 비록 이 현상은 장기간 명상 수련을 한 숙련자에서만 보고되었지만 비슷한 현상이 향정신성 약물을 사용했을 때 또는 정신병리 상황에서 나타난다는 것을 고려할 때 분자적 기전을 유추할 수 있다. 이러한 상태는 명상 기반의 치료가 보일 수 있는 부작용에 해당할 수 있으므로 논란이 되고 있다.

🪷 마음챙김 명상의 신경과학적 측면

마음챙김 기반의 기법은 의식적으로 현재의 순간 지각할 수 있는 감정과 감각에 집중하는 데 중점을 둔다. 감정에 대해 확인하되 이를 평가하거나 의도적으로 변화시키고자 하지 않는 것이다. 예를 들어, 마음챙김에서 호흡이나 자세, 신체의 긴장, 고통 등을 관조하면서 자기감각을 훈련할 수 있고, 이러한 감각이 자신과 '떨어진' 것으로 볼 수 있다. 심리적·신체적 설명뿐 아니라 명상과 마음챙김의 기전을 신경과학적으로 설명하고자 하는 시도가 늘어나고 있다.

신경생리학적 측면

피질 활성화에 있어 전두엽 알파파 대칭 모델에 따르면, 좌측 전방의 뇌 활성은 긍정적 감정 및 면역 기능의 증진과 연관이 있다. 이 가정에 기반하여 데이비드슨(Davidson) 등은 마음챙김 과정을 거친 집단에서 대조군에 비해 독감 접종 시 생성되는 항체 역가가 높다는 것과 좌측 전두엽의 높은 활성도에 상관관계가 있다는 것을 발견하였다. 피질 활성이 증가할수록 항체 역가도 증가하였다. 이는 중심과 말초가 연속선상에 있는 것처럼 정신과 육체가 서로 연관되어 있다는 것을 보여 준다.

뉴버그(Newberg)와 이베르센(Iversen)은 명상 상태에서 발생하는 신경생리적 변화를 발견하였다. 이에 따르면 명상 중에는 인지, 감각수용, 감정, 내분비계-호르몬과 자율신경 활동에 영향을 주는 전반적인 뇌 활동을 담당하는 주요 대뇌 구조와 호르몬 및 자율신경계에 변화가 일어난다.

  뇌 활동의 기능적 변화 측면에서 러츠(Lutz) 등은 다년간 명상을 할 경우 특정 명상을 수행할 때 뇌파 중 동기화된 감마파가 증가하는 것을 관찰하였다. 이러한 파형은 높은 주의력이 요구되는 기능적 학습이 일어나는 과정과 같은 고위 의식 기능 및 인지 작업을 수행할 때 나타나는 파형과 같다. 그러나 이 연구에서는 일반적으로 뇌에서 나타나는 동기화된 고주파 파형에 비해 훨씬 넓은 영역에서 감마파가 관찰되었다. 감마파의 활성은 명상의 질에 대한 척도라 할 수 있다. 그러나 뇌파에서 이와 연관된 변화는 상대적으로 짧은 수련 기간 이후에도 관찰할 수 있다. 앞서 언급한 알파 및 감마파의 변화 외에 베타 밴드와 세타 밴드도 뇌의 일부 영역에서 나타날 수 있으나, 이는 장기수행자와 단기수행자 또는 초심자 사이에 유의한 뇌파 및 뇌의 생리적 차이가 있다. 그러므로 숙련도나 개인의 수행 기간, 개인적 특성 차이, 명상 기법에 따른 차이 또한 고려되어야 한다. 각 개인의 명상 경험의 질을 평가하기 위해서 세타 밴드(전두엽, 중앙선 부위에서 두드러짐)를 이완이나 '내적 반영(inner reflection)' '묵상'의 깊이를 재는 데 사용할 수 있다. 두정엽이나 두정-후두엽, 측두엽 부위의 감마 밴드는 '경계가 사라지는' 경험 또는 초월적 경험과 연관되어 있는 것으로 보인다. 특정 부위에서 시작하여 다른 영역으로 확장되는 파형의 동기화 또는 동시성의 발현은 일반적으로 좋은 신호로 여겨진다. 이러한 뇌파 밴드는 숙련된 수행자들에서 증가한 것이 일관되게 확인되었다. 알파파의 변화는 주로 초심자에게서 나타나는 변화였고 이는 눈을 감았을 때 나타나는 비특이적 이완과 연관이 있을 것으로 보인다.

  다양한 명상 방식에서 나타나는 뇌파 패턴을 보면, 첫째로 집중 명상 중 하나인 티베트 불교 전통 명상의 경우 높은 감마파와 연관이 있다. 초심자와 숙련자를 비교한 연구에서 숙련자에게 감마파/세타 및 알파파 비율이 높게 관찰되었고, 두정, 측두 및 전두엽에서의 감마파가 30배 이상 높게 나타났으며, 높은 전두-두정 영역의 감마파 동조가 일어난다. 다른 연구에서도 감마파 또는 높은 베타2파의 활성이 증가된 것이 나타났다. 둘째로 열린 지각 명상(Open monitoring)인 위파사나 명상은 전두엽의 세타 및 후두엽의 감마파와 연관이 있다. 선 명상은 전두엽 정중선 영역의 높은 세타파를 야기한다. 숙련 기간이 오래 될수록 높은 세타파의 상승을 보여 준다. 사하자(sahaja) 명상, 기공 등 다른 명상 기법에서도 높은 세타파가 관찰된다. 셋째로 초월 명상 수행에 대한 연구에서 전두엽의 높은 알파파 및 낮은 베타, 감마파가 반복적으로 관찰된다. 초월 명상과 비슷한 방식으로 수행된 기공 연구에서는 전반적인 알파파의 증가가 관찰되었다.

신경해부학적 측면

마음챙김 명상과 관련된 가장 중요한 소견은 마음챙김 명상이 뇌섬엽, 전두엽, 전대상회의 뇌 부위가 활성화시킨다는 것이다. 이러한 변화는 기능뿐 아니라 구조적 변화도 포함된다. 크레스웰(Creswell) 등은 마음챙김 명상을 오래 수련한 사람의 경우 증가된 전전두엽피질의 활성과 감정을 분류하는 편도체(amygdala)의 불활성을 보고하였다. 최근의 연구에서 8주간의 마음챙김 수련을 경험한 뒤 편도체가 '줄어드는' 구조적 변화가 있었던 것이 이를 뒷받침한다고 볼 수 있다. 이 연구에서 구조적 변화는 스트레스를 주관적으로 경험하는 정도를 줄이고 이에 더 잘 대처할 수 있는 양상과 양의 상관관계를 보였다. 이러한 결과들은 마음챙김 수련이 정동과 감정을 조절하는 신경 경로에 긍정적 영향을 미치는 가능성을 보여 준다.

또한 명상이 구조에 미치는 영향은 명상을 규칙적으로 하는 사람의 경우 피질의 다양한 영역이 두꺼워지는 양상을 보인다. 이 영역들은 주의와 기억, 내부 감각, 감각 처리 및 자기조절을 담당하는 영역이다.

작용 기전에 따른 분류

○ 주의조절

마음챙김 기법은 주의력을 한 곳에 집중하거나 넓게 분산시키는 것을 도울 수 있다. 규칙적 수련은 하나의 대상에 집중하여 이를 유지하는 능력을 배양하고, 어떠한 생각에 휩쓸릴 때 이를 알아채고 대응하도록 한다. 다른 한편으로는 '의식의 줄기'를 확장하면서 현재 일어나는 상황들을 넓게 인식하고 잘 받아들이도록 한다. 이 현상은 연구 상황에서뿐 아니라 일상생활에서도 나타나는 것이 확인되었다. 뇌에서 이를 연계하는 영역은 전전두엽피질과 전방대상피질(anterior cingulate cortex)이다. 사용할수록 단련된다는 말처럼 주의조절 훈련을 함으로써 뇌의 노화 속도를 늦출 수 있다는 것이 보고된 바 있다. 해당 뇌 영역에서 기능적 및 구조적 분화가 일어나고 신경연접들이 강화되면서 회백질의 밀도나 크기가 증가하는 것뿐 아니라 백질의 강화도 일어나는 것으로 보인다. '초심'을 유지하는 습관을 기르는 것 또한 뇌의 노화를 늦출 수 있다. 이런 현상은 뇌에서 기본 연접 상태(Default mode network)의 기본 활성도를 감소시키는 것과 연관이 있는 것으로 보인다. 이는 아직 후속 연구가 필요한 부분이다. 우리는 주의력이 증진되었을 때 기억력이 일반적으로 강화되는 것을 알고 있다. 이는 전전두엽에서의 작업 기억뿐 아니라 해마에서의 명시적 기억을 포함한다. 즉, 명상 수련은 자극 또는 작업 특이적 학습뿐 아니라 절차나 패턴 인식과 같은 학습을 증진시키고 정신 기능을 향상시켜 준다.

○ 감정조절

현대 신경생리학에서 변연계는 기능적으로 변연계 자가조절(limbic auto-reguation)이라 불리는 내적 정서 및 동기를 조절하는 세 개의 층위로 구분할 수 있다. 아래와 중간의 영역은 일반적으로 의식적으로는 조절하기 어려운 곳으로 감정이나 정서를 평가하는 편도체 등이 포함되어 있다. 그러나 위쪽 영역은 감정을 조절하는 데 영향을 주는 영역이다. 이 영역은 변연주위부(paralimbic)라 불리기도 하는 곳으로 전전두엽의 일부를 구성하기도 하는데 전반대상피질, 안와전두피질, 섬엽 등이 연관되어 있다. 이곳은 변연계와 피질 사이의 교량으로 기능하면서 동기부여 및 자가조절 기능을 담당한다. 한편으로 이성과 인지를 연계하면서 다른 한편으로는 정동과 감정을 연결하는데, 이러한 기능은 마음챙김 수련을 통해 강화될 수 있다. 논란의 여지는 있지만 이러한 연결은 강하게 연결된 부정적 감정과 인지가 악순환을 야기하는 것을 인지하고 이를 교정하는 데 이용될 수 있다. 하지만, 이 연결이 강하다는 것은 반대로 부정적 고리 역시 강하게 이어져 있다는 뜻이기도 하다. 다시 말해, 이 영역이 정신과 이성, 감정과 육체를 연결하기 때문에 이 부분을 활성화시키는 기법은 뇌의 통합적 작업에 영향을 미칠 수 있다. 육체와 정신의 연결은 실제하며 이 영역을 통해 관찰 및 평가할 수 있다. 명확한 영역이 존재하므로 스트레스와 정서를 조절하는 자가조절 능력은 개선될 수도 있다. 마음챙김 수련은 부정적인 정동과 정서의 체계적 탈감작화를 이룰 수 있다. 편도체의 기능을 억제하면서 해마의 두정측두엽 연접 및 후방대상피질(Posterior cingulate cortex) 연접을 강화시킬 수 있다. 이는 무엇이 중요한 것인지를 인지하는 기능을 증진시킬 수 있다는 것으로 볼 수 있다. 그러나 현재 후방대상피질 연접과의 관계는 논란의 여지가 남아 있다.

명상을 통해 '원치 않는' 자동사고 방식이나 스트레스 같은 불쾌한 외부 자극을 억제하고 고위 신경 구조의 통합 기능을 증진시킬 수 있다. 이를 통해 새로운 행동 방식이 나타나고 스트레스를 조절하는 능력이 배양되거나 느끼는 스트레스를 감소시킬 수 있다. 이는 통증에 대처하는 기능도 향상시켜 준다.

○ 신체 자각

마음챙김 수련이 체성감각 영역과 섬피질(insular cortex)의 기능 및 구조적 증진을 돕는다는 것은 일반적으로 알려진 사실이다. 이러한 관점에서 명상은 신체 자각을 훈련하면서

'체내 지도'의 정밀도를 확장시킬 수 있고, 외부 감각만큼 내부 감각에 대한 기능을 증진시킬 수 있다. 이 과정에서 뇌의 띠이랑(cingulum)이 연관되어 있는데, 이곳은 현재의 경험 속에서 '오류'를 찾고 걸러 내어 빠르게 인식하도록 돕는 영역이다. 이 영역을 통해 명상을 지속적으로 하는 사람은 자신의 좋은 감정에 더 밀접하게 접근하여 '좋은' 느낌을 받을 수 있다. 신체 자각을 통해 신체 내부에서의 감각을 더욱 선명하게 느끼는 과정에서 직관이나 직감이 향상된다. 등쪽 선조체(dorsal striatum)와 연관된 절차 기억 능력 또한 증진된다. 이러한 향상은 스트레스에 대한 반응 같은 자신의 신체에 일어나는 것을 빠르게 알아차리는 것뿐 아니라 어떠한 것이 적절하고 효과적인 반응인지 알아내도록 돕는다. 또한 위험 신호에 대해 효율적으로 알아차릴 수 있다.

이와 더불어 마음챙김은 타인과의 관계를 밀접하게 유지하는 것도 도와준다. 신체 자각이 증진시키는 영역은 타인을 대할 때 필요로 하는 영역과 겹치기 때문이다. 일반적으로 거울 뉴런 영역은 전전두엽과 밀접한 연접을 하는 측두엽 및 두정-측두엽 영역에 있다고 여겨진다. 공감 및 동정심은 타인에게 공감하기 위한 정서적 기능이면서 타인이 어떻게 생각하고 받아들일지 알아채는 인지 기능인데, 이 능력 또한 향상되는 것으로 보고되었다. 동정심과 이타주의는 명상을 통해 함양될 수 있고 전전두엽이나 안와전두엽, 중뇌의 도파민 영역 및 전전두-변연계 연결성의 강화가 이와 관련된 것으로 보인다.

○ 자기 관점

여러 연구에서 마음챙김 수련이 더욱 정돈된 자기 관점을 이끌어 낸다는 결과가 있었다. 자신에 대한 상념(ideas of the self)과 실제의 자각(actual self-perception)을 더욱 명확하게 구별할 수 있다는 것이다. 이러한 현상은 통증조절에 대한 연구에서도 관찰되었다. 마음챙김 수련 과정에서 수련자들은 생각이나 감각, 감정에 대해 분별하지 않는 것을 배운다. 이러한 태도는 '탈융합(decentering)' 또는 '비판단'이라고 불리며 마음챙김을 통해 수련할 수 있다. 이를 통해 정신적 스트레스나 생각, 감정을 더 잘 다룰 수 있고 과도한 부정적 자아 신념을 줄이며 부정적인 결과를 떠올리는 것을 줄일 수 있다. 이는 자기효능적 경험이나 진정한 내적 조절의 경험이라 말할 수 있다. 신경생리적으로 이러한 과정은 일차적 인지조절('더 이상 아프고 싶지 않아' '나는 통증에 대처할 수 있어')와 같은 차원에 머무르기보다는 통증을 다루는 방식의 변화라 할 수 있다('나는 이 아픔을 어떻게 하려고 하지 않고 그대로 받아들인다' '이 통증은 나를 불편하게 하지 않아'). 마음챙김은 전방대상피질(anterior cingulate cortex)이나 섬엽(insular)과 같은 감각계와 내부수용 영역에 관여함으로써 통각 수용 및 통증에 대한 예측을 조절하는 것으로 보인다. 이러한 긍정적 조절 경험은 스스로의 건강에 대한 책임을 질 수 있도록 한다. 일부 연구에서는 마음챙김 수련을 통해 내적 판단이 감소하고 대신 자아 자각, 통합적 수용 능력이 증진되며 일관성 및 연결성이 강화된다고 주장한다. 여러 문헌에서 '자기'란 자기참조, 자아상과 같은 자기귀속적 속성과 '평가구조'와 같은 자아 중심적 관점을 포함한다. 자아 중심적 관점은 신경학적으로 내측 전전두엽피질을 포함하는 뇌의 중심선 영역과 연관된다. 마음챙김 수련을 통해 자기에 대한 비판단에 초점을 맞추면 섬엽이나 체성감각 피질과 같은 뇌의 측면 영역의 활성이 일어난다.

일반적으로 마음챙김은 자아와 달리 '자기'를 강화하는 경향이 있고, 경험에 대한 평가나 판단을 줄이는 것으로 알려져 있다. 이는 경험에 대처하는 여러 방식 중에서 유연하게 이를 다루고 인식하는 방식으로 전환하는 수련이라 할 수 있다. '기본 상태(default mode)'는 뇌의 중앙선상의 구조물에서 확인할 수 있는 휴지 상태 연접(resting state network)으로, 내적 표상이나 자기연관 공상 등과 연관이 있는데 마음챙김 수련의 자가조절 접근을 통해 조율될 수 있다. 마음챙김 수련은 마음속에 떠오르는 것이 어떤 것이든 이에 상관하지 않으면서 '정신의 자연적 상태'에 머물러 휴지 상태(resting state)를 유지하고, 다른 한편으로는 공상을 줄이는 등 기본 연접 상태의 활성을 억제하는 효과가 있다. 이러한 부분은 평가하기 위해서는 후속연구가 필요하겠지만 마음챙김이 자기관점 기능을 증진시키고 정신적·내적 유연성을 향상시킨다고 말할 수 있다.

뇌의 활성을 조절하는 것과 같은 맥락에서 마음챙김은 궁극적으로는 행동조절에 있어서도 더 나은 방향을 나타낼 수 있다. 내적 조절 능력의 증진은 자기효능감과 '내면의 힘'을 향상시킬 수 있다. 이는 건강보건 체계에서 중요한 역할을 하는 것으로, 특히 중독 치료나 생활습관조절과 밀접한 관련이 있다. 또한 마음챙김은 뇌의 정중선 영역과 측면 영역의 연접을 기능적으로 통합시키면서 거울상 뉴런에 영향을 미치고 조화 및 공감 기능에 긍정적인 효과를 준다.

🪷 정리

명상은 정신적·신체적·분자적 수준에서 스트레스에 대한 길항작용을 한다고 정리할 수 있다. 이러한 효과는 연구자들의 주관적인 평가일 수 있으나 적절한 방법을 통해 객관적으로 증명될 수 있다. 기분과 정동의 증진이나 주관적으로 경험하는 이완, 행복, 단순한 기쁨 등도 명상 수행자에게서 보고된 바 있다. 이러한 것을 토대로 내적 동기부여 및 보상 회로가 명상과 연관되어 있고 자기조절과 직접적 관계가 있다고 추론할 수 있다.

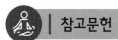

Aftanas, L. I., & Golocheikine, S. A. (2001). Human anterior and frontal midline theta and lower alpha reflect emotionally positive state and internalized attention: High-resolution EEG investigation of meditation. *Neuroscience Letters, 310*, 57-60.

Aftanas, L. I., & Golocheikine, S. A. (2002). Non-linear dynamic complexity of the human EEG during meditation. *Neuroscience Letters, 330*, 143-146.

Benson, H., & Klipper, M. Z. (2000). *The relaxation response.* New York: Harper Collins.

Bishop, S. R., Lau, M., Shapiro, S., Carlson, L., Anderson, N. D., Carmody, J., Segal, Z. V., Abbey, S., Speca, M., Velting, D., & Devins, G. (2004). Mindfulness. A proposed operational definition. *Clinical Psychology: Science and Practice, 11*(3), 230-241.

Brand, S., Holsboer-Trachsler, E., Naranjo, J. R., & Schmidt. S. (2012). Influence of mindfulness practice on cortisol and sleep in long-term and short-term meditators. *Neuropsychobiology, 65*, 109-118.

Cahn, B. R., Delorme, A., & Polich. J. (2010). Occipital gamma activation during Vipassana meditation. *Cognitive Processing, 11*, 39-56.

Cahn, B. R., Delorme, A., & Polich, J. (2012). Event-related delta, theta, alpha, and gamma correlates to auditory oddball processing during Vipassana meditation. *Social Cognitive and Affective Neuroscience, 8*, 100-111.

Creswell, J. D., Way, B. M., Eisenberger, N. I., & Lieberman, M. D. (2007). Neural correlates of dispositional mindfulness during affect labeling. *Psychosomatic Medicine, 69*, 560-565.

Critchley, H. D., Melmed, R. N., Featherstone, E., Mathias, C. J., & Dolan, R. J. (2001). Brain activity during biofeedback relaxation: A functional neuroimaging investigation. *Brain, 124*, 1003-1012.

Davidson, R. J. (1998). Anterior electrophysiological asymmetries, emotion, and depression: Conceptual and methodological conundrums. *Psychophysiology, 35*, 607-614.

Davidson, R. J., Kabat-Zinn, J., Schumacher, J., Rosenkranz, M., Muller, D., Santorelli, S. F., Urbanowski, F., Harrington, A., Bonus, K., & Sheridan, J. F. (2003). Alterations in brain and immune function produced by mindfulness meditation. *Psychosomatic Medicine, 65*, 564-570.

Desbordes, G., Negi, L. T., Pace, T. W. W., Wallace, B. A., Raison, C. L., & Schwartz, E. L. (2012). Effects of mindful-attention and compassion meditation training on amygdala response to emotional stimuli in an ordinary, non-meditative state. *Frontiers in Human Neuroscience, 6*, 292.

Ernst, S., Welke, J., Heintze, C., Gabriel, R., Zöllner, A., Kiehne, S., Schwantes, U., & Esch, T. (2008). Effects of mindfulness- based stress reduction on quality of life in nursing home residents: A feasibility study. *Forschende Komplementärmedizin, 15*, 74-81.

Esch, T., & Stefano, G. B. (2004). The neurobiology of pleasure, reward processes, addiction and their health implications. *Neuroendocrinology Letters, 25*, 235-251.

Esch, T., & Stefano, G. B. (2005). The neurobiology of love. *Neuroendocrinology Letters, 26*, 175-192.

Esch, T., & Stefano, G. B. (2010). The neurobiology of stress management. *Neuroendocrinology Letters, 31*, 19-39.

Esch, T., & Stefano, G. B. (2011). The neurobiological link between compassion and love. *Medical Science Monitor: International Medical Journal of Experimental and Clinical Research, 17*, RA65-RA75.

Esch, T., Stefano, G. B., Fricchione, G. L., & Benson, H. (2002). An overview of stress and its impact in immunological diseases. *Modern Aspects of Immunobiology, 2*, 187-192.

Esch, T., Stefano, G. B., & Fricchione, G. L. (2003). The therapeutic use of the relaxation response in stress-related diseases. *Medical Science Monitor: International Medical Journal of Experimental and Clinical Research, 9*, RA23-RA34.

Esch, T., Guarna, M., Bianchi, E., & Stefano, G. B. (2004a). Meditation and limbic processes. *Biofeedback, 32*, 22-32.

Esch, T., Guarna, M., Bianchi, E., Zhu, W,. & Stefano, G. B. (2004b). Commonalities in the central nervous system's involvement with complementary medical therapies: Limbic morphinergic processes. *Medical Science Monitor: International Medical Journal of Experimental and Clinical Research, 10*, MS6-MS17.

Esch, T., Duckstein, J., Welke, J., & Braun, V. (2007). Mind/body techniques for physiological and psychological stress reduction: Stress management via Tai Chi training - a pilot study. *Medical Science Monitor: International Medical Journal of Experimental and Clinical Research, 13*, CR488-CR497.

Esch, T., Sonntag, U., Esch, S. M., & Thees, S. (2013). Stress management and mind-body medicine: A randomized controlled longitudinal evaluation of students' health and effects of a behavioral group intervention at a middle-size German University (SM-MESH). *Forschende Komplementärmedizin, 20*, 129-137. doi:10.1016/j.ctcp.2009.01.003.

Farb, N. A. S., Segal, Z. V., Mayberg, H., Bean, J., McKeon, D., Fatima, Z., & Anderson, A. K. (2007). Attending to the present: Mindfulness meditation reveals distinct neural modes of self-reference. *Social Cognitive and Affective Neuroscience, 2*, 313-322.

Fjorback, L. O., Arendt, M., Ornb∅l, E., Fink, P., & Walach, H. (2011). Mindfulness-based stress reduction and mindfulness-based cognitive therapy: A systematic review of randomized controlled trials. *Acta Psychiatrica Scandinavica, 124*, 102-119.

Gard, T., Hölzel, B. K., Sack, A. T., Hempel, H., Lazar, S. W,. Vaitl, D., & Ott, U. (2012). Pain attenuation through mindfulness is associated with decreased cognitive control and increased sensory processing in the brain. *Cerebral Cortex, 22*, 2692-2702.

Grossman, P., Niemann, L., Schmidt, S., & Walach, H. (2004). Mindfulness-based stress reduction and health benefits. A meta-analysis. *Journal of Psychosomatic Research, 57*, 35-43.

Hölzel, B. K., Ott, U., Hempel, H., Hackl, A., Wolf, K., Stark, R., et al. (2007). Differential engagement of anterior cingulate and adjacent medial frontal cortex in adept meditators and non-meditators. *Neuroscience Letters, 421*, 16-21.

Hölzel, B. K., Ott, U., Gard, T., Hempel, H., Weygandt, M., Morgen, K., & Vaitl, D. (2008). Investigation of mindfulness meditation practitioners with voxel-based morphometry. *Social

Cognitive and Affective Neuroscience, 3, 55-61.

Hölzel, B. K., Carmody, J., Evans, K. C., Hoge, E. A., Dusek, J. A., Morgan, L., et al. (2010). Stress reduction correlates with structural changes in the amygdala. *Social Cognitive and Affective Neuroscience, 5,* 11-17.

Hölzel, B. K., Carmody, J., Vangel, M., Congleton, C., Yerramsetti, S. M., Gard, T., & Lazar, S. W. (2011a). Mindfulness practice leads to increases in regional brain gray matter density. *Psychiatry Research, 191,* 36-43.

Hölzel, B. K., Lazar, S. W., Gard, T., Schuman-Olivier, Z., Vago, D. R., & Ott, U. (2011b). How does mindfulness meditation work? Proposing mechanisms of action from a conceptual and neural perspective. *Perspectives on Psychological Science, 6,* 537-559.

Infante, J. R., Torres-Avisbal, M., Pinel, P., Vallejo, J. A., Peran, F., Gonzalez, F., et al. (2001). Catecholamine levels in practitioners of the transcendental meditation technique. *Physiology and Behavior, 72,* 141-146.

Jung, Y. H., Kang, D. H., Jang, J. H., Park, H. Y., Byun, M. S., Kwon, S. J., Jang, G. E., Lee, U. S., An, S. C., & Kwon, J. S. (2010). The effects of mind-body training on stress reduction, positive affect, and plasma catecholamines. *Neuroscience Letters, 479,* 138-142.

Jung, Y. H., Kang, D. H., Byun, M. S., Shim, G., Kwon, S. J., Jang, G. E., Lee, U. S., An, S. C., Joon, H. J., & Kwon, J. S. (2012). Influence of brain- derived neurotrophic factor and catechol O-methyl transferase polymorphisms on effects of meditation on plasma catecholamines and stress. *Stress, 15,* 97-104.

Kabat-Zinn, J. (1990). *Full catastrophe living: Using the wisdom of your body and mind to face stress, pain, and illness.* New York: Delta.

Kang, D. H., Jo, H. J., Jung, W. H., Kim, S. H., Jung, Y. H., Choi, C. H., Lee, U. S., An, S. C., Jang, J. H., & Kwon, J. S. (2013). The effect of meditation on brain structure: cortical thickness mapping and diffusion tensor imaging. *Social Cognitive and Affective Neuroscience, 8,* 27-33.

Kerr, C. E., Jones, S. R., Wan, Q., Pritchett, D. L., Wasserman, R. H., Wexler, A., Villanueva, J. J., Shaw, J. R., Lazar, S. W., Kaptchuk, T. J., Littenberg, R., Hämäläinen, M. S., & Moore, C. I. (2011). Effects of mindfulness meditation training on anticipatory alpha modulation in primary somatosensory cortex. *Brain Research Bulletin, 85,* 96-103.

Lazar, S. W. (2011). *The meditating brain.* Berlin: 4. Europäischer Kongress für Integrative Medizin.

Lazar, S. W., Bush, G., Gollub, R. L., Fricchione, G. L., Khalsa, G., & Benson, H. (2000). Functional brain mapping of the relaxation response and meditation. *Neuroreport, 11,* 1581-1585.

Lazar, S. W., Kerr, C. E., Wasserman, R. H., Gray, J. R., Greve, D. N., Treadway, M. T., McGarvey, M., Quinn, B. T., Dusek, J. A., Benson, H., Rauch, S. L., Moore, C. I., & Fischl, B. (2005). Meditation experience is associated with increased cortical thickness. *Neuroreport, 16,* 1893-1897.

Lustyk, M. K., Chawla, N., Nolan, R. S., & Marlatt, G. A. (2009). Mindfulness meditation research: Issues of participant screening, safety procedures, and researcher training. *Advances in Mind Body Medicine, 24,* 20-30.

Lutz, A., Greischar, L. L., Rawlings, N. B., Ricard, M., & Davidson, R. J. (2004). Long-term meditators self-induce high-amplitude gamma synchrony during mental practice. *Proceedings of the National Academy of Sciences of the United States of America, 101*, 16369-16373.

Manoch, R., Gordon, A., Black, D., Malhi, G., & Seidler, R. (2009). Using meditation for less stress and better wellbeing: A seminar for GPs. *Australian Family Physician, 38*, 454-458.

Marchand, W. R. (2012). Mindfulness-based stress reduction, mindfulness-based cognitive therapy, and zen meditation for depression, anxiety, pain, and psychological distress. *Journal of Psychiatric Practice, 18*, 233-252.

Mendelson, T., Greenberg, M. T., Dariotis, J. K., Gould, L. F., Rhoades, B. L., & Leaf, P. J. (2010). Feasibility and preliminary outcomes of a school-based mindfulness intervention for urban youth. *Journal of Abnormal Child Psychology, 38*, 985-994.

Newberg, A. B., & Iversen, J. (2003). The neural basis of the complex mental task of meditation: neurotransmitter and neurochemical considerations. *Medical Hypotheses, 61*, 282-291.

Newberg, A., Alavi, A., Baime, M., Pourdehnad, M., Santanna, J., & d'Aquili, E. (2001). The measurement of regional cerebral blood flow during the complex cognitive task of meditation: A preliminary SPECT study. *Psychiatry Research, 106*, 113-122.

Newberg, A. B., Wintering, N., Waldman, M. R., Amen, D., Khalsa, D. S., & Alavi, A. (2010). Cerebral blood flow differences between long-term meditators and non-meditators. *Consciousness and Cognition, 19*, 899-905.

Ott, U. (2010). *Meditation für Skeptiker.* München: O. W. Barth.

Petermann, F., & Vaitl, D. (2009). *Entspannungsverfahren: Das Praxishandbuch.* Beltz: Weinheim.

Rossano, M. (2007). Did meditating make us human? *Cambridge Archaeological Journal, 17*(1), 47-58.

Salzberg, S., & Kabat-Zinn, J. (2000). Achtsamkeit als Medikament. In D. Goleman (Ed.), *Die heilende Kraft der Gefühle*, (pp. 134-181). München: Dt. Taschenbuch-Verl.

Schmidt, S., Grossman, P., Schwarzer, B., Jena, S., Naumann, J., & Walach, H. (2011). Treating fibromyalgia with mindfulness-based stress reduction: Results from a 3-armed randomized controlled trial. *Pain, 152*, 361-369.

Stefano, G. B., & Esch, T. (2005). Integrative medical therapy: Examination of meditation's therapeutic and global medicinal outcomes via nitric oxide. *International Journal of Molecular Medicine, 16*, 621-630.

Stefano, G. B., Benson, H., Fricchione, G. L., & Esch, T. (2005). *The stress response: Always good and when it is bad.* New York: Medical Science International.

Stefano, G. B., Fricchione, G. L., & Esch, T. (2006). Relaxation: Molecular and physiological significance. *Medical Science Monitor: International Medical Journal of Experimental and Clinical Research, 12*, HY21-HY31.

Thees, S., Gobel, J., Jose, G., Bohrhardt, R., & Esch, T. (2012). Die Gesundheit von Studierenden im Bologna-Prozess: Untersuchungen zu Gesundheitsverhalten, Stress und Wohlbefinden zei- gen Handlungsbedarf. *Prävention und Gesundheitsförderung, 3*, 196-202.

van Leeuwen, S., Müller, N. G., & Melloni, L. (2009). Age effects on attentional blink performance in meditation. *Consciousness and Cognition, 18*, 593-599.

Vestergaard-Poulsen, P., van Beek, M., Skewes, J., Bjarkam, C. R., Stubberup, M., Bertelsen, J., & Roepstorff, A. (2009). Long-term meditation is associated with increased gray matter density in the brain stem. *Neuroreport, 20*, 170-174.

Vøllestad, J., Nielsen, M. B., & Nielsen, G. H., (2012). Mindfulness- and acceptance-based interventions for anxiety disorders: A systematic review and meta-analysis. *British Journal of Clinical Psychology, 51*, 239-260.

Wang, D. J., Rao, H., Korczykowski, M., Wintering, N., Pluta, J., Khalsa, D. S., & Newberg, A. B. (2011). Cerebral blood flow changes associated with different meditation practices and perceived depth of meditation. *Psychiatry Research, 191*, 60-67.

Yu, X., Fumoto, M., Nakatani, Y., Sekiyama, T., Kikuchi, H., Seki, Y., Sato-Suzuki, I., & Arita, H. (2011). Activation of the anterior prefrontal cortex and serotonergic system is associated with improvements in mood and EEG changes induced by Zen meditation practices in novices. *International Journal of Psychophysiology, 80*, 103-111.

Chapter

8

명상의 심리적 기전

✎ 김혜금

🪷 메타인지적 알아차림의 향상

마음챙김 명상의 중요한 요소 중 하나는 불교 심리학에서 핵심으로 생각하는 '영원하고 변하지 않는 것은 아무것도 없다'는 사실에 기초한다. 마음챙김 명상 훈련을 하면 모든 경험이 발생하고 사라질 때 관찰된다. 그 과정에서 끊임없이 변화하는 것을 알아차리고, 따라서 모든 경험이 일시적이라는 것을 이해한다. 이러한 마음챙김적이고 비판단적인 관찰은 의식의 내용과의 동일시로부터 분리를 촉진해 준다. 마음챙김 기반 치료를 다룬 문헌에서는 '자신의 사고나 감정을 그 자체로 진실되고 정확하다기보다는, 마음의 일시적인 사건으로 관찰할 수 있는 능력'을 일컫는 용어들로 메타인지적 알아차림(metacognitive awareness), 탈중심화(decentering), 탈융합(defusion), 거리두기(distancing), 그리고 재인식(reperceiving)을 다소 혼용하여 사용하고 있다. 명상 훈련을 통해, 의식의 내용, 즉 자신의 생각과 자신을 동일시하지 않고, 더 명확하고 객관성 있는 자신의 순간 순간의 경험을 볼 수 있다. 이러한 과정을 통해 감정과 행동의 습관적 패턴에 대한 통찰력과 분석을 위해 관찰자의 관점에서 개인의 즉각적인 경험을 벗어남으로써 자신의 '지각'과 '반응' 사이에 '공간'을 도입하는 치료 과정이 된다. 명상을 통해 성취된 통찰력은 사고가 주관적이고 일시적이라는 인식을 제공하여 '비집착(non-attachment)'를 촉진하고 웰빙 및 대인 관계 기능에 대한 만족을 향상시킨다고 보고되었다.

🪷 감정조절

감정조절은 기전에 따라 두 가지 유형으로 나뉜다. 첫째는 선행-초점의 방식(antecedent-focused strategies)으로, 감정이 유발되는 요인을 조절하는 기전으로, 흔히 인지적 재평가(cognitive reappraisal)가 동반되는 과정이다. 둘째는 반응-초점의 방식(response-focused strategies)으로, 이미 발생한 감정의 표현을 억제하는 방식(expressive suppression)이다. 전자의 인지적 재평가를 통한 감정조절은 감정 처리 과정에서 맥락의 선택 또는 변경을 제어하는 것에 집중한다. 즉, 그들의 정서적 충격을 수정하는 방식으로 정서적 자극을 적극적으로 재해석한다. 이는 외측전전두엽 영역의 하향식 조절(top-down regulation)과 관련되며, 안와-전두피질(orbito-frontal cortex)의 억제성 기능이 연관된다.

그렇다면 명상은 어떤 기전으로 감정조절을 하는가? 이에 대한 연구는 동시에 상반된 결과를 보고하고 있다. 우선 상향식 조절 과정(bottom-up process)라고 주장하는 연구자들의 보고가 있는데, 감정적으로 현저한, 특히 불쾌한 자극을 인지적으로 재평가하려는 시도가 아닌 무비판적인 태도로 이를 온전히 경험함으로써 효과가 있다는 주장이다. 실제 연구 결과에서 마음챙김 명상 훈련은 감정적으로 현저한 자극에 대한 반응으로 전전두피질 영역, 특히 외측전전두피질 및 안와전두피질의 활성화없이 변연계(편도체 및 줄무늬 체)의 활성화 감소와 관련되었다. 반면, 마음챙김 명상의 감정조절은 하향식 조절(top-down process)라고 주장되기도 하였다. 마음챙김 명상은 긍정적인 재평가를 촉진하는 것이 중요한 요소라는 것을 강조하며, 마음챙김 명상 훈련은 감정조절과 관련된 재평가와 연관되는 전전두피질 영역의 활성화와 관련된다고 보고되었다. 이러한 기전의 차이는 마음챙김 명상 훈련의 숙련도에 따라서 달라진다고 주장한 연구도 있다. 즉, 단기간의 마음챙김 훈련가는 감정을 재평가하는 과정을 통한 기전을 좀 더 많이 사용하고, 숙련된 훈련가는 조금 더 분리된 방식(detached manner)으로 관찰하는 능력이 가능하다는 주장이다. 실제 신경생물학적 증거에서도 마음챙김 명상의 초심자들은 명상 동안 전전두피질의 활성이 조금 더 많이 관찰된다고 하였는데, 이들은 부정적인 장면에서 배내측 및 배외측 전전두피질(dorsomedial and dorsolateral prefrontal cortex)의 활성이 증가하였다고 보고되었고, 다른 연구에서는 마음챙김에 기반한 스트레스 완화(Mindfulness-Based Stress Reduction: MBSR)

훈련 이후 복외측전전두피질(ventrolateralprefrontal cortex)의 활성이 증가되었다고 보고하였다. 이에 반해, 마음챙김 명상 숙련자의 경우 내측 전전두피질의 활성이 오히려 감소되었는데, 이들은 감정적인 상황에서 이를 더 수용할 수 있고 재평가를 위한 노력의 필요성이 줄어든다고 볼 수 있다.

✿ 자동적 사고와 자기참조적 사고의 감소

자동적 사고(automatic thoughts)는 무의식적으로 시작되며, 방해하거나 예방하기가 쉽지 않다. 즉, 의식이 의식적으로 주의를 끌지 못하는 경우 디폴트 양상 신경망(Default Mode Network: DMN)이 비자발적으로 시작된다. 마음챙김 명상을 통한 사고에 대한 객관적 인식은 사고를 '단지 생각'으로 해석하고 비합리적 부정적인 사고를 사실로 믿는 것을 방지한다. 마음챙김 명상을 통해서 이러한 자동적 사고를 객관적으로 인식하는 것은 마음챙김 기반 치료가 우울증, 불안증 그리고 스트레스를 줄이는 주요 기전으로 알려져 있다.

과거 및 미래에 대한 생각 중 반복되는 부정적 생각(repetitive negative thoughts)은 주로 미래에 대한 걱정(worry), 그리고 주로 과거에 대한 반추(rumination)가 있다. 이 두 가지는 서로 긴밀하게 연결된다고 하며, 광범위한 정신병리 및 정신건강의학적 질환에서 동반되는 증상이다. 마음챙김 명상에서는 지금 여기(here and now)에서 나에게 일어나는 모든 생각과 느낌, 몸의 감각을 있는 그대로 알아차릴 수 있도록 훈련된다. 걱정이나 반추가 일어날 때 이를 알아차리고, 다시 호흡이나 신체 감각 등을 사용하여 이곳으로 돌아올 수 있도록 한다. 우울증에 대한 마음챙김에 기반한 인지치료(Mindfulness-Based Cognitive Therapy: MBCT)의 효과의 매개체로서의 반추의 효과를 발견하였다고 보고한 연구가 있었고, 최근 보고된 메타분석에서는 5개의 무작위 대조군 연구와 3개의 준실험적 연구가 포함된 분석 결과 반복되는 부정적 생각이 마음챙김 기반 치료의 정신건강에 대한 결과를 유의하게 매개한다고 보고하였다.

디폴트 양상 신경망의 일부분, 특히 대뇌피질정중선구조(Cortical Midline Structures: CMS)는 내측전전두엽(medial prefrontal cortex), 전측대상피질(anterior cingulate cortex), 그리고 후내측피질(posteromedial cortices: PMCs)을 포함하는데, 이 부위는 자동적 사고에서 중요한 역할을 한다고 알려져 있으며 이 부위의 활성 감소는 자동적 사고의 감소와 연관된다고 보고되었다. 대뇌피질정중선구조는 자기참조적 사고(self-referential thinking)에도 관여하는데, 자기참조적 사고는 기분 및 불안 장애와 관련된다고 알려진 일종의 자동적 사고다. 마음챙김 명상은 디폴트 양상 신경망 영역, 특히 대뇌피질정중선구조에 영향을 미침으로써 비적응적 습관적 자기관(self-view)을 약화시킨다. 실제로 MBSR은 자기에 대한 긍정적인 관점을 증가시켰다고 보고되며, 부정적인 자기관을 가지고 있을 때 MBSR 시 배내측전전두엽(dorsomedialprefrontal cortex) 활동 증가는 사회 불안(social anxiety) 감소 및 마음챙김 증가와 유의한 관련이 있었다.

🪷 집중력의 조절

집중력(attention)의 향상은 마음챙김 명상 훈련의 핵심 요소 중 하나다. 마음챙김 명상의 전통에 맞춘 집중 명상에 대한 일반적인 지침은 다음과 같다. "들어오고 나가는 호흡에 집중하십시오. 주의를 흐트리지 말고 주의를 유지하십시오. 산만해지면 조용히 호흡에 관심을 돌려 다시 시작하십시오." 집중력 훈련은 사고 패턴, 감정 및 감각 지각에 대한 무비판적인 인식을 유지하는 능력을 향상시킨다. 이러한 인식은 생각과 감정으로부터 거리를 확보하여 지나치게 강렬해지지 않도록 도와준다.

집중력은 세 가지 구성 요소로 이루어진다. 경보(alerting), 지향(orienting) 그리고 실행적 조절(executive control)이다. 첫 번째 경보 단계에서는 들어오는 자극에 대비하여 경보 상태를 유지하는 상태로, 우측으로 편재된(right lateralized), 전두-두정-시상 신경망(frontal-parietal-thalamic network)이 중요한 부위로 기능한다. 두 번째 지향 단계에서는 많은 자극 중 하나 이상의 항목에 선택적으로 집중하는 단계다. 이 단계에서는 뇌 부위 중 후측 두정엽(posterior parietal lobe), 안구 영역을 담당하는 중뇌의 상구(superior colliculusof the midbrain), 시상침(pulvinar) 그리고 시상의 망상핵(reticulate nucleus)이 중요한 기능을 한다. 마지막 세 번째 단계는 실행적 조절 단계로, 모니터링, 오류 탐지 및 갈등 해결, 습관적 행동 극복 등의 실행 기능을 담당하며, 전측 집중력 체계로 알려진 전측대상피질, 가측전 두엽 그리고 기저핵(basal ganglia)이 담당한다.

마음챙김 명상이 집중력 향상에 영향을 주는 기전에 대한 연구 결과는 다양하게 보고되어 있다. 이는 각 연구마다 명상의 종류, 훈련 기간 등이 상이하고, 집중력 구성 요소 중 어느 부분에 영향을 주는가에 따라 다양한 결과가 나올 수 있기 때문으로 보인다. 단기간 집중적인 마음챙김 명상 훈련이 갈등 모니터링을 포함한 집중력 및 자기조절 향상에 도움이 된다는 연구, 3개월간의 마음챙김 명상이 실행 기능과 관련된 집중력 향상과 연관된다고 보고한 단면 연구, 2010년 보고된 한 연구에서는 3개월간 사마타 마음챙김 훈련이 대조군에 비해 시각적 타깃에 대한 지향(orienting) 능력뿐 아니라 경보(alerting) 상태를 유지하는 능력을 향상시켰다고 보고하였고, 2014년 보고된 무작위 대조군 연구에서는 8주간의 MBSR 훈련을 시행하였을 때, 대조군에 비해서 경보(alerting) 상태를 유지하는 지속적인 집중력(sustained attention)의 유의한 향상은 발견되지 않았으나, 지향(orienting) 능력의 향상은 발견되었다고 보고하였다. 14명의 명상가가 호흡 명상을 하는 동안 뇌 스캔을 시행한 연구에서는 마음이 떠돌고 있을 때는 기본 상태 회로의 활성이 나타났고, 이를 알아차릴 때는 현출성 신경망(salience network)이 활성되었으며, 집중력을 옮기거나 유지할 때 실행적 신경망(executive network)가 활성화된다고 보고하였다.

집중력에 대한 마음챙김 명상의 효과와 관련된 뇌 부위는 전측대상피질이 가장 일관되게 보고된다. 마음챙김 명상에 의해 기능적인 변화가 관찰되는 다른 집중력 관련 뇌 영역은 배외측전전두피질(dorsolateral prefrontal cortex), 두정 집중력 영역, 조가비핵(putamen) 등이 있다. 또한 마음챙김 기반 치료는 외적 자극에 대한 집중뿐 아니라, 현재의 순간에 발생하는 내장적인 신체 감각에 대한 집중력(interoceptive attention)의 향상을 촉진한다. 이와 관련되어 내장적인 감각에 중요한 부위인 섬엽(insula)의 활성 변화 또한 보고되었다.

🪷 자기연민

자기연민(self-compassion)의 개념은 마음챙김과 밀접한 관련이 있다. 네프(Neff)에 의한 정의에 따르면, 자기연민은 세 가지 요소로 구성된다. 첫 번째는 자기친절(self-kindness)로, 고통스럽거나 부적절하다고 느끼는 상황에서 자기 자신에 가혹하고 비판적이기보다는 친절하고 이해력 있는 태도를 가지는 것을 말한다. 두 번째는 공통의 인간성(common humanity)으로, 분리하고 고립시키는 것으로 보는 것보다 더 큰 인간경험의 일부로서 자신의 경험을 감지하는 것이다. 세 번째는 마음챙김(mindfulness)으로, 자신의 고통스러운 감정과 생각을 그것들과 지나치게 동일시하기보다 균형잡힌 알아차림으로 경험할 수 있는 능력을 말한다. 개념 자체에서도 알 수 있듯이, 마음챙김과 자기연민은 밀접하게 관련되어 있으며, 한 연구에서는 마음챙김 척도의 총 점수와 자기연민 척도의 총 점수의 상관관계를 보고하기도 하였다. 또한 마음챙김의 변화는 자기연민의 변화를 예측할 수 있다는 연구 결과도 보고되어 있으며, 자기연민이 부분적으로 마음챙김과 웰빙 사이의 관계를 중재한다고 주장되기도 하였다. 쿠이켄(Kuyken) 등은 우울증상에 대한 MBCT 중재의 긍정적인 효과가 치료를 통한 자기연민의 향상에 의해 매개된다는 것을 발견했다. 더 최근 연구에서는 불안 장애가 있는 환자에서 자기연민 척도(Self-Compassion Scale)의 점수는 마음챙김 집중력 알아차림 척도(Mindful Attention Awareness Scale)의 점수보다 증상의 중증도 및 삶의 질과 더 강력하게 관련이 있다고 보고하였다.

실제 마음챙김 명상은 일반적으로 다른 존재에 대한 동정뿐만 아니라 자기 동정심을 길러 주기 위해 의도적으로(암시적 또는 명시적으로) 훈련하게 된다. 이러한 정도는 명상 종류에 따라 다소 다양한 편인데, 일반적인 마음챙김 명상의 지침은 다음과 같다. "마음이 떠돌아다니고 있음을 알 때마다 상냥하고 친절하게 다시 돌아오라." "몸이나 마음의 고통과 마주하면 이를 돌보아 주라(take care of them)." 실제 많은 연구 결과에서도 마음챙김 기반의 치료 이후 자기연민 척도의 점수가 유의하게 증가하였다고 보고되고 있으며, 자기연민을 마음챙김 기반의 치료의 효과의 매개체로 간주한다. 재발성 우울증 환자에서 우울증에 대한 마음챙김 기반의 치료의 효과는 자기연민을 통해서였다고 주장한 연구도 있었고, 다른 두 연구에서는 각각 불안 기질 및 분노 표현에 대한 효과의 매개체로서 자기연민을 보고하였다. 이렇게 그들을 분리하고 고립시키는 것으로 보지 않고 큰 인간경험의 일부로 자신의 어려운 경험을 보는 것은 궁극적으로 자아에 대한 관점에서 변화를 가져온다. 하지만 마음챙김 맥락에서 자기연민의 신경생물학적 연관 인자의 신경학적 근거는 아직 연구 결과가 부족한 편이다.

⚜ 가치 명료화와 자기행동조절의 향상

마음챙김 명상은 사람들이 그들에게 진정으로 의미 있고 가치 있는 것을 인식하도록 도울 수 있다. 우리가 우리의 가치를 분리해서 관찰하고 객관성을 반영할 수 있을 때, 우리는 우리에게서 더 진실된 가치를 재발견하고 선택하는 기회를 갖는다. 다시 말하면, 우리는 이전에 반사적으로(reflexively) 채택되거나 조정된 것을 반사적으로(reflectively) 선택할 수 있다. 이전 문헌들은 자동적인 처리 과정(automatic processing)이 우리의 요구 및 가치와 일치하는 선택을 고려하는 것을 제한한다고 보고하고 있다. 하지만 마음챙김 명상을 통한 개방되고 의도적인 알아차림은 우리가 요구, 흥미 그리고 가치에 부합되는 행동을 선택하게 해 준다. 실제 연구 결과도 자기 보고식 마음챙김 척도의 높은 수준은 가치 있는 행동이나 흥미를 선택하는 데 유의한 영향을 주는 것으로 보고하였고, 감정적으로 언짢은 상황에서도 더 목적지향적인 행동을 할 수 있는 능력과 관련된다고 하였다. 또한 마음챙김 명상 훈련은 행동조절력의 향상, 자기-불일치(self-discrepancy)의 감소와 관련되고, 이는 결국 우울증 및 자살 사고의 병력이 있는 환자들이 회복된 이후의 적응적인 자기조절과 연관되었다. 다른 연구에서는 MBSR 훈련을 수행한 대상자를 대상으로 가치 명료화는 마음챙김의 향상과 심리적 불편감의 감소 사이의 관계를 매개하는 인자로 보고하였다.

🪷 노출, 소거 그리고 재경화

노출은 마음챙김 명상 훈련동안 발생할 수 있다고 여러 저자가 제안한 또 다른 과정이다. 의도적으로 무비판적 · 개방적 방식으로 경험에 참여함으로써 개인은 피할 수 없는 감정을 덜 고통스럽게 하는 둔감화 과정(desensitization)을 거칠 수 있다. 부정적인 정서적 상태에 주의 깊게 참석함으로써 경험적으로나 현상학적으로 그러한 감정을 두려워하거나 피할 필요가 없고 결국은 사라진다는 사실을 알 수 있다. 한 연구에서는 MBSR 훈련 이후 노출의 정도가 유의하게 증가했다고 보고하였다. 노출(exposure), 소거(extinction) 그리고 재경화(reconsolidation)는 습관화된 불안과 공포를 줄이는 데 중요한 기전이다. 마음챙김은 부적응 궤도(maladaptive trajectories)에서 보다 긍정적이고 적응성 있는 궤적으로 효율적으로 통합하기 위한 자기조절 메커니즘으로 작용한다. 이러한 변형의 형태는 소거와 재경화와 관련된 회로를 사용하는 것으로 보인다. 습관적인 왜곡과 관련된 주의와 기억에 대한 편향은 소멸되고 재구성되는 것으로 제안된다. 펠프스(Phelps) 등은 공포에 대한 기억을 수정하는 방법으로 재경화(reconsolidation)의 순간을 강조하였다. 재경화되는 과정에서 상황별 단서의 연관 우연성과 그것의 의미를 변경하면, 새로운 단서가 생성된다. 마음챙김 명상을 통한 저대사 상태(hypometabolicstate)는 이전의 불안 유발 자극과의 새로운 부교감 연관을 만들어 소거 과정을 촉진시키는 것으로 보고되었다. 즉, 저대사 상태에 있는 동안의 감각, 인지, 감각 상태를 알아차리고, 새롭게 라벨링하는 것은 조건화된 반응의 성질을 더 긍정적으로 재경화하도록 한다. 또한 마음챙김 명상 과정에서 긍정적인 재평가 전략(positive reappraisal strategies)를 통해 특정 감정을 고찰하고 그것이 바람직하거나 바람직하지 않은지, 보증되는지 또는 부당한지를 결정할 수 있다. 어떠한 감정적인 상태에 관하여 무언가를 바꾸고 싶다면 의도적으로 감정을 변형시킬 수도 있다.

이러한 과정에서 중요한 뇌 부위는 해마(hippocampus), 편도(amygdala), 후각피질(rhinalcortices) 그리고 복내측전전두엽(ventromedial prefrontal cortex)이다. 특히 배내측전전두엽은 편도의 반응을 조절하고, 공포의 표현을 소거하는 역할을 한다. 마음챙김 기반의 치료를 통한 상기 뇌 영역의 구조 및 기능의 변화를 신경영상학적으로 밝힌 연구들이 보고되고 있다.

🪷 명상의 생리적 효과

경험 있는 명상가들은 마음챙김 명상을 하는 동안 '깨어 있는 저대사 상태(wakeful hypometabolic state)'의 생리적인 변화를 보였다. 교감신경계의 활성이 저하되고 이완과 휴식에 중요한 부교감신경계의 활성이 증가되는데, 이 상태는 질적으로 그리고 양적으로 단순히 쉬거나 자는 상태와는 명백히 다른 상태로 알려져 있다. 즉, 몸을 이완시키는 것 외에도 정신 활동을 줄이는 것을 목표로 하므로 정신을 편안하게 만들며, 정신적 이완은 신체에 피드백을 줄 수 있어 더 깊은 육체적 이완을 유도한다. 이러한 부분은 마음챙김 명상을 하면서 신체의 생리적인 변화를 측정하는 연구에서 증명이 되었다. 단순한 근육 이완과 같은 신체이완은 1차 및 2차 운동 영역(primary and secondary motor regions)의 활성화와 관련이 있다. 전측대상피질, 섬엽(insula)와 같은 교감신경 자극을 중재하는 주변 변연계(paralimbic brain regions)의 활성은 이완 상태 및 마음챙김 명상 모두에서 나타나는 변화로 알려져 있고, 마음챙김 명상 시에는 그 외의 특정 영역이 추가적으로 활성화된다고 알려져 있는데, 많은 경험 있는 명상가를 통해 전두-변연계(fronto-limbic), 그리고 전두-두정(fronto-parietal) 신경망(neural networks)의 활성화가 보고되어 있다. 더욱 흥미로운 사실은 경험이 거의 없는 초보 명상가에 비해 경험 있는 명상가의 전두-두정 주의 신경망(fronto-parietal attention networks)에서 좀 더 강화된 활성화가 관찰된다는 것이다. 마음챙김 명상이 단순한 일반적인 이완과 다르지 않다면, 단기 및 장기 명상가가 비슷하게 이완되고 생리학적 또는 신경생리학적 특징에 있어 차이가 없을 것이다. 하지만 장기 명상가에서 생리학적 및 뇌 활성화의 구체적인 차이점이 발견되었으며, 이는 마음챙김 명상이 신경기능적 연결망에 있어 경험-의존 용량 의존적인 변화(experience-dependent 'dose'-effects)를 일으킬 수 있다는 근거가 된다. 또한 한 연구는 마음챙김 명상의 주관적 질의 개인적 다양성과 뇌 활성화 정도 사이의 직접적인 상관관계를 발견했다. 전두-두정 신경망과 전두-변연계 신경망의 활성화의 강도는 주관적으로 보고된 사고 감소 상태와 명상으로 유도된 행복의 강도와 각각 선형적으로 관련이 있었다.

마음챙김 명상을 하는 동안, 일반적인 휴식과 비교했을 때 더 많은 행복감과 더 적은 정신 활동을 보였다. 이를 실제 뇌파를 측정함으로써 증명한 어떤 연구에서는 장기 명상가들은 세타 및 알파의 저 대역 주파수 뇌파 활성이 증가되었으며, 이는 특히 왼쪽 전두부 영역에서 두드러졌다고 보고하였다. 또한 행복감의 강도는 왼쪽 전두엽의 세타 활동과 양의 상관관계가 있었다고 하였다. 전두-두정 세타파 활성(fronto-parietal theta activation)의 증가는 주의 신경망 활성 증가 및 과제와 무관한 과정(task-irrelevant processes)의 억제와 유의한 연관성이 있었다. 이는 명상 중에 감소된 정신 활동은 긍정적인 감정을 중재하는 지역(왼쪽 전두부피질)에서 활동을 촉발하는 반면, 외부 관심 및 관련성이 없는 네트워크를 감소시키는 내면화된 주의집중 네트워크의 활성화가 중재됨을 의미한다. 그 외의 뇌파를 이용한 연구 결과로는 알파파의 증가된 활성이 불안 수준의 감소와 관련이 있다는 보고가 있었고, MBSR과 MBCT가 전두엽 알파 비대칭을 교정하는 데 도움이 된다는 보고도 있었다.

최근에는 명상이 면역학적 기능의 향상과 더불어 세포의 노화와 관련되는 텔로미어(telomere)의 단축을 막을 수 있는 텔로머라제(telomerase)의 활성에도 영향을 준다는 보고들도 있다. 명상은 CRP, IL-6, IL-8, IL-10, TNF-a, IFN 등과 같은 염증 단백질(inflammatory proteins)과 염증성 사이토카인(proinflammatory cytokines)을 줄이고, 세포 매개 면역 반응(cell-mediated immune response)을 증가시킨다고 보고되며, 세포 노화의 억제와 관련되는 텔로머라제의 활성을 증가시킨다고 보고되고 있다.

🪷 정리

마음챙김 명상이 임상적 효과를 가지고 오는 심리적 기전으로는 메타인지적 알아차림의 향상, 감정조절, 자동적 사고 및 자기참조적 사고의 감소, 집중력 조절, 자기연민, 가치 명료화와 자기행동조절의 향상, 노출, 소거 및 재경화 등이 알려져 있으며, 이 중 자기연민 및 가치 명료화를 제외한 심리적 기전은 각각 연관되는 뇌 부위의 신경생물학적 변화와의 연관이 보고되어 있다. 마음챙김 명상은 일반적인 이완과는 다른 깨어 있지만 저대사 상태로서 정신적 이완을 가지고 오며, 이는 전두-변연계 및 전두-두정 신경망의 활성이 명상 훈련의 경험의 양의존적으로 나타난다. 또한 최근에는 명상이 면역학적 기능의 향상과 더불어 세포의 노화와 관련되는 텔로미어의 단축을 막을 수 있는 텔로머라제의 활성에도 영향을 준다는 보고도 있다.

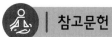 참고문헌

Aftanas, L. I., & Golocheikine, S. A. (2001). Human anterior and frontal midline theta and lower alpha reflect emotionally positive state and internalized attention: high-resolution EEG investigation of meditation. *Neuroscience Letters, 310*(1), 57-60.

Alda, M., Puebla-Guedea, M., Rodero, B., Demarzo, M., Montero-Marin, J., Roca, M., & Garcia-Campayo, J. (2016). Zen meditation, length of telomeres, and the role of experiential avoidance and compassion. *Mindfulness (NY), 7*, 651-659. doi: 10.1007/s12671-016-0500-5

Baer, R. A., Smith, G. T., Hopkins, J., Krietemeyer, J., & Toney, L. (2006). Using Self-Report Assessment Methods to Explore Facets of Mindfulness. *Assessment, 13*(1), 27-45. doi: 10.1177/1073191105283504

Barnhofer, T., Duggan, D., Crane, C., Hepburn, S., Fennell, M. J., & Williams, J. M. (2007). Effects of meditation on frontal alpha-asymmetry in previously suicidal individuals. *Neuroreport, 18*(7), 709-712. doi: 10.1097/WNR.0b013e3280d943cd

Bergen-Cico, D., Possemato, K., & Cheon, S. (2013). Examining the Efficacy of a Brief Mindfulness-Based Stress Reduction (Brief MBSR) Program on Psychological Health. *Journal of American College Health, 61*(6), 348-360. doi: 10.1080/07448481.2013.813853

Birnie, K., Speca, M., & Carlson, L. E. (2010). Exploring self-compassion and empathy in the context of mindfulness-based stress reduction (MBSR). *Stress and Health, 26*(5), 359-371. doi: 10.1002/smi.1305

Black, D. S., O'Reilly, G. A., Olmstead, R., Breen, E. C., & Irwin, M. R. (2015). Mindfulness Meditation and Improvement in Sleep Quality and Daytime Impairment Among Older Adults With Sleep Disturbances: A Randomized Clinical Trial. *JAMA Intern Med, 175*(4), 494-501. doi:10.1001/jamainternmed.2014.808

Brefczynski-Lewis, J. A., Lutz, A., Schaefer, H. S., Levinson, D. B., & Davidson, R. J. (2007). Neural correlates of attentional expertise in long-term meditation practitioners. *Proceedings of the National Academiy of Sciences of the United States of America, 104*(27), 11483-11488. doi: 10.1073/pnas.0606552104

Brown, K. W., & Ryan, R. M. (2003). The benefits of being present: Mindfulness and its role in psychological well-being. *Journal of Personality and Social Psychology, 84*(4), 822-848.

Cahn, B. R., & Polich, J. (2006). Meditation states and traits: EEG, ERP, and neuroimaging studies. *Psychological Bulletin, 132*(2), 180-211. doi: 10.1037/0033-2909.132.2.180

Carmody, J., Baer, R. A., Lykins, E. L. B., & Olendzki, N. (2009). An empirical study of the mechanisms of mindfulness in a mindfulness-based stress reduction program. *Journal of Clinical Psychology, 65*(6), 613-626. doi: 10.1002/jclp.20579

Chambers, R., Gullone, E., & Allen, N. B. (2009). Mindful emotion regulation: An integrative review. *Clinical Psychology Review, 29*(6), 560-572. doi: 10.1016/j.cpr.2009.06.005

Chiesa, A., Serretti, A., & Jakobsen, J. C. (2013). Mindfulness: Top-down or bottom-up emotion regulation strategy?. *Clinical Psychology Review, 33*(1), 82-96. doi: 10.1016/j.cpr.2012.10.006

Epel, E., Daubenmier, J., Moskowitz, J. T., Folkman, S., & Blackburn, E. (2009). Can meditation slow rate of cellular aging? Cognitive stress, mindfulness, and telomeres. *Longevity, Regeneration, and Optimal Health: Intgration Eastern and Westen Perspectives, 1172*, 34-53. doi: 10.111/j.1749-6632.2009.004414.x

Gu, J., Strauss, C., Bond, R., & Cavanagh, K. (2015). How do mindfulness-based cognitive therapy and mindfulness-based stress reduction improve mental health and wellbeing? A systematic review and meta-analysis of mediation studies. *Clinical Psychology Review, 37*, 1-12. doi: 10.1016/j.cpr.2015.01.006

Hasenkamp, W., Wilson-Mendenhall, C. D., Duncan, E., & Barsalou, L. W. (2012). Mind wandering and attention during focused meditation: A fine-grained temporal analysis of fluctuating cognitive states. *Neuroimage, 59*(1), 750-760. doi: 10.1016/j.neuroimage.2011.07.008

Hollis-Walker, L., & Colosimo, K. (2011). Mindfulness, self-compassion, and happiness in non-meditators: A theoretical and empirical examination. *Personality and Individual Differences, 50*(2), 222-227. doi: 10.1016/j.paid.2010.09.033

Keng, S. -L., Smoski, M. J., & Robin, C. J. (2011). Effects of Mindfulness on Psychological Health: A Review of Empirical Studies. *Clinical Psychology Review, 31*(6), 1041-1056. doi: 10.1016/j.cpr.2011.04.006

Kuyken, W., Watkins, E., Holden, E., White, K., Taylor, R. S., Byford, S., Evans, A., Radford, S., Teasdale, J. D., & Dalgleish, T. (2010). How does mindfulness-based cognitive therapy work?. *Behaviour Research and Therapy, 48*(11), 1105-1112. doi: 10.1016/j.brat.2010.08.003

Lazar, S. W., Bush, G., Gollub, R. L., Friccione, G. L., Khalsa, G., & Benson, H. (2000). Functional brain mapping of the relaxation response and meditation. *Neuroreport, 11*(7), 1581-1585.

MacCoon, D. G., MacLean, K. A., Davidson, R. J., Saron, C. D., & Lutz, A. (2014). No Sustained Attention Differences in a Longitudinal Randomized Trial Comparing Mindfulness Based Stress Reduction versus Active Control. *PLos One, 9*(6), e97551. doi: 10.1371/journal.pone.0097551

MacLean, K. A., Ferrer, E., Ailchele, S. R., Bridwell, D. A., Zanesco, A. P., Jacobs, T. L., King, B. G., Rosenberg, E. L., Sahdra, B. K., Shaver, P. R., Wallace, B. A.. Mangun, G. R., & Saron, C. D. (2010). Intensive meditatin Training improves perceptual discrimination and sustained attention. *Psychological Science, 21*(6), 829-839. doi: 10.1177/0956797610371339

Marchand, W. R. (2012). Mindfulness-Based Stress Reduction, Mindfulness-Based Cognitive Therapy, and Zen Meditation for Depression, Anxiety, Pain, and Psychological Distress. *Journal of Psychiatric Practice, 18*(4), 233-252. doi: 10.1097/01.pra.0000416014.53215.86

Marchand, W. R. (2014). Neural mechanisms of mindfulness and meditation: Evidence from neuroimaging studies. *World Journal of Radiology, 6*(7), 471-479. doi: 10.4329/wjr.v6.i7.471

Neff, K. (2003). Self-Compassion: An Alternative Conceptualization of a Healthy Attitude Toward Oneself. *Self and identity, 2*(2), 85-101.

Ochsner, K. N., & Gross, J. J. (2005). The cognitive control of emotion. *Trends in Cognitive Sciences, 9*(5), 242-249. doi: 10.1016/j.tics.2005.03.010

Phelps, E. A., Delgado, M. R., Nearing, K. I., & LeDoux, J. E. (2004). Extinction Learning in Humans: Role of the Amygdala and vmPFC. *Neuron, 43*(6), 897-905. doi: 10.1016/j.neuron.2004.08.042

참고문헌

Rolls, E. T., & Grabenhorst, F. (2008). The orbitofrontal cortex and beyond: From affect to decision-making. *Progress in Neurobiology, 86*(3), 216–244. doi: 10.1016/j.pneurobio.2008.09.001

Shahar, B., Britton, W., Sbarra, D. A., Figueredo, A., & Bootzin, R. (2010). Mechanisms of Change in Mindfulness-Based Cognitive Therapy for Depression: Preliminary Evidence from a Randomized Controlled Trial. International *Journal of Cognitive Therapy, 3*(4), 402–418. doi: 10.1521/ijct.2010.3.4.402

Shapiro, S. L., Brown, K. W., & Biegel, G. M. (2007). Teaching self-care to caregivers: Effects of mindfulness-based stress reduction on the mental health of therapists in training. *Training and Education in Professional Psychology, 1*(2), 105–115.

Slagter, H. A., Lutz, A., Greischar, L. L., Francis, A. D., Nieuwenhuis, S., Davis, J. M., & Davidson, R. J. (2007). Mental Training Affects Distribution of Limited Brain Resources. *PLoS Biology, 5*(6), e138. doi: 10.1371/journal.pbio.0050138

Tang, Y. -Y., Ma, Y., Wang, J., Fan, Y., Feng, S., Lu, Q., Yu, Q., Sui, D., Rothbart, M. K., Fan, M., & Posner, M. I. (2007). Short-term meditation training improves attention and self-regulation. *Proceedings of the National Academy of Sciences of the United States of America, 104*(43), 17152–17156. doi: 10.1073/pnas.0707678104

Van Dam, N. T,, Sheppard, S. C., Porsyth, J. P., & Earleywine, M. (2011). Self-compassion is a better predictor than mindfulness of symptom severity and quality of life in mixed anxiety and depression. *Journal of Anxiety Disorders, 25*(1), 123–130. doi: 10.1016/j.janxdis.2010.08.011

9

명상의 뇌영상 연구

✑ 이병철

명상을 어떻게 과학적으로 증명하고 이를 통해 효율적으로 발전시킬까 하는 부분은 많은 연구자의 관심사다. 명상에 작용하는 뇌 부위는 어디이며 각각의 다른 명상에 따라 어떻게 달라지는가? 명상을 수행하면서 초기에 변하는 부위는 어디이고, 대가와 초심자의 뇌의 차이는 무엇인가? 이러한 질문에 답을 하기 위해 많은 연구가 진행되고 있으며, 이 장에서는 최근에 밝혀진 내용을 중심으로 이를 정리해 보고자 한다.

뇌는 기본적으로 단백질과 탄수화물이 주성분인 뇌세포, 지방이 주성분인 축삭(axon), 체액이 주성분인 뇌척수액으로 구성되어 있다. MRI 뇌영상에서 뇌세포가 많은 부위는 회색의 회백질, 축삭이 모인 부위는 흰색의 백질, 뇌척수액은 검정색의 뇌실로 구별되어 보인다. 1980년대 이후로 MRI가 의료에 사용되기 시작하면서 뇌영상 연구가 활성화되었다. MRI는 검사통 속에 들어간 사람에게 자기장을 걸어, 신체 조직에 있는 수소 원자의 스핀의 변화에 따른 전자파를 측정하여 영상화하는 방법으로 방사선 노출 없이 뇌 구조의 자세한 관찰이 가능하다. 뇌의 구조적인 변화 연구에는 복셀 기반 형태 계측(Voxel Based Morphometry)을 사용하는데, 뇌를 3차원적으로 촬영하여 시험군과 대조군 뇌 부위의 크기, 두께, 모양 등의 차이를 통계적으로 비교하는 방법이다.

현재 명상 연구에서 가장 활발하게 사용되는 방법은 기능적 뇌영상 연구(Functional

Brain Imaging)로 이 중 fMRI를 가장 많이 활용한다. fMRI는 산소와 결합 상태에 따른 적혈구의 구성 단백질인 헤모글로빈의 변화를 측정한다. 신경세포가 활동하면 휴식기보다 많은 산소를 사용하게 되는데, 이 경우 부족한 산소를 공급하기 위해 미세혈관의 혈류가 상승하고 이러한 혈류의 변화를 BOLD effect(Blood Oxygen Level-Dependent effect)라고 하며 이것이 fMRI 측정 신호의 기본이 된다. 결국 국소 부위의 혈류 변화를 측정해 신경세포 활동을 측정하는 간접적인 방법으로 자극을 주기 전의 상태와 자극을 준 이후의 상태를 각각 측정해 이를 비교한다. 신경 활성은 약 2초 뒤에 혈류의 증가를 가져오고 4~6초에 최대로 상승하며 10여 초 정도 지속된다. 이러한 혈류의 변화는 활성화된 영역의 2~3mm 범위에서 일어난다. fMRI의 시간적 · 공간적 해상도는 상대적으로 다른 연구 방법보다 우수하나 실제 BOLD effect의 변화는 대략 0.2% 정도로, 시스템의 잡음(noise)에 해당하는 0.3~0.4%보다 작아서 하나의 자극에 대한 반응을 확인하기 위해서는 반복된 측정이 필요하다. 또한 fMRI 검사에 큰 소음이 발생하므로 명상 연구에서는 이 점이 고려되어야 한다. 물론 시간적 해상도가 높은 뇌파 검사와 개별 신경전달물질의 측정이 가능한 PET(Positron Emission Tomography) 검사가 있으나, 다양한 이유로 현재까지 명상의 뇌영상 연구에서는 fMRI가 주류를 이루고 있다.

표 9-1 명상의 뇌영상 방법 비교

	공간 해상도	시간 해상도	비용	침습
fMRI	1mm	6~10s	높음	없음
EEG	1cm	1ms	중간	없음
PET	4mm	1min	매우 높음	방사선
SPECT	8mm	2~8s	높음	방사선

명상의 뇌영상 연구는 수행자의 상태(초기, 중기, 후기)와 명상의 요소(주의집중조절, 감정조절, 자기인식)에 따라 다양한 대상과 관심 뇌 부위를 가지고 연구가 진행되었다. 명상의 임상적 적용 프로그램은 MBSR(Mindfulness-Based Stress Reduction)이나 MBCT(Mindfulness-Based Cognitive Therapy)가 대표적이지만 이러한 프로그램에는 연구용뿐만 아니라 인지행동치료 등 다양한 치료 요소가 들어 있다. 명상만의 효과를 연구하기 위해 탕(Tang) 등은 명상의 요소만을 분리해서 IBMT(Integrative Body Mind Training)을 만들어 이를 시행하는 대상자들을 사용해 연구를 시행하기도 하였다.

🪷 뇌영상 연구

명상으로 인한 최초의 뇌 구조 연구는 2005년에 시행되었으며 10년 정도 명상을 시행한 수행자와 일반인을 비교했을 때 수행자에게서는 노화에 의한 대뇌피질 감소가 적었고 이러한 변화가 전두엽(Prefrontal Cortex), 섬엽(Insula)에서 나타나는 것으로 보고되었다. 선 명상(Zen meditation)을 관찰한 다른 연구에서는 수행자에게서 노화에 의한 회백질의 감소가 덜한 것으로 나타났으며, 특히 조가비핵(Putamen)에서 두드러지게 나타났다. 위 파사나 명상가들을 대조군과 비교한 다른 연구에서는 섬엽(Rt. Ant. Insula)과 측두엽(Inf. Temporal gyrus)과 해마(Rt. Hippocampus)에서 회백질 부위의 밀도가 더 높은 것으로 보고되었다.

추적 연구에서는 8주 MBSR 프로그램을 실시한 이후에 좌측 해마의 회백질 밀도가 증가한 것을 확인했으며, 대조군과 비교해서는 후전대상피질(Post. Cingulate Cortex), 측두두정연결부(Temporoparietal Junction), 소뇌(cerebellum) 역시 증가된 소견을 보였다.

뇌 구조의 변화 연구에 대한 메타 연구(유사한 연구를 종합해 분석한 연구)에서는 아래측두회(Inferior Temporal Gyrus)가 커지는 것이 가장 두드러진 특징으로 보고되었다. 이 부위는 다른 한 연구에서 명상 수행의 시간과 정비례하는 것으로 보고되었다.

뇌의 기능적 연구는 명상 수행자와 대조군, 명상 프로그램 시작 전과 완료 후를 비교하여 뇌 활성의 차이를 관찰하였는데, 주로 fMRI를 사용하였다. 흥미 있는 연구를 하나 소개하자면, 명상 수행자와 대조군을 대상으로 한 fMRI 연구에서 다양한 소음을 들려주자 DMN의 부위 중 하나인 후대상피질의 활성이 명상을 수행한 시간에 비례해 감소하였고

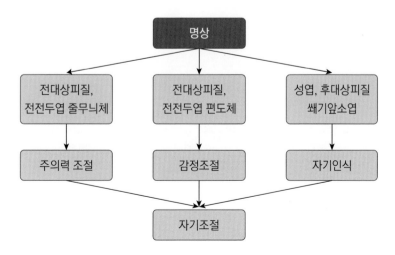

[그림 9-1] 탕에 의한 명상의 요소와 관련된 뇌 부위의 모식도

깜짝 놀라는 소음을 들려주고 뇌활성도를 측정해 보니 편도체의 활성이 명상의 수행 정도에 비례해 감소했다는 것이다. 이는 추론해 보면 명상을 많이 할수록 소음으로 인한 DMN의 불필요한 활성은 줄어들고 부정적인 자극이 올 때 감정적인 반응도 수행 시간에 비례해 활동이 저하된다는 것이다.

현재 몇몇 연구자가 그간의 다양한 연구 결과를 종합하여 마음챙김 명상을 몇 개의 요소로 구분하였다. 이러한 요소와 각각의 요소에 대응하는 뇌 부위를 연결해 이해하는 것이 도움이 되리라 생각된다.

탕은 명상의 구체적인 각각의 요소를 주의력 조절, 감정조절, 자기인식의 세 가지 부분으로 보았다. 그리고 여기에 해당하는 뇌 부위가 명상 연구에서 반복되어 변화가 관찰되는 부위이며 과거 진행된 여러 뇌영상 연구에서 밝혀진 기능 부위와 일치한다고 하였다. 각 요소에 해당하는 뇌 부위를 살펴보면 '주의력 조절'은 전대상피질(Ant. Cingulate Cortex), 내측전전두엽피질(mPFC), 줄무늬체(Striatum)가 관여한다고 이야기하고 있으며, '감정조절'은 전대상피질(Ant. Cingulate Cortex), 내측전전두엽피질(mPFC)과 편도체가 관여하고, '자기인식'에 대해서는 섬엽(Insula)과 내측전전두엽피질(mPFC), 쐐기앞소엽(Precuneus)이 관계된다고 보고하였다.

한편, 팔코네(Falcone)는 명상의 요소를 세 개의 네트워크로 구분하였다. 특정 자극에 주의집중을 유지하기 위한 각성을 일으키는 '각성 네트워크'(Alerting Network), 다양한 자극 중에서 하나의 자극을 선택하는 '지향 네트워크'(Orienting Network), 주의집중을 조절하는 '실행 네트워크'(Executive network)다. 명상으로 생각하면 호흡에 의식을 집중하는 각성 네트워크, 다양한 감각 중에서 호흡이라는 하나의 자극을 선택하여 집중력

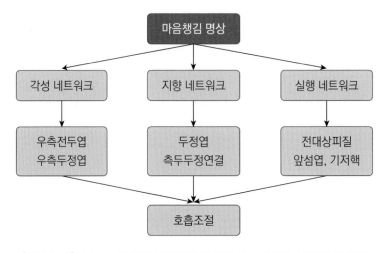

[그림 9-2] Falcone에 의한 마음챙김 명상의 요소과 관련 뇌 부위 모식도

을 여기에 유지하는 지향 네트워크, 다양한 잡념이 났을 때 다시 의식을 움직여 호흡으로 돌아오는 실행 네트워크가 함께 작용하는 것이다. 각각의 작용에 대해 각성 네트워크에는 우측전두엽(DLPFC, ACC)과 우측두정엽이, 지향 네트워크에는 두정엽과 측두두정연결(Temporoparietal Junction)이, 실행 네트워크에는 전대상피질, 앞섬엽, 기저핵(Basal Ganglia) 등이 관여하는 것으로 설명하고 있다.

다만 이러한 연구의 한계는 각 뇌 부위가 실제로는 매우 다양한 연구에서 활성화되기 때문에 단순히 한 가지 기능과 뇌 부위를 연결해 그 기능을 단정짓기는 어렵다는 것이다. 또한 우리가 보고자 하는 것은 뇌의 활성 부위이나, 실제 일부분에서는 천정 효과나 바닥 효과로 인해 우리가 대비시켜 관찰하는 두 경우에서 그 차이가 크지 않아 관여되지 않는 것처럼 나타날 수 있다. 하지만 현재까지 시공간적인 제약 등을 고려할 때, 뇌의 기능적 평가가 명상의 다양한 부분을 설명하는 가장 강력한 방법이라고 생각된다.

뇌 기능적 뇌영상 연구의 메타 연구에서는 초심자와 숙련된 수행자 사이에서 나타나는 변화로 내측전두회(Medial Frontal Gyrus)/전대상피질(Anterior Cingulate Cortex)과 좌측섬엽(Left Insula)/아래전두회(Inferior Frontal Gyrus)가 차이가 있는 것으로 나타났으며 초심자들과 대조군을 비교한 메타분석에서는 우측섬엽(Right Insula)에서 차이가 보고되었다.

🪷 명상에 관여하는 뇌 부위

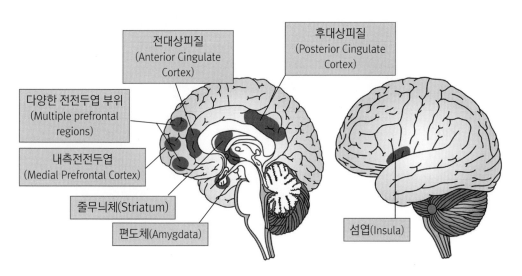

[그림 9-3] 마음챙김 명상과 관련된 뇌 부위의 모식도

해마

해마는 명상 수행자와 대조군 사이에서 크기에 차이가 있는 것으로 보고되고 있다. 해마는 성인기에도 새로운 뇌세포 생성이 지속되는 부위로, 단지 8주 MBSR 프로그램을 시행한 이후에도 의미 있는 크기의 변화가 관찰된다. 흔히 알려져 있는 기억을 담당하는 기능 이외에도 감정을 조절하는 기능에 관여하는데, 주요 우울장애, PTSD 등의 정신질환에서는 밀도나 부피가 감소하는 것으로 보고된 바 있다. 부피의 감소 원인은 아직 정확히 밝혀져 있지 않으나 신경세포의 손실, 아교세포(glia cell)의 손실, 신경발생(Neurogenesis)의 감소 등으로 추정하고 있다. 반면에 항우울제 치료는 해마의 부피를 증가시킨다.

디폴트 양상 신경망

디폴트 양식 신경망(Default Mode Network: DMN)은 의식적으로 어떤 생각을 하지 않는 휴식기에 뇌에서 자발적으로 활성화되는 부위다. 소위 '멍때리기'라고 불리는 뇌의 휴식 상태와 명상은 공통적으로 이완된 상태를 유지하고 어떤 작업에 몰두하지 않는다는 점이 비슷하나, 명상은 지속적으로 들어오고 나가는 생각, 감각, 감정을 의식한다는 점, 자기 자신의 몸과 마음에서 일어나는 현상을 계속 관찰하고 있다는 점에서 차이가 있다. 다시 이야기하면 DMN 상태에서 여기저기 옮겨 다니는 마음을, 명상에서는 내 안팎에서 벌어지는 현상을 감각하는 상태로 붙잡아 둔다는 점에서 차이가 있다. 이러한 DMN은 후대상피질(Posterior Cingulate Cortex), 쐐기앞소엽(Precuneus), 내측전전두엽피질(mPFC)의 활성과 관련이 있으며 이 부위들은 특정한 일을 하지 않는 뇌 상태에서 활성화되나 명상을 하면 활성이 감소한다.

후대상피질

후대상피질과 쐐기앞소엽은 DMN에 포함되는 대표적인 부위로서 명상을 통해 DMN의 활성이 저하되면 대표적으로 활성이 저하되는 부위다. 특히 fMRI 연구에서는 여러 연구에서 매우 일관되게 명상을 통한 비활성이 관찰되며, 초심자의 경우에도 '호흡에 가만히 주의를 기울이는 상태'라고 보고되는 상태에서는 평상시보다 활성이 저하되는 것으로 나타나 단기간의 변화도 반영이 가능한 뇌 부위다.

편도체

편도는 공포, 불안의 감정과 관련되는 뇌 부위다. 흔히 외상후 스트레스 장애, 공포증에서 불안을 유발하는 자극을 주면 과활성화된다. 편도체는 부정적인 자극에 의해 활성화되며 전전두엽에 의해 억제 조절된다. 마음챙김 명상을 통해 편도체는 활성이 저하되며 이는 명상 상태뿐만 아니라 명상을 하지 않는 상태에서도 감소된 양상으로 나타난다.

섬엽

섬엽은 명상 뇌영상 연구에서 가장 일관되게 구조적인 변화나 기능적인 변화가 관찰되는 부위 중 하나다. 섬엽은 호흡, 심장박동 같은 내수용 인식(Interoceptive Awareness), 내장 인식(Visceral Awareness)을 담당하며 공감 반응(Empathic response)에 관여한다. 다시 말하면, 자기 자신의 몸에서 올라오는 감각, 생리적 작용을 의식하는 데에 관여한다. 연구에서도 신체 자세에 대한 집중이나 호흡, 촉각, 체온에 대해 잘 감각하고 의식하려는 경우에 차이가 나타나는 것으로 보고된다. 우울이나 불안장애가 있는 경우, 신체의 감각에 대한 인식이나 신체 감각으로 표현되는 감정을 알아차리는 데 문제가 생기며, 이러한 경우에 섬엽의 구조적 감소가 관찰되고 치료 회복이 늦어진다는 보고도 있다.

전대상피질

전대상피질(Anterior Cingulate Cortex)은 주의력의 적절한 배분, 충동조절, 감정조절, 윤리적 판단에 관여하는 뇌 부위다. 스투룹 검사와 같이 다양한 정보가 들어올 때 특이점이 있는 부분을 발견해 오류를 찾아내는 기능을 담당하며, 주의력에 문제가 되는 주의력결핍장애나 강박장애에서 이상을 보인다. 명상에서는 주의력을 유지하는 활동에서 활성이 증가된다. 다만 두정엽과 마찬가지로 숙달된 명상가의 경우에서는 주의력을 위한 자원의 필요성이 줄어들어서 인지 활성이 감소하는 소견을 보인다.

줄무늬체

줄무늬체(Striatum)는 전전두엽과 주의력 유지에 관여하는 부위다. 주의력과 관계되는 강박장애나 자폐증에서 이상소견이 발견된다. 줄무늬체를 구성하는 꼬리핵(Caudate), 조가비핵(Putamen)은 보상에 의한 학습에 관여하며, 의식적인 노력을 통해 학습된 부분이 익숙해져 습관이 될 때 활성화된다고 알려져 있다. 명상에서는 노력 없이도 주의 현상에 주의집중이 지속되는 상태에서 활성화되며 마음챙김을 수행한 이후에 휴식기에서도 활성이 증가된 모습이 나타난다. 명상을 수행함으로서 줄무늬체에서 신경전달물질인 도파민의 분비가 증가한다는 보고가 있다.

외측전전두엽, 두정엽

외측전전두엽(Left PFC)과 두정엽은 의식적인 집중에 관여하는 부위다. 우리가 어떤 행위에 대해 집중할 때 주의력이 분산되지 않도록 유지하는 기능을 하는데, 명상에서는 초심자들이 호흡이나 신체 감각에 의식적으로 집중하려고 애쓰는 것과 관련이 있다. 따라서 명상의 초심자들의 과정에서 노력이 들어가는 경우에는 활성화되나, 숙련자가 되면 명상을 수행할 때 애를 써서 집중하고자 하는 부분이 줄어들면서 오히려 활성이 감소하는 부위다. 따라서 수행의 정도에 따라 지속적으로 활성이 강화되는 전대상피질이나 섬엽과는 다르게 처음에 활성이 증가하다가 노력없이 시행하는 숙련기가 오면 활성이 줄어든다.

전전두엽은 자기조절 기능, 환경 변화에 따른 적응적인 행동 등에 관여한다. 기능적으로 불확실한 상황에서 다양한 변화가 있을 때, 여러 정보를 종합해서 최적의 판단에 도달하는 데 필요한 자기통제, 자기조절 등에 작용하는 것으로 연구되었다. 호흡 명상에서는 편도와 후외방전전두엽(DLPFC)가 감정조절에 관여하는 것으로 보고 있다.

🪷 정리

명상의 요소는 주의력 조절, 감정조절, 자기인식의 세 가지로 구분해 각각의 기능에 관련된 뇌 부위를 연결해 보는 것이 뇌영상과 관련된 명상의 효과를 확인하는 데 가장 도움이 된다. 주의력 조절은 명상 동안 사물에 집중을 유지하거나 호흡, 감각에 두는 마음을 유지하는 행위, 과거나 미래에 대한 생각에서 지금 이 순간으로 마음을 가져와 유지하는 행위에 해당하며 전전두엽, 줄무늬체, 전대상피질 등이 관여된다. 감정조절은 비판단적인 수용과 지금 여기에 대한 인식을 통해 명상 중에 나타나는 부정적인 기분을 조절하고 안정감, 긍정적 감정을 유지하는 부분으로 전전두엽과 편도체가 관여된다. 자기인식은 의식하는 자기 자신을 인지하는 메타인지로 몸의 내부에서 올라오는 신체적인 감각에 대한 의식을 포함하는 것으로 섬엽이 대표적으로 관여한다. 이 외에도 디폴트 양상 신경망, 측두엽, 두정엽 등 다양한 부위가 관련되며 연구가 진행되면서 이들의 관계와 역할이 차차 더 분명해지리라 생각된다.

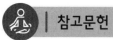 참고문헌

Brefczynski-Lewis, J. A., Lutz, A., Schaefer, H. S., Levinson, D. B., & Davidson, R. J. (2007). Neural correlates of attentional expertise in long-term meditation practitioners. *Proceedings of the National Academy of Sciences of the United States of America, 104*(27), 11483-11488. doi: 10.1073/pnas.0606552104

Carter, M., & Shieh, J. C. (2010). *Guide to Research Techniques in Neuroscience*. Elsevier. doi: 10.1016/C2009-0-01891-1

Desbordes, G., Negi, L. T., Pace, T. W. W., Wallace, B. A., Raison, C. L., & Schwartz, E. L. (2012). Effects of mindful-attention and compassion meditation training on amygdala response to emotional stimuli in an ordinary, non-meditative state. *Frontiers in Human Neuroscience, 6,* 292. doi: 10.3389/fnhum.2012.00292

Doll, A., Hölzel, B. K., Bratec, S. M., Boucard, C., Xie, X., Wohlschläger, A. M., & Sorg, C. (2016). Mindful attention to breath regulates emotions via increased amygdala-prefrontal cortex connectivity. *Neuroimage, 134,* 305-313. doi: 10.1016/j.neuroimage.2016.03.041

Falcone, G., & Jerram, M. (2018). Brain Activity in Mindfulness Depends on Experience: a Meta-Analysis of fMRI Studies. *Mindfulness (NY), 9,* 1319-1329. doi:10.1007/s12671-018-0884-5

Hölzel, B. K., Ott, U., Gard, T., Hempel, H., Weygandt, M., Morgen, K., & Vaitl, D. (2008). Investigation of mindfulness meditation practitioners with voxel-based morphometry. *Social Cognitive and Affective Neuroscience, 3*(1), 55-61. doi: 10.1093/scan/nsm038

Lazar, S. W., Kerr, C. E., Wasserman, R. H., Gray, J. R., Greve, D. N., Treadway, M. T., McGarvey, M., Quinn, B. T., Dusek, J. A., Benson, H., Rauch, S. L., Moore, C. I., & Fischl, B. (2006). Meditation experience is associated with increased cortical thickness. *Neuroreport, 16*(17), 1893-1897.

Schmidt, S., & Walach, H. (2014). *Meditation-Neuroscientific Approaches and Philosophical Implications*. Springer. doi: 10.1007/978-3-319-01634-4

Pagnoni, G., Cekic, M. (2007). Age effects on gray matter volume and attentional performance in Zen meditation. *Neurobiology of Aging, 28*(10), 1623-1627. doi: 10.1016/j.neurobiolaging. 2007.06.008

Tang, Y. Y., Hölzel, B. K., & Posner, M. I. (2015). The neuroscience of mindfulness meditation. *Nature Review Neuroscience, 16,* 213-225. doi:10.1038/nrn3916

Tang, Y. Y., Ma, Y., Fan, Y., Feng, H., Wang, J., Feng, S., Lu, Q., Hu, B., Lin, Y., Li, J., Zhang, Y., Wang, Y., Zhou, L., & Fan, M. (2009). Central and autonomic nervous system interaction is altered by short-term meditation. *Proceedings of the National Academy of Sciences of the United States of America, 106*(22), 8865-8870. doi: 10.1073/pnas.0904031106

Chapter

10

움직임에 기반한 명상, 소마틱스

허휴정 · 김선제

소마틱스(somatics)란 내적인 감각 경험을 강조하는 몸 작업이나 움직임(Movement)과 관련된 여러 분야를 통틀어 일컫는 말이다. 움직임에 기반한 여러 형태의 치료에 자주 쓰이는 용어인 '소마(Soma)'는 타자의 시점에서 보는 몸이 아니라 자기 자신의 관점에서 자신의 몸을 어떻게 느끼고 있는가에 중점을 둔다.

소마틱스의 기원은 요가와 같은 아시아의 전통적인 움직임 수행에서 비롯되었다. 서양에서 소마틱 움직임은 19세기 말부터 20세기 초까지 거슬러 올라가며, 이 시기에 유행했던 현상학이나 실존주의적인 철학이 '경험적인 학습'에 기반한 소마틱스의 여러 기법에 영향을 주었다. 초기 소마틱스 기법은 19세기 말, 독일의 엘사 긴들러(Elsa Gindler), 하인리히 자코비 기플러(Heinrich Jacoby Gimmler)에 의해 만들어졌다. 이들의 작업을 기반으로 20세기 초 '소마틱스의 선구자'라고 할 수 있는 프레드릭 마티어스 알렉산더 (Frederick Matthias Alexander), 모세 펠든크라이스(Moshe Feldenkrais), 마벨 엘스워스(Mabel Elsworth), 게르다 알렉산더(Gerda Alexander), 아이다 롤프(Ida Rolf), 밀턴 트라거(Milton Trager) 등이 유럽에서 활발하게 활동했다. 이들은 신체적인 부상을 비롯한 다양한 어려움을 회복하는 과정에서의 자신의 경험을 토대로 신체적인 자각력을 높이는 여러 가지 기법을 개발하였다. 이후 한 세기에 걸쳐 다양한 사람에 의해 여러 형태의 기법이 전수되었으며, 1970년대에 미국의 철학자이자 움직임 치료사인 토마스 한나(Thomas Hanna)에 의해 이러한 일련의 기법을 소마틱스라는 용어로 부르기 시작하였다. 현재 소마틱스 분야에 속하는 여러 형태의 기법은 작업치료, 임상심리학이나 교육학 등 다양한 분야에 활용되고 있다.

최근에는 소마틱스를 기반으로 한 여러 형태의 기법을 일종의 마음챙김적인 요소를 내포한 움직임(Mindful movement)으로 바라보는 새로운 관점이 나타났다. 이러한 시각에서는 소마틱스의 여러 기법을 일종의 움직임에 기반한 명상적인 훈련(Movement-Based Contemplative Practices: MBCP)으로 개념화하였다.

🪷 명상적 관점에서의 소마틱스의 특징

움직임 기반

소마틱스에 기반한 여러 형태의 기법은 내면에서 일어나는 의도를 가진 움직임을 토대로 한다. 대부분의 기법은 관절이나 근육에서 오는 피드백을 기반으로 자신의 움직임을 조정하는 과정이다. 외부의 영향에 의해 자동적으로 일어난 움직임과는 대조적으로, 의도를 가진 적극적인 움직임은 자신을 하나의 주체로 인식하는 데 필수적인 부분이며, 이는 나아가 자의식의 발달에 중요하다. 세심하게 이루어지는 의도적인 움직임은 개인이 주체로서의 인식을 재구성하고 결과적으로는 자기에 대한 여러 가지 인식을 탐색하고 변화시키는 데 기여할 수 있다.

한편, 수의적으로 조절되지 않는 자동적인 움직임과 관련된 기법들도 있다. 이러한 기법을 수행할 때에는 자신을 있는 그대로의 상태로, 움직임이 일어나도록 놓아둔다. 이러한 움직임은 때로 동물의 움직임과 유사한 것처럼 보이기도 한다. 혹은 '움직임'이라는 것을 순수하게 내적인 것, 가령 생생하게 느껴지는 온기, 진동, 혹은 에너지의 흐름 등으로 경험하기도 한다. 영아기 발달 과정에서 불수의적인 움직임은 수의적인 움직임에 선행한다. 즉, '내가 움직이고 있다'는 경험 이전에 움직임이 저절로 일어나는 경험을 먼저 한다는 것이다. 소마틱스 기법의 여러 움직임은 수의적인 근육의 움직임을 조절하는 것을 배우는 초기 단계로 돌아가 움직임의 주체로서의 자각을 재구성하는 데 기여할 수 있다.

소마틱스에서 다루는 움직임은 큰 움직임뿐만 아니라 아주 미세하고 작은 움직임, 심지어는 순수하게 내적인 이미지로서의 움직임을 상상하는 것을 포함하기도 한다. 신경생물학적으로도 실제로 움직이는 것과 내적인 이미지로서 움직임을 상상하는 것은 거의 동일한 기전에 의해 이루어진다.

이러한 맥락에서 보면, 모든 명상 기법은 움직임과 관련된 요소를 내포하고 있다. 심지어 좌선처럼 정적인 형태의 명상을 할 때에도 광범위한 개념으로서 호흡의 리듬에 따른 미세한 움직임은 끊임없이 일어난다. 그러나 통상적인 명상에서 강조하는 것과 소마틱스의 기법이 강조하는 것은 다르다. 소마틱스의 기법은 움직임의 의도를 분명하게 이해하여 자신이 어떻게 움직이는지를 인지하고 조절하는 과정에 주의를 기울이는 것에 관심을 가지는 반면, 다른 형태의 명상 기법에서는 단순히 호흡을 관찰하는 것에 주의를 기울이는 것을 강조하기도 한다.

체화된 인지

수년에 걸쳐 인지 신경과학에서는 마음을 추상적인 것으로 보는 관점에서 몸에서부터 오는 다양한 감각이 체화된 인지로서 마음을 바라보는 관점으로 변화가 일어나고 있다. 체화된 마음(embodied mind)이라는 용어를 처음 도입한 사람은 프란시스코 바렐라(Francisco J. Varela)로 몸이나 환경과는 별개의 독립적인 속성을 가진 존재로서의 마음, 즉 체화되지 않은 마음(disembodied mind)의 개념에 반하여 이러한 개념을 사용하였다. 생명체는 능동적으로 자신의 신체적·심리적인 정체성을 만들어 내고 유지할 수 있는 자율적인 존재이며, 움직임과 활동을 통해 인지한 것을 체화한다. 이러한 관점에서 본다면 인간은 체화된 주체로서 존재하며, 감각, 인지, 동기와 같은 정신적인 기능을 몸과 몸을 둘러싼 환경과 분리하고서는 이해하기는 어렵다.

이와 유사하게 인지의 '기반 이론(grounded theory)'에 따르면 인간의 인지는 단순히 추상적인 연산이 아니라, 뇌의 감각 운동 체계에 기반한다. 이러한 관점은 발달 이론이나, 정신분석, 신체 기반의 심리치료에 영향을 주었으며, 신체 감각 체계가 자의식의 형성에 핵심적인 역할을 한다고 보았다. 이러한 학파의 관점을 종합해 보면, 자기에 대한 경험은 단순히 뇌 안의 신경 세포의 활동에 국한된 것이 아니라, 몸과 뇌 그리고 환경 사이의 복잡한 상호작용의 결과이며, 내수용 감각, 고유수용성 감각, 운동 감각 및 촉각, 공간에 대한 여러 가지 정보의 매끄러운 통합을 필요로 한다.

전통적인 형태의 명상에서도 몸의 감각과 감각 경험을 관찰하는 것에 대해 중요하게 여겨 왔으며, 소마틱스 기반의 여러 기법에는 이를 가장 핵심적인 요소로 생각한다. 하타요가, 기공, 태극권, 알렉산더 테크닉 및 펠든크라이스 요법 등 대부분의 소마틱스 기법에서 내수용 감각, 고유수용성 감각 및 운동 감각 경험에 집중하는 것을 명시적으로 강조한다. 이러한 기법들은 '몸으로서의 자신의 존재'라는 개념을 활용하며 자기에 대한 체화된 경험을 할 수 있도록 격려한다.

관조적 요소

관조(contemplation)의 사전적인 정의는 특정한 대상에 지속적인 주의를 기울이며 깊이 있고 면밀하게 관찰하는 것을 의미하며, 주로 종교적 혹은 영적인 맥락에서 종종 사용된다. 관조적 혹은 명상적 수행과 관련된 연구에서 가장 중요한 이론적인 기반은 신경현상학(neurophenomenology)이다. 신경현상학은 의식의 주관성과 신경생물학적 현상 사이에 생기는 '설명적 간극'을 탐구하는 과학적 방법론을 말한다. 즉, 신경현상학은 개인의 주관적인 의식의 경험과 관련하여 1인칭 시점에서 내면에 대한 현상학적인 보고를 통해 얻은 내용을 복잡하고 역동적인 뇌 활동 체계와 연결시키려는 시도에서부터 시작되었다. 1인칭 시점을 강조하는 방식은 순간순간에 일어나는 경험에 대한 개개인의 자각을 증가시키는 것을 중요시한다. 따라서 이러한 방식은 말로 표현되기 이전, 그리고 생각으로 넘어가기 이전의 미묘한 경험의 속성에 주관적으로 접근하게 해 준다. 여러 형태의 관조적 수행 및 전통에 존재하는 1인칭 시점의 방식은 체계적인 방식으로 자기에 대한 자각을 높이도록 도와준다. 각각의 수행 방법에 따라 기법이 다르기는 하지만, 여러 형태의 기법은 경험에 성찰적인 주의를 기울이도록 도와주는 체계적인 훈련 방식을 가지고 있다. 소마틱스의 여러 기법은 특정한 움직임과 호흡을 할 때 일어나는 몸의 감각과 고유수용 감각의 피드백에 주의를 기울일 수 있도록 도와준다. 소마틱스 기법에서 활용되는 여러 형태의 움직임은 고유수용 감각과 관련된 여러 자극의 강도를 증가시키기 때문에, 좌선 형태의 명상에 비해 몸과 자기에 대한 자각을 함양시키는 데 보다 더 효율적일 수 있다.

종합해 보면 소마틱스의 여러 기법에 존재하는 관조적인 요소는 집중력 및 평정심을 함양시킬 수 있고, 이는 자아 정체성을 재구성하는 데 도움을 줄 것으로 보인다. 그러나 최근에 소마틱스 기반의 일부 기법은 자아 정체성의 변화와 같은 심리적인 요소와 무관한 방식으로 활용되기도 한다. 가령 하타요가의 경우 신체 요법이나 운동처럼 활용되는 경우도 있어, 이러한 경우에도 관조적인 요소를 내포하고 있다고 보아야 할지는 논란의 여지가 있다. 따라서 특정한 상황에서 소마틱스 기반의 기법을 활용할 때 그 기법을 구성하고 있는 어떠한 요소가 강조되고 있는지를 명확히 할 필요가 있을 것이다.

🪷 소마틱스 기반 움직임과 신경생물학적인 기전

움직임과 관련된 인지적인 요소와 과정

움직임과 관련된 인지적 요소를 연구하는 분야에서 특히 관심을 받은 것은 움직임이나 동작이 일어나는 과정에서 주의를 기울이는 방식이다.

○ 자동적인 움직임 대 의도적으로 조절하는 움직임

대부분의 움직임은 고도로 자동화되어 있기 때문에 특별한 주의력이 필요하지 않는 경우가 많다. 운전하는 것과 같은 복잡한 움직임의 경우에도 이 행위 자체에 외현화된 주의 집중이 필요하지 않다. 이처럼 주의를 집중하지 않는 경우, 마음은 방황을 한다. 반면, 특정한 움직임이 일어날 때 자동화된 모드와 움직임을 의도적으로 조절하는 모드 사이를 오갈 수도 있다. 가령, 전통적인 좌선 형태의 명상에서는 관찰하는 데 주의를 기울이라고 지시하여 습관화된(자동화된) 정신적인 반응을 멈추게 하고, 새롭고 보다 건강한 반응을 만들어 나가고자 한다. 따라서 마음챙김을 함양시키는 데 있어서 주의를 기울이는 것을 통해 자동화된 모드와 움직임을 의도적으로 조절하는 모드 사이를 오가는 것은 매우 중요하다. 움직임과 관련하여서도 이러한 요소는 매우 중요하며, 특히 새로운 움직임 기술을 습득할 때 필요하다.

자동화된 모드에서 조절하는 모드로의 변화는 다양한 상황에서 일어날 수 있다. 가령, 골프 스윙 자세를 교정하는 것과 같이 습관적인 움직임을 세심하게 고쳐 나가고 싶은 상황에서 나타날 수 있다. 또한 위험한 것을 발견하였을 때에도 빠른 움직임의 수정과 변화가 필요할 수 있다. 이 경우 미처 의식하지 못한 상태에서 움직임의 변화가 일어나고 나서 뒤늦게 이를 자각하게 되기도 한다.

○ 움직임의 예상/예측의 인지 모델

정보 처리 모델에서는 행동 변화가 일어나는 과정을 자세하게 기술하고 있다. 우리는 어떠한 움직임을 수행할 때, 예측 모형을 통해 움직임으로 인해 일어나는 감각의 변화를 예상하고, 특정한 움직임에 따른 동역학을 고려한다. 수반 발사(corollary discharge)는 원심성 운동 복사(efference copy)라고도 불리며, 움직임이 일어날 때 지령 신호가 상위 중추로부터 하위 중추뿐만 아니라 감각계로도 동시에 전달되는 현상을 말한다. 이러한 과정은 운동 지령과 관련하여 축적되어 있는 기억과 감각 정보를 기반으로 움직임으로 인해 예측되는 감각 신호의 결과에 대한 내적 표상을 형성하는 데 기여한다. 움직이는 과정에서 자각된 시각적 혹은 고유수용 감각적 정보는 순간순간 예측했던 내적 표상과 일치하는지 끊임없이 비교된다. 이러한 과정이 움직임이 실제 의도된 대로 이루어지고 있는지를 결정한다. 만약 실제로 자각된 감각 정보가 예측했던 것과 일치한다면 더 많은 주의를 움직임에 기울일 필요가 없다. 이러한 과정은 중추 신경계로 하여금 쓸데없이 대사 에너지를 낭비하지 않고 예상하지 못한 자극에만 주의를 기울일 수 있도록 주의 및 인지 처리 과정의 효율을 극대화시킨다. 만약, 예상했던 감각 정보와 실제로 관찰한 감각 정보 사이에 차이가 있다면 오류 신호가 발생하고, 움직임을 수정하기 위한 과정이 시작된다. 오류 신호는 근육 활동, 관절의 방향 및 속도를 재구조화하도록 하고, 하향식 방식으로 움직임의 순서 자체를 재편성하도록 하는 일련의 과정을 촉진시킨다.

종합하자면, 운동 학습 모델은 움직임의 과정이 얼마나 자동화될 수 있는지, 혹은 고도로 의식화된 작업일 수 있는지를 보여 준다. 정보 처리 모델에서는 우리는 예상했던 경험과 실제 경험한 것이 얼마나 차이가 나는지를 바라보면서 보다 유연한 방식으로 움직임을 수정한다고 설명한다. 이와 같은 오류 탐지/경보 신호는 생존과 적응을 위해 필요한 부분이다. 이러한 움직임에 있어서 오류 수정 기전은 대개 청반핵/노르아드레날린과 관련된 신경생리학적인 기전 그리고 작업 기억과 관련된 신경심리학적인 기전에 기반한다.

움직임과 신경생리학적 기전: 청반핵/노르아드레날린 시스템

노르아드레날린 시스템은 움직임과 관련된 생리학 중, 움직임의 자동화된 측면과 인지적인 측면에 모두 관여한다. 움직임은 보통 동맥 혈압이나 부피 등 자율신경 시스템의 변화를 동반하며, 청반핵/노르아드레날린 신경 시스템의 활동은 이러한 심혈관계의 변화에 민감하다. 또한 움직일 때 촉감과 관련된 감각 신호의 입력이 증가하고, 이러한 신호가 청반핵에 되먹임된다. 이러한 입력 신호는 근육 위에 있는 피부의 신장, 피부 위의 공기나 옷에 대한 감각 등에 의해 발생한다. 이처럼 움직임은 심혈관계 시스템 및 감각 입력 신호의 조율을 통해 청반핵/노르아드레날린 신경 시스템의 활동에 영향을 미친다.

청반핵에서 출력된 신경세포의 신호는 목표 자극에 대한 움직임 반응의 속도나 효율을 조절하는 데 기여한다. 청반핵의 신경해부학적·신경심리학적 특성은 예상하지 못한 변화를 잘 포착하여 신호를 전달할 수 있도록 최적화되어 있고, 끊임없이 변화하는 환경에 대해 빠른 행동 반응을 할 수 있도록 돕는다. 앞서 언급한 오류 탐지 신호는 예측하지 못한 환경의 변화에 대한 핵심적인 표지자 역할을 하며, 이는 청반핵/노르아드레날린 시스템의 조절을 촉진시킨다.

그러나 청반핵/노르아드레날린 시스템이 움직임을 어떻게 조절하는지에 대한 자세하고 정확한 기전은 아직 규명되지 않은 것이 많다. 다만 현재까지의 연구로 봤을 때 움직임에 있어서 중요한 신경조절인자인 것으로 생각되며, 도파민과 같은 다른 신경전달물질과도 상호작용할 것으로 생각된다.

움직임과 신경심리학적 기전: 작업 기억

움직임과 관련된 오류 수정 과정은 외부에서 온 정보의 일시적인 처리 및 저장이 필요하며, 이러한 과정에는 작업 기억의 한 요소인 임시 완충기(episodic buffer)가 관여한다. 임시 완충기는 예상되는 정보와 실제로 관찰한 정보를 일시적으로 동시에 보관하고 처리하며, 때로 장기 기억에서 인출된 내적인 표상과 관련된 여러 형태의 정보를 함께 다루기도 한다.

작업 기억과 운동 프로그래밍은 서로 밀접하게 관련되어 있다. 작업 기억량의 증가는 움직임의 준비 과정, 특히 인지적 조절과 관련된다. 작업 기억은 섬세한 타이밍 조절을 필요로 하는 움직임을 수행할 때 핵심적인 역할을 할 것으로 생각된다. 지속적이고 빠른 움직임보다는 느리고 섬세한 움직임에서 작업 기억량이 증가한다는 것을 보여 주는 여러 실험 결과를 기반으로 볼 때, 통상적으로 소마틱스에서 활용하는 느린 움직임은 많은 작업 기억량을 필요로 할 것으로 보인다.

한편, 작업 기억과 세심한 주의력을 요구하는 움직임은 목적 없이 방황하는 마음 상태에 영향을 줄 수 있다. 작업 기억과 방황하는 마음 상태 간의 관계를 연구한 여러 실험적 연구에 의하면 방황하는 마음 상태, 즉 여러 형태의 잡념은 무언가 새로운 일을 배우는 상태에서 줄어든다. 그러나 어떤 일을 배워서 익숙해지면 작업 기억의 활성화가 잡념을 줄이는 효과는 줄어든다. 가령, 운전에 익숙해지면 잡념 속에서 방황하는 마음 상태에서도 운전하는 것이 가능해진다. 이를 토대로 볼 때, 세심한 주의를 기울여 새로운 움직임을 배우는 것은 마음이 방황하는 상태를 줄일 것으로 생각된다. 특히 마음챙김적인 태도를 토대로 하는 대다수의 소마틱 움직임은 걷기와 앉기와 같이 이미 자동화되어 익숙한 움직임이라고 할지라도 새로운 방식으로 주의를 기울이게 하여 방황하는 마음 상태를 줄일 수 있다. 이는 작업 기억이 증가할 때 마음이 방황하는 상태와 관련되어 있는 디폴트 모드 네트워크의 활성화가 줄어든다는 사실로도 뒷받침된다.

🪷 명상적 요소를 내포하고 있는 소마틱스 기법의 예

요가

요가(yoga)는 약 5,000년 전부터 존재한 것으로 추정되며 인도 고대어의 하나인 산스크리트어로 '말을 마차에 묶다' 또는 '결합'이라는 의미를 가지고 있다. 이는 날뛰는 말과 마차를 욕망에 따라 움직이는 몸과 마음으로 비유한 것으로, 날뛰는 말을 마차에 잘 묶어서 주인 마음대로 부리듯이 감각의 욕망에 따라 움직이는 심신을 수행으로 통제한다는 뜻을 내포하고 있다. 보다 체계화된 형태의 요가는 5세기경 파탄잘리(Patañjali)의 고전적 저서인『요가 수트라』에 기록되어 있다.

요가를 수행하는 목적은 인간의 해탈이며 이를 위한 올바른 수행법으로 여덟 가지 단계, 즉 금지계율(yama), 권고계율(nyama), 자세(asana), 호흡(pranayama), 감각제어(pratyahara), 집중(dharana), 명상(dhyana), 삼매(Samadhi)를 제시한다. 계율, 음식의 조절, 심신을 단련하는 행법과 좌선 명상 등의 엄격한 수행 체계는 시대를 거쳐 지금까지 전승되고 있는데, 가장 대중적인 심신 수련법으로 '하타요가'를 꼽을 수 있다.

요가는 자세(asana), 호흡, 명상(좌선)의 세 가지 행법을 통해 신체 감각을 조절하고 통제하는 수련이며, 움직임과 호흡의 조화는 몸과 마음을 안정적인 상태를 도와줌으로써 내적인 감각에 깊은 주의를 두는 자각의 힘을 향상시킨다. 보통은 자세를 수련하는 것이 일반적인 수련 형태이며, 이 과정에서 호흡을 조절하는 방법을 훈련하는 것은 매우 중요하다.

일반적으로 안전하게 수련할 수 있는 호흡법으로는, ① 날숨과 들숨의 길이와 속도를 조절하는 과정에서 짧게 숨을 멈추는 방법, ② 좌우 콧구멍을 번갈아 열고 막으면서 양쪽 숨의 통로를 자각하는 방법, ③ 복강과 흉강을 강하고 빠르게 움직이는 횡격막 호흡법 등이 있다. 또한 외부의 빛과 소리 등을 통제하는 기법으로 같은 만트라를 반복하거나 촛불 응시 등을 통해 외부 감각을 조절하여 오로지 자신의 내면으로 주의를 두게 하기도 한다. 요가의 이러한 수련법들은 감각제어, 집중, 명상, 삼매와 같은 요소를 포함하며 궁극적으로 좌선 명상을 위한 준비라고도 할 수 있다.

고전 하타요가의 스승인 아헹가(B. K. S. Iyengar)의 저서,『요가 디피카』에서는 요가 수행의 실질적인 방법으로 200여 개가 넘는 자세와 15개의 기법을 소개하고 있으며, 수련의 목적은 심신의 안정, 근골격계의 기능적 움직임, 강하고 탄탄한 체력을 기르는 데 있음을 명시하고 있다. 그러나 보다 현대적인 형태의 소마틱스 관점에서 고전적인 '하타요가'의 자세를 접목하기 위해서는 보다 쉽고 편안한 방식의 움직임으로 재구성하여 개발할 필요가 있다.

요약하면, 요가 수련의 기법은 신체를 정화하고 외부의 자극을 통제하여 내적인 감각을 깨우는 데 목적이 있다. 이러한 과정은 지나치게 괴로워하거나 기뻐하는 등의 감정과 생각을 알아차리는 '자기'를 안정적으로 균형 있게 수용하고 심리적으로 거리를 두는 경험을 돕는다. 이러한 과정은 감각의 알아차림과 탈중심화, 거리두기를 목적으로 하는 마음챙김 명상과 공통적인 요소를 내포하고 있다.

펠든크라이스

펠든크라이스는 저명한 물리학자이자 유도 유단자였던 모세 펠든크라이스(Moshe Feldenkrais)에 의해 만들어졌다. 힘이 세고 운동을 잘했던 그는 1940년 나치가 파리로 들어오기 전 영국으로 망명하였고 생계를 꾸리기 위해 일을 해야 했다. 이러한 환경은 젊은 시절에 축구를 하다 다친 무릎 부상을 악화시켰다. 수술을 하더라도 무릎 부상이 완전하게 회복될 수 없다는 의사의 소견을 들은 그는 주로 뇌와 신경계의 관계에 관심을 두고 신경과학책을 읽으며, 자신의 통증 문제를 스스로 작업하고 탐구한 과정을 토대로 펠든크라이스 기법을 개발하게 되었다.

펠든크라이스 기법에는 움직임을 통한 자각(Awareness Through Movement: ATM)과 기능적 통합(Functional Integration: FI)라는 두 가지 수업 방식이 있다. ATM은 오로지 언어로만 움직임을 안내하는 집단 수업이고, FI는 접촉 혹은 핸즈온(hands-on) 방식의 개인 수업으로, 전반적으로 치료라기보다는 교사의 도움을 받아 자각을 학습하는 과정이라고 할 수 있다.

펠든크라이스는 "어떤 신체 부위도 다른 부위에 영향을 주지 않고는 움직일 수 없다."라는 전제하에 몸의 체계와 연결성을 자각하고, 유기적이고 기능적인 통합을 추구하는 학습 방식이다. 1,000여 개가 넘는 움직임은, ① 쉽고 편한 범위 내에서 천천히 작게 움직인다. ② 호기심을 가지고 자신의 움직임에 주의를 기울인다. ③ 세심하고 선명하게 움직임을 자각한다와 같은 학습 조건을 토대로 하고 있다. 이러한 과정으로 움직임을 통해 신경의 조율, 근긴장의 이완으로 자신의 내적 감각을 자각하면 움직임의 질이 향상된다. 이처럼 신체 감각을 깨우는 움직임의 탐색 과정은 자기 자신을 알아가는 경험으로 이어진다. 펠든크라이스는 몸의 경험이 정신적 요소를 갖는다고 생각했으며 학습을 통한 뇌의 신경가소성을 통한 변화를 강조하였다.

요가와 유도를 통한 동양의 심신 수련과 명상적 체험은 그의 가르침과 철학을 담은 저서와 ATM의 안내에서 찾을 수 있다. ATM은 누구나 할 수 있는 매우 단순하고 쉬운 움직임을 자신이 할 수 있는 만큼 애쓰지 않으면서 하도록 안내한다. 또한 여타 기법과 달리 펠든크라이스 기법에서는 움직임에 따른 특정한 호흡을 제시하지 않는다. 단지 자신이 언제 들이마시고 내쉬는지를 명료하게 알아차리도록 한다. 자신이 무엇을 어떻게 하고 있는지에 대해 지금의 감각에 주의를 두며 권위자나 타인의 움직임을 보고 따라 하는 것이 아니라 자신의 고유한 움직임의 길을 탐색하도록 한다.

하지만 이러한 안내에도 불구하고 대다수는 움직임을 시작하려는 순간부터 더 잘하려 하거나 더 열심히 하려고 노력한다. 실제로 움직임에 필요하지 않은 근육을 긴장하거나 수축하여 움직이고 호흡한다. 자신이 사용하고 있는 몸의 감각에 주의를 두기보다는 움직임의 강도와 속도를 향상하는 데 주의를 빼앗겨 급기야는 통증을 겪기도 한다. 점진적으로 더 편하고 쉽게 움직임을 반복하는 과정이 쌓이면 불수의적이고 무의식적인 근육의 긴장과 수축이 감소하고, 떠오르는 자신의 감정과 생각을 알아차릴 수 있다. 이러한 학습의 과정을 통해 이것이 바로 우리에게 익숙한 움직임이자 삶의 패턴임을 자각하게 된다.

펠든크라이스 기법은 움직임을 통한 자각의 증진을 주요 목표로 하며, 이는 또한 한 개인의 발달과 탐색을 통해 '자기'를 알아차리는 경험으로 나아간다. 같은 움직임을 반복하는 학습을 통해 스스로 할 수 있는 움직임에 대한 가능성과 한계를 이해하며 이러한 과정에서 맞거나 틀린 움직임 또는 좋거나 나쁜 움직임의 기준에 대한 판단과 평가는 사라진다. 펠든크라이스 기법은 지금 여기에서 느끼는 신체 감각을 자각하며 자신의 생각과 감정의 탐구 과정을 통해 자기를 깨달아 가는 길을 제시한다.

알렉산더 테크닉

알렉산더 테크닉은 호주의 연극배우인 프레드릭 마티어스 알렉산더(Frederick Matthias Alexander)에 의해 창시되었다. 희곡을 낭송하는 배우로서 무대에 섰던 그는 목소리에 문제가 생겨 어려움을 겪게 되었다. 그는 병원 치료를 받기 시작하였으나 의학적 방법으로는 정확한 원인을 찾지 못했다. 큰 호전을 보지 못한 그는 자신의 발성 문제를 해결하기 위해 스스로를 면밀하게 관찰하는 과정을 시작하였다. 거울 앞에서 무대에서 낭송하는 자신의 자세와 습관을 관찰하고 실험하던 그는 무대에서 낭독할 때와 일상생활의 자세가 다르다는 것을 발견하였다. 낭독할 때마다 머리를 뒤로 젖히는 습관이 있으며 이로 인해 후두(larynx)가 아래로 눌리고 척추는 굽는 자세로 인해 호흡과 발성에 문제가 생긴다는 것을 알게 되었다. 자신의 자세와 습관에서 문제의 원인을 찾게 되자 스스로 바꿀 수 있다는 관점에서 시작된 과정 끝에 그는 목소리를 치료하게 된다. 이후 수많은 치료 사례가 알려지면서 알렉산더 테크닉으로 자리매김하였다.

알렉산더 테크닉은 자세와 습관을 지속적으로 관찰하며 목과 후두, 성대와 호흡기를 잘못 사용하고 있었다는 통찰, 즉 자신의 몸을 어떻게 사용하는지에 대한 자각에서 시작되었다고 볼 수 있다. 수업 방식으로는 교사의 핸즈온(hands-on)과 같은 1대1 혹은 집단 수업으로 진행되며 주로 앉기, 서기, 걷기 등을 일상의 자세를 섬세하게 자각하기 위한 다양한 기법이 있다. 자세와 습관의 인지를 통해 자기 자신을 치료하는 과정에서 탄생하였지만, 알렉산더 테크닉을 단순히 바른 자세와 움직임을 가르치거나 통증을 치료하는 방식이라고 할 수는 없다. 알렉산더 테크닉은 자각의 과정을 체화하는 것이며 이로써 몸과 마음을 효율적으로 사용할 수 있도록 재교육한다. 이러한 일련의 과정이 자칫 몸의 사용법과 자세 교육으로 간주될 수 있지만 한 사람의 전 생애를 통해 형성된 자세와 습관을 바꾸는 과정에는 단순히 몸을 사용하는 교육만으로는 불가능하다.

알렉산더 테크닉의 핵심 요소는 세심하게 구분된 몸의 사용을 통해 몸 전체의 연결성을 체화하여 의식적으로 자기(self)를 사용하는 데 있다. 알렉산더 테크닉의 핵심 요소 중에서 '자제심' '하지 않음(non doing)' '판단하지 않음'의 세 가지 요소는 알렉산더 테크닉을 이해하고 학습하는 데 있어 가장 중요하다. '자제심'이란 습관적인 반응, 무의식적 반응, 고착화된 패턴을 멈춤으로써 무의식적 행동과 긴장하는 반응을 스스로 자제할 수 있음을 의미한다. 맞거나 틀린 것으로 판단하는 습관은 몸의 자세뿐만 아니라 인간의 생각과 관계 등 삶 전반에 영향을 미치는데, '판단하지 않음'은 우리의 습관과 반응에 대한 판단을 멈추는 것을 말한다. '하지 않음'은 익숙하고 학습된 행동과 생각으로 해 온 무엇인가를 하지 않는 것이며, 이를 통해 불필요한 내적 긴장과 노력을 내려놓게 한다.

알렉산더 테크닉의 요소는 어떤 행동 혹은 움직임을 하기 전에 자신의 자세와 습관을 관찰하고 잠시 멈추는 방식의 의식적 조절(conscious control)을 학습하도록 하며, 몸의 사용에 있어서 자기(self)를 사용하고 탐구하게 한다. 이때, 자기(self)는 육체뿐 아니라 정신, 감정, 영적인 측면을 포함한 전인적 인간을 의미한다. 이처럼 알렉산더 테크닉은 주요 요소뿐 아니라 자기에 대한 개념, 학습 과정에서 지향하는 바는 명상에서의 자각, 집중력, 평정심의 함양, 자기 탐구와 유사하다고 볼 수 있다.

🪷 정신과 임상에서의 활용

소마틱스에 기반한 여러 기법은 '몸에 대한 자각의 증진'과 '거리두기'의 요소를 내포하고 있으며, 이는 임상에서 이미 많이 활용되고 있는 마음챙김에 기반한 명상의 가장 핵심적인 부분이기도 하다. 이러한 관점에서 본다면, 소마틱스에 기반한 기법들은 일종의 '마음챙김적인 태도에 기반한 움직임(Mindful movement)'이라고 볼 수 있다.

비록 마음챙김에 기반한 명상 기법이 우울증의 재발 방지를 포함한 정신건강의 많은 영역에 효과가 있다는 것이 잘 알려져 있으나, 정신병리가 상대적으로 심한 환자들에게 적용하기에는 여전히 어려운 부분이 많다. 전통적인 형태의 좌선 명상에서는 떠오르는 생각과 몸의 감각을 있는 그대로 관찰하고 자각하도록 요구하나, 이는 대부분의 순간을 부정적인 생각과 불편한 몸의 감각으로 고통스러워하는 환자들에게 결코 쉬운 일이 아니다. 이들은 때로 좌선 형태의 명상을 하고 난 뒤에 부정적인 생각과 감각에 압도당하는 경험을 하기도 한다. 그러나 지금 현재의 순간에 비판단적으로 머무를 수 있는 마음챙김적인 삶의 태도는 정신병리가 심한 환자들의 회복에도 꼭 필요한 요소이며, 소마틱스에 기반한 여러 기법은 이러한 환자들이 다른 방식으로 마음챙김을 배워 나갈 수 있는 대안이 될 수 있다. 소마틱스에 기반한 여러 기법이 상당량의 작업 기억을 필요로 하고, 이에 따라 디폴트 모드 네트워크의 활성화가 줄어드는 효과를 가지고 있다는 측면에서 생각해 보면, 역기능적인 디폴트 모드 네트워크와 관련된 정신병리를 가진 환자들에게 상당한 도움을 줄 수 있으리라 기대된다. 이에 따라 마음이 방황하는 상태, 과도한 반추적 반응으로 인해 생기는 고통을 경감시킬 수 있으리라 예상할 수 있다.

이처럼 소마틱스에 기반한 여러 기법은 정신과 임상에서 활용될 수 있는 잠재력을 가지고 있으나 환자들에게 보다 적합한 방식으로 재구성되어야 하며, 이를 위해 다음과 같은 사항이 고려되어야 할 것이다.

첫째, 통증이나 불편한 감각에 대한 내성이 매우 낮은 환자들의 특성을 고려해 볼 때 보다 손쉽고 편안한 움직임으로 재구성될 필요가 있다. 가령, 특정한 요가 자세를 시도하려면 근력과 유연성이 필요한데, 환자들은 통증이나 불편한 감각을 인지하며 조절하는 능력이 충분하지 않으므로 치료 효과를 얻기 힘들 수 있다.

둘째, 움직임과 동작 그 자체보다는 어떻게 안내하느냐가 더 중요한 문제일 수 있으며, 보다 더 비지시적이고 친절한 안내가 필요하다. 펠든크라이스 기법과 알렉산더 테크닉은 학습 과정의 특성상 맞거나 틀린 것에 대한 판단을 하지 않도록 안내하기는 하나, 환자들을 위한 치료에서는 이러한 부분이 더욱더 강조되어야 할 것이다. 특히 섣부르게 움직임을 교정해 주려는 시도는 마음챙김적인 태도의 함양을 위해서도 지양되어야 한다. 또한, 비지시적인 안내는 움직임을 통한 자신의 경험을 수용하고, 이를 기반으로 자신의 행동을 선택하고 조절하는 데 반드시 필요한 요소로 회복의 기반이 될 수 있다.

셋째, 소마틱스 기법에서 흔히 활용되고 있는 핸즈온 기법의 활용에 대해서 보다 신중하고 조심스러운 태도를 가질 필요가 있다. 알렉산더 테크닉과 펠든크라이스 기법에서 활용되는 핸즈온은 지도자가 참여자의 몸에 손을 두어 몸의 자각을 돕는 방법이지만, 자아의 강도가 충분히 강하지 않거나 몸의 경계를 침범당했던 트라우마를 경험한 환자라면 그 사용에 훨씬 더 신중해야 할 필요가 있다. 마지막으로 소마틱스에 기반한 여러 기법의 효과 및 기전을 검증하려는 노력이 지속되어야 할 것이다. 소마틱스에 기반한 여러 기법이 내포한 특성상 이중맹검 무작위 대조 설계가 어렵고, 상대적으로 표준화된 프로토콜에 기반한 프로그램이 부족하다는 것이 효과 검증 연구의 방법론적인 맹점으로 지적될 수 있다. 향후에는 이러한 방법론적인 맹점을 보완한 좋은 연구가 더 많이 이루어져야 할 것이다.

🪷 정리

최근 수년간 인지과학은 마음을 몸과 분리된 존재로 보는 관점에서 벗어나 마음의 여러 작용이 몸, 그리고 몸을 둘러싼 환경과 불가분의 관계를 가진 것이라는 관점으로 변화하였다. 이러한 흐름에 따라 1인칭의 시점에서 감각 경험을 강조하는 몸 작업이나 움직임(Movement)을 다루는 소마틱스의 여러 기법이 관심을 받고 있다. 소마틱스의 여러 기법은 움직이는 몸을 통해 내부수용 감각이라 불리는 몸의 감각에 대한 자각을 증진시키고, 이를 자신이 가진 생각과 감정과 연결시켜 거리를 두고 바라보도록 돕는다. 이러한 측면에서 소마틱스의 기법은 일종의 '마음챙김적인 태도에 기반한 움직임'이라고도 볼 수 있다. 소마틱스의 기법은 전통적인 형태의 명상에 접근하기 어려워하는 정신병리가 심한 환자들에게 보다 손쉬운 방법으로 마음챙김적인 태도를 배울 수 있는 잠재력을 가지고 있다. 임상에서 활용되기 위해서는 소마틱스 기법의 장점을 살리면서도 환자들의 특성에 맞게 재구성되어야 할 필요가 있으며, 이를 기반으로 임상적인 효과 및 기전에 대한 연구를 지속적으로 해 나가야 할 것이다.

| **참고문헌**

정태혁(2000). 요가수트라. 서울: 동문선.

Iyengar, B. K. S. (1966). *Light on Yoga*. New York, NY: Schocken Books.

Emerson, D. (2015). *Trauma-Sensitive Yoga in Therapy: Bringing the Body into Treatment*. New York, NY: W. W. Norton & Company.

Brown, R. (1992). *Authorized Summaries of F. M. Alexander's Four Book*. London: French Connection Press.

Alexander, F. M. (2001). *The Use of the Self*. London: Orion Books.

Hanna, T. (1979). *The Body of Life*. New York, NY: Alfred A. Knopf.

Feldenkrais, M. (1991). *Awareness Through Movement: Easy-To-Do Health Exercises to Improve Your Posture, Vision, Imagination*. New York, NY: Harper Collins.

Doidge, N. (2016). *Brain's Way of Healing*. New York, NY: Penguin Group.

Russell, T. A., & Arcuri, S. M. (2015). A Neurophysiological and Neuropsychological Consideration of Mindful Movement: Clinical and Research Implications. *Frontiers in Human Neuroscience, 9*, 282. doi: 10.3389/fnhum.2015.00282

Schmalzl, L., Crane-Godreau, M. A., & Payne, P. (2014). Movement-based embodied contemplative practices: definitions and paradigms. *Frontiers in Human Neuroscience, 8*, 205. doi: 10.3389/fnhum.2014.00205

Chapter

11

조선식 명상과 도교

✎ 오중근

이 장에서 조선식 명상이라는 말은 단군 시대 혹은 고조선 시대, 또는 그 이전부터 내려왔다고 전해지는 우리 민족의 명상 수행법을 통칭하며, 유교, 불교 등 외래 종교 내지 그 수행법을 제외한 우리 민족에서 나온 수행법만으로 한정해서 사용한다. 반면, 도교식 명상이란 중국의 토속 신앙과 노자, 장자의 도가 사상이 합쳐진 도교에서 수행하는 명상 수행법을 이야기한다.

조선식 명상과 도교식 명상은 서로 많은 부분을 공유하며, 비슷한 원리를 비슷한 용어로 이야기한다. 이 두 가지 명상법에서는 호흡을 인위적으로 조절하면서(조식) 명상을 하고, 단전과 기(氣), 정기신에 관하여 이야기한다. 물론 조선식 명상과 도교식 명상은 자세한 이론과 수행법에 차이가 있으며, 서로 분리하여 논의될 수 있다. 다만, 이 장에서는 조선식 명상과 도교식 명상이 가지고 있는 공통적인 특징에 한정하여 논의하기로 한다.

이렇게 조선식 명상과 도교식 명상이 공통의 유사점을 지니고 있는 이유는 조선식 명상 수행법과 도교식 명상 수행법의 뿌리가 같기 때문이라고 유추해 볼 수 있다. 단, 이 책은 의학을 위한 책이기 때문에 어느 쪽이 다른 한쪽의 원류라거나, 아니면 관련 없이 각자 발생했는지에 관한 역사적인 논의 등에 대해서는 생략하고 이 수행의 실질적인 적용에 초점을 맞추어서 논의한다. 또한 이 책은 실용학문인 의학에 관련된 내용을 담고 있으므로 철학적인 논의보다는 구체적으로 어떤 수행 방법을 사용했는지에 대한 논의를 적을 것이다.

　과거 가장 많은 연구가 이루어졌고 현재도 가장 활발히 연구되는 명상의 형태는 존 카밧진(Jon Kabat-Zinn)에 의해 의학 및 과학의 영역에 들어간 마음챙김(Mindfulness) 명상이다. 마음챙김은 붓다(고타마 싯다르타)가 사용한 언어라고 알려진 팔리(Pali)어 단어 '사티(sati)'의 번역어로, 이는 마음챙김이 그만큼 불교, 특히 초기 불교 명상에 뿌리를 두고 있음을 나타낸다고 할 수 있다. 존 카밧진이 초기 불교만을 공부하고 경험한 것은 아니지만, 카밧진이 그의 프로그램 이름을 마음챙김에 기반한 스트레스 완화 프로그램(Mindfulness-Based Stress Reduction: MBSR)이라고 명명한 만큼 붓다가 직접 표방한 사티 명상의 기술을 가장 중요한 요소로 삼았다고 볼 수 있다.

　현재 과학자와 의학자들에게 가장 익숙한 명상이 마음챙김 명상인 만큼 이 장의 시작에서는 마음챙김 명상과 조선식 혹은 도교식 명상(이하 조선식-도교식 명상)이 큰 틀에서 어떻게 다른가 하는 주제를 다루기로 한다.

🪷 조선식-도교식 명상과 마음챙김 명상의 차이점

　마음챙김이란, 온전히 지금 여기에 존재하면서 무비판적이고 의도적으로 주의를 기울이는 것을 말한다. 마음챙김 명상의 흐름은 간단하게 도식화하면 다음과 같다.

① 어느 대상을 하나 정해서 그것에 주의를 기울인다. 그것은 건포도가 될 수도 있고, 들리는 소리가 될 수도 있고, 자신이 하고 있는 호흡이 될 수도 있으며 몸의 일부 또는 전부가 될 수도 있다. 또는 생각이나 감정, 자신의 마음이 될 수도 있다(초기 불교에서는 특히 호흡에 마음챙김하는 명상이 기본으로서 강조된다).
② 마음을 한 대상에 집중하고 있으면 거의 필연적으로 다른 생각이나 감정이 떠오르게 된다. 이 생각이나 감정이 떠오른 것을 알아차리고 놓고 원래 주의를 기울이고 있던 대상으로 다시 주의를 기울인다.
③ 이와 같은 정신 행위를 생각이나 감정이 떠오를 때마다 무한히 반복한다.

　이 같은 행위로 현재에 온전히 주의를 기울이는 연습을 한다. 물론, 마음챙김 명상에서 어느 한 대상에만 주의를 기울이는 것(focused attention)이 아닌 개방적 주시(open momitoring)가 있지만, 간단히 도식화하기 위해서 개방적 주시의 기술은 제외하고 도식화하였다(참고로 "~에 주의를 기울인다"는 말은 조선식 명상에서는 흔히 "~에 의식을 둔다"는 말로 사용된다).

마음챙김 명상에서는 호흡에 주의를 기울이고 현재에 머무는 수련(anapana sati)이 중요하게 여겨진다. 이 명상을 할 때는 "호흡을 조절하려고 하지 말고 그냥 바라만 보라."라는 유도 멘트가 동반된다. 마음챙김 명상에서는 호흡을 인위적으로 조절하지 않도록 권장한다.

조선식-도교식 명상과 마음챙김 명상의 가장 큰 차이는 여기에 있다고 볼 수 있는데, 조선식-도교식 명상에서는 호흡을 인위적으로 조절하면서 명상을 하는 것이 권장된다. 호흡을 고르게 인위적으로 조절하는 것을 조선식-도교식 명상에서는 '조식'이라고 하는데, 이는 조선식-도교식 명상에서 중요한 개념이다.

조선식-도교식 명상도 한국, 중국의 역사가 긴 만큼 여러 가지 유파가 있다고 할 수 있는데, 그 유파들의 수행법을 종합해 볼 때, 느리고 규칙적이며 깊은 호흡을 인위적으로 하는 것이 조식의 핵심이다(물론 조선식 명상에서 호흡을 인위적으로 한다고 하지만 자연스러움을 잃으면서 하는 것은 아니다).

초기 불교식 명상의 입장에서 본다면 조선식 명상은 어떤 면에서 정좌 명상보다 걷기 명상에 가깝다고 할 수 있다. 초기 불교에서 정좌 명상이 흔히 알고 있는 앉아서 호흡에 주의를 기울이며 알아차리기만 하는 명상이라면 걷기 명상은 걸으면서 하는 명상이다. 걷기 명상에서는 '걷는 행위를 하면서' 변화되는 발의 감각에 주의를 기울이며 명상하는 것이 기본이다. 그런 의미에서 조선식 명상은 '호흡이라는 행위를 하면서' 호흡이 이루어지고 있는 복부에 주의를 기울이기 때문에 행위를 하면서 명상을 한다는 점에서 걷기 명상에 가깝다. 요가에서의 명상도 호흡을 조절하면서 명상을 하기 때문에 조선식-도교식 명상의 조식하면서 하는 명상에 가깝다고 할 수 있다. 요가 명상에 관해서 다른 장에서 다루므로 이 장에서는 자세히 다루지 않는다.

마음챙김 명상과 조선식-도교식 명상의 차이를 표로 정리하면 〈표 11-1〉과 같다. 일견 마음챙김 명상은 마음을 더 사용하며, 이에 비해 조선식-도교식 명상은 상대적으로 몸을 더 사용하는 것으로 보인다. 다른 형태의 명상에 비해 조선식-도교식 명상은 건강하고 오래 살고 싶어 하는 세속적인 욕망을 인정한다. 대부분의 사람이 건강하고 오래 살고 싶어 하는 욕망을 초월하고 사는 것은 아니기 때문에 많은 사람에게 동기를 유발하기 좋은 측면이 있다. 의학이 존재하는 이유도 건강하게 오래 살기 위한 것이라고 한다면, 의학과도 좀 더 닿아 있다고 할 수 있다.

표 11-1 마음챙김 명상과 조선식-도교식 명상

	마음챙김 명상	조선식-도교식 명상
호흡조절 여부	호흡은 조절하지 않고 바라만 본다.	호흡을 조절한다(조식).
주의를 기울이는 부위	코나 배에 의식을 둔다.	아랫배(단전)에 의식을 둔다.
종교적 · 철학적 지향	윤회의 중단(몸의 건강은 일차적 관심사가 아님)	불로장생(몸의 건강이 상대적으로 중요하고 몸을 닦아야 잘 깨달을 수 있다고 생각)

조선식-도교식 명상에서도 마음챙김의 요소가 없는 것은 아니다. 조선식-도교식 명상에서 호흡을 인위적으로 하는 명상을 하지만, 호흡 자체에 온전히 주의를 기울이고(결국 호흡 행위에 마음챙김) 호흡을 하도록 권장되며, 그래야 제대로 된 호흡 명상이 된다고 한다. 마치 걸으면서 하는 마음챙김 명상인 걷기 명상에 있어서, 걷는다는 '행위'를 하지만, 발의 느낌에 온전히 주의를 기울이고 하는 것과 마찬가지다.

다만, 마음챙김의 기술을 처음부터 끝까지 자세히, 전반적으로 적용해 주는 측면으로는 마음챙김 명상이 더 강하다. 마음챙김 명상의 정좌 명상(앉아서 하는 명상)에서는 오로지 마음챙김만을 하기 때문에 마음챙김의 기술 자체를 수련하는 것은 마음챙김 정좌 명상이 강하다고 할 수 있다.

마음챙김 명상의 종교적 · 철학적 배경에서는 해탈(물론 현대에 와서 서양식으로 재해석된 마음챙김 명상에서는 종교적 배경은 되도록 배제한다.)을 목표로 하기 때문에, 마음챙김 명상에 있어서는 마음의 수련을 중요시하고 몸에 대한 관심은 상대적으로 적다.

조선식-도교식 명상에서는 상대적으로 몸을 중요시하고, 몸을 건강하게 해야 그 몸으로 수행하기가 용이해진다는 입장을 취한다. 그리고 몸의 건강과 마음의 건강을 분리하여 생각하지 않는다. 조선식-도교식 명상에서는 몸과 마음의 건강은 동시에 추구된다.

🪷 이완과 호흡의 관계

명상은 어떠한 특정한 상태를 추구하는 것은 아니다. 다만, 어떤 명상을 하건 명상이 깊어지면 결과적으로 이완을 경험하게 된다. 명상이 이완을 목표로 하지는 않을지라도 명상의 결과로 이완이 오는 것이다.

정신건강의학과에 찾아오는 환자들은 스트레스와 긴장의 고통을 호소하며, 이완되길

바란다. 정신건강의학과 의사들은 환자에게 부수적으로라도 이완의 효과를 나타내는 여러 가지 기법을 적용하는데, 이때 명상과 받아들임의 자세가 이완을 위한 방편으로 활용될 수 있다.

한편, 잡다한 생각이 많을 수밖에 없는 스트레스 상황보다는 편안하고 이완된 상태에 있을 때 명상하기가 수월하다. 명상은 결과적으로 이완을 만들고, 이완은 명상을 돕는다. 그렇다면 이완과 호흡은 서로 어떤 영향을 미치는가?

조선식 명상에서의 복식(단전)호흡

단전은 기(에너지)가 모이는 자리로, 대략 배꼽 밑으로 5cm 내려간 자리에서 5cm 깊이로 들어간 곳에 위치하는 가상의 지점을 말한다. 쉽게 생각하면 아랫배 부위라고 할 수 있다. 즉, 단전호흡은 아랫배 호흡으로 복식호흡의 특수한 형태라고 할 수 있다.

복식호흡, 특히 규칙적이면서 깊고 느린 복식호흡은 마음을 안정시켜 준다. 부교감신경을 우세하게 해 주어서 마음을 차분하고 편안하게 만들어 주며, 불안과 긴장을 감소시킨다. 깊고 규칙적인 복식호흡은 미주신경(부교감신경의 하나)을 우세하게 만드는 효과가 있다. 부교감신경이 우세하면 이완된다. 이처럼 호흡을 조절함으로써 얻은 편안하고 이완된 상태는 명상 상태에 쉽게 들어가도록 도와준다. 그리고 복식호흡을 하면서 복부의 움직임에 주의를 집중하면, 복부에 마음을 챙기면서 명상을 하는 것과 같은 효과를 낳는다.

마음챙김 명상

마음챙김 명상에서는 호흡에 마음을 집중하되 호흡을 인위적으로 조절하지 않도록 가르친다. 호흡에 마음챙김 명상을 할 때, 마음을 챙기는 대상은 코끝이나 복부, 호흡 전체 어디라도 괜찮다. 이때는 그냥 마음을 한 곳에 두는 것이다. 한 곳에 주의를 두고, 잡념이 들면 그 잡념을 바라보고 내려놓은 다음 다시 집중하던 곳으로 돌아간다.

이런 방법으로 계속 명상하다 보면 생각에서 빠져나오면서 마음이 편해진다. 그리고 마음이 편해지면 몸도 이완이 된다. 몸이 이완이 되었다는 것은 부교감신경이 우세해진 상태이므로 호흡이 깊고 느려진다. 호흡을 인위적으로 조절하지 않았지만, 저절로 호흡이 깊고 느려진다.

마음챙김 명상에서는 호흡조절을 하는 것이 '어떻게 하려는 의도'를 만들고 이것이 깊은 이완을 방해한다고 판단하는 것 같다. 명상은 깊은 이완이라고도 할 수 있는데, 마음챙김 명상에서는 호흡을 조절하려는 노력조차 이완을 방해하는 하나의 요인으로 보고, 이 노력조차 놓아 버리라고 권하는 것 같다.

그렇다면 이완과 호흡 중 어느 것이 먼저인가? 호흡조절을 통해서 이완에 도달할 것인 지, 아니면 이완에 도달하여 저절로 호흡이 안정되도록 할 것인지 중에서 어떤 방법을 택 하느냐의 문제에 있어서는 어느 쪽이 더 우월하다고 결론을 짓기 힘들다. 이는 개인마다 다를 수 있어서 기본적으로는 개인의 선호에 따라야 할 것으로 생각된다. 때때로 같은 사 람이라 할지라도 어떤 때는 초기 불교식 마음챙김 명상이 자신에게 더 도움을 주고, 어떤 때는 호흡을 같이하는 조선식-도교식 명상이 자신에게 더 도움이 될 수 있다.

🪷 다양한 조선식-도교식 명상

조선식-도교식 명상에서는 호흡을 수의적으로 조절하면서 명상을 하기 때문에, 어떻게 호흡을 할 것인가는 중요한 주제다. 그래서 조선식-도교식 명상법의 다양함은 호흡법의 다양함과 거의 같다.

호흡법은 다양하며 각 유파마다 주장하는 호흡의 규칙이 있다. 역시 한쪽이 주장하는 규칙은 다른 쪽에서 주장하는 규칙과 상반되는 경우가 많다. 예를 들면, 조선식 명상의 하 나인 국선도의 한 유파에서는 5초 동안 들이쉬고 5초 동안 내쉬는 호흡을 기초 단계에서 시행하며, 점차 발전하면서 숨을 들이쉬고 멈추고, 내쉬고 멈추는 호흡을 한다. 숨을 멈출 때는 억지로 부자연스럽게 하는 것은 아니고, 몸과 마음이 적응이 되면서 들숨과 날숨 사 이에 머무는 시간과 날숨과 들숨 사이에는 머무는 시간이 절로 늘어난다고 한다. 몸과 마 음이 더욱 발전하면 들숨이 짧아지고 들숨과 날숨 사이에 머무는 숨이 늘어나며, 날숨 역 시 짧아지고 날숨과 들숨 사이에 머무는 숨도 짧아지며, 들숨 뒤 머무는 시간이 점점 늘어 난다고 한다.

한편, 봉우 권태훈식 단학에서는 호흡의 길이를 인위적으로 늘이는 방법을 쓴다. 여기 서는 들숨과 날숨을 1대1의 비율로 가늘고 길게 하도록 권장한다. 그리고 숨을 멈추는 것 은 권장하지 않는다. 처음에는 들숨 2초에 날숨 2초로 호흡을 시작하여, 들숨 3초에 날숨 3초, 이후 들숨 4초에 날숨 4초로 호흡의 길이를 늘여 나간다. 무리하지 않고 현재 길이의 호흡이 완전히 익숙해지면 1초씩 늘여 가는 방법을 쓴다. 이렇게 1초씩 호흡을 지속적으 로 늘여 가는 호흡을 한다(봉우 권태훈 옹은 들숨 2분에 날숨 2분까지 숨의 길이를 늘였다고 한 다). 또 어떤 유파에서는 단순히 단전으로 규칙적이고 깊게 호흡할 뿐, 구체적인 길이는 중요시하지 않는다.

그런가 하면, 도교 서적인 『포박자』에 따르면 중간에 정지하는 호흡이 더 길다. 『포박자』의 글을 옮기면 다음과 같다. "코로 깊이 기를 들이마시고 일단 호흡을 멈추고 마음속으로 조용히 120까지 센다. 그 다음 입에서부터 조용히 내뿜는다. 언제나 호흡에서 숨을 들이마시거나 뿜어낼 때에는 그 소리가 귀에 들리지 않도록 한다. ……(중략)…… 점차적으로 이 훈련에 익숙해지면 마음속으로 세는 수가 천에 달하게 된다."

호흡법을 정리해 본다면 어떤 것이 다른 것보다 옳다고 하기는 어렵다. 나름대로 각각의 호흡법을 사용하는 이유를 가지고 있다. 사람마다 체질이 다르므로 개인에게 맞는 호흡법을 선택하면 될 것이다. 만약 인위적으로 호흡하면서 명상하는 것이 불편하다면 호흡을 조절하지 않는 초기 불교식 마음챙김 명상을 해도 무방하다.

호흡법은 그 전통이 오래된 만큼 매우 다양하므로 호흡법의 공통점을 결론짓기는 쉽지 않다. 예외가 없다고 할 수는 없지만, 조심스럽게 조선식-도교식 명상법에서 채택하고 있는 호흡법의 공통된 특징을 찾아본다면 다음과 같다.

① 호흡 시에는 호흡 행위 자체에만 의식을 둔다.
② 깊고 규칙적으로 천천히 호흡한다.
③ 아랫배에 주의를 두고 호흡한다.

🪷 호흡을 조절하는 명상에 관한 연구

조선식-도교식 명상은 대표적인 호흡을 조절하는 명상이다. 호흡을 조절하는 명상에 관하여 과학 영역에서 시행한 연구를 몇 가지 소개하면 다음과 같다.

- 이완되고, 깊고, 느린 호흡 훈련은 차가운 혹은 뜨거운 자극에 대한 알아차림을 증가시키고, 이 자극으로 인하여 고통을 느끼는 역치를 증가시킨다. 그리고 이 훈련은 부정적 감정을 줄인다.
- 운동 기술의 배움(learning)과 저장(retention)은 복잡한 신경해부학적 구조물과 관계된다. 이 구조물은 후외방전전두엽(dorsolateral prefrontal cortex), 후두정엽(posterior parietal cortex), 1차 운동피질(primary moter cortex), 기저핵(basal ganglia), 소뇌(cerebellum)다. 그런데 호흡의 패턴과 길이를 수의적으로 변화시킬 때, 뇌의 같은 부

위가 조절(modulation)된다.

- 기공(Qigong)에서는 아랫배까지 내려가는 길고 느리고 깊은 호흡을 가르친다. 기공 훈련은 건강한 성인에서 스트레스와 불안을 줄인다.
- 호흡 연습(Breathing practice)는 스트레스, 불안, 불면, 외상후 스트레스 장애, 우울, 주 의력 결핍장애의 증상을 줄인다.
- 염증성 장 질환(inflammatory bowel disease) 환자가 수의적으로 조절하는 호흡 연 습(Voluntarily Regulated Breathing Practices)을 강조한 마음-몸 중재(Mind-body interventions)를 받은 경우, 염증성 장 질환 증상, 불안, 우울, 삶의 질에서 유의한 이 득을 보인다.

🪷 정리

명상은 크게 두 가지로 나눌 수 있다.

① 호흡을 인위적으로 조절하지 않는 명상: 마음을 통해서 이완하고 이로 인해서 호흡 (생리)도 안정되도록 하는 명상. 좀 더 마음을 사용하는 명상(예: 마음챙김 명상 등).
② 호흡을 인위적으로 조절하면서 이완에 도움을 받는 명상: 몸을 조절해서 마음의 이 완에 도움을 주는 명상. 마음과 몸을 모두 사용해서 하는 명상(예: 조선식, 도교식, 요 가 등).

조선식-도교식 명상은 명상 시 수의적인 호흡을 하는 것을 권장한다. 그리고 기, 단전 에 관한 개념을 가지고 있다. 몸을 더 사용하고, 몸의 건강을 중요시한다.

명상의 정의는 다양하며, 그 구체적인 방법 또한 다양하다. 모든 명상은 어느 정도 마음 챙김의 측면을 가지고 있다고 할 수 있지만, 각 명상의 수행법은 마음챙김 명상의 고유한 수행법과는 다르다. 그러므로 명상을 정신건강에 이롭게 활용할 때, 여러 명상 방법을 제 한 없이 고려하는 것이 필요하다. 어느 명상법이건 자신에게 잘 되는 명상법을 찾아 꾸준 히 실천하는 것이 중요하다.

참고문헌

갈홍(2014). **포박자**. 서울: 자유문고.

김완석(2016). **과학명상**. 서울: 커뮤니케이션북스.

모종감(2015). **중국 도교사-신선을 꿈꾼 사람들의 이야기**. 서울: 예문서원.

오중근(2014). 명상법, 호흡법, 이완법에 관한 고찰. **국립공주병원 임상연구 논문집**, 23-41.

이용주(2003). **도, 상상하는 힘**. 서울: 이학사.

한국종교문화연구소(2003). **세계종교사입문**. 서울: 청년사.

허경무(2017). **국선도강해**. 서울: 밝문화미디어.

Brown, R. P., Gerbarg, P. L., & Muench, F. (2013). Breathing practices for treatment of psychiatric and stress-related medical conditions. *Psychiatric Clinics, 36*(1), 121-40.

Busch, V., Magerl, W., Kern, U., Haas, J., Hajak, G., & Eichhammer, P. (2012). The effect of deep and slow breathing on pain perception, autonomic activity, and mood processing—an experimental study. *Pain Medicine, 13*(2), 215-228.

Colebatch, J. G., Adams, L., Murphy, K., Martin, A. J., Lammertsma, A. A., Tochon-Danguy, H. J., Clark, J. C., Friston, K. J., & Guz, A. (1991). Regional cerebral blood flow during volitional breathing in man. *The Journal of Physiology, 443*, 91-103.

Deadman, P. (2018). The transformative power of deep, slow breathing. *Journal of Chinese medicine, 116*, 62-68.

Floyer-Lea, A., & Matthews, P. M. (2005). Distinguishable brain activation networks for short- and long-term motor skill learning. *Journal of Neurophysiology, 94*, 512-518.

Gerbarg, P. L., Jacob, V. E., Stevens, L. Bosworth, B. P., Chabouni, F., DeFilippis, E. M., Warren, R., Trivellas, F., Patel, P. V., Webb, C. D., Garbus, M. D., Christos, P. J., Brown, R. P., & Scherl, E. J. (2015). The Effect of Breathing, Movement, and Meditation on Psychological and Physical Symptoms and Inflammatory Biomarkers in Inflammatory Bowel Disease: A Randomized Controlled Trial. *Inflammatory Bowel Diseases, 21*, 2886-2896.

Halsband, U., & Lange, R. K. (2006). Motor learning in man: A review of functional and clinical studies. *Journal of Physiology-Paris, 99*(4-6), 414-424.

Iyengar, B. K. S. (2014). **요가 디피카**. 서울: 도서출판 선요가.

Kabat-Zinn, J. (2017). **마음챙김 명상과 자기 치유**. 서울: 학지사.

Kastrup, A., Li, T. Q., Glover, G. H., & Moseley, M. E. (1999). Cerebral blood flow-related signal changes during breath-holding. *American Journal of Neuroradiology, 20*(7), 1233-1238.

McKay, L. C., Evans, K. C., Frackowiak, R. S. J., & Corfield, D. R. (2003). Neural correlates of voluntary breathing in humans. Journal of Applid Physiology, *95*, 1170-1178.

Wang, C. W., Chan, C. H. Y., Ho, R. T. H., Chan, J. S. M., Ng, S. M., & Chan, C. L. W. (2014). Managing stress and anxiety through qigong exercise in healthy adults: a systematic review and meta-analysis of randomized controlled trials. *BMC Complimentary and Alternative medicine, 14*, 8.

Yadav, G., & Mutha, P. (2016). Deep Breathing Practice Facilitates Retention of Newly Learned Motor Skills. *Scientific Reports*, *6*, 1-8.

12

불교와 명상

✎ 전현수

  불교와 명상과의 관계를 알기 위해서는 먼저 불교가 어떤 것인지를 알아야 한다. 먼저 불교라는 말의 뜻부터 보겠다. 불(佛)은 고대 인도어인 팔리어의 붓다(Buddha)를 한자로 음사한 말이고 교(敎)는 가르침이라는 뜻이다. 즉, 불교는 깨달은 사람의 가르침을 말한다. 2,600여 년 전에 인도에서 태어난 고타마 싯다르타(Gotama Siddhārtha)라는 사람이 수행을 통하여 붓다가 된 후 사람들에게 자신이 깨달은 것을 가르친 내용이 불교다. 붓다는 자신이 어떤 존재인지 세상이 어떻게 구성되어 어떤 원리로 움직이는지 등의 인간이 가질 수 있는 모든 의문을 풀기 위해서 노력하였고 그것을 알아내었다. 자신이 어떤 존재인지 알기 위해서는 자신을 이루는 몸과 마음이 어떤 것인지를 알아야 했다. 붓다는 이러한 것을 아는 데 관찰이라는 방법을 사용하였다. 직접 정확하게 있는 그대로 보았다. 붓다가 말한 것을 그대로 기록한 팔리어 경전(니카야)를 보면 '알고 본다'는 표현이 많이 나온다. 뭘 알려고 생각하거나 사유하지 않고 볼 수 있는 상태를 만들어 정확하게 본다는 것이다. 여기서 불교와 명상과의 관계가 나온다. 명상은 유익한 마음으로 현재 일어나는 것에 집중하는 것이다. 명상의 대상은 명상의 종류에 따라 다를 수 있지만 그 대상을 있는 그대로 관찰하는 것이 명상의 본질이다. 이 점에서 불교의 핵심은 명상이다. 붓다는 명상을 통해서 우리의 몸과 마음의 속성, 세상을 움직이는 원리 등을 알았다. 불교도 붓다가 돌아가시고 시간이 흐르고 여러 지역으로 퍼지면서 많이 다양해졌다. 크게 보면 초기 불교, 대승불교, 티베트 불교가 있다. 이 장에서는 초기 불교적인 입장에서 불교를 말하고자 한다.

🪷 불교 명상

명상은 여러 종교와 문화 전통에 따라 다양하게 행해지고 있다. 여기서는 불교 명상에 대해 이야기하겠다. 불교 명상은 크게 두 가지로 볼 수 있다. 거시적 관찰인 마음챙김 명상과 미시적 관찰인 사마타와 위파사나가 있다. 거시적 관찰은 우리의 감각기관인 눈, 귀, 코, 혀, 몸과 의식을 가지고 우리 몸과 마음에서 일어나는 것을 순간순간 면밀하게 있는 그대로 관찰하는 것이다. 걸으면 걸을 때 일어나는 현상을 있는 그대로 관찰하고 밥을 먹으면 밥을 먹을 때 일어나는 현상을 관찰한다. 화가 나면 화가 난 것을 알아차린다. 이것이 거시적 관찰인 마음챙김 명상이다.

이에 비해 미시적 관찰인 사마타(Samatha)와 위파사나(vipassana)는 거시적 관찰로는 볼 수 없는 것을 보는 관찰이다. 눈, 귀, 코, 혀, 몸, 의식으로 대상을 관찰하는 데는 한계가 있어서 미세한 현상은 볼 수 없다. 마치 육안으로 손은 볼 수 있지만 손을 이루는 세포는 볼 수 없는 것과 같다. 세포를 보려면 현미경을 이용해야 한다. 마찬가지로 몸과 마음을 이루는 궁극적인 물질이나 정신을 보려면 궁극적인 물질이나 정신을 보는 데 한계가 있는 눈, 귀, 코, 혀, 몸, 의식으로 대상을 관찰하는 대신에 궁극적인 물질이나 정신을 볼 수 있는 도구가 필요하다. 그 도구가 삼매를 통해서 얻는 지혜의 눈이다. 삼매는 마음을 모으는 수행을 통해 마음이 한 대상에 온전히 모인 상태다. 보통의 마음은 한 대상에 집중했다가도 다시 다른 대상으로 빠르게 이동한다. 마음이 이 대상 저 대상을 아주 빠른 속도로 왔다 갔다 한다. 삼매를 닦는 수행을 통해 마음이 명상의 대상이 아닌 대상으로 가면 그 대상을 놓고 원래의 명상 대상으로 오게 하는 훈련을 계속한다. 이 훈련을 마음이 삼매를 얻을 수 있을 정도로 꾸준히 하면, 마음이 한 대상에 오로지 집중이 되어 다른 어떤 대상으로도 미세하게 가지 않고 완전히 한 대상에만 고정된 상태가 지속된다. 이 상태가 삼매다. 이때, 마음에는 어떤 번뇌도 없다.

삼매를 얻으면 지혜의 눈이 생기고, 이 지혜의 눈을 통해 육안으로 볼 수 없는 것을 볼 수 있다. 지혜의 눈을 통해 궁극적인 물질과 정신을 볼 수 있다. 삼매를 얻는 방법이 사마타다. 사마타를 통해 삼매를 얻음으로써 생긴 지혜의 눈으로 궁극적인 물질과 정신의 속성을 보는 것이 위파사나다. 물질과 정신의 속성은 '무상' '고' '무아'다. 무상이란 궁극적인 물질과 정신이 인과의 법칙에 따라 아주 빠른 속도로 일어났다가 사라지는 것이다. 고는 괴로움으로 우리의 의사와는 관계없이 궁극적 물질과 정신이 일어났다가 사라지는 것이다. 무아는 궁극적 물질과 정신이 일어났다가 사라지는 것을 우리가 조금도 통제할 수 없다는 것이다.

우리 자신을 거시적 관찰인 마음챙김 관찰을 통해서도 알 수 있지만 그것만으로는 우리 자신이 어떤 존재인지 정확히 알 수 없다. 미시적 관찰까지 할 때 우리 존재가 어떤 존재인지 정확히 알 수 있다. 그래서 우리 존재에 맞게 살 수 있다. 불교 명상은 우리 존재가 정말 어떤 존재인지 정확히 알고 그에 맞게 살기 위해서 한다. 그래서 우리에게 손해 보는 것은 하지 않고, 도움이 되는 것을 할 수 있다. 이제 거시적 관찰인 마음챙김 명상과 미시적 관찰인 사마타와 위파사나에 대해 자세히 알아보겠다. 먼저 거시적 관찰인 마음챙김 명상을 보겠다.

🪷 거시적 관찰: 마음챙김 명상

거시적 관찰인 마음챙김 명상에는 두 종류가 있다. 형식을 갖추어서 하는 좌선(sitting meditation)과 보행 명상(walking meditation)이 있고 형식을 갖추지 않고 하는 일상행위 관찰(일상생활 명상)이 있다. 각 명상은 각자 장점을 가지고 있다. 좌선은 가만히 앉아 있을 때 일어나는 몸과 마음의 현상을 관찰하는 것인데 주로 호흡을 관찰한다. 숨이 들어오고 나가는 것을 코끝에서 관찰하거나, 숨을 들이쉬고 내쉴 때 배가 들어가고 나오는 것을 관찰한다. 관찰할 때 필요하면 이름을 붙이기도 한다. 예를 들면, 배가 나오면 '나옴'하고 이름을 붙이고, 배가 들어가면 '들어감'하고 이름을 붙이기도 한다. 이름을 붙이는 것은 관찰을 용이하게 하기 위해서다. 이름을 붙이면 의식이 관찰하는 대상에 가 있을 수 있다. 그러다가 관찰력이 강해져 이름 붙이는 것이 번거로워서 관찰에 방해가 된다면 이름을 뗀다. 좌선할 때 호흡이 아닌 몸의 느낌을 관찰하기도 한다. 좌선의 장점은 가만히 앉아서 관찰하기 때문에 관찰력이 강해질 수 있다는 것이다. 한편, 마음은 고요해질 수 있다. 마음이 고요한 상태에서 몸과 마음에서 일어나는 현상을 잘 관찰할 수 있다. 특히 감정, 생각, 의지와 같은 미세한 정신현상을 잘 관찰할 수 있다. 정신현상은 빨리 일어났다가 사라지기 때문에 쉽게 관찰이 어렵다.

보행 명상은 걸을 때 일어나는 현상을 있는 그대로 보기 때문에 실제로 걸을 때 어떤 현상이 일어나는지 잘 알 수 있다. 우리는 걸을 때 생각을 하거나 다른 것을 보기 때문에 걸을 때 몸과 마음에서 어떤 일이 일어나는지 정확히 알지 못한다. 보행 명상을 통해 걸을 때 일어나는 현상을 있는 그대로 보면 우리가 생각하는 것하고 다르다. 우리는 발과 다리가 그냥 걸어 다닌다고 생각할 수 있다. 그러나 실제로 관찰해 보면 걷는 것은 발을 들고, 가고, 놓는 행위의 3단계로 이루어져 있다. 그리고 이 3단계 각각을 보면 그것을 시작하게 하는 의도가 있다. 의도가 없으면 그 행위가 일어날 수 없다. 보행 명상을 해 보면 의도가 우리 몸을 움직이게 한다는 것을 알 수 있다. 즉, 마음이 몸을 움직이는 것을 알 수 있다. 이를 통해 몸과 마음의 관계를 알 수 있다. 의도가 원인이라면 걷는 것은 결과다. 이 관찰을 더 확대해 보면 모든 현상에는 그 현상이 있게 한 원인이 있다는, 즉 모든 현상에 있는 인과의 법칙을 알 수 있다. 보행 명상이 가지는 장점은 이러한 것이다. 보행 명상 역시 다른 명상과 마찬가지로 집중력과 관찰력을 높여 주고 마음을 고요하게 해 준다.

일상행위의 관찰인 일상생활 명상은 그 나름의 장점을 가지고 있다. 먼저 명상하는 시간을 많이 확보할 수 있다. 바쁜 생활에서 따로 시간을 내서 해야 하는 좌선과 보행 명상을 하기는 쉽지 않다. 반면, 일상생활을 명상화한다면 생활과 명상을 결합하여 언제나 명상을 할 수 있다. 왜냐면 명상의 본질은 현재에 집중하는 것이기 때문이다. 설거지하면서 하는 동작에 집중한다면 설거지한 시간만큼 명상을 한 것이다. 일상생활을 하면서 자신이 하는 것을 알면서 하기 때문에 잘못된 현상이 있으면 바로잡기 쉽다. 순간순간 마음을 다스리면서 일상생활을 하며 부정적인 생각이나 욕망이 일어났을 때 알아차리고 놓을 수 있다. 그래서 그 영향에서 벗어날 수 있다. 아무리 강한 욕망도 처음부터 강한 것은 아니다. 그와 관계되는 첫 생각이나 욕망이 일어날 때 알아차리고 놓을 수 있다면 어렵지 않다. 첫 생각이나 욕망을 알아차리지 못하고 놓지 못하기 때문에 그것을 원인으로 해서 다음 생각, 그 다음 생각으로 욕망이 순식간에 일어나는 것이다. 그리고 현재 하는 일을 관찰하면서 하기 때문에 지금 어떤 현상이 일어나는지 알 수 있다. 좌선이나 보행 명상하면서 경험한 것을 일상생활 도중에 경험할 수도 있다. 다른 명상과 마찬가지로 집중력과 관찰력이 생기고 일어나는 현상을 정확히 아는 지혜가 생긴다. 가장 이상적인 마음챙김 명상은 아침이나 저녁에 자기만의 시간을 낼 수 있을 때 좌선과 보행 명상을 하고, 일상생활 도중에 일상생활 명상을 하는 것이다.

🪷 미시적 관찰: 사마타와 위파사나

이제 미시적인 관찰인 사마타와 위파사나를 살펴보겠다. 거시적인 관찰인 마음챙김 명상으로는 한계가 있기 때문에 우리 자신을 정확히 알기 위해서는 사마타와 위파사나가 필요하다. 사마타는 삼매를 개발하는 명상이다. 삼매는 마음이 하나의 대상에 모인 상태를 말한다. 삼매는 세 종류가 있다. 순간 삼매, 근접 삼매, 본 삼매다. 이 중에서 본 삼매를 선정이라고 하며 선정은 초선, 이선, 삼선, 사선이 있다. 삼매가 개발되면 지혜의 눈이 생겨 감각기관이나 보통의 의식으로는 감지할 수 없는 궁극적인 물질과 정신 그리고 그 속성을 볼 수 있다. 그러면 우리 존재가 어떤 존재인지를 정확히 알 수 있으며, 우리가 행동하고 정신작용을 할 때 어떤 현상이 일어나는지를 알 수 있다. 걸을 때는 어떤 현상이 일어나고 정신작용을 할 때는 어떤 현상이 일어나는지를 알 수 있다. 마음챙김 명상인 거시적 관찰을 미시적인 측면에서 보게 된다. 두 가지 관찰을 통해 우리 존재를 거시적·미시적 측면에서 정확히 알 수 있다.

삼매를 닦는 방법은 40가지가 있으며, 그 구체적 방법은 청정도론이라는 불교 경전의 주석서에 자세히 나와 있다. 삼매를 닦는 40가지 방법 중 가장 많이 알려져 있고 사람들이 많이 하는 방법이 아나파나사티(ānāpānasati)다. 아나파나사티는 들숨날숨에 집중하는 명상이란 뜻이다. 들숨과 날숨에 집중하면서 삼매를 개발하는 방법은 붓다가 언급한 바에 의하면 4단계로 이루어져 있다. 첫 번째 단계는 숨을 길게 들이쉬고 내쉴 때 그것을 알면서 숨을 들이쉬고 내쉬는 것이다. 두 번째 단계는 숨을 짧게 들이쉬고 내쉴 때 그것을 알면서 숨을 들이쉬고 내쉬는 것이다. 세 번째는 숨을 하나도 놓치지 않는 것이다. 네 번째는 미세한 호흡이 되게 하는 것이다. 여기서 첫 번째와 두 번째 단계는 어떤 숨이라도 동요 없이 있는 그대로 지켜보라는 것이다. 첫 번째와 두 번째 단계를 잘 지키면 자연스럽게 세 번째 단계로 들어가고, 세 번째 단계를 잘 지키면 네 번째 단계에 들어간다. 네 번째 단계에서 붓다는 미세한 호흡만을 언급하지만 미세한 호흡 후에 일어나는 호흡과 빛이 하나가 되는 현상인 니미타(nimitta) 형성과 선정에 들어가는 것도 포함하고 있다.

🪷 거시적 관찰로 경험할 수 있는 것

그렇다면 이렇게 거시적 관찰인 마음챙김 명상의 좌선, 보행 명상, 일상생활 명상과 미시적인 관찰인 사마타와 위파사나를 통해 어떤 것을 경험할 수 있는지 구체적으로 보겠다. 먼저 거시적 관찰인 마음챙김 명상의 좌선, 보행 명상, 일상생활 명상부터 살펴보겠다.

마음챙김 명상을 통해 몸과 마음의 속성을 알 수 있다. 몸과 마음은 항상 자신의 속성을 보여 주지만 우리가 보지 않기 때문에 모르는 것이다. 먼저 몸의 속성부터 살펴본다. 몸은 두 가지 속성을 가진다. 하나는 몸은 조건에 따라 생명 활동이 왕성히 일어나는 것이다. 이때, 생명 활동은 중립적 성격을 가졌다. 좋은 것도 나쁜 것이 아닌 중립적인, 마치 자연 현상과 같은 것이다. 비가 올 조건이 되면 비가 오고, 바람이 불 조건이 되면 바람이 부는 것과 같다. 몸의 또 다른 속성은 가만히 있는 것이다. 마치 자루처럼 스스로 움직이지 않는다.

이 두 가지 몸의 속성에 대해 마음이 작용을 한다. 첫 번째는 생명 활동에 대해 반응을 한다. 반응은 세 가지로, 긍정적·부정적·중립적 반응이다. 이 반응을 통해 우리에게 영향이 온다. 몸의 생명 활동이 직접 우리에게 영향을 주지 않는다. 예를 들어, 어떤 사람이 배가 고픈데 음식이 준비되어 있지 않을 때 짜증을 낸다면, 배가 고픈 생명 활동에 대해 '배가 고픈데 왜 음식이 준비되지 않았어!' 하고 부정적으로 반응을 한 것이고 그래서 기분이 나쁜 것이다. 그런데 이때 '내 소화력이 왕성하구나. 지금 배가 고프지만 조금 있다 먹으면 맛있겠다.' 하고 생각하면 기분이 나아진다. 또는 '내 몸이 그런 상태구나.' 하고 중립적으로 생각하면 담담한 상태가 된다. 이처럼 잘 보면 생명 활동에 대해 우리가 어떻게 반응하느냐에 따라 우리에게 영향이 온다.

그리고 가만히 있는 몸을 움직이는 것이 마음이다. 이것은 두 가지를 통해 알 수 있다. 앞서 말한 대로 보행 명상과 같은 거시적인 관찰을 통해서도 알 수 있고 삼매를 통한 미시적인 관찰을 통해서도 알 수 있다. 보행 명상을 하면 걸을 때는 언제나 의도가 있다는 것을 알 수 있다. 의도 없이는 몸이 움직일 수 없다. 따라서 마음이 몸을 움직인다. 미시적인 관찰을 통해서도 이것을 알 수 있다. 삼매는 마음이 하나의 대상에 모인 상태다. 삼매가 되면 앞서 말한 대로 지혜의 눈이 생겨 궁극적 물질과 정신이 보인다. 예를 들어, 손을 들려고 하는 마음을 내면 마음에서 만든 물질이 생긴다. 그 물질이 손으로 이동해 손을 들게 만드는 것을 볼 수 있다. 마음에서 만든 물질이 몸을 움직이는 것을 볼 수 있다.

몸과 마음의 관계가 이렇다면 마음이 중요하다. 마음은 우리 마음대로 움직이는 것이 아니라 움직이는 원리가 있다. 그것을 명상을 통해 알 수 있다. 첫 번째 원리가 마음은 언제나 어떤 대상에 가 있다는 것이다. 마음이 대상에게 갈 때 한 번에 한 대상에만 간다. 한 번에 두 대상에 갈 수 없다. 건전한 대상에 마음이 가면 좋은 영향을 받는다. 좋은 영향이란 마음이 편안하고 행복해지고 정신이 건강해지는 것이다. 마음이 불건전한 대상에 가면 나쁜 영향을 받는다. 나쁜 영향이란 마음이 괴롭고 불행해지고 정신이 불건강해지는 것을 말한다. 마음이 건전한 대상에게 가면 불건전한 대상으로 갈 수 없고, 불건전한 대상에게 가면 건전한 대상으로 갈 수 없다. 마음이 움직이는 두 번째 원리는 마음이 어느 쪽으로 자꾸 가면 그쪽으로 길이 난다는 것이다. 그 이유는 마음은 우리 마음대로 되지 않고 조건에 따라 움직이기 때문이다. 마음에 많이 입력된 것이 떠오르기 때문이다. 입력은 여섯 가지 경로를 통해 이루어진다. 눈, 귀, 코, 혀, 몸, 정신을 통해 입력이 되고 많이 입력된 것이 떠오른다. 과거 생각을 많이 하면 과거 생각이 떠오른다. 미래 생각을 많이 하면 미래 생각이 떠오른다. 현재에 많이 집중하면 현재에 집중이 된다. 명상을 꾸준히 오랫동안 많이 하면 이것을 알 수 있다. 이것이 길이 나는 원리다. 누구든지 편안하고 행복하고 정신이 건강하기를 바란다. 무지하기 때문에 편안하고 행복하며 정신이 건강하기를 바라면서도 불건전한 대상으로 간다. 그러면 편안하고 행복하며 정신이 건강한 것은 나오지 않고 마음이 괴롭고 불행해지며 정신이 불건강해진다. 그리고 그쪽으로 많이 가면 그쪽으로 길이 난다. 따라서 우리를 위해서 마음이 건전한 대상으로 가고 불건전한 대상으로는 가지 않아야 한다. 그러려면 어떤 것이 건전한 대상이고 어떤 것이 불건전한 대상인지를 확실히 알아야 한다.

건전한 대상의 종류는 무수하게 많지만 본질적으로 볼 때 현재다. 불건전한 대상 역시 무수하게 많지만 본질적으로 볼 때 과거와 미래다. 왜 과거와 미래가 불건전한 대상이고, 현재가 건전한 대상인지 보겠다. 과거는 두 종류가 있다. 추억처럼 좋은 과거가 있고 그것 생각하면 후회되고 화가 나고 억울하고 아쉬움을 주는 부정적인 과거가 있다. 부정적인 과거는 불건전한 대상이라고 누구라도 생각할 것이다. 그러면 추억은 건전한 대상으로 봐야 할까? 나는 추억도 불건전한 대상으로 봐야 한다고 생각한다. 그렇게 보는 이유로 다음의 몇 가지를 들 수 있다. 추억은 부정적인 과거보다는 좋지만 한계가 있다. 현재가 만족스러운 사람은 현재를 살고 추억을 별로 필요로 하지 않는다. 현재에 만족하지 못하는 사람에게는 추억을 통한 위로가 필요하다. 하지만 추억에만 빠져 있을 수는 없기 때문에 다시 현재로 돌아오면 현재가 더 만족스럽지 않을 수 있다. 추억 쪽으로 자꾸 가면 추억에 잠기는 쪽으로 길이 난다. 그래서 추억도 불건전한 대상에 그대로 두는 것이 좋다. 미래 역시 두 종류가 있다. 좋은 일을 기다리거나 계획을 세우는 것이 있고, 앞으로의 일을 생각할 때 걱정되고 불안한 미래가 있다. 걱정되고 불안한 미래는 불건전한 것이다. 그러면 좋은 일을 기다리거나 계획을 세우는 것은 어떻게 보아야 할까. 기다리는 것을 먼저 생각해 보겠다. 사람은 무슨 일을 할 때 여러 가지 중에서 좋은 것을 한다. 현재보다는 기다리는 것이 좋기 때문에 기다린다. 우리는 현재를 살아야 한다. 기다리는 동안 현재를 살지 못한다. 그리고 기다렸다가 일어난 결과가 생각한 것과 다를 때 고통이 따를 수 있다. 다음으로 계획을 세우는 것을 보겠다. 여기서 말하는 계획은 회사나 국가가 세운 계획이 아닌 개인이 단순히 미래를 그려 보는 것을 말한다. 이런 계획은 지금 하고 있지 않고 앞으로 할 수 있을 것을 미리 그려 보고 할 수 있다고 생각할 때 안심하는 것이다. 계획하는 동안에는 하고 있지 않으니 어쩌면 시간 낭비라고 볼 수 있다. 앞으로 살펴볼 현재에 집중하는 동안 일어나는 좋은 영향에 비하면 과거의 좋은 추억에 잠기거나 좋은 것을 기다리는 것과 계획을 세우는 것은 그 이득은 미미하거나 오히려 부작용이 있을 뿐이다. 그래서 모든 과거와 미래는 불건전한 대상이라고 볼 수 있다.

과거와 미래는 생각 속에서 갈 수 있다. 사람들은 과거와 미래를 생각하는 것이 단순한 생각일 뿐이고 생각을 했을 때 아무런 영향이 없다고 생각하는데, 사실 생각을 했을 때 우리 속에서 일어나는 영향을 볼 때 실제로 그 일이 있었을 때 일어난 영향보다 훨씬 더 크다는 것을 알 수 있다.

실제로 일어난 과거와 일어난 과거를 생각하는 것을 살펴본다. 실제로 일어난 과거를 보면 네 가지 성격을 가지고 있다. 첫째로 과거는 한 번만 일어난다. 둘째로 우리는 통제할 수 없다. 셋째로 마음에 영향을 준다. 넷째로 뇌에 화학물질의 변화를 가져온다. 실제로 일어난 과거는 이러한 성격을 가지고 있다. 그런데 그 일이 있고 나서 그것을 생각했을 때 어떤 일이 벌어지는지를 살펴보자. 우선 마음에 영향을 준다. 기분이 나빴던 일 같으면 기분이 나쁘다. 뇌의 화학물질에 변화가 온다. 실제로 일어났을 때와 비슷한 영향이 일어난다. 여러 번 생각하면 여러 번 이런 영향을 받는다. 실제로 일어난 일은 한 번이지만 생각을 통해 일어난 영향은 여러 번이 될 수 있다. 열 번 생각하면 열 번 일어난 일이 된다. 생각은 생각이 일어나는 원리를 알고 노력하면 통제할 수 있다. 이런 면에서 생각이 실제보다 더한 실제다. 그리고 삼매를 닦아 지혜의 눈을 얻으면 지나간 기분 나쁜 일을 생각할 때 어떤 일이 벌어지는지를 볼 수 있다. 지나간 기분 나쁜 일을 떠올릴 때 의문전향(mind-door adverting)이라는 정신이 순식간에 생기고 이어서 속행(Javana)이라는 정신이 7번 일어난다. 1초에 의문전향, 7번 속행 그리고 그 후에 다시 의문전향, 7번의 속행이 수도 없이 일어나 우리 정신에 영향을 준다. 보통의 의식으로는 알 수 없지만, 삼매를 닦아 지혜의 눈을 얻으면 무엇을 생각하는 정신적인 인식이 있을 때 정신인식 과정(cognitive process)이라는 것이 일어나는 것을 볼 수 있다. 무엇을 생각할 때 처음으로 일어나는 정신인식 과정이 의문전향이라는 것이다. 이것은 정신이 주의를 가지고 어떤 대상에 집중할 때 일어나는 정신현상이다. 속행은 마음이 유익한 마음이냐 해로운 마음이냐에 따라 정신의 구성요소가 달라진다. 그리고 이런 의문전향과 속행 7번 그리고 계속해서 일어나는 의문전향과 7번의 속행이 1초라는 짧은 시간에도 수도 없이 일어나 우리에게 엄청나게 큰 영향을 준다. 이런 것을 알면 실제로 일어난 것에 비해 생각으로 과거를 생각하는 것이 훨씬 우리에게 큰 영향을 주는 것을 알 수 있다. 미래는 한 번도 일어나지 않은 것이다. 그러나 미래를 생각하는 순간, 우리 마음과 뇌의 화학물질에 영향을 주고 우리 정신에도 엄청난 영향을 준다.

현재를 왜 본질적으로 건전한 대상으로 보는지 그 이유를 살펴보겠다. 마음이 현재에 있을 때 우리에게 진정하게 이익이 되는 여러 가지 일이 일어난다. 첫째는 마음이 현재에 있으면 과거와 미래로 가지 않는다. 마음은 속성상 한 순간에 한 곳으로만 가기 때문이다. 마음이 과거와 미래로 갔을 때 일어날 수 있는, 앞에서 살펴본 부정적인 영향을 받지 않는다. 대부분의 괴로움은 우리 마음이 과거와 미래로 갔을 때 일어난다. 괴로울 때는 괴로울 만한 대상을 잡고 있기 때문이다. 마음이 현재에 있어 괴로움을 줄 수 있는 대상을 아무것도 붙잡지 않으면 괴로움이 없어진다. 하루 종일 마음이 현재의 대상에 가 있으면 하루 종일 괴로움이 없을 수 있다. 둘째는 현재에 있으면 집중력이 높아진다. 마음이 과거와 미래로 갔을 때는 한 대상에만 가 있지 않고 이 대상, 저 대상으로 자꾸 옮기니 집중력이 약해지나, 현재라는 한 대상에 있으면 집중력이 강해진다. 강해진 집중력으로 경험하는 대상의 본질을 꿰뚫을 수 있다. 뭘 경험하더라도 생생히 기억할 수 있다. 셋째는 현재 하는 일에 마음이 오롯이 가 있으니 현재 일어나는 것을 분명히 알 수 있다. 몸과 마음의 속성을 알 수 있다. 어떤 대상에 대해 분명히 알면 분명히 모를 때는 모른다고 알게 되어 알고 모르고가 분명해진다. 자신이 하는 일에 대해 모르면서 안다고 생각하고 일을 진행하면 잘 못된 결과를 맞지만 알고 모르고가 분명해지면 모를 때 모르는 것을 알고 멈출 수 있다. 넷째는 현재에서 뭔가를 함으로써 항상 축적이 된다. 다섯째는 마음이 현재에 가 있으면 괴로움이 없고 현재에 충실하니 함께 있는 사람들에게 좋은 인상을 줄 수 있다. 여섯째는 잠을 푹 잘 수 있다. 이 외에도 많은 이익이 있기 때문에 현재를 건전한 대상으로 보는 것이다.

정신작용의 속성을 좀 더 자세히 살펴보는 것이 필요하다. 우리는 우리 머릿속에 든 것에 영향을 받는다. 우리 머릿속에 든 생각과 감정, 의지, 인식의 영향을 받는다. 그런데 이들을 잘 관찰해 보면 우리가 생각을 하고 의지를 내고 감정을 가지는 것이 아니라 조건에 따라 떠오른다는 것을 알 수 있다. 관찰하지 않기 때문에 모르는 것이다. 다만 그 내용이 다르기 때문에 이름을 달리 붙일 수밖에 없다. 내용에 따라 생각, 의지, 감정, 인식이라는 이름이 붙는다. 이때의 조건은 고정된 조건은 아니다. 계속 달라질 수 있다. 원인과 결과의 법칙이 계속 작용한다. 생각이든 의지든 감정이든 그것은 그것이 떠오르게 된 조건의 결과다. 그것에 대한 반응이 또 새로운 조건이 되고 결과를 가져온다. 이러한 사실은 치료적인 함의를 가진다.

🪷 미시적 관찰로 경험할 수 있는 것

이제 미시적인 관찰인 사마타와 위파사나를 통해 어떤 것을 경험할 수 있는지 구체적으로 보겠다. 앞서 말했듯이 사마타 수행을 통해 삼매를 개발하면 지혜의 눈을 얻는다고 했다. 지혜의 눈을 통해 우리 존재를 이루는 궁극적 물질과 정신을 볼 수 있다. 세상에 존재하는 모든 것은 두 가지 측면, 즉 관습적 실재(*sammuti*, conventional reality)와 궁극적 실재(*paramattha*, ultimate reality)의 형태로 존재한다. 관습적 실재란, 우리의 감각기관을 통해 감지된 형태에 우리가 약속을 통해 어떤 이름을 붙인 것이다. 예를 들어, 한국인은 누구나 손을 보고 손이라 하고, 발을 보고 발이라 하며, 돌을 보고 돌이라 하는데 이것이 관습적 실재다. 사람이 만든 개념도 관습적 실재에 속한다. 이에 반해, 궁극적 실재는 더 이상 분해할 수 없는 자기 고유의 성질을 가지고 있다. 그래서 궁극적 실재는 최소 단위가 되며, 고유한 성질을 가지고 있기 때문에 변하지 않는다. 관습적 실재인 손이 날씨가 추워지면 색깔이 변하고 크기가 변하는 것과는 다르다. 물론 이는 궁극적 실재가 존재해 있는 동안 성질이 변하지 않는다는 뜻이지, 영원하다는 뜻은 아니다. 궁극적 실재도 조건에 따라 생기고 사라진다. 삼매를 얻으면 궁극적 물질과 정신을 볼 수 있다.

궁극적 물질(ultimate materiality)은 스물여덟 가지가 있다. 구체적 물질(concrete materiality) 열여덟 가지와 추상적 물질(nonconcrete materiality) 열 가지다. 구체적 물질은 실제로 존재하는 물질이다. 추상적 물질은 구체적 물질이 일으키는 물질적 현상이다. 구체적 물질 열여덟 가지는 다음과 같다. 지(earth element), 수(water element), 화(fire element), 풍(wind element), 색깔(color), 냄새(smell), 맛(taste), 영양소(nutriment), 소리(sound), 눈 감성물질(eye sensitivity), 귀 감성물질(ear sensitivity), 코 감성물질(nose sensitivity), 혀 감성물질(tongue sensitivity), 몸 감성물질(body sensitivity), 심장토대(heart base), 남성 물질(masculinity), 여성 물질(femininity), 생명기능(life faculty)이다. 추상적 물질 열 가지는 허공의 요소(element of space), 몸 암시(bodily intimation), 말 암시(vocal intimation), 물질의 가벼움(lightness), 물질의 부드러움(malleability), 물질의 적합함(wieldiness), 생성(production), 상속(continuity), 쇠퇴(decay), 무상함(impermanence)이다.

궁극적 물질을 볼 수 있으면 우리에게 실제로 어떤 일이 벌어지는지를 정확히 알 수 있다. 예를 들어, 걸을 때 걸어야지 하는 마음을 일으키면 마음에서 만든 물질이 심장토대에서 다리로 이동을 하고, 다리에 닿았을 때 마음에서 만든 물질 중 바람의 요소가 주가 되어 다리에 있는 바람의 요소와 함께 움직임을 일으킨다. 말을 할 때도 마찬가지다. 말을 하고자 하는 마음을 먹으면 마음에서 만든 물질이 성대로 이동해 그 물질 중 땅의 요소가 성대에 있는 땅의 요소와 부딪치면서 말이 나온다. 이처럼 몸의 모든 움직임이 어떻게 일어나는지를 있는 그대로 볼 수 있다. 궁극적 물질의 분열 현상도 볼 수 있다. 궁극적 물질은 빠른 속도로 일어났다가 사라지는데 우리 눈앞의 컵은 그대로 있다. 그것은 컵을 이루는 물질이 계속 분열하여 물질을 만들어 내기 때문이다. 각 물질마다 분열하는 힘이 다르다. 그래서 존재하는 시간이 다르다. 돌과 빵을 예로 들어 보겠다. 돌은 분열하는 힘이 강해 오래 존재할 수 있지만, 빵은 분열하는 힘이 돌보다 약해 돌보다 짧은 시간만 존재한다.

궁극적 정신을 볼 수 있을 때 우리는 우리 자신을 더 잘 알 수 있다. 예를 들어, 화가 났을 때 궁극적 정신을 볼 수 없으면 화가 났을 때 실제로 우리에게 어떤 현상이 일어나고 어떤 영향이 오는지 모른다. 궁극적 실재로서의 정신은 마음(consciousness)과 마음부수(mental factor)로 이루어져 있다. 그리고 정신이 대상에 대해 인식작용을 하면 정신인식 과정이 일어난다. 예를 들어, 화가 났을 때 궁극적 정신을 보면 화가 나는 대상으로 마음이 향할 때 의문전향이 일어나고 바로 이어서 속행이 7번 일어나는 정신인식 과정이 일어난다. 이것이 1초에 수없이 일어난다. 이때 의문전향이라는 정신에 마음과 마음의 기능을 수행하는 마음부수들이 있다. 속행도 마찬가지다. 기본 마음이 있고 마음부수들이 있다. 어떤 마음이든 다음의 일곱 가지 마음부수는 언제나 같이 있다. 그것은 접촉(contact), 느낌(feeling), 인식(perception), 의도(volition), 집중(concentration), 생명기능(life faculty), 주의(attention)다. 다음의 여섯 가지 마음부수는 마음이 일어날 때 때때로 같이 있기도 하고 없기도 하다. 그것은 일으킨 생각(initial application), 지속적 고찰(sustained application), 결정(decision), 정진(energy), 희열(Joy), 열의(desire)다. 이들 마음부수와 함께 유익한 마음(wholesome consciousness)에는 아름다운 마음부수들(beautiful mental factors)이 있고 해로운 마음(unwholesome consciousness)에는 해로운 마음부수들(unwholesome mental factors)이 있다.

아름다운 마음부수는 스물다섯 가지가 있다. 그것은 믿음(faith), 마음챙김(mindfulness), 잘못할 때 그 행위에 대해 부끄러워하는 것(shame of wrongdoing), 잘못할 때 그 행위에 대해 두려워하는 것(fear of wrongdoing) 탐욕 없음(nongreed), 성냄 없음(nonhatred), 중립(neutrality of mind), 마음부수의 고요함(tranquility of the mental body), 마음의 고요함(tranquility of consciousness), 마음부수의 가벼움(lightness of the mental body), 마음의 가벼움(lightness of consciousness), 마음부수의 부드러움(malleability of the mental body), 마음의 부드러움(malleability of consciousness), 마음부수의 적합함(wieldiness of the mental body), 마음의 적합함(wieldiness of consciousness), 마음부수의 능숙함(proficiency of the mental body), 마음의 능숙함(proficiency of consciousness), 마음부수의 올곧음(rectitude of the mental body), 마음의 올곧음(rectitude of consciousness), 바른 말(right speech), 바른 행위(right action), 바른 생계(right livelihood), 연민(compassion), 함께 기뻐함(sympathetic joy), 지혜(wisdom)다. 해로운 마음부수는 열네 가지가 있다. 그것은 어리석음(delusion), 잘못할 때 그 행위에 대해 부끄러워하지 않는 것(shamelessness of wrongdoing), 잘못할 때 그 행위에 대해 두려워하지 않는 것(fearlessness of wrongdoing), 들뜸(restlessness), 탐욕(greed), 사견(wrong view), 자만(conceit), 성냄(hatred), 질투(envy), 인색(avarice), 후회(remorse), 나태(sloth), 혼침(torpor), 의심(doubt)이다.

아름다운 마음부수들은 우리 정신에 좋은 영향을 주고, 해로운 마음부수들은 안 좋은 영향을 준다. 유익한 마음은 탐욕과 성냄, 무지 중에서 두 가지나 세 가지가 없는 마음이고, 해로운 마음은 탐욕과 성냄, 무지가 있는 마음이다. 해로운 마음의 영향이 많이 축적되면 정신건강이 좋지 않고, 유익한 마음의 영향이 많이 축적되면 정신건강이 좋다. 현재에 집중하는 마음은 탐욕과 성냄과 무지가 없는 유익한 마음이다. 하루 종일 현재에 집중하면 정신에 좋은 영향이 많이 축적된다. 순간순간 우리 마음에서 어떤 현상이 일어나고 있는지 잘 보고 안 좋은 현상이 있을 때 그것을 잘 처리하면 건강한 정신으로 살아갈 수 있다. 궁극적 정신을 볼 수 있으면 우리 정신에 하루 종일 어떤 현상이 일어나고 있고 우리가 어떤 영향을 받는지를 정확히 알 수 있다.

🪷 불교 명상의 정신치료적 적용

마지막으로 이러한 불교 명상을 통해 경험한 것을 어떻게 정신적인 문제의 치료에 활용할 수 있는지를 살펴보겠다. 앞서 말했듯이 우리는 머릿속에 든 것에 영향받는다. 머릿속에 든 것은 의지, 감정, 생각과 같은 정신작용이다. 그런데 이것들을 잘 보면 그러한 정신작용은 그것이 일어나게끔 한 원인이나 과정의 결과다. 만일 우리가 그것이 일어나기 전에 원인을 제거하거나 과정에 변화를 주었다면 그러한 생각, 의지, 감정과 같은 정신작용은 일어나지 않을 것이다. 그러나 그렇게 못 했기 때문에 그러한 정신작용이 일어난 것이다. 이때, 일어난 정신작용에 어떻게 반응하느냐에 따라 그 반응이 새로운 원인이 되어 새로운 결과를 초래한다. 이러한 사실을 모르면 생각과 의지가 조건에 따라 떠오른다는 것을 알지 못하고, 내가 생각을 하고 의지를 일으킨다고 생각한다. 좋은 생각과 의지가 떠오르는 조건을 만들기보다는 일어난 생각과 의지에 휘둘려 또 다시 잘못된 반응을 한다. 의지는 떠오른 것일 뿐 변화가 되려면 변화시킬 수 있는 시스템을 구축해야 한다. 감정도 마찬가지다. 사람들은 자신이 슬퍼했다고 생각한다. 사실은 슬퍼할 만한 조건이 되었기 때문에 슬퍼진 것이다. 이때 감정에 대한 올바른 대처가 중요하다. 자칫 잘못하면 상황을 악화시킬 수 있다. 공황장애의 경우, 공황증상이 나타나는 것은 그러한 조건이 되었기 때문에 일어나는 것이고 그러한 조건이 되지 않으면 일어나지 않는다. 치료자는 환자가 조건의 차이를 볼 수 있도록 도와주어야 한다.

종종 신체적인 상태가 정신적인 상태에 영향을 주고, 때로는 정신적인 문제를 촉발하기도 한다. 몸이 아플 때 마음이 아픈 경향이 있다. 몸이 아플 때 마음이 아프지 않다면 정신 건강에 도움이 된다. 마음이 아플 때 이어서 또 마음이 아픈 경향이 있다. 이 경우에도 마음이 아플 때 마음이 이어서 또 아프지 않는다면 정신적인 상태를 악화시키지 않을 수 있다. 그러면 어떻게 몸이 아플 때 마음은 아프지 않을 수 있는지 살펴보자. 몸이 아프다는 것은 몸이 아플 만한 원인이나 과정이 있었기 때문이다. 만약 원인을 없애고 과정에 조치를 취하였다면 몸이 아프지 않았을 것이다. 그것을 못 했기 때문에 몸이 아픈 결과가 온 것이다. 몸이 아픈 것은 결과다. 그것에 어떻게 반응하느냐가 새로운 결과를 가져온다. 몸이 아플 때 마음이 아프면 몸의 경과에 안 좋은 영향을 주고 마음도 아파 우리에게 좋지 않다. 몸이 아플 때 짜증이 나거나 걱정이 되는 것도 마음이 아픈 것이다. 평온하고 지혜로운 마음으로 몸이 아플 만한 이유가 있다고 알아야 몸이 아플 때 마음은 아프지 않은 것이다. 그러면 몸은 몸이 겪어야 하는 과정을 겪고 마음은 편안한 상태가 된다.

마음이 아플 때 이어서 마음이 아프지 않도록 하는 것을 보겠다. 사실 잘 관찰해 보면 마음이 아픈 것도 마음이 아플 만한 원인이 있고 과정을 겪었기 때문에 마음이 아픈 결과를 맞이한 것이다. 그 결과에 대해 어떻게 반응하느냐가 새로운 결과를 가져온다. 이렇게 알고 마음이 아픈 것을 있는 그대로 받아들이면 이어서 마음이 아프지 않는다. 그런데 마음은 아주 빠르게 일어났다가 사라지기 때문에 이어서 마음이 아프지 않으면 빨리 다시 편안해진다. 몸은 아픈 것이 사라지는 데 시간이 다소 걸리지만 마음의 아픔은 아주 빨리 사라진다. 예를 들면, 우울을 느낄 때 마음이 아픈 것인데 우울한 상태에 대한 반응이 그 다음의 상태에 영향을 준다. '이 우울이 얼마나 갈까, 앞으로 어떻게 살아가지, 누구 때문에 이렇게 되었어.'라는 반응은 또 마음이 아픈 것이다. 우울한 사람은 현재의 자신의 삶에 불만족을 느끼고 그것을 받아들이지 못할 수 있다. 현재 자신의 삶의 상황과 자신이 살고 싶은 삶 사이에 갭이 있다. 그 갭만큼 힘들어진다. 그러나 현재 삶의 상태는 인과의 법칙에 따라 필연적으로 그렇게 된 것이다. 현재 삶의 상태는 그것을 변화시킬 수 있는 것을 할 때 변할 수 있다. 그리고 우울을 느낄 때는 우울을 느낄 수 있는 대상에 마음이 가 있기 때문이다. 그때 그 대상을 놓고 건전한 대상인 현재로 돌아오려는 노력을 해야 한다.

치료는 정신적인 조건(시스템)을 변화시키는 것이다. 조건을 잘 봐서 그 조건을 변화시켜야 우리가 원하는 변화가 찾아온다. 그리고 치료에서 또 하나 명심해야 할 것은 생각과 실제가 다르다는 것이다. 세상은 우리의 생각대로 돌아가는 것이 아니라 실제에 의해 돌아간다. 생각과 실제의 차이만큼 문제가 생긴다. 문제를 잘 처리하지 못할 때 정신적인 문제가 생긴다. 정신적인 문제를 가진 사람들은 정도의 차이는 있지만 다 이런 문제를 가지고 있다. 이런 점에서 실제를 보려고 노력하는 것이야말로 진정한 치료의 시작이다. 치료를 위해서, 또 편안히 살기 위해서는 실제를 있는 그대로 정확히 보는 지혜를 개발해야 한다. 지혜를 가지고 정신적 문제를 일으킨 조건을 변화시키도록 노력해야 한다. 그리고 실제에 맞지 않고 자신에게 해로운 부정적인 생각을 내려놓는 방법을 훈련을 통해 터득해야 한다.

🪷 정리

명상은 여러 종교와 문화 전통에 따라 다양하게 행해지고 있다. 명상의 대상은 명상의 종류에 따라 다를 수 있지만 그 대상을 있는 그대로 관찰하는 것이 명상의 본질이다. 불교, 특히 초기 불교는 자신이 어떤 존재인지, 세상이 어떻게 구성되어 어떤 원리로 움직이는지 등 인간이 가질 수 있는 모든 의문을 풀기 위한 노력이다. 여기에 관찰이라는 방법을 사용한다. 불교와 명상 모두 관찰을 핵심으로 하고 있다. 여기서 불교와 명상이 만난다. 불교 명상은 크게 두 가지로 볼 수 있다. 거시적 관찰인 마음챙김 명상과 미시적 관찰인 사마타와 위파사나가 있다. 거시적 관찰은 우리의 감각기관인 눈, 귀, 코, 혀, 몸과 의식을 가지고 우리 몸과 마음에서 일어나는 것을 순간순간 면밀하게 있는 그대로 관찰하는 것이다. 미시적 관찰인 사마타(samatha)와 위파사나(vipassanā)는 거시적 관찰로는 볼 수 없는 것을 보는 관찰이다. 삼매를 닦는 사마타를 통해 삼매를 얻으면 지혜의 눈을 통해 우리 존재, 우리의 몸과 마음이 어떤 것인지 정확하게 알 수 있다. 저자는 불교 명상이 일반 명상을 포함하고 있다고 생각한다. 이 장에서는 거시적 관찰(마음챙김 명상)로 어떤 것을 경험할 수 있는지 알아보았고, 미시적 관찰(사마타와 위파사나)로 어떤 것을 경험할 수 있는지 알아보았다. 그리고 이러한 불교 명상을 정신치료에 어떻게 적용하는지도 알아보았다.

참고문헌

김정호, 서광, 전현수(2020). 부처님의 감정수업. 서울: 불광출판사.

전현수(2006). 정신과 의사가 경험한 위빠사나 수행: 위빠사나 수행의 정신치료적 유용성. 한국정신치료학회지, 20(1).

전현수(2010). 정신과 의사가 붓다에게 배운 마음 치료 이야기. 서울: 불광출판사.

전현수(2012). 정신과 이사가 들려주는 생각 사용 설명서. 서울: 불광출판사.

전현수(2018a). 전현수 박사의 불교정신치료 강의. 서울: 불광출판사.

전현수(2018b). 정신과 의사의 체험으로 보는 사마타와 위빠사나(2판). 서울: 불광출판사.

Jeon, H. (2018). *Samatha, Jhāna, and Vipassanā*. Wisdom Publications.

Jeon, H. (2021). *Buddhist Psychotherapy*. Springer.

Mehm Tin Mon (2016). 체계적으로 배우는 붓다 아비담마 (*Essence of Buddha Abhidhamma*). (김종수 역). 서울: 불광출판사.

Pa-Auk Tawya Sayadaw (2010). 열반에 이르는 길 사마타와 위빠사나. (일묵스님 역). 서울: 이솔출판.

Chapter

13

명상과 기독교

✍ 이서지

마음이 깨끗한 사람은 복이 있다. 그들이 하나님을 볼 것이다.

– 마태 5:8

주님, 당신은 제 안에 계셨으나, 저는 당신 바깥에 있었나이다.

– 성 아우구스티누스

현대의 명상은 심신의 스트레스를 다루거나 마음을 수련하고 의식을 확장하여 영적인 체험과 수행에 이르는 다양한 맥락에서 이루어지고 있다. 일반적으로 명상은 인류의 역사와 함께 종교전통에서 이어져 왔기에 동서양의 주요 종교에서 두루 명상 수행을 찾아볼 수 있는데, 힌두교와 불교 전통의 명상, 이슬람 수피즘, 유대 신비주의, 기독교의 관상 등이 대표적이다. 여러 전통에서 그 형식과 내용, 지향하는 바는 다양하지만, 공통적으로 명상은 인류 문명에 보편적으로 존재하면서 주로 종교적 수행을 통해 발전되어 왔다.

기독교의 명상은 서양의 종교, 철학, 문화의 밑바탕이 되었지만, 근대 이후 이성에 의한 사유와 객관적 관찰을 통한 과학적 방법론이 주류로 자리잡으면서 이러한 신비주의 전통은 급격히 약화되었다. 그 이후 최근까지 명상은 동양 종교의 수행으로 여겨졌으며, 기독교의 명상에 대해서는 거의 알려져 있지 않았다. 20세기 중반, 동양의 명상이 서양에 소개되고 급속도로 확산되었는데, 이것은 거의 묻혀졌던 기독교의 영적 전통이 다시 조명되고 되살아나는 계기가 되었다.

이 장에서는 명상을 배우고 적용하는 임상가의 입장에서 기독교의 영성전통에 명상이 어떻게 나타나는지 간단히 살펴보고, 기독교 명상 혹은 관상에 대해 알아보고자 한다.

기독교 명상: 관상

기독교 전통에서 'meditation'이란 용어는 어떤 주제에 대해 이성적 기능을 사용하여 깊이 생각하고 몰두하는 것을 의미하며 일반적으로 묵상이란 말로 번역된다. 이 부분에서 현대에 널리 받아들여지는 명상(meditation)의 개념과는 차이가 있다.

오늘날 명상 수련의 형태는 오히려 관상기도(contemplative prayer)와 공통점을 찾을 수 있는데, 주의를 집중하거나 혹은 어떤 대상에도 특정한 주의를 기울이지 않는 것, 호흡을 중요시하고 짧은 구절을 반복하는 방법, 의도적으로 침묵을 수련하는 점 등이 그렇다.

관상(contemplation)이라는 단어의 유래가 된 '*templum*(temple, 사원)'은 고대인들이 신의 뜻을 읽기 위해 사물의 내면을 바라보는 일을 하던 구별된 장소였으며, 여기서 파생한 라틴어 '*contemplatio*'는 실체의 내면을 바라보고 본질에 전념하는 것을 의미한다. 헬라어로는 테오리아($\theta\epsilon\omega\rho\iota\alpha$)인데, 교부들은 가장 높은 의식의 차원에서 하나님과 하나되는 경험을 명시할 때 테오로기아($\theta\epsilon o\lambda o\gamma\iota\alpha$)라고 했다. 이러한 어원으로 볼 때 관상이란 사고에 의한 분석이나 감각적인 경험을 넘어서는, 나와 대상이 분리되지 않은 궁극 체험과 관련된 말이다. 관상기도는 하나님과의 합일을 지향하는 기도로 기독교의 본질적인 내용이 그 중심이면서 동시에 보편적이고 단순한 명상의 특성을 가지고 있다.

기독교에서의 관상전통은 초기 사막 교부들의 수행에서부터 찾아볼 수 있으며, 동방교회의 영성과 서방교회의 수도원 운동으로 이어져 여러 중세 신비가를 통해 발전되었다. 하나님과의 합일을 지향하는 기독교 영성을 유념적(cataphatic) 방법과 무념적(apophatic) 방법으로 나누어 이해하기도 한다. 모든 것에서 하나님을 발견하는 것을 강조하는 유념적 접근은 하나님께 다가가기 위해 이미지나 상상을 적극적으로 사용하는 방법이다. 반면에 그 어떤 이미지나 속성도 하나님을 표현하기에는 부적합하기에 이미지나 상징 없이 어둠과 무지 속에서 하나님을 보는 것이 무념적 방법이다.

🪷 기독교 영성전통과 명상

사막의 수도자들

기독교의 명상 수행은 초기에 이집트에서 명상했던 '사막의 교부들'까지 거슬러 올라갈 수 있다. 4세기 초 교회가 박해받던 종교집단에서 로마제국의 국교로 변하면서 몇몇 사람들은 이런 변화를 신앙에 방해가 되는 것으로 받아들였다. 그들은 예수가 그러했던 것처럼 고독한 자리를 찾아서 사막으로 들어갔다. 순교의 대안으로 사막에서 금욕적인 생활을 하는 은둔주의 수행이었다. 사막 수도자에 관한 문헌은 수도원이나 신학교에 라틴 서적으로 봉인되어 있다가 20세기 후반 몇몇 서적이 출판되면서 수도원 밖으로 알려지기 시작하였다.

사막 수도자들의 수행은 기도와 일상, 두 영역 모두에서 주의를 기울이는 의도적인 침묵 수련으로 볼 수 있다. 호흡을 중요하게 여겼으며, 마음을 떠돌아다니게 하지 않고 현재의 순간에 붙잡아 두는 수련으로 주로 시편을 가지고 기도했다. 사막의 교부들은 분명히 의도적으로 침묵을 수련했고, 짧은 구절을 반복하면서 주의를 집중하며, 내면의 성찰과 훈련에 매진하였다. 정감이나 이미지, 환상 혹은 상상을 통해 기도하기도 했고, 또 일체 정념의 지배로부터 자유로운 무정념(apatheia) 상태가 되는 훈련을 하였다.

폰투스의 에바그리오스(Evagrius)는 고요히 마음을 지켜보는 명상 수행을 가르치면서 이렇게 권했다. "생각을 주의 깊게 관찰하라. 생각이 강렬한지 느슨한지, 언제 생겼다가 사라지는지 지켜보라. 그래서 생각의 복잡함, 생각이 일어나고 사라지는 성질, 생각을 일으키는 악령, 생각들이 어떻게 이어지고 서로 어떤 연관이 있는지 주시하라." 에바그리오스가 유명한 수도자에게 가서 가르침을 구했는데, 그 수도자는 숨쉴 때마다 "주 예수 그리스도시여, 제게 자비를 베푸소서."라는 기도를 반복하도록 알려 주었다고 한다. 이것은 동방교회로 이어져 자리 잡았고, 호흡의 도움을 받아 의식을 내면에 집중하는 수행전통으로 발전하였다.

위 디오니시오스(Pseudo-Dionysius)로 알려진 익명의 작가는 정화, 조명, 합일의 단계로 하나님과 하나가 되는 과정을 언급하였는데 이것은 이후 신비주의 신학의 주요한 개념이 되었다. 그는 하나님을 알기 위해서 어떤 개념이나 이미지를 제거하는 무념의 방법에 대해 말하였다. "실제로 불가해한 분은 이성적인 과정의 범위 밖에 있다. 또 말로 형언할 수 없이 선하신 분, 모든 통합의 근원, 초실존적 존재는 어떤 단어로도 설명할 수 없다. 지성을 초월하는 지성이요, 말을 초월하는 말인 이것은 직감이나 어떤 명사나 담화에 의해서 주워 모을 수 없다." 이러한 무념적 기도 방법은 이후 여러 신비가에게 영향을 주면서 이어졌다.

초기 사막의 교부들이 전한 수행과 가르침은 점차 공동생활을 하는 수도원으로 옮겨 갔고 하나님과의 합일을 추구하는 다양한 영성전통으로 발전하였다.

동방교회와 서방교회의 영성전통

비잔틴 제국의 동방교회와 로마를 중심으로 하는 서방교회가 서서히 분리되면서 영성수행 역시 서로 다른 모습으로 전개되었지만 수도원을 중심으로 한 신비주의 발전이라는 흐름은 공통적이었다. 신비주의 신학은 하나님과의 합일, 예수 그리스도와의 연합을 추구하는 것인데, 이는 기독교의 본질이라고도 할 수 있다. 동방교회의 신비주의는 좀 더 여성적인 영성을 띠면서 수용성을 중요시하였고, 서방교회에서는 좀 더 남성적인 경향이 있고 환상(vision)에 초점을 두며 전개되었다.

동방교회의 영성은 성화(聖畵, 이콘 혹은 아이콘, icon), 예수기도(Jesus Prayer), 헤시카즘(hesychasm)으로 특징지을 수 있다. 동방 정교회의 예배에서는 성화 앞에 촛불을 켜고 분

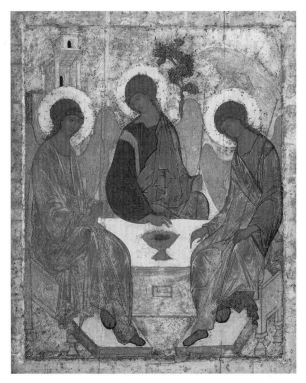

[그림 13-1] 삼위일체(1411). 안드레이 류블로프 작

향하는 관습이 있다. 성화에 대한 신학적이고 정치적인 논쟁이 있었지만 성화를 옹호하는 사람들은 이 관습이 성육신의 신비와 일치한다고 보며, 성화를 영원을 향한 창문, 기도자가 하나님의 신비 안으로 참여하는 수단으로 간주한다. 산만한 언어 대신에 그림을 사용하는 명상기도라고 할 수 있다.

동방교회에서 널리 사용된 예수기도(Jesus Prayer)는 "주 예수 그리스도, 하나님의 아들이시여, 제게 자비를 베푸소서."를 반복하는 기도인데, '쉬지 않고 기도하라'는 사도 바울의 권고를 따르기 위해 시작되었다고 전해진다. 위 디오니시오스를 비롯한 사막의 교부들로부터 전승되어 수 세기에 걸쳐 다듬어지면서 14세기 무렵에는 동방교회의 전통으로 자리잡았다. 이들은 절대적 고요와 평화의 상태인 헤시키아(hesychia)에 도달하지 않은 상태에서 나오는 기도는 빈말에 불과하다고 보았으며, 단순한 형식을 반복하며 예수의 이름을 부르는 것을 통해 온갖 정념이 사라지고 고요한 마음의 상태에 이르고자 하였다. 주로 호흡에 맞추어 짧은 기도문을 되풀이하였고, 어느 정도 연습하고 나면 의식적으로 노력하지 않아도 자동적으로 기도를 이어가게 된다. 19세기에 익명의 저서인 『순례자의 길(Way of Pilgrim)』를 통해 러시아에서 서방으로 전해진 후, 오늘날에는 그 어느 시대보다 더 많이 사용되고 있다.

성화가 어떤 이미지를 통해 신비에 들어가는 유념적 방법, 즉 긍정의 길(via positive)이라면, 예수기도는 정신의 눈으로 어떤 상을 그리지 않으며 이성으로 개념을 분석하지 않고 오직 즉각적인 현존에 참여하는 무념적 방법, 즉 부정의 길(via negative)이다. 이 두 가지 방법은 서로를 배제하지 않으며, 함께 사용되면 서로를 보완할 수 있다고 본다.

서방교회의 수도원 전통 역시 사막의 수행에서 시작되어 규칙에 따른 공동생활 형태로 자리잡았다. 이탈리아에서 베네딕트(Benedict, 480~547년경)가 베네딕트 수도회를 세웠는데, 이것은 지금까지도 가장 큰 가톨릭 종교 공동체다. 수도회에서는 노동과 식사와 수면을 적절히 배치하여 하루에 일곱 번 기도하는 리듬을 지켜 오고 있다. 또 수도사들은 매일 렉시오 디비나(lectio divina) 혹은 거룩한 독서로 알려진 성서로 기도하는 기독교 명상 수련을 하였는데, 이것은 읽기(lectio), 묵상(meditatio), 기도(oratio), 관상(contemplatio)의 네 단계로 이루어진다. 즉, 성서를 천천히 정독하고, 곰곰이 되새기며, 기도를 올려드리고, 하나님 안에서 쉬는 것이다. 렉시오 디비나는 수도원에서 꾸준히 이어져 왔으며, 현대에 이르러 기독교의 관상이 되살아나는 데에서도 중요한 역할을 하였다.

명상을 통한 영적 경험의 기록이 여러 신비가에 의해 전해지는데, 대표적인 예로 12세기 클레보의 베르나르(Bernard), 14세기 영국의 여성 신비가 노리치의 줄리안(Julian), 『무지의 구름』을 쓴 익명의 수도승, 독일의 마이스터 에크하르트(Meister Eckhart) 등을 들 수 있다. 베르나르는 아가서를 자신의 신비적인 영적 경험을 바탕으로 해석하였으며, 하나님과 최상의 사랑의 관계를 입맞춤으로 비유하면서 그리스도와 합일의 경험을 표현하였다. 여성 신비주의 신학자인 줄리안의 글에는 사랑의 하나님에 대한 강렬한 집중과 사랑 자체이신 하나님에 대한 심도 있는 명상이 잘 드러나 있다. 중세의 사상가이자 신비가인 에크하르트는 신비적이고 영적인 체험을 통한 하나님과 인간의 일치, 이러한 근본적인 일치를 알아차리는 의식의 변형에 대해 강조하였다.

❀ 기독교 관상의 특징

유념적 방법과 무념적 방법

기독교의 영성전통은 앞서 살펴보았듯이 그 접근법에 있어 유념적 방법과 무념적 방법으로 대별된다. 유념적 방법은 모든 것 안에서 하나님을 발견하는 것을 강조하여 이성, 기억, 상상력, 감정과 같은 정신적 작용을 적극적으로 활용하는 방식이고, 무념적 방법은 어떠한 속성이나 개념도 무한한 하나님을 표현할 수 없기에 모든 이미지와 상징을 부정하며 어둠과 무지 속에서 관상하는 접근을 취한다. 전자를 긍정신학, 후자를 부정신학으로 일컫기도 하며, 수련전통에 따라 한 가지 방식을 강조하기도 하지만 어느 정도 두 가지 요소를 공유하고 있다.

유념적 전통의 대표적인 예로는 로욜라의 성 이냐시오(Ignatius)의 『영신수련(The Spiritual Exercise)』이 있다. 이 책은 기도자가 전통적인 기독교의 이미지와 상징을 통해 관상하도록 돕는 구체적이고 다양한 기도 방법을 제시한 안내서다. 이 과정 중 기도자는 감각, 기억, 상상력을 통해 특정한 주제에 초점을 모으고 집중하는 수련을 반복한다. 이와는 대조적으로 무념적 전통에서는 어떤 개념이나 생각 혹은 이미지를 사용하는 것을 멈추는 방식으로 수련한다. 즉, 어떤 감정이나 생각도 내려놓고 순수한 지향만을 가지고 침묵하며, 무지의 구름, 침묵의 심연에서 하나님과의 일치에 참여하고 변형되는 신비로 묘사된다. 이것은 자아인식을 초월하는 여러 형태의 영적 체험을 포함한다. 유념기도와 무념기도가 접근하는 방식은 다르지만 서로 대립하는 방법은 아니며, 유념적 수련으로 시작하여 무념적 열림의 상태로 나아가는 경우가 많다. 하지만 무념적 기도가 반드시 상위에 있는 것으로 보지는 않는다. 이미지나 개념은 어느 순간 잠잠해지며 무상과 침묵으로 들어가는 문이 되고, 침묵의 공간에서는 다시 새로운 상징이 열리는 것이다.

다시 말해, 기독교 영성에는 유념적·무념적 전통이 있는데 기독교의 교리와 상징이라는 문을 통하는 (유념적) 방법으로 혹은 그 어떤 것도 내려놓고 침묵으로 들어가는 (무념적) 방법으로 하나님의 현존에 참여하는 기도 수련 방법이다.

호흡과 침묵

호흡은 명상에서 보편적으로 중요시되는 요소인데, 기독교 관상전통에서도 마찬가지다. 우선 호흡은 하나님의 현존에 대한 훌륭한 은유로 사용되었다. 창세기에서 하나님의 숨이 들어옴으로써 인간이 창조되었고, 복음서에서 예수께서 제자들에게 숨을 내쉬면서 "성령을 받아라."(요 20:22)라고 하셨다. 기독교 영성 전통에서 **숨**은 하나님과 인간의 친밀함에 대한 은유로 수없이 사용되었는데, 스페인의 수도자 십자가의 요한은 "하나님과의 일치 안에서 변형된 영혼은 하나님 안에서 하나님의 **숨**을 쉰다. 그것은 하나님이 쉬시는 **숨**과 동일한 **숨**이다."라고 하였다. 호흡은 단지 은유로만 사용되지 않았고 자연히 수련전통에서도 강조되어 왔다. 초기 사막의 교부들은 호흡이 매우 중요하다는 것을 알고 있었으며, 숨을 쉴 때마다 단순한 기도문을 반복하며 고요해지는 훈련을 하였다. 이런 전통은 동방교회에서 잘 보존되고 발전했는데, 특히 성 그레고리오스 팔라마스(Gregory Palamas)는 호흡이 초보자에게 도움이 된다고 하면서 들숨과 날숨에 주의를 집중하도록 하였다. 그런 상태를 유지하면 마음도 다스릴 수 있다고 하였으며, 호흡을 지켜보며 추론적인 정신을 고요하게 하는 수련을 가르쳤다.

호흡과 마찬가지로 침묵에 대한 은유와 가르침도 풍성하다. 성 아우구스티누스(Augustinus)는 『고백록』에서 침묵의 다양한 차원을 발견하는 것이 "주님의 즐거움에 참여하는 것"(마 25:21)이라고 말한다. 십자가의 성 요한은 "우리에게 가장 필요한 것은 하느님 앞에서 침묵하는 것이다. ……(중략)…… 그분의 유일한 언어는 사랑 속에서 우러나는 침묵이기 때문"이라고 하였다.

기독교 관상전통에서 호흡에 대한 표현과 가르침이 반복적으로 강조되는 것에 비하여, 동작이나 자세에 관한 언급은 드문 편이다. 몸과 영혼을 이원론적으로 이해한 플라톤주의의 영향으로 영적 수련에서 몸을 극복해야 할 대상으로 여기거나 덜 중요하게 다룬 것으로 보인다. 하지만 물리적인 침묵이 내적 침묵을 돕는다는 생각이 분명히 있었으며 에바그리오스, 시나이의 성 그레고리오스, 팔라마스의 성 그레고리오스 등은 침묵 속에서 고요하게 앉아 있는 것이 수련을 도와준다고 하였다.

가슴

기독교 명상에서는 가슴(심장, heart)를 강조한다. 초기 영성가들은 가슴을 생각이나 감정보다 깊은 인간 내면 심층에 대한 상징으로 사용하였으며, 당시에는 호흡이 심장(heart)으로 들어간다고 여겼다. 성 아우구스티누스는 인간의 정신을 사고작용과 관련된 낮은 차원과 하나님을 관상하는 것과 관련된 높은 차원으로 구별하였으며, 4세기의 사막교부인 에바그리오스도 생각하고 추론하는 차원의 정신과, 개념을 매개로 하지 않고 직접 인식하는 직관적 차원을 구별하였다. 성 토마스 아퀴나스도 정신의 생각하고 추리하는 차원을 열등이성(ratio inferior), 관상 속에서 하나님과 직접 교감하는 차원을 우등이성(ratio superior)이라 일컬으며 구별하였다. 하나님을 생각과 언어로는 이해하지 못해도 안다고 말할 수 있다는 것이다. 이런 앎은 다른 형태의 인식이며 다른 형태의 알아차림이다.

수도자 테오판(Theophan)은 "그대는 머리에서 가슴으로 내려와야 합니다. 지금 하느님에 대한 그대의 생각은 머리에 있습니다. 이때 하나님은 그대 바깥에 계신 것입니다."라고 하였다. 여기서 머리가 생각을, 가슴이 감정을 상징하는 것은 아니다. 그보다는 생각과 감정이라는 정신(mind)의 작용으로부터 가슴(heart)이라는 인간 존재의 심층, 광대한 의식의 바탕으로 내려오는 것을 의미한다. 가슴은 침묵 속에서 직접 하나님과 교감하는 자리, 열린 공간이다. 하지만 개념적 정신의 수준에서는 그럴 수 없다. 이러한 점에서 기독교 명상을 정신작용이 강조되는 '마음챙김(mindfulness)'이라는 단어보다 존재의 심층을 상징하는 '가슴챙김(heartfulness)'이라는 단어로 표현하는 경우도 있다. 우리말 마음챙김의 경우, '마음'이라는 단어가 영어의 mind에 비해 heart의 측면을 좀 더 반영하는 표현으로 여겨진다.

의식의 변형, 변형적 일치

기독교는 하나님 체험, 그리스도와의 연합을 반복적으로 강조한다. 요한복음에서 예수는 이렇게 기도한다. "아버지, 아버지께서 내 안에 계시고, 내가 아버지 안에 있는 것과 같이, 그들도 하나가 되어서 우리 안에 있게 하여 주십시오."(요 17:21) 갈라디아 교회에 보낸 편지에서 바울은 이렇게 고백한다. "나는 그리스도와 함께 십자가에 못박혔습니다. 이제 사는 것은 내가 아닙니다. 그리스도께서 내 안에서 사시는 것입니다."(갈 2:20)

바울이 자기 내면의 그리스도를 말할 때 그것은 인식의 대상으로 보는 것이 아니었다. 의식의 바탕에 속해 있는, 좀 더 직접적이며 밀접하고 궁극적인 존재의 근거(Ground of

Being)에 관련된 것을 말한다. 이러한 경험은 획득하는 것이 아니라 깨닫는 것이다. 신비적 합일의 체험은 언어와 문자를 초월하기에 다시 언어화되면 또다시 언어의 한계를 가지지만, 많은 관상가는 이를 어떻게든 표현하려 노력하였다. 마에스터 에크하르트는 하나님과의 근본적인 일치를 알아차리는 의식의 변형에 대해 이렇게 말한다. "내가 하나님을 보는 눈과 하나님이 나를 보시는 눈은 동일하다. 내 눈과 하나님의 눈은 하나의 눈이며, 하나의 봄이며, 하나의 인식이며, 하나의 사랑이다." 십자가의 요한도 비슷한 것을 말한다. "하나님과 하나가 되고 하나님 안에서 변형된 영혼은 하나님 안에서 하나님을 호흡하는데, 이것은 하나님이 영혼 안에 계시면서 자기 안에 있는 영혼을 호흡하시는 신적 호흡과 동일한 호흡이다."

초기 관상가에게서 내적 침묵을 위해 짧은 구절이나 기도 낱말을 반복하는 수련이 전해졌고, 십자가의 요한은 그 어떤 기도 낱말의 도움도 받지 않고 그저 침묵으로 기도하였다. 기도자는 침묵이라는 현재 순간의 심층에 머무르며, 흐르는 물과 같은 거대한 광활함, 존재하는 모든 것의 중심에 울려 퍼지는 빛을 명료하게 지각할 수 있게 된다. 이러한 근본적 차원의 깨달음은 종종 충만한 심연이나 바닥 모를 깊음으로 경험되기도 하고 빛의 은유로 표현되기도 한다. 니사의 그레고리오스는 그 차원을 '빛나는 어둠'이라고 하였으며, 디아도코스는 '정신의 빛'이라고 하였다. 이것은 의식의 바탕에 대한 은유다.

관상에서 강조하는 그리스도와의 연합은 어떤 신비한 차원의 합일에 이르는 것이기도 하지만 변형된 존재와 그 삶을 또한 강조한다. 바울은 이렇게 말한다. "누구든지 자기가 그리스도께 속한 사람이라고 확신한다면, 자기가 그리스도께 속한 사람인 것과 같이, 우리도 그리스도께 속한 사람이라는 것을 다시 한번 명심해야 할 것입니다." 하나님과의 연합을 경험하면 다른 사람들과 분리됐다는 느낌도 사라지며 모든 다양성의 바탕이 되는 어떤 일치감에 사로잡힌다. 역사적으로 관상의 길은 주로 공동체 성격을 띠고 발전하였으며, 심오한 관상가는 수도원 안의 수도승이기도 했지만 사회활동가이자 개혁가였던 경우도 쉽게 찾을 수 있다. 진정한 영성은 자연히 활동적 삶으로 이어지기 마련이며 봉사와 섬김으로 나아가는 것으로 본다.

🪷 현대의 관상

렉시오 디비나

거룩한 독서로도 불리는 렉시오 디비나는 수도원을 통해 전승되다가 현대에는 일반에 널리 알려진 관상기도다. 성서를 깊이 묵상하는 방법으로 시작하여 침묵으로 열리는, 머리에서 가슴(heart)으로 향하는, 마침내 하나님과의 합일에 이르는 수련이라 할 수 있다.

렉시오 디비나는 네 단계로 이루어지는데 12세기의 귀고(Guigo) 2세는 이렇게 말하였다.

> "어떤 성경 대목을 읽을 때(lectio), 마음에 와 닿는 구절이 있으면 마치 소가 여물을 되새김질하듯이 그것을 반복해서 묵상합니다(meditatio). 그 말씀을 계속 되뇌이다가 보면 그 말씀이 마음에 완전히 스며들게 되고 그 말씀을 통해 현존하시는 하나님께 자연스럽게 기도(oratio)를 바칠 수 있게 됩니다. 이러한 기도가 깊어질수록 하나님과 일치를 이루는 관상(comtemplatio)로 발전하게 됩니다."

읽기(*lectio*) 단계에서는 성서의 짧은 본문을 가능한 한 천천히 소리내어 읽는다. 주의를 끄는 단어나 문장이 있으면 거기에서 멈추고 기다린다. 단어나 문장에 대한 이끌림은 강렬할 수도 있고 희미할 수도 있다. 묵상(*meditatio*) 단계에서는 정신적 기능을 집중하면서 그 구절과 연관된 생각, 감정, 연상, 이미지를 떠올린다. 그 의미를 숙고하고 씨름하면서 반응할 수 있는데, 의미를 추론하기보다는 의미가 저절로 드러나도록 기다린다. 기도(*oratio*)가 깊어지는 단계는 말씀이 머리에서 내려와 감정을 지나 가슴(heart)으로 움직이는 것이라고 표현된다. 어느 순간 관상(*contemplatio*)의 단계에 이르면 모든 정신적·정서적 작업은 멈추고 고요해지며 단순히 하나님의 현존 안에서 쉬는 것으로 변한다.

네 단계는 종종 사다리를 오르는 것으로 표현되는데, 과거에는 관상이라는 높은 차원에 들어가는 것은 소수에게만 허용되는 극히 드문 일이라는 인식이 있었지만, 오늘날에는 네 단계를 반드시 위계를 가진 것으로 보지 않고 순환하는 여러 측면으로 이해하기도 한다. 단순하고 포괄적인 수련을 통해 말씀이 '하나님의 첫 번째 언어'인 침묵으로 바뀔 때까지 말씀을 깊이 받아들이도록 안내하는 이 관상수련은 20세기 후반 일반에 알려지면서 재조명되고 있다.

향심기도

향심기도(向心祈禱, Centering Prayer)는 현대인을 위해 고안된 매우 단순한 형태의 관상 기도다. 향심기도는 1970년대 중반, 북미 지역에 동양의 영적 수련 방법이 소개되던 시기에 시작되었다. 토머스 머튼(Merton), 토머스 키팅(Keating)과 같은 수도승들은 명상을 기독교에서 거의 잃어버렸지만 그 중심에 본래부터 가지고 있던 것으로 이해하였고, 수도원의 기도 수련을 일반에 알리는 일에 깊이 참여하였다. 동양의 명상을 찾는 기독교인들을 목격하며 그동안 수도원을 통해 전해지던 관상에 현대인들이 쉽게 접근할 수 있는 방법을 모색하였는데, 특히 14세기의 영적 고전인『무지의 구름』의 다음과 같은 구절에 주목하였다.

> "순전한 사랑의 감동으로 그대 마음을 하느님께 들어 올리십시오. 하나님에 대한 어떠한 다른 생각도 마음에 두지 마십시오. 하나님을 향한 꾸밈없는 지향만으로 충분합니다. ······ (중략)······ 만일 그대가 이 지향을 더 잘 잡을 수 있기 위해 집중하고자 한다면, 한 음절로 된 짤막한 낱말을 택하십시오. 이 낱말을 마음에 단단히 붙잡아서 어떤 일이 있더라도 떠나지 마십시오."

이것으로부터 아주 단순한 기도 방법을 발견하였는데, 그 방법은 하나님을 향한 꾸밈 없는 지향을 가지고 짤막한 낱말을 택하여 기도하는 것이다. 짤막한 낱말은 '거룩한 단어'라고도 불리며, 기도하는 내내 반복하는 것은 아니고 단지 생각에 빠져들고 있다는 것을 알아차렸을 때에 사용한다. 침묵 속에서 어떤 생각에 잡힌 것을 발견하면 단순히 부드럽게 그 생각을 가도록 놓아두고 본래의 지향으로 되돌아간다. 향심기도라는 단어는 'Centering Prayer'를 번역한 것인데, 중심(心)을 향하는(向) 기도라는 뜻이다. 중요한 것은 '하느님을 향한 꾸밈없는 지향'이라고 반복하여 설명하는데, 이것은 명료한 주의집중이나 강한 현존의식에 대한 요구보다, 거듭해서 그 지향으로 돌아가는 승복을 강조하는 것이다. 기도낱말 자체는 특별히 거룩함을 품은 것이라기보다 단순히 지향으로 다시 돌아가는 것을 상징하는, 말하자면 바라보는 달을 가리키는 손가락과 같은 것이다. 이 단어는 가능한 한 단순하며 정서적으로 중립적인 것이 좋다. 향심기도는 '침묵'이라는 하나님의 언어를 배우는 기도이며, 거룩한 단어를 떠올리거나 거룩한 단어로 돌아가는 것을 통해 하나님의 현존에 참여하는 기도다. 이것은 어디에나 계시며 내주하시는 하나님의 현존에 참여함으로써 하나님과의 관계가 친밀함의 가장 깊은 경지까지 이르는 기도다. 향심기도에서 추구하는 관계는 이원적 또는 대상적 관계가 아니다. 하나님 현존에의 비이원적 참여이자 상태적 머무름이다.

명상을 집중 명상과 통찰 명상으로 구분할 때 향심기도는 통찰 명상, 즉 알아차리는 방식으로 분류되기도 하고, 혹은 승복하는 방식이라고 설명하기도 한다. 향심기도에서는 기도낱말을 어떤 생각에 사로잡힌 것을 알아차렸을 때 다시 본래의 지향으로 돌아오기 위해서만 사용한다는 점에서 집중 명상과 다르다. 생각이 나타나고 사라지지만 사로잡히지 않는다면 계속해서 단어를 반복하지는 않는다. 향심기도는 주의(attention)를 집중하기보다 직접 지향(intention) 그 자체와 함께하는 수련이다. 향심기도는 많은 면에서 통찰 명상과 비슷하다. 토마스 키팅은 '강 위의 배'라는 은유를 사용하는데, 의식이라는 강 표면에 생각이라는 배가 떠다니는 것을 그저 지나가게 놔두면서 강바닥에 계속 머무는 잠수부의 입장에 기도자를 비유한다. 이 설명은 알아차림 명상에서의 고전적인 목격하는 현존(witnessing presence)에 매우 가까우며, 이런 면에서 알아차림 수련으로 분류될 수 있다. 그 무엇이든 판단하지 않고, 지나치게 애쓰지 않고, 수용하고 내려놓는다는 태도도 알아차림 명상과 다르지 않다.

향심기도 수련을 승복하는 방식(surrender method)으로 설명하기도 하는데, 수련자는 생각이 떠오르고 형태를 짓고 흩어지는 것을 지켜보지도 않고 이름을 붙이지도 않는다. 생각들을 멈추는 것을 목표로 하기보다 단순히 그 생각들에 대하여 초연한 자세를 수련하는 것이다. 생각이 의식 속에 떠오르면 단순히 그것을 흘려보낸다. 그것이 투명한 통찰이나 신비한 체험일 경우에도 붙잡으려 하지 않는다. 향심기도의 특징은 어떤 정신의 명료함이나 심지어 현존 가운데 머무는 것을 추구하기보다, 오로지 생각 자체를 가도록 놓아두는 자세에 있다. 이런 승복의 방식은 기독교의 핵심인 케노시스(kenosis)의 원리, 예수 그리스도의 자기를 비우는 사랑과 연결된다. 향심기도는 자신을 거저 내어주는 행위 안에서 충만하게 채워지는 사랑을 연습하는 기도다.

🪷 정리

오늘날에는 명상이 스트레스 완화, 심신의 회복, 내면의 성찰 등 다양한 목적을 위해 사용되고 있으며, 정신과 임상에서는 마음챙김에 기반을 둔 다양한 심리치료기법이 적극적으로 활용되고 있다. 이런 흐름에는 불교의 명상전통이 서양에 소개되면서 명상에 대해 축적된 과학적 연구 결과가 큰 영향을 주고 있다. 한편, 명상이 특정 종교에서 유래되었다는 인상이 걸림돌로 작용하여 명상에 거부감을 느끼는 경우도 있으며, 개인적으로 마음챙김 명상을 수련하거나 임상에서 활용하고 있지만 명상과 기독교 영성의 연결점을 찾기 어려워하는 경우도 있다.

이 장에서는 기독교 전통에서 나타난 명상을 간략히 살펴보고, 현대에 재조명되고 있는 관상에 대해 알아보았다. 기독교 초기 사막 교부들의 침묵과 금욕의 수행은 수도원 전통으로 이어져 여러 갈래로 발전되었다. 동방교회에서는 호흡과 함께 짧은 구절을 반복하는 예수기도가 자리 잡았고, 서방의 수도사들은 성서묵상을 통해 관상으로 들어가는 거룩한 독서를 실천하였다. 이런 수련을 통해 자신의 하나님 체험을 기록한 여러 중세 신비가의 저술이 전해진다. 하나님과의 합일을 목표로 하는 영성전통에는 어떤 이미지나 상상, 자연이나 성서묵상을 통하여 수련하는 유념적 방식, 모든 속성과 개념을 부정하고 내려놓으며 무지의 구름에 둘러싸여 침묵의 심연에서 하나님과의 일치를 구하는 무념적 방식이 있다.

기독교의 관상전통은 추론적인 정신작용이 아닌 침묵으로 기도하는 것이다. 호흡에 주의를 기울이고 짧은 구절이나 단어를 반복하면서 혹은 그저 침묵 속에 앉아 끊임없이 출몰하는 생각과 감정을 흘려보내며 현재의 심층, 의식의 심연, 존재의 근거인 하나님의 현존에 참여하는 영성 수련이다.

이러한 관상전통은 근대과학이 시작되고 신비주의 신학이 쇠퇴하며 거의 묻혀지다가 현대에 다시 발굴되어 재조명되고 있는데, 동방교회의 예수기도, 성서를 통해 관상하는 렉시오 디비나, 기도낱말을 사용하여 침묵으로 하나님의 현존에 참여하는 향심기도 등이 대표적이다. 기독교 영성은 합일체험 자체를 추구하기보다는 수련을 통해 기도자의 의식과 존재가 변형되는 것을 강조하며 하나님과의 일치가 일상 속에서 실현되는 과정을 중요하게 여긴다. 명상 수행이 현대의 기독교에서 널리 알려진 것은 아니지만 기독교 영성전통의 중심에서 시대에 따라 다양한 기도 수행으로 이어져 온 것은 풍부히 발견할 수 있다.

명상을 특정 종교의 전통으로 이해하여 접근하기 어려워하는 기독교인에게나, 명상과 기독교 신앙의 접점을 찾기 위해 고민하는 임상가에게 기독교 관상에 대한 이해와 경험은 충분히 도움이 될 것이다. 또 종교나 신앙과 관계없이 일반 명상 수행자에게도 기독교의 관상은 여러 가지 통찰을 전해 줄 수 있을 것이다. 그 어떤 이론도 수련과 체험을 대신할 수는 없기에, 직접 수련하는 것은 그 무엇보다 중요한 점이라고 하겠다. 명상을 배우고 적용하는 임상가에게 기독교 관상에 대한 이해와 경험은 수련의 다채로움과 깊이를 더하는 길이 될 것이다.

| **참고문헌**

유해룡(1999). 하나님 체험과 영성수련. 서울: 장로회신학대학교출판부.

Bourgeault, C. (2017). 마음의 길: 향심기도와 깨어나기 (*Centering Prayer and Inner Awakening*). (김지호 역). 경기: 한국기독교연구소. (원서는 2004년 출간).

de Wit, H. F. (1999). *The Spiritual Path: An Introduction to the Psychology of the Spiritual Traditions*. Duquesne University Press.

Edwawds, T. (2010). 영혼을 돌보는 영성지도 (*Spiritual Director, Spiritual Companion*). (이만홍 역). 경기: 로뎀. (원서는 2001년 출간).

Finley, J. (2004). *Christian Meditation: Experiencing the Presence of God*. SanFrancisco: Harper .

Holmes, U. T. (2013). 그리스도교 영성의 역사: 깊은 기도의 방법과 체험에 대한 해설 (*A History of Christian Spirituality: An Analytical Introduction*). (홍순원 역). 서울: 대한기독교서회. (원서는 1980년 출간).

Holt, B. P. (2017). 기독교 영성사 (*Thirsty for God: A Brief History of Christian Spirituality*). (엄성옥 역). 서울: 은성출판사. (원서는 1994년 출간)

Keating, T. (2001). *Open Mind, Open Heart: The Contemplative Dimension of the Gospel*. New York, NY: Crossroad.

Laird, M. (2018). 침묵수업 (*Into the Silent Land: A Guide to the Christian Practice of Contemplation*). (이민재 역). 서울: 한국살렘. (원서는 2006년 출간).

May, G. G. (2005). *The Dark Night of the Soul: A Psychiatrist Explores the Connection Between Darkness and Spiritual Growth*. SanFrancisco: Harper.

Merton, T. (2004). *The Inner Experience: A notes on Comtemplation*. HarperOne.

Progoff, I. (Trans.) (1957). *The Cloud of Unknowing: Introductory Translation and Commentary*. New York, NY: Delta Books.

St. Teresa of Avila. (2004). *The Interior Castle*. New York, NY: Riverhead Books.

Teler, P. (2020). 그리스도교 마음챙김 (*Christian Mindfulness: Theology and Practice*). (이창엽 역). 서울: 한국살렘. (원서는 2018년 출간).

Wallace, B. A. (2009). *Mind in the Balance: Meditation in Science, Buddhism, and Christianity*. New York, NY: Columbia University Press.

14

제3동향 인지행동치료와 명상

원승희

　행동주의 이론(behaviorism)은 1920~1950년대 동안 주요한 신경증 치료 이론 중 하나로 발전하였다. 파블로프(I. P. Pavlov)와 왓슨(J. Watson)의 고전적 조건화(classical conditioning), 스키너(B. F. Skinner)의 조작적 조건화(operant conditioning), 밴듀라(A. Bandura)의 사회학습 이론(social learning theory)이 주요 이론이다. 1950년대 당시 유행하던 정신분석의 시대적 조류와 비판에도 볼프(J. Wolpe), 라흐만(S. Rachman), 스키너(H. E. Skinner)는 비슷한 시기에 각자 나름의 이론에 따른 행동치료를 시도하였다. 행동주의는 인간의 행동과 사고에 영향을 미치는 요인이 내적 정신작용에 있다는 정신분석 이론과는 달리, 외부 환경요인에 있다고 본다. 인간의 모든 행동은 학습의 결과로 간주하여 극단적으로는 자유의지가 존재하지 않는다고 가정한다.

　헤이스(S. C. Hayes)는 행동주의 치료를 역사적으로 세 가지 세대로 구분하였다. 제1세대는 1950년대 고전적 조건화나 조작적 조건화 이론에 근거하여 행동을 수정하려는 시도로서, 관찰 가능한 행동(overt behavior)에만 초점을 맞추고 인간의 정서를 학습으로 설명하며 재강화(reinforcememt), 체계적 탈감작(systematic desensitization), 노출치료(exposure therapy)와 같은 기법을 주로 사용한다. 제2세대는 벡(A. T. Beck)에 의해 인지매개설(cognition mediating hypothesis)이라는 구성개념에 기초한 인지치료(cognitive therapy)다.

인지매개설은 인지가 행동과 정서에 영향을 주고, 인지는 바꿀 수 있으므로 인지적 오류의 수정을 통해 바람직한 정서와 행동의 변화가 가능하다는 이론이다. 인지치료에서 가장 핵심이 되는 개념들은 자동적 사고(automatic thought), 역기능적 인지도식(malfunctioning schema), 인지적 오류(cognitive distortion)다. 1970년대에 들면서 인지치료는 점차 행동주의 이론과 통합되어 증상의 완화, 협동적 경험주의(collaborative empiricism), 핵심 믿음의 개선을 지향하는 인지행동치료(Cognitive Behavioral Therapy: CBT)로 발전하였다. 활동 계획하기(activity scheduling), 수반성 관리(contingency management), 문제해결치료(problem solving therapy), 사회 기술 훈련(social skill training)과 같은 행동치료기법이 인지적 기법과 같이 활용된다. CBT는 원래 우울증의 치료법으로 개발되었지만, 그 효과가 입증되고 체계적인 연구와 실제 임상 경험을 통하여 더욱 정교해지면서 적용 범위가 확장되어 현재 여러 정신질환과 심리적 고통 상황에 가장 널리 시도되는 정신치료 중 하나가 되었다. 그렇지만 CBT의 치료효과에 대한 여러 연구에서 인지매개 이론에 의문이 제기되기 시작하였다. CBT는 역기능적 신념이나 자동적 사고의 교정이 치료 핵심이지만 임상적 변화는 그 이전부터 나타나고 약물치료만으로도 부정적 태도에 변화가 관찰되었다. 또한 부정적 사고는 우울한 기분의 결과라는 주장도 있으며, 지나치게 합리주의적이고, 기초 뇌과학이나 인지심리학과 연결성이 부족하며, 치료적 관계가 피상적이고 정서를 심층적으로 다루지 않으며, 질환마다 치료 모델이 따로 있다는 점에서 비판을 받는다. CBT뿐만 아니라 다양한 기존의 정신치료의 문제점을 극복하기 위한 시도가 1980~1990년대를 거치면서 발전하기 시작하였다.

제3세대는 '임상행동분석(clinical behavior analysis)'이라 일컬어지기도 하는데, 크게 두 갈래로 나뉜다. 하나는 순수 행동주의 이론을 심화·발전시킨 것으로 '행동활성화치료(Behavioral Actiation: BA)' '우울증 단기 행동활성화치료(brief behavioral activation treatment for depression)' '통합적 행동부부치료(integrative behavioral couple therapy)'가 해당된다. 다른 갈래는 기존의 정신치료 이론이 가진 한계를 넘어서기 위해 여러 심리학적 이론을 통합하고 동양의 명상(meditation)을 적극적으로 수용한 치료다. 인지적 관점보다 맥락주의(contextualism), 행동의 기능분석(functional analysis of behavior), 급진적 행동주의(radical behaviorism)와 같은 행동주의 이론과 관계구성 이론(relational frame theory)을 근간으로 하고 있어 제3세대 행동치료로 분류된다. 다수의 치료기법이 대두되고 있어 이들을 하나로 묶을 수 있는 특징을 찾기란 쉽지 않지만, 주로 마음챙김(mindfulness), 인지적 탈융합(congmitive defusion), 수용과 변화의 변증법, 전념(commitment), 가치(value), 영성(spiritual), 관계(relationship)와 같은 것을 강조하며, 치료 방법으로 체험을 강조한다는 면에서 공통점이 있다. '인지행동분석체계 정신치료(Cognitive Behavioral Analysis System of Psychotherapy)' '마음챙김 기반 스트레스 완화(Mindfulness-Based Stress Reduction: MBSR)' '마음챙김 기반 인지치료(Mindfulness-Based Cognitive Therapy: MBCT)' '수용전념 치료(Acceptance and Commitment Therapy: ACT)' '변증법적 행동치료(Dialectical Behavioral Therapy: DBT)' '마음챙김 자기연민(Mindful Self Compassion: MSC)' '기능분석정신치료 (Functional Analytic Psychotherapy: FAP)'가 여기에 속한다. 제3세대 행동치료로 주목을 받고 있는 치료기법을 소개하면 다음과 같다.

🪷 치료기법

행동활성화치료

행동활성화치료(Behavioral Activation: BA)는 우울증의 행동주의 이론에 근거하여 개발된 구조화된 단기 정신치료로서, 치료자와 환자는 상호 협력하여 현재 증상과 기분 상태 그리고 비기능적 문제 영역에 영향을 미치고 있는 특정행동, 환경요인(긍정적 재강화요인, 부정적 재강화요인) 그리고 그 둘의 상호작용을 밝히고, 행동과제(긍정적 재강화 증가, 회피 행동 줄이기, 활동계획짜기, 단계적 노출 등)를 수행함으로써 우울증상과 문제행동을 감소시키는 것이 목적이다. BA는 오랜 전통을 지닌 행동주의 이론과 연구 결과에 바탕을 두고 있으나, 최근에 이르러 독립적인 치료법으로 다시 주목을 받게 된 정신치료다. 페스터(C. B. Ferster)는 우울행동의 기능분석에 입각한 행동주의 이론을 제시하였고, 르윈손(P .M. Lewinsohn)은 그 이론들을 확장하여 적합한 행동활성화 기법을 개발하고 발전시켰으며, 벡(A. Beck)은 인지치료의 필수적 요소로 행동활성화 기법을 포함시켜 임상에 폭넓게 활용하였다.

1970년대 집중 개발된 우울증 행동주의 모델과 행동치료가 단독으로도 임상적 효과가 있었음에도 CBT나 대인관계치료에 포함되어 그 일부로 시행된 결정적 이유는 르윈손 본인도 참가한 일련의 연구 결과, 행동치료가 인지치료보다 더 효과적이지 못하다는 결론을 내렸기 때문이었다. 하지만 제이콥슨(N. S. Jacobson) 등은 1996년 행동치료의 부활을 알리는 아주 중요한 연구 결과를 발표하였다. 제이콥슨 등은 CBT의 여러 치료기법의 효과를 비교하기 위해 150명의 우울증 환자를 행동 기법만 시행한 집단, 행동 기법과 인지 재구조화를 부가한 집단, 표준 CBT를 시행한 집단으로 무작위 배정하였다. 그 결과 세 집단 사이에 치료효과 차이가 유의하지 않았다. 연이은 연구에서 행동 기법 단독을 우울증 급성기에만 시행하여도 그 치료효과가 2년까지 지속된다는 사실을 발표하였다. 제이콥슨은 행동치료가 인지행동치료와 최소한 유사한 정도의 치료적 효과가 있으면서 다른 치료에 비해 수련과 임상 적용이 훨씬 수월한 이점이 있어 우울증 치료에 활용도가 높다는 결론을 내렸고, 우울증 치료에 사용된 일련의 행동치료기법을 행동활성화치료(BA)로 통칭하였다.

BA는 이전 르윈손의 행동치료법에 비해 다음과 같은 공통적인 차별성을 보여 준다. 첫째, 문제행동과 목표행동을 일률적으로 적용하기보다는 기능적 행동분석(ABC 모델)을 통하여 개개인의 특성에 맞는 접근을 시도한다. 둘째, 모든 문제행동을 바꾸려 하기보다는 수용과 변화의 균형을 추구한다. 셋째, 인지와 감정을 직접 다루지는 않지만 행동변화에 그것의 중요성을 인정한다. 초기 행동주의 기법과 BA의 차이는 부적 재강화(도망과 회피)의 중요성을 받아들여 부정적 감정과 회피를 해결하는 행동 전략을 더 핵심 기법으로 적용한다는 데 있다. BA는 회피행동을 감소시키기 위한 행동 전략으로 TRAP(Trigger, Response, Avoidance Pattern)에서 벗어나 TRAC(Trigger, Response, Alternative Coping)로 옮겨가기 위해, 환자가 ACTION(Assess, Choose, Try, Integrate, Observe, Never)을 수행할 수 있게 돕는 것으로 요약할 수 있다. 표준 BA는 20~24회기가 시행되고 재발을 방지하기 위한 유지치료 또는 강화 회기가 부가되기도 한다.

BA는 최근에 다시 주목을 받고 있는 행동치료로서 아직은 잘 통제된 연구의 수가 적지만 긍정적 결과가 많이 보고되고 있으며, 다양한 질환으로 적용을 넓히기 위한 연구가 활발히 진행되고 있다. 만성 무의욕증, 회피행동, 사회적 철수가 두드러진 우울증 환자들에게 시도해 볼 만한 치료기법으로 생각된다.

마음챙김에 기반한 치료법

수천 년 동안 동양에서 수행전통으로 내려오던 명상이 서양에서 대중적 관심을 받게 된 것은 최근 수십 년의 일이다. 불교 명상이 서구 사회에 도입된 초기에는 주로 신비주의적인 종교 수행으로 받아들여졌다. 그러나 최근에는 심신의 고통을 치유하는 실제적인 방법으로 인식되고 의학계와 심리학계에서는 임상적 적용과 과학적 연구를 활발히 시도하고 있다. 명상이 임상적 관심을 불러오게 된 계기는 1970~1980년대 하버드 대학병원의 벤슨(H. Benson)이 심장 질환의 치료에 명상을 활용하여 그 결과를 발표하면서부터다. 벤슨은 집중 명상(samata meditation)을 사용한 이완 반응(relaxation response)에 관심을 가졌는데, 명상이 스트레스 관련 질병을 개선할 뿐만 아니라 심장병이나 암과 같은 만성질병의 고통을 완화하고, 다양한 정신질환의 심리적 불균형을 회복시키며, 긍정적 심리효과가 있음을 보고하였다. 한편, 90년대 이후에는 통찰 명상(vipassana meditation)이 새롭게 주목을 받기 시작했다. 그 계기는 메사추세츠 대학병원의 존 카밧진(J. Kabat-Zinn)이 만성 통증환자를 대상으로 MBSR을 적용한 뒤, 그 성공적 결과를 보고하고 나서부터라고 할 수 있다. 마음챙김을 만성 통증 환자들에게 적용하여 통증조절뿐만 아니라 불안증이나 우울증에도 개선효과가 있다는 것을 확인하였다. 현재는 마음챙김을 기반으로 여러 심리치료기법이 활발히 개발되어 보급되고 있으며 한때의 유행이 아닌 제3동향 행동치료의 주류를 형성하고 있다.

위파사나는 팔리어 위(vi)와 파사나(passana)의 복합어다. 위(Vi)는 여러 가지의 의미를 갖는데, 특히 불교에서는 모든 현상의 세 가지 진리인 무상(無常), 무아(無我), 고(苦)를 뜻한다. 파사나(Passna)는 '꿰뚫어 보다.'라는 뜻이다. 즉, 자신의 몸에서 일어나는 정신적-신체적 현상의 성격을 정확하게 이해하려는 노력을 말한다. 위파사나 명상의 핵심은 몸과 마음에서 일어나는 일체의 현상을 있는 그대로 즉각적이고 분명하게 알아차리는 것이라고 할 수 있다. 있는 그대로 알아차린다는 것은 비교, 분석, 판단, 추론 등을 개입하지 않고 순수하게 관찰하는 것(bare-attention)이다. '있는 그대로 알아차림'을 의미하는 팔리어는 사티(sati)다. 사티의 사전적 의미는 자각(awareness), 주의(attention), 기억하기(remembering) 등의 의미가 있다. 사티는 영어권에서 'nothing' 'awareness' 'attention' 'mindfulness' 등으로 번역되다가 'mindfulness'로 정착되었으며, 우리말의 번역으로는 마음챙김, 깨어있음, 주의깊음, 마음집중, 수동적 주의집중, 마음지킴 등이 있다.

서양의 심리학자들은 마음챙김을 심리학적 관점에서 조작적인 정의를 시도하였다. 존 카밧진은 현재의 순간에 주의를 집중하는 능력, 의도적으로 몸과 마음을 관찰하고 순간순간 체험한 것을 알아채며 있는 그대로 받아들이는 과정으로 정의하고 있다. 골드먼(D. Goleman)은 고정화된 지각에서 탈피하여, 매 사건을 처음 발생하는 것처럼 보면서 자신의 경험을 있는 그대로 사실에 직면하는 것이며, 내적 경험에 반사적으로 반응하지 않고 수용적으로 반응하는 과정으로 정의를 내린다. 브라운(W. K. Brown)과 라이언(M. R. Ryan)은 현재의 경험 혹은 현존하는 실재에 대한 주의와 자각을 향상시키는 것으로, 베어(A. R. Baer)는 지속적인 내적·외적 자극의 흐름을 비판단적으로 관찰하는 것으로 정의한다. 서양 심리학자들의 마음챙김에 대한 개념적 정의들을 살펴보면 주의조절, 주의집중, 있는 그대로 자각하기, 비판단적 태도, 수용, 경험에 대한 개방성, 메타인지적 기술, 통찰 등으로 해석하고 있음을 볼 수 있다. 마음챙김에 대한 조작적 정의와 구성 요소에 대한 연구는 마음챙김을 신비의 영역이 아닌 측정 가능한 심리적 과정으로, 학습과 훈련을 통해 개발이 가능한 영역으로 인식을 전환시켰다.

우리의 일상생활은 순간순간 무엇을 하는지 전혀 의식하지 못한 채 자동항법장치에 놓인 것처럼 자동조종(autopilot) 상태로 의식 없이 살아가는 시간이 대부분이다. 자동조종 상태일 때는 우리 주변에서 일어나는 사건과 생각을 알아차리지 못하고, 마음속에 떠오르는 감정과 감각, 과거에 만들어진 습관에 따라 자동적 반응만을 보이게 된다. 그러나 우리가 순간순간에 마음챙김을 할 수 있다면 지금 이 순간의 생각, 감정, 신체 감각을 보다 명료하게 알 수 있고, 과거의 습관에서 보다 자유로워져서 보다 바람직한 행동을 선택할 수 있다. 또한 과거의 해결되지 않은 고통과 아직 오지 않은 미래를 걱정하지 않을 수 있다. 마음챙김의 능력을 높이는 것은 과거처럼 자동적으로 반응하지 않고 상황에 따라 보다 의식적으로 행동을 선택하도록 한다.

마음챙김의 심리치료적 기전은 다음의 몇 가지로 제안된다. 첫째, 노출 효과다. 명상의 집중을 통해 이완 상태를 학습하고 이완 상태에서 불안을 일으켰던 상황을 주시하게 되면 불안 자극에 탈민감화(de-sensitizatuion)가 일어난다. 둘째, 탈자동화(de-automatization)다. 명상을 통해 의식하지 않은 채 자신의 삶을 움직여 왔던 자동적이고 습관적인 인지 과정이 약화되고, 대신 적극적인 수용적 양식으로 대체된다. 셋째, 수용이다. 인지적 왜곡에 기인하는 부정적 자극이나 경험을 회피하고 투쟁하는 것은 오히려 불안을 증가시키므로 이를 비판단적이고 비선택적으로 적극 수용하는 것이 불안을 감소시킴을 이해하게 된다. 넷째, 탈동일시(de-identification)다. 자동으로 떠오르는 사고는 실재에 대한 정확한 반영이 아니라 하나의 정신작용임을 이해하고 관찰하게 한다. 관찰자아(observing self)의 능력을 강화함으로써 경험하고 있는 자아(experiencing self)와 치료적 분리를 촉진한다. 마음챙김에 기반한 주요 치료기법을 살펴보면 다음과 같다.

○ 마음챙김 기반 스트레스 완화(MBSR)

1979년 메사추세츠 대학병원의 존 카밧진이 불교의 명상법을 이용해 만든 스트레스 완화 집단 프로그램이다. MBSR은 마음챙김에 기반한 치료법 중 현재 가장 널리 보급된 것으로 2013년 기준으로 전 세계 700곳 이상의 대학병원과 종합병원에서 실시되고 있으며, 특히 암 병동이나 만성 통증 질환자들에게 보완의학 측면으로 활용도가 높다. 미국에는 스트레스 조절을 목적으로 여러 교육기관에도 보급되어 있다. 물론 국내에서도 이를 임상과 교육 현장에 적용하기 위해 다양한 시도를 하고 있다. MBSR에서 핵심이 되는 명상은 마음챙김으로, 카밧진은 순간순간에 비판단적으로 의도적인 집중을 기울이고 이를 자각하는 것이라고 설명한다. 그는 마음챙김을 시행할 때 일곱 가지 태도를 강조하고 있다. 판단하지 않기(nonjudging), 인내(patience), 초심자의 마음(beginner's mind), 믿음(trust), 지나치게 애쓰지 않기(non-striving), 수용(acceptance) 및 내려놓음(letting go)이다. 마음챙김을 통한 현재 순간에 집중하는 것은 주변에 대한 감수성을 높이고 자기 자신의 반사적 반응을 낮추어 결과적으로 자기조절감을 높이고 스트레스에 대처 능력을 강화시킨다. 또한 과거의 잡념이나 미래의 불안에서 벗어나게 하여 인지적인 악순환의 고리를 해제시킨다.

MBSR은 8주간 진행하지만 다소 변형은 있을 수 있다. 매주 1회(2.5시간) 정해진 시간에 지정된 장소에 함께 모여서 훈련을 한다. 6주와 7주 사이에는 종일 수련이 있다. 또한 일상생활에서도 각자 정해진 분량의 시간(매일 45분)을 준수해 스스로 수련해야 한다. MBSR의 명상에는 공식 명상과 비공식 명상이 있다. 공식 명상에는 호흡명상, 정좌명상(sitting meditation), 보디스캔, 하타요가(hatha yoga)가 있다. 무엇을 하고 있는 중이라도 거기에 마음챙김을 하는 것을 비공식 명상이라고 한다. 먹기 명상, 유쾌한 사건과 불쾌한 사건을 알아차리기, 반복되는 생각, 감정, 신체 감각을 알아차리기 등이 있는데, 이를 통해 일상생활에서 평온과 통찰이 스며들게 할 수 있다. 걷기 명상은 일부러 시간을 내어 천천히 호흡과 함께 걷는 경우 공식 명상이지만, 일상에서 다리와 발에 주의를 둔 채 걸어간다면 비공식 명상이 된다. MBSR의 주요 가르침을 요약하면 다음과 같다. '심신에 대한 자각은 스트레스나 통증으로 인한 신체적 반응을 감소시킨다.' '스트레스와 디스트레스(distress)에 대한 체험적 탐색은 정서적 반응을 감소시킨다.' '모든 사람에게 일어날 수 있는 변화와 상실에 대한 평정심을 유지한다.' '일상생활에서 비판단적 자각을 유지한다.' '매 순간 평온과 명료함을 증진시킨다.' '보다 즐거운 삶을 경험하고 치유와 스트레스 관리를 위한 내적 자원에 접근한다.' 2004년에 실시된 MBSR 메타 연구는 치료 전후에 불안과 우울증 개선 효과가 중등도 이상이라고 보고하였다.

○ 마음챙김 기반 인지치료(MBCT)

MBCT는 티즈데일(J. Teasdale), 시걸(Z. V. Segal), 윌리엄스(M. Williams)가 우울증 환자의 재발을 예방하기 위한 목적으로, 존 카밧진이 개발한 MBSR과 CBT를 통합하여 개발하였다(2002년). 이것은 8주간의 집단 프로그램으로, 한 번에 2시간씩 회기가 진행된다. 5회기 다음에는 종일 수련 회기를 가진다. MBSR처럼 공식 명상과 비공식 명상이 있으며, 집에서는 안내된 명상(guided meditation)을 매일 실시한다. 프로그램은 정좌 명상, 3분 호흡 공간(3 minute breathing space) 명상, 보디스캔, 요가, 걷기 명상과 같은 마음챙김 명상을 실습하는 것, 인지행동적 기술을 가르치고 논의하는 것, 우울증에 대한 교육과 재발을 예방하기 위한 행동계획 및 재발 조기신호 감지 훈련 등으로 이루어져 있다. 교육에는 전통적인 인지치료에서 설명하는 기법들(예를 들면, 자동적 사고에 대한 탐색)도 포함된다. 하지만 인지치료에서처럼 부정적으로 왜곡된 자동사고를 합리적인 것으로 바꾸려는 시도는 하지 않는다. 대신에 마음챙김을 통하여 부정적인 사고에 거리를 두고 관찰하는 탈중심화(de-centering)와 부정적 사고를 비판단적으로 수용하는 것을 촉진하는 데 초점을 둔다. 우울증 환자들은 우울증 삽화가 진행되는 동안 부정적인 자동사고가 강하게 나타나지만 기분증상이 호전됨에 따라 줄어드는 것에 주목하도록 한다. 부정적인 자동사고가 진실 또는 실제의 표현이라기보다는 단지 하나의 정신적 작용임을 깨닫도록 한다. 지금 떠오르는 생각은 무수히 일어나는 여러 생각 중 하나일 뿐 사실이 아니라는 것을 체험적으로 이해하는 메타인지적 통찰에 초점을 둔다. 그리하여 악순환되는 사고-감정의 고리를 제거하고 자신의 신체 감각, 생각, 감정을 자각하게 함으로써 우울증이 재발하는 것을 인식하고 이에 적절히 대처하게 한다. MBCT가 우울증의 잔류 증상을 개선시키고, 삶의 질을 높여 주었으며, 항우울제 처방비율을 감소시켰고, 3~4회 정도 재발한 환자들에게 치료적 예방 효과가 가장 좋았다는 연구 보고가 있다.

최근에는 일반인을 대상으로도 일상의 고통과 어려움을 보다 잘 극복하고 보다 큰 번영감(flourishing)을 가지고 삶을 음미하도록 안내하는 MBCT-L(MBCT for Life)가 개발되어 보급되고 있다.

○ 수용전념치료(ACT)

수용전념치료(Acceptance and Commitment Therapy: ACT)는 헤이스가 개발한 것으로 관

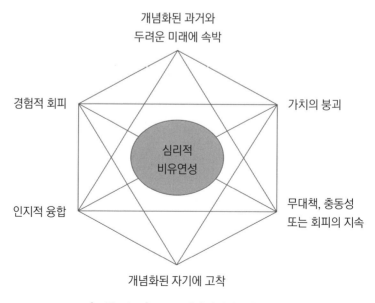

[그림 14-1] ACT: 정신병리 육각형 모델

계구성 이론(relational frame theory)과 기능적 맥락주의(functional contextualism)를 기반으로 마음챙김을 통한 수용과 행동을 통한 변화가 주요 치료 전략이다. 다양한 범위의 문제와 장애에 적용될 수 있는 포괄적인 치료기법이다. ACT의 중심병리는 심리적 비유연성(psychological inflexibility)으로 이는 인지적 융합(cognitive fusion), 경험적 회피(experiential avoidance), 개념화된 과거와 두려운 미래에 속박(dominance of the conceptualized past and feared future), 개념화된 자기에 고착(attachment to the conceptualized self), 가치의 붕괴(lack of values), 무대책, 충동성 또는 회피의 지속(inaction, impulsivity, or avoidant persistence)에 의해서 발생한다([그림 14-1]).

이에 반대되는 정신건강 상태는 심리적 유연성(psychological flexibility)에 있으며 크게 '마음챙김과 수용의 과정'과 '전념과 행동변화 과정'에 의해 달성될 수 있다. '마음챙김과 수용의 과정'에는 탈융합(defusion), 수용하기(acceptance), 맥락으로서의 자기(self as context)가 있고, '전념과 행동변화 과정'에는 현재 순간에 접촉하기(contact with the present moment), 가치 있게 살기(values), 전념행동(committed action)이 있다([그림 14-2]).

환자의 문제에 초점을 두고 이를 변화시키거나 없애려 하지 않고 그것을 바로 보는 환

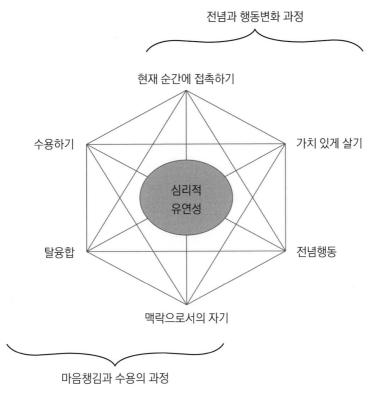

[그림 14-2] ACT: 정신건강 육각형 모델

자의 태도 변화에 역점을 두며, 치료자 중심의 지시적 요소보다 환자의 심리적 통찰과 수용을 통해 삶 전체에 대한 성숙한 조망과 심리적 안녕을 추구한다. 인간에게 고통은 보편적이고 정상적임을 가정한다. 부정적인 내적 경험을 회피하기 위한 부질없는 행동(경험적 회피, experiential avoidance)의 역기능이 증상이다(예: 알코올 남용, 폭식, 불안증, 우울증). 인간은 현실 혹은 실재를 있는 그대로 보는 것이 아니라 과거의 경험에 의해 상징화된 언어로 지각한다. 언어의 유추 기능이 너무 지배적이면 실재 사건과 마음속에 구성한 사건을 혼동(인지적 융합)하여 부정적인 생각이나 감정이 일어나면 자동적으로 회피행동을 하게 된다. ACT의 질병 모델은 FEAR로 요약되는데, 생각의 융합(Fusion with your thoughts: F), 경험의 평가(Evaluation of experience: E), 경험의 회피(Avoidance of your experience: A), 자신 행동에 이유 대기(Reason-giving for your behavior: R)로 설명된다. 회피행동을 방지하려면 인지적 탈융합이 일어나야 하며, 이를 촉진하는 것이 마음챙김과 수용이다. 인지 '내용'의 변화를 직접 시도하기보다는 자동화되어 변화가 어려운 인지적 '과정' 자체를 수용하고, 생각이나 감정은 생각이나 감정일 뿐임을 경험하여 이들을 실재와 동일시하지 않음(인지적 탈융합)으로써 그 영향에서 벗어나게 한다. 수용에 머물지 않고 변화 가능한 행동적 변화는 추구하여 새로운 경험의 축적을 통해 마침내 인지내용의 변화가 일어나도록 도모한다. ACT의 건강행동은 ACT(영단어 'act'로 발음할 것을 권한다.)라는 한 단어로 요약된다. '생각과 느낌을 수용(Acceptance: A)'하고, '지향하는 가치를 선택(Choose: C)'하며, '행동으로 실천(Take action: T)'하라는 핵심내용이 담겨 있다. ACT의 최근 메타 연구에 의하면 CBT만큼의 치료적 효과를 보여 주었다. ACT는 다양한 질환에 적용 가능할 것으로 예상되지만, 특히 역기능적 행동(물질남용, 물질중독, 통증, 이상 식사행동, 기타 심각한 습관)이 동반된 만성 우울증에 더 효과적이지 않을까 생각한다.

최근에는 ACT의 핵심 개념인 육각형 모델을 대신하여 임상에서 사용하기 편한 ACT 매트릭스(matrix)가 개발되어 다양하게 활용되고 있다. 이 ACT 매트릭스에는 선 두 개가 교차한다. 수직축은 경험선으로, 이것으로 두 가지 경험, 즉 오감을 통한 경험과 정신 활동이나 내적 수용 감각(interoception)을 통한 경험을 구분하도록 한다. 수평선은 행동선으로, 원치 않는 경험에서 물러나는 행동과 중요한 사람이나 대상에게 다가가는 행동의 차이를 구분한다. 매트릭스는 선 두 개가 만드는 사분면으로 현재 자신의 행동과 경험을 알아차림하도록 하여 심리적 유연성을 확보하도록 도와준다([그림 14-3]).

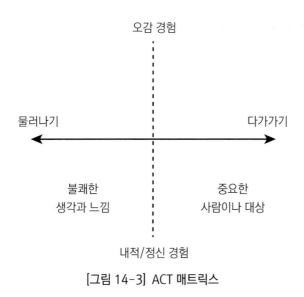

오감 경험

물러나기 ←――――――――――→ 다가가기

불쾌한
생각과 느낌

중요한
사람이나 대상

내적/정신 경험

[그림 14-3] ACT 매트릭스

○ 변증법적 행동치료(DBT)

변증법적 행동치료(Dialectical Behavior Therapy: DBT)는 리네한(M. M. Linehan)이 경계선 인격장애 환자의 치료를 위해 CBT와 마음챙김을 통합하여 개발하였다(1994년). DBT는 그 이름에서 알 수 있듯이 변증법적 세계관을 기초로 하고 있다. 현실은 내재적으로 양립하는 두 개의 힘 즉, 정(thesis)과 반(antithesis)의 조합(synthesis)으로 형성되며, 이 두 힘의 통합은 또 다른 양립하는 힘으로 발전한다. 변증법적 세계관의 핵심은 그 안에 반대되는 속성을 내포하고 있다는 점이다. 따라서 현실은 상호 반대되는 것이 양립하면서 존재한다는 것이고 상호 연관성과 일체성에 주안점을 두어야 한다. 치료적 측면에서 환자들은 세 가지 반대특성의 긴장 속에 놓인다. 수용과 변화의 긴장, 회복을 하면서 얻게 되는 것과 동시에 잃어버리는 것에 대한 긴장, 자신의 인격적 통합성을 그대로 유지할 것이냐 변화시킬 것인가에 대한 긴장이다. 이러한 환자들의 양극단의 긴장을 변증법적 관점에서 이해하고 치료적 대응을 해 나가야 한다. 변증법적 관점이란 다음과 같다. 첫째, 하나의 상황에 언제나 두 가지 이상의 관점이 존재하고 두 가지 이상의 방법이 있다. 둘째, 모든 사람은 독특한 특징이 있고 서로 다른 관점을 가지고 있다. 셋째, 변하지 않는 단 한 가지는 모든 것이 변한다는 사실이다. 넷째, 대립된 관점이 모두 진실일 수 있다. 다섯째, 대립하여 갈등하는 양쪽 모두의 진실을 존중하도록 노력하는 것이 최선이다.

DBT는 경계선 인격장애를 감정조절의 장애(emotional dysregulation)로 이해한다. 감정조절에 장애가 있는 사람들은, 첫째, 정서적 자극에 매우 예민하다. 둘째, 정서적 자극에 매우 강렬하게 반응한다. 셋째, 정서적인 자극을 받게 되면 평상심으로 회복하는 데 더 오랜 시간이 걸린다. 이러한 감정조절의 어려움에는 비수인적(invalidating) 환경이 가장 결정적인 역할을 한 것으로 간주한다. DBT는 경계선 인격장애가 동기의 문제(motivation problems)와 기술 결핍(skill deficits)이 결합된 것으로 설명한다. 이들은 자기조절, 대인관계, 고통감내 기술이 부족하다. 보다 장기적인 목표를 성취하기 위해 필요한 적응적 행동을 늘리고 자신의 현재 감정과 비적응적인 감정의존 행동을 억제하는 능력이 부족하다. 또한 통제할 수 없는 강렬한 감정과 비수인적 환경에서 습득된 역기능적인 가정과 신념, 그리고 지속되는 비수인적 환경은 동기적 맥락을 형성하여 적절한 행동 기술을 사용하지 못하게 하며 부적응적 행동을 유지하도록 한다.

DBT 치료는 부족한 기술을 습득하고, 수용과 변화의 적절한 균형을 이루는 것이다. 따라서 DBT에는 수용 기술 전략과 변화 기술 전략이 함께 있으며, 어떤 문제에 부딪히더라도 수용과 변화의 통합적 관점으로 접근한다. 마음챙김을 통한 수용 전략과 인지행동치료적 기법을 통한 변화 전략의 바탕에 수인적(validating) 환경 또는 치료자와의 관계가 치료의 핵심 기전이 된다.

표준 DBT는 부족한 기술을 배우는 집단 기술 훈련(group skill training), 배운 기술을 적용하고 피드백을 받는 개인치료(individual therapy), 전화 위기상담(phone coaching), 치료자의 소진을 예방하기 위한 자문 팀(consultation team) 운영으로 구성된다. 환자들은 1년 동안 치료에 참여하겠다는 서약서를 작성하고, 매주 개인치료와 집단 기술 훈련에 참가하여야 한다. 집단 기술 훈련은 네 가지 모듈이 있는데, 수용 전략으로 핵심 마음챙김 기술(core mindfulness skills)과 고통감내(distress tolerance) 모듈이 있고, 변화 전략에는 감정조절 기술(emotion regulation skills)과 대인관계 효율성 기술(interpersonal effectiveness skills) 모듈이 있다. 일반적으로 집단 기술 훈련은 네 가지 모듈을 24주 동안 실시하게 되고 1년간 두 차례 반복한다. 환자들의 문제행동을 알기 위해 다이어리 카드를 매일 적도록 하고 체인분석(chain analysis)을 통해 문제를 분석하고 이해한다.

DBT는 경계선 인격장애 환자에 효과적인 치료로 인정받은 최초의 정신치료다. 메타연구에 의하면 경계선 인격장애 환자에 중등도 이상의 효과크기(effect size)를 보여 주었다. 최근에는 경계선 인격장애 환자 외에도 자살, 자해, 물질중독, PTSD, 식사장애 환자 등 감정조절에 어려움이 있는 다양한 질환으로 적용 범위가 넓어지고 있다.

〇 마음챙김 자기연민

이에 관해서는 이 책의 제18장 '자애 · 자비 · 자기연민 명상'에서 설명하고 있으므로 해당 장을 참고하길 바란다.

🪷 정리

지금까지 제3동향 인지행동치료가 출현하게 된 배경과 전개 과정 그리고 제3동향 인지행동치료의 주류를 점하고 있는 명상과 마음챙김에 대해 살펴보았으며, 각 치료기법의 특징을 고찰하였다. 특히 마음챙김에 기반한 여러 치료법은 다음의 특성으로 정리할 수 있다. 첫째, 인간을 이해하기 위해 동양의 수용과 서양의 문제해결형 기법이 어떻게 통합될 수 있는지에 대한 모형을 제시한다. 둘째, 마음과 몸의 연결 및 심신치유적 관점을 강조한다. 셋째, 마음의 부정적인 요소를 제거하는 것보다 긍정적인 요소를 배양하는 것을 지향한다. 넷째, 자기초월적 의식 확장과 통찰을 핵심적인 치유요인으로 가정한다. 다섯째, 문제해결보다 관계의 변화가 중요한 치료기법이 된다. 헤이스는 제3동향 행동치료를 언급하는 '3rd wave behavior therapy'라는 문구 중 'wave'라는 단어에 주목하였다. 'wave'는 씻겨 내려간다는 뜻을 품을 수 있는데, 제3동향 행동치료라고 해서 이전의 수많은 치료기법을 없애는 것이 아니라 든든한 버팀목으로 바탕에 같이 하고 있음을 주장하면서 통합에 의미를 두었다.

동양의 명상과 서양의 심리치료기법을 접목하려는 노력은 이제 이론적인 성과뿐만 아니라 실제 치료의 영역에서도 괄목한 성과를 보여 주고 있으며, 뇌영상과 같은 뇌과학적 방법으로도 입증되고 있어, 향후 주요 정신치료기법으로 자리매김할 것으로 예상된다.

│ 참고문헌

김정호(2004). 마음챙김이란 무엇인가: 마음챙김의 임상적 및 일상적 적용을 위한 제언. **한국심리학회지,**
건강, 9(2), 511-538.

박상현(2007). 위빠사나 명상, 마음챙김, 그리고 마음챙김을 근거로 한 심리치료. **인지 행동 치료,** 7(2),
83-105.

원승희(2012). 정신사회적 치료. 대한우울조울병학회 편저. **우울증.** 서울: 시그마프레스.

정애자(2015). MBSR 마음챙김에 기반한 스트레스감소프로그램 매뉴얼. 전북: 전북대학교출판문화원.

Alessandri, M., Heiden, L., & Dunbar-Welter, M. (1995). History and overview in Heiden, Lynda &
Herden, Michel (Eds.), *Introduction to clinical psychology.* New York: Plenum Press.

A-Tjak, J. G., Davis, M. L., Morina, N., Powers, M. B., Smits, J. A., & Emmelkamp, P. M. (2015).
A meta-analysis of the efficacy of acceptance and commitment therapy for clinically relevant
mental and physical health problems. *Psychother Psychosom, 84,* 30-6.

Gortner, E. T., Gollan, J. K., Dobson, K. S., & Jacobson, N. S. (1998). Cognitive-behavioral treatment
for depression: relapse prevention. *J Consult Clin Psychol, 66,* 377-384.

Hayes, S. C., & Hofmann, S. G. (2017). The third wave of cognitive behavioral therapy and the rise of
process-based care. *World Psychiatry, 16,* 245-6.

Hayes, S. C., Luoma, J. B., Bond, F. W., Masuda, A., & Lillis, J. (2006). Acceptance and commitment
thrapy: model, processes and outcomes. *Behav Res Ther., 44,* 1-25.

Hayes, S. C. (2004). Acceptance and commitment therapy, relational frame theory, and the third wave
of behavioral and cognitive therapies. *Behav Res., 35,* 639-665.

Hofmann, S. G., Sawyer, A. T., Witt, A. A., & Oh, D. (2010). The effect of mindfulness-based therapy
on anxiety and depression: A meta-analytic review. *J Consult Clin Psychol, 78*(2), 169-183.

Hopko, D. R., Lejuez, C. W., Ruggiero, K. J., & Eifert, G. H. (2003). Contemporary behavioral
activation treatments for depression: Procedures, principles, and progress. *Clin Psychol Rev.,*
23, 699-717.

Jacobson, N. S., Dobson, K. S., Truax, P. A., Addis, M. E., Koerner, K., Gollan, J. K., et al. (1996). A
component analysis of cognitive-behavioral treatment for depression. *J Consult Clin Psychol,*
64(2), 295-304.

Kabat-Zinn, J. (2012). **존 카밧진의 처음 만나는 마음챙김 명상** (*Mindfulness for beginners*). (안희영 역).
서울: 불광출판사.

Kliem, S., Kröger, C., Kossfelder, J. (2010). Dialectical behavior therapy for borderline personality
disorder: A meta-analysis using mixed-effects modeling. *J Consult Clin Psychol, 78*(6), 936-
951.

Linehan, M. M. (2007). **경계선 성격장애 치료를 위한 다이어렉티컬 행동치료** (*kills training manual for*
treating borderline personality disorder). (조용범 역). 서울: 학지사.

Martell, C. R,. Dimidjian, S., & Hermen-Dunn, R. (2012). **우울증의 행동활성화 치료: 치료자를 위한 가이드**
북 (*Behavioral activation for depression: a clinician's guide*). (김병수 외 공역). 서울: 학지사.

Polk, K. L., Schoendorff, B., Webster, M., & Olaz, F. O. (2016). 수용전념치료의 혁신, 매트릭스 (*the essential guide to the ACT matrix: a step by step approach to the matrix model in clinical practice*). (곽욱환 외 공역). 서울: 삶과 지식.

Ramnerö, J., & Törenke, N. (2016). 인간행동의 ABC: 3동향 인지행동치료 사용설명서 (*Beteensets ABC*). (곽욱환, 박준성, 조철래 역). 서울: 삶과 지식.

Segal, Z. V., Williams, J. M. G., & Teasdale, J. D. (2006). 마음챙김명상에 기초한 인지치료: 우울증 재발방지를 위한 새로운 치료법 (*Mindfulness-based cognitive therapy for depression*). (이우경 외 공역). 서울: 학지사.

Shaw, B. F. (1977). Comparison of cognitive therapy and behavioral therapy in the treatment of depression. *J Consult Clin Psychol, 45*, 543-551.

Zeiss, A., Lewinsohn, P., & Muroz, R. (2017). Nonspecific improvement effects in depression using interpersonal skill training, pleasant activity schedules, or cognitive training. *J Consult Clin Psychol, 47*, 427-439.

15

명상과 정신분석

✍ 구본훈

역사적으로 인간의 마음을 이해하기 위해 동서양을 막론하고 인간의 마음에 대한 많은 이론이 있어 왔다. 그중에 동양에서는 불교가, 서양에서는 정신분석(psychoanalysis)이 대표적인 이론으로서 여러 학문에 많은 영향을 끼쳐 왔다. 불교 명상과 정신분석은 단순히 이론적인 설명에 머물기보다는 실천적인 형태로 발전했다. 명상은 불교에서 깨달음을 얻기 위한 방법으로, 정신분석 이론에서는 사람들의 심리적 어려움을 해결하기 위한 방법으로 활용되어 왔다.

명상에 대해서는 이 책의 여러 장에서 자세하게 다루고 있으므로 개론적인 소개는 생략한다. 정신분석은 지그문트 프로이트(Sigmund Freud)에 의해 시작된 마음에 대한 이론으로서 주로 병리적인 환자와의 대화를 통한 분석 경험을 통해 발전된 이론 체계다. 정신분석은 심리적 어려움을 가진 환자들에게 적용되어 왔을 뿐만 아니라 인간의 심리를 탐구하는 이론 중의 하나로서 역사, 문화, 예술 등에 많은 영향을 주고 있다. 프로이트는 인간의 욕동(drive), 주로 성적·공격적 욕동이 정신성적(psychosexual) 발달 단계에 따라 다양한 방식으로 성숙되어 가는 과정에서 자신의 본능을 제한해야 할 상황이 발생하고 이로 인해 여러 가지 갈등이 생긴다고 했다. 이러한 갈등을 해결하기 위해 여러 가지 방법이 동원되는데, 자아(ego)와 초자아(superego)가 발달함에 따라 다양한 방어기제가 동원되고, 자신에게 감당하기 어려운 감정이나 생각을 무의식으로 억압하게 된다. 그러나 방어기제가 효율적으로 대처하지 못하여 미성숙하거나 신경증적 방어기제를 사용하면 불안, 우울, 신체화 등의 여러 증상이 발생한다. 정신분석은 환자의 이러한 역동을 정신결정론(psychic determinism)의 가정하에 환자와 치료자의 대화를 통해 같이 찾아 나가고 이해해 나가는 과정이다. 정신분석 과정 중에는 환자가 무의식 속의 감정이나 생각, 공상(fantasy) 등을 드러내기 어려워 여러 무의식의 파생물이 나타나는데, 말 대신 행동, 증상, 생각, 언어를 통해 치료자에 대한 전이(transference)나 전이 외적인 현실관계, 과거의 기억, 꿈 등으로 간접적으로 나타난다. 치료자의 공감적 반응을 통한 치료적 동맹과 무비판적이고 절제된 접근을 통해 환자의 이러한 측면에 반응하고, 이를 여러 가지 측면으로 지속적으로 같이 이해하고 수용하며, 훈습을 통해 반복적으로 경험해 나간다. 정신분석은 프로이트 사후 자아의 기능을 중시하는 자아심리학(ego psychology)으로 발전되어 왔고, 점차적으로 인격장애 환자와 같은 심한 환자를 분석하게 됨에 따라 갈등 이론뿐만 아니라 3~6세 사이의 오이디푸스 시기 이전의 더 어린 시절의 정서적 결핍과 연관된 병리를 주로 다루는 대상관계 이론(object relation theory)과 자기심리학(self psychology) 등으로 이론적 및 임상적 영역을 확대시켜 나갔다. 이에 따라 정신분석의 치료적 기법도 점차 변화되었고, 최근에는 환자의 과거 기억을 되살려서 현재 증상에 대한 통찰을 얻어 나가는 것뿐만 아니라 주로 치료자와의 상호작용을 통한 전이, 역전이 관계를 지금 여기(here and now)에서 다루면서 환자에게 새로운 관계 경험을 하게 만드는 측면도 중요하게 여겨지고 있다.

이 장에서는 동양과 서양의 대표적인 마음에 대한 이론인 명상과 정신분석을 서로 연관 지어 알아보고자 한다. 명상과 정신분석의 이론적 측면은 워낙 방대한 내용이라 이 장에서는 이론적 내용에 중점을 두기보다는 주로 실제적·임상적 측면을 중심으로 살펴보고자 한다. 구체적으로 명상과 정신분석의 실제에서 서로 유사한 점과 차이점을 몇 가지 주제를 통해 기술한다.

🪷 명상과 정신분석의 유사점

연기론과 정신결정론

불교에서의 연기론은 조건적 발생의 법칙으로서 비존재론적 인과율을 의미한다. 즉, 이 세상의 모든 것은 조건에 의해 생성되고 소멸한다는 것으로, 모든 존재는 모두 상대적 의

존 관계에서 이루어지는 것이고, '이것이 있으므로 저것이 일어남'을 의미한다. 다시 말해 불교에서의 정신현상은 개체의 자유의지로 인(因)을 만들고, 이것이 다음 고리가 되어서 그 결과를 상(相)으로 만들어 정신현상을 일으키는 상호 연관의 관점으로 보며, 이러한 인과론을 연기(緣起)라고 한다.

정신분석 이론의 기본적인 가설로는 정신결정론이 있다. 이것은 마음 속에 있는 어떤 것도 임의적으로 결정되는 것은 없고, 모든 행동과 사건에는 원인이 있으며, 모든 것은 이전에 있었던 것들에 의해 결정된다는 가설이다. 인간의 행동이나 증상은 특정한 동기를 가지고 있다고 보는 일종의 인과론(The principle of Causality)이다. 예를 들면, 어떤 사람이 화가 났다면 친구가 무시해서 화가 났거나, 승진에 실패해서 화가 났다는 등의 이유가 있다는 가정이고, 이러한 가설을 기본으로 환자가 어떤 감정, 행동, 생각을 드러내고 있다면 정신분석은 인과관계를 역으로 추적해서 원인을 탐색해 나가는 것이다. 불교에서의 명상과 정신분석 모두 이러한 인과론에 입각한 사유 체계를 가지고 있다고 볼 수 있다.

비판단과 분석적 중립성

명상에서 떠오르는 생각이나 감정, 느낌 등을 관찰할 때 마음대로 판단하지 않고, 있는 그대로 볼 수 있는 것이 중요하다. 존 카밧진(Kabat-Zinn)은 마음챙김 명상에 대해 "마음챙김은 의도적으로 주의력을 기울여 지금 여기 순간에 있는 그대로를 비판단적으로 인식하는 것"이라고 했다.

정신분석에서도 환자들이 분석 중에 떠오르는 생각이나 감정 등 무의식의 파생물을 드러낼 때 치료자는 이를 자신의 관점에서 판단하거나 차별하지 않고 환자를 보는 것이 중요하고, 이를 중립성(neutrality)이라고 한다. 즉, 치료자 자신의 가치관이나 기준을 환자에게 부과하지 않고 환자의 연상을 그대로 따라가야 환자를 이해할 수 있다고 보는 것이다.

명상과 정신분석은 모두 인간의 마음에서 비롯되는 여러 현상을 들여다볼 때 자신 또는 치료자의 가치관이나 주관적인 관점을 최대한 배제하고 현상을 있는 그대로 보고자 하는 것에서도 유사하다고 볼 수 있다.

주의력과 자유연상

명상에는 두 가지 주요한 요소가 있다고 알려져 있다. 첫째는 주의력을 어느 한 대상으로 집중하는 수행 방법으로 이를 사마타(Samatha), 삼매(三昧), 지(止), 집중 명상이라고 부르고, 두 번째는 관찰적인 요소로서 의식의 흐름에 따라 나타나는 여러 가지 현상을 관찰하고 알아차리는 것으로 위파사나(*Vipassana*), 관(觀), 마음챙김 명상이라고 부른다. 그중 삼매는 우리가 명상 시에 특정한 대상, 즉 호흡이나 배의 움직임, 또는 옴 마니 파드메 훔 등과 같은 주문에 의도적으로 주의력을 모아서 그 대상에 집중(concentration)하는 것이다. 점차적으로 명상에 능숙해짐에 따라 우리는 어느 한 대상에 집중해 있다가 자유로이 떠오르는 느낌, 생각, 감정을 알아차리고 이를 인식하여 바라보고 다시 집중하는 대상으로 돌아온다. 명상 동안에는 이러한 과정을 수없이 지속적으로 반복해 나간다.

정신분석에서는 자유연상(free association)이 분석 과정에서 매우 중요하게 생각하며, 이는 환자가 자발적으로 떠오르는 생각, 감정, 느낌, 소망, 이미지, 기억 등을 거르지 않고 떠오르는 있는 그대로를 말로 표현하도록 하는 것을 말한다. 이러한 자유연상 과정을 통해 치료자는 환자의 연상 내용을 점차적으로 이해해 나가고 이를 환자와 같이 공유해 나가는 과정이 분석에서 필요하다. 환자는 자유연상을 통해 자신의 무의식적 파생물을 드러내는 반면, 치료자는 환자의 자유연상 흐름을 따라 자신의 집중력을 유지해 나간다. "evenly hovering attention" "evenly suspended attention"이라고 표현된 이러한 치료자의 주의력은 환자가 하고 있는 말과 치료자 자신의 생각과 감정 등에 모두 골고루 주의를 집중시키는 상태를 의미한다.

즉, 명상에서 주의력의 집중과 있는 그대로 관찰하기 위한 집중력의 흐름은 정신분석에서 환자의 자유연상과 치료자의 주의력 흐름과 매우 유사하다. 따라서 기존의 연구자들도 명상과 정신분석의 공통된 핵심은 주의력에 있다고 했다.

관찰과 관찰자아

서양의 마음챙김 명상에서 인간이 경험하는 현상을 두 가지 양식으로 설명하기도 한다. 첫째는 행위 양식(doing mode)으로서 자신이 환경을 바라보는 방식과 환경이 그러해야 한다고 생각하는 사이의 불일치가 존재하고, 행위 양식은 이러한 불일치를 줄이려고 노력하는 삶의 방식을 말한다. 예를 들면, 공부를 못하지만 1등을 하기 위해 애를 쓰는 것과 같이, 이러한 삶의 방식은 불일치를 줄이고 삶에서 문제를 해결하기 위해 노력하는 것이다. 행위 양식을 통해 우리는 삶에서 생산적인 활동을 하고, 자신이 처한 환경을 더 나은 삶으로 발전시켜 나갈 수 있다. 하지만 이러한 노력에도 불구하고 불일치를 줄이기가 어려우면, 이로 인해 불만족스러운 상태가 지속되고 좌절이 일어나면서 삶의 고통이 증가한다. 어쩌면 이러한 상태가 프로이트에 따르면 신경증적 고통의 상태라고도 볼 수 있다.

즉, 자신의 욕구는 충족되기를 원하고 있으나 외부적 현실의 조건 때문에 또는 자아나 초자아와 갈등으로 인해 불만족스러운 고통 상태가 지속되고 있는 것이다. 두 번째 방식은 자신이 처한 환경을 억지로 바꾸려고 노력하지 않고 현재 순간을 바라보고(noticing) 수용(accepting)하는 삶의 방식으로, 이를 존재 양식(being mode)이라고 한다. 존재 양식이란, 현실의 상태와 자신이 바라는 상태 사이의 불일치를 줄이고자 노력하지 않고, 있는 그대로를 받아들이는 것을 말한다. 불교에서는 사람의 마음 전체 과정을 알아차림하는 기능을 사티(Sati, 念)라고 한다. 사티를 통해 자신의 마음을 알아차림으로써 마음에 존재하는 욕망, 이기심, 분노, 원망, 편견, 선입관, 가치관 등의 집착하는 원인을 제거하고 자신의 마음을 효과적으로 관리할 수 있다고 하였다.

정신분석에서도 과거 자아(ego)를 두 가지 관점으로 설명하였다. 경험자아(experiencing ego)는 자신이 직접 경험하고 있는 상태로서 자신의 감정과 생각 등의 무의식대로 경험하고 행동하는 것을 말한다. 이에 반해 관찰자아(observing ego)는 경험자아가 행동하는 것을 관찰하고 인식하는 자아를 말한다. 즉, 정신분석에서는 경험자아에 의해 휘말리는 상태에서 정신분석 과정을 통해 관찰하는 자아를 점차적으로 키워 나가며 통찰을 늘여 나간다. 정신분석 과정에서 환자가 하는 비언어적 · 언어적 상태를 치료자는 다음과 같이 이야기할 수 있다. "화가 많이 나셨네요." "화가 많이 나셨다고 느끼시는 것 같네요." 또는 "화가 많이 나셨다고 말씀하시네요." "조금 전에는 ○○하다고 말씀하셨는데, 지금은 ○○하다고 말씀하시네요." 등 치료자가 환자의 상태를 설명하는 방식의 차이에 따라 환자는 자신의 상태를 좀 더 객관적으로 볼 수 있는 정도도 달라질 수 있다. 이러한 과정을 반복하다 보면 나중에는 환자 스스로 "어제 ○○한 일이 있었는데 그때 감정을 들여다보니 ○○했던 것 같아요."와 같이 스스로 자신의 마음 상태를 관찰하는 힘이 커져 간다. 또한, 정신분석에서의 관찰은 환자의 마음을 인식해 가는 과정뿐만 아니라 치료자 자신의 생각과 감정을 인식하는 것에도 매우 중요하다. 즉, 정신분석 과정에서 핵심적 요소로 생각되는 전이와 역전이를 치료자가 인식하는 것에도 관찰의 힘이 중요하다. 환자가 하는 언어적 · 비언어적 파생물을 잘 관찰해서 치료자에 대한 전이를 인식하기 위해서 필요하며, 환자에게 느껴지는 치료자 자신의 역전이(Countertransference)를 인식하기 위해서도 자신의 마음을 잘 알아차리는 관찰의 힘이 필요하다.

이러한 과정은 명상에서 행위 양식에서 존재 양식으로 변화하는 과정처럼 관찰자아의 능력을 키워서 경험자아의 집착에서 점차 벗어나는 것을 의미한다. 즉, 명상에서 사티라는 알아차림을 통해 나에 대한 집착에서 벗어나는 것은 정신분석에서 관찰자아를 통해 자신을 들여다보고 객관화시키는 과정과 유사하다고 볼 수 있다. 따라서 명상과 정신분석은 모두 알아차림을 통한 관찰과 관찰자아를 늘여 나가는 것과 같이 자신에 대해 인식하는 (aware) 관찰의 힘을 키우는 것도 공통된 핵심으로 볼 수 있다.

명상과 정신분석의 기전: 깨달음과 통찰

명상은 우리가 평소 잘 알아차리지 못하고 무심결(mindless)에 하는 행동과 생각, 감정을 의도적으로 집중해서 알아차리는 연습에서 출발한다. 이러한 과정을 통해 현실에서 회피하는 수많은 방식을 알아차림으로써 우리 자신이 스스로 만들어 낸 왜곡을 덜어 내고 현실을 있는 그대로를 보게 해 준다. 즉, 불교에서의 깨달음은 미망(迷妄)을 깨달아 헛된 상(相)을 털어 내고 본연의 마음을 회복하여 평온을 유지함으로써 명상의 알아차림을 통해 지금 이 순간에 온전히 깨어 있는 것을 말한다.

정신분석에서 환자가 변화해 나가는 치료인자에 대한 연구는 오래전부터 있어 왔다. 정신분석의 치료인자는 여러 가지가 있지만 크게 두 가지로 나누어 설명하면, 첫째, 정신분석 과정을 통해 환자 자신의 마음 내부(intra-psychic)의 무의식적인 부분을 점차적으로 이해해 나가는 것이다. 즉, 치료자가 환자의 무의식에 대해 이해한 점을 해석이라는 설명적 방법을 통해 환자는 병식 또는 통찰(insight)을 얻고 이러한 통찰이 늘어남에 따라 행동의 변화도 동반하게 된다. 둘째, 어머니와 자식 간의 관계에서 어떤 상호작용이 일어나는 것처럼 환자와 치료자 사이에 정신분석 과정이 계속 진행됨에 따라 어떤 상호작용이 일어남으로써 상호 간(inter-personal)의 작용에 의해 변화가 일어날 수 있다. 즉, 환자는 치료자의 공감적인 태도와 수용적인 반응에 같이 상호작용함으로써 대인관계에 대한 새로운 경험을 하게 되는 것이다. 정신분석 과정은 대개 이러한 환자의 내적인 자기성찰과 외적인 전이 경험을 수없이 오가는 과정으로 볼 수 있다. 정신분석은 이러한 과정을 통해 자신의 무의식을 탐색하고, 무의식이 개인에게 미치는 영향을 이해해 나가는 것이다. 자유연상을 통해 마음의 무의식적 작용을 들여다볼 수 있는 통찰을 가지고, 이에 따라 자기인식도 늘어나게 된다. 자신에 대한 인식이 늘어나면 예전과 달리 무의식에 휘둘리는 대신 자신의 의지에 따라 더 큰 선택을 할 수 있다. 프로이트는 이러한 정신분석의 치료기전에 대해 'make the unconscious conscious', 즉 원초아심리학적 관점에서는 무의식을 의식화하는 것이라는 말로, 자아심리학적 관점에서는 'Where id is, there shall ego be', 즉 원초아(id)가 있는 곳에 자아(ego)가 있게 하라는 말로 설명하였다.

명상과 정신분석은 모두 무심결에 하는 마음의 현상을 있는 그대로 들여다보고 알아차림으로써 이에 휘둘리지 않고 자신의 자유의지대로 살아가게 해 준다. 그런 의미에서 불교와 명상에서의 깨달음과 정신분석에서의 통찰은 유사한 점이 있다고 볼 수 있다. 비온(Bion)은 정신분석의 목표를 불교의 깨달음 과정과 유사하게 자아가 성장하는 것이라고 하였다.

유심론과 정신적 현실

불교는 다양한 철학적 관점을 가지고 있는데 그중 하나는 유심론(唯心論)적 특성이다. 이는 원효대사의 '일체유심조(一切唯心造)'와 같이 내 마음이 외부 환경이나 세상을 왜곡시켜 바라보는 것이고, 모든 것은 오로지 마음이 만드는 것이라는 관점으로 불교에서 깨달음을 얻기 위한 기본적인 전제에 해당한다. 즉, 모든 현상은 거울에 비친 사물처럼 우리 자신의 마음의 투사에 지나지 않으며, 우주의 궁극적 실체는 마음뿐이고, 모든 현상은 마음이 변화하여 나타난다는 것이다.

정신분석에서는 정신적 현실(psychic reality)이라는 개념이 있는데, 이는 환자 자신의 무의식적 관점으로 세상을 바라보는 것을 말한다. 예를 들면, 분석 과정에서 환자가 "우리 엄마는 내가 어릴 때 항상 나를 비난하고 야단치는 사람이었어요." 또는 치료자에 대해 "제가 치료에 지각을 하면 선생님이 나를 꾸짖거나 안 좋게 볼 것 같아요."라고 말을 하는 것처럼, 치료자는 실제 환자의 어머니가 어떤 사람인지 확인할 수는 없으나 환자의 마음 속에 있는 어머니란 존재를 이와 같은 상으로 여기고 있는 것이다. 이와 같이 치료자의 마음과는 관계없이 환자는 치료자가 지각하는 자신을 안 좋게 볼 것이라는 생각이 마음 속에 있고 이를 현실로 느끼는 것을 말한다.

명상과 정신분석은 모두 우리 자신의 마음 속에 있는 외부에 대한 왜곡된 지각을 있는 그대로 바로 볼 수 있게 해 준다. 명상은 생각이 과거나 미래로 향하거나, 또는 현재에 머물러 있지 않는 상태를 지속적으로 바라봄으로써 생각이 곧 사실이 아니라는 점을 점차 깨닫고 현실을 있는 그대로 볼 수 있게 해 주고, 정신분석도 분석 과정을 통해 자신의 생각이 실제 현실이 아니라 자신 내부의 무의식에서 나온 것이라는 것을 점차 깨닫게 해 준다. 이런 과정을 통해 환자는 "엄마도 그 당시 상황으로는 어쩔 수 없었을 것 같아요. 그리고 엄마는 나를 비난하기도 했지만 생각해 보니 나에게 헌신하고 걱정할 때도 많았던 것 같아요." 또는 "선생님은 여전히 늘 그 자리에서 가만히 있을 뿐인데 제가 선생님을 저를 그렇게 볼 것이라고 여겨 왔던 것 같아요." 등으로 점차 변화되어 공상(fantasy) 또는 정신적 현실과 실제 현실의 차이를 점점 더 이해한다.

무아와 자아

무아(無我)는 불교에서의 핵심교리로서, 내가 없다는 것이 아니라 고정된 불변의 자성
(自性)이 없다는 것을 말한다. 즉, '나'라는 존재는 변하지 않는 영원한 자신의 고유한 성질
이 없고 연기에 따라 조건지어지고 변한다는 것이다. 하지만 대부분의 사람은 '나'라는 고
정된 실체가 있다고 생각하여 '나'에게 집착한다. 자신의 정신적·육체적 과정을 '나'라는
자신과 실제로 있다는 동일시를 통해 집착과 소유, 분별 등을 가지고, 갈등에 빠진다. 따
라서 이러한 자신의 고유한 특성이 없다는 것을 직시하고 깨닫는 것이 불교에서의 고통의
치유 방법이다. 서양의 마음챙김 명상에서는 이러한 자신과 완전히 융합(centering)이 되
어 있는 것이 갈등과 고통을 야기하고, 자기 자신과의 '거리두기'를 통해, 즉 자신을 객관
화시키는 탈융합(decentering)으로 이러한 집착에서 벗어날 수 있다고 하였다.

정신분석에서의 자아(ego)도 역동적인 개념으로서 고정되어 있지 않고, 끊임없이 원초
아(id)와 초자아(superego)의 상호작용을 통해 역동적으로 변화한다고 본다. 다만, 정신분
석에서의 자아는 인간의 심리적 기능을 중심으로 설명하는 기관(agency)을 의미하고, 불
교에서의 무아는 이보다 더 넓은 개념이라고 볼 수 있다. 하지만 불교와 정신분석 모두 자
기 자신과 대상을 객관적으로 바라봄으로써 치료적 변화를 통해 고통을 해결한다는 점에
서는 서로 다르지 않다고 볼 수 있다.

고통에 대한 관점

불교와 명상에서는 고통을 없애는 것이 목적이 아니라 고통을 있는 그대로 알아차리고,
고통에 끌려가거나 저항하는 것이 아니라 고통을 수용하고 스스로 주인이 되는 것을 지향
한다. 즉, 고통이 영원히 없어지기를 바라는 것이 아니라 지혜를 키움으로써 고통이 인간
의 삶에서 불가결한 것임을 깨닫고 이를 지혜롭게 다루게 해 주는 것이다.

정신분석에서도 고통의 해결 방법을 치료자가 알려 주거나 가르쳐 주는 것이 아니고,
고통이 무엇인지, 그리고 원인이 무엇인지를 점차적으로 스스로 깨닫고 고통에 대해 저항
하는 것을 멈추게 하고 통찰을 길러 준다. 따라서 정신분석의 목표도 프로이트가 언급한
것처럼 "transforming your hysterical misery into common unhappiness". 즉, 인간의 고
통(misery)을 보통의 일상적인 불행(unhappiness)으로 전환하도록 하는 것이다. 즉, 명상과
정신분석 모두 고통을 없애려는 것이 아니라 고통에 저항하는 것을 덜어 고통을 받아들이
고 스스로 다룰 수 있도록 도와주는 것이다.

자비관과 공감

최근 서양에서는 불교와 명상에서의 자비관(慈悲觀)이 마음챙김 자기연민 명상(mindful self-compassion: MSC)으로 바뀌어 빠른 속도로 전 세계에 확산되고 있다. 자비는 고통 받는 중생들에 대한 공감과 애달파하는 마음이 더 없이 지극한 상태로서, 내가 원하는 것을 다른 사람들도 그렇게 되기를 바라고, 내가 원하지 않는 것은 나뿐만 아니라 다른 사람들도 그렇게 되지 않기를 바라는 마음이다.

정신분석 또는 정신치료에서도 공감(empathy)은 면담의 기본 전제조건으로 매우 중요하다. 정신분석에서의 공감은 환자와 치료자 간의 신뢰를 형성하기 위한 상호작용의 문을 여는 특별한 집중적 자세로서, 공감을 통해 다른 사람의 입장을 이해할 수 있다. 정신분석에서 공감은 때로는 기본적인 전제조건뿐만 아니라 자기심리학(self psychology)에서는 환자의 결핍된 정서적 측면과 약해진 자기(self)를 강화시키는 치료인자로 보기도 한다.

불교와 명상에서의 자기연민과 자비관은 자신을 사랑하는 긍정적인 마음을 투사하는 행위이고, 정신분석에서의 공감 또한 치료자가 환자를 도와주고 싶은 선의의 마음의 투사라고 볼 수 있다.

경험의 중요성

명상은 경전이나 책을 통해 배워서 깨닫는 것보다는 실천적인 경험을 중요시한다. 직접적인 명상의 경험을 통해 세상에 대한 깨달음을 키워 나가는 것으로, 따라서 무엇에 집중하느냐보다는 어떻게 집중하느냐가 더 중요하다. 집중하는 대상은 호흡이 될 수도 있고, 배의 움직임이 될 수도 있으며, 소리나 시각적 자극이 될 수도 있고, 만트라 등 여러 가지 방편에 따라 달라질 수 있다. 하지만 내가 집중을 어떻게 사용하는지와 같은 경험 과정을 중요시한다.

정신분석도 단 한 번의 해석을 통해서 통찰을 얻는 것이 아니라 오랜 기간 동안 규칙적이고 지속적인 만남과 대화를 통한 훈습 과정을 거치면서 치료자와 함께 환자가 경험해 나가는 것을 중요시한다.

명상과 정신분석 모두 경험을 중요시하지만, 명상은 경험해 나가는 과정을 중요시하는 반면, 정신분석의 경우 과정보다는 내용을 중요하게 여긴다. 즉, 언어를 통해 자신의 내면이 어떠한지 들여다보고 사실을 찾아서 이해하는 것을 중요시한다.

🪷 명상과 정신분석의 차이점

대상과 목표

정신분석은 주로 병리적인 증상을 가지고 있는 환자를 대상으로 한다. 물론 정신과적인 진단을 받지 않고 삶에서 심리적 어려움을 겪고 있거나, 자신의 심리적 문제에 대해 이해하고 싶어하는 경우에도 정신분석의 대상이 될 수는 있지만 우울증이나 불안장애와 같은 정신과적 질환을 겪고 있는 경우가 대부분으로, 정신분석은 우리 마음의 병적인 측면을 다루는 것이 주 대상이다. 반면에 명상은 병리적이지 않은 보통의 인간을 대상으로 정신분석보다 더 보편적인 인간의 고통과 어려움을 다루고, 삶에서 펼쳐지는 여러 가지 현상을 관찰하고 삶의 관점을 바라보는 것이 주된 목표다. 따라서 명상을 통해 인간의 삶에서의 고통을 직면하고, 이를 수용해서 존재를 있는 그대로 받아들이며, 지금 이 순간에 깨어 있는 상태로 살아가는 것이 목표라 할 수 있다.

이러한 대상의 차이로 인해 앞서 기술한 대로 명상은 경험의 과정을 더 중요시하고, 정신분석은 과정보다는 내용을 더 중요시하게 된다고 볼 수 있다. 즉, 환자의 경우 여러 가지 증상으로 인한 고통이 일반인에 비해 너무 심하기 때문에 명상에서처럼 집중하고 자신을 스스로 관찰할 힘이 많이 부족할 수 있다. 따라서 정신분석에서는 치료자가 환자 자신의 마음을 바라보고 관찰하는 것뿐만 아니라 자신의 무의식을 조금씩 이해할 수 있게 도와주고, 자신의 내면에 대해 새로운 설명과 재해석을 통해 스스로의 통찰을 키울 수 있도록 돕는 과정이 필요하다.

기억을 다루는 방식

명상과 정신분석은 그 특성상 마음의 흐름을 들여다보면 당연히 자신의 기억과도 마주할 수 있다. 명상 도중에 과거의 기억이 올라오면 다만 알아차리고 바라보기만 할 뿐이고, 알아차린 후에는 다시 기억에서 빠져나온다. 하지만 정신분석의 경우에는 자유연상을 통해 올라온 기억의 내용을 알아보고 이를 분석하여 환자에게 새로운 관점을 가지도록 도와준다. 즉, 정신분석에서의 통찰은 우리 마음 속에 있는 심리적 내용을 중요시하고, 불교에서의 깨달음은 마음의 본성 그 자체를 강조한다.

스승 또는 치료자와의 관계

불교와 명상에서는 스승의 중요성을 강조한다. 즉, 혼자서 명상을 하는 것이 아니라 명상을 지도해 주는 스승의 역할이 중요하다. 정신분석 역시 치료자가 필수적이다. 치료자가 없이 혼자서 자신을 분석하는 것은 극히 예외적인 경우로, 항상 치료자가 관여하여야 한다. 그러나 명상에서는 스승이 필요하되 명상의 과정을 지도해 주는 역할에 머물 뿐이고 스승과 제자의 관계를 직접적으로 다루지는 않는다. 반면, 정신분석의 경우 치료자와 환자의 관계에서 드러나는 감정, 즉 전이와 역전이를 다루는 것이 치료의 가장 핵심적인 부분이다.

윤리적 측면

정신분석에서는 치료자와 환자 사이의 경계(boundary) 유지와 같은 보통의 사회에서의 통념적인 관습적 윤리를 강조한다. 즉, 환자와 개인적인 접촉을 하면 안 된다는 것과 같은 일반적인 사회적 윤리 외에는 다른 고차원적인 윤리를 다루지는 않는다. 또한 치료 내용에서는 환자가 하는 이야기에 대해 옳다 또는 그르다와 같은 윤리적 판단을 하지 않고 가치 중립적인 태도를 추구한다.

불교 및 명상에서는 역시 옳다 또는 그르다와 같이 판단하는 규범을 초월하는 윤리를 다루고, 윤리가 곧 명상하는 수행이 된다. 즉, 불교에서의 윤리는 옳고 그른 것의 판단이 아닌 얼마나 능숙하고, 선하고, 친절하고, 관대한가를 직접 체험을 통해 이루는 것이다. 불교에서는 사람이 비윤리적이거나 바르지 못한 생각과 행위는 그 사람의 마음이 지나치게 어지럽기 때문이고, 알아차림을 하면서 동시에 비윤리적일 수는 없다. 따라서 불교에서의 윤리는 단순한 규범의 나열이 아니라 수행으로 여겨지는 것이다.

🪷 정리

명상과 정신분석은 인과론적인 사유체계, 비판단적인 접근법, 주의력을 어떻게 사용하는지에 대한 방법, 마음을 대상으로 관찰하는 힘에 대한 중요성, 깨달음과 통찰을 통한 자신의 성숙, 마음을 통해 자신과 외부대상을 인식하는 체계, 고통을 바라보는 관점, 자신과 다른 사람을 향한 선한 마음의 투사, 이론적인 이해가 아닌 수행과 분석 과정을 거침으로써 직접적인 경험을 강조하는 것 등에서 서로 유사한 점이 있다. 한편, 명상과 정신분석은 주로 대하는 대상이 다르고, 기억을 다루는 방식도 다르며, 스승 또는 치료자와의 관계, 윤리적 관점에도 차이가 있다. 하지만 명상과 정신분석은 모두 인간이 가진 고통을 해결하고자 하는 측면에서 같은 방향을 향하고 있으므로, 이 두 가지를 모두 잘 활용하면 도움이 될 것이다.

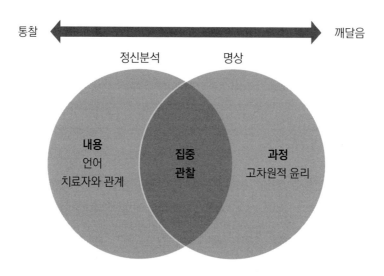

[그림 15-1] 명상과 정신분석의 유사점과 차이점

박영의(2012). 실용 한-영 불교용어사전. 대구: 좋은인연.

American Psychoanalytic Association. (2002). 정신분석 용어사전 (*Psychoanalytic terms & concepts*). (이재훈 역). 서울: 한국심리치료연구소.

Aragno, A. (2008). The Language of Empathy: An Analysis of its Constitution, Development, and Role in Psychoanalytic Listening. *J Am Psychoanal Assoc, 56*, 713-740.

Breuer, J., & Freud, S. (2004). 히스테리 연구 (*Sigmund Freud Gesammelte Werke*). (김미리혜 역). 경기: 열린책들.

Buddhapala. (2014). Buddha 수행법. 경남: Sati Press.

Choe, H. -D., & Shin, S. -W. (2005). Psychotherapeutic Significance of the Buddhist Thought of 'Not-self'(Anatta). *J Korean Neuropsychiatr Assoc, 44*, 754-762.

Epstein, M. (2017). 붓다와 프로이트 (*Psychotherapy without the self: a Buddhist perspective*). (윤희조 외 공역). 서울: 운주사.

Gabbard, G. O. (1996). 역동정신의학 (*Psychodynamic psychiatry in clinical practice*). (이영태 외 공역). 서울: 하나의학사.

Hoffer, A. (2018). 프로이트의 의자와 붓다의 방석 (*Freud and the Buddha: the couch and the cushion*). (윤승희 역). 경기: 아름다운사람들.

Kabat-Zinn, J. (2012). 처음 만나는 마음챙김 명상 (*Mindfulness for beginners*). (안희영 역). 서울: 불광출판사.

Kernberg, O. F. (1993). Convergences and divergences in contemporary psychoanalytic technique. *Int J Psychoanal, 74*, 659-673.

Kim, S. -K. (2001). A Brief Note on Psychoanalysis and Buddhism. *J Korean Psychoanalytic Society, 12*, 30-34.

Kim, S. -Y. (2016). Buddhism and Psychotherapy. *Psychoanalysis, 27*, 133-137.

Miller, A. A., Isaacs, K. S., Haggard, E. A. (1965). On the nature of the observing function of the ego. *Br J Med Psychol, 38*, 161-169.

Segal, Z. V., Williams, J. M. G., & Teasdale, J. D. (2006). 마음챙김 명상에 기초한 인지치료 (*Mindfulness-based cognitive therapy for depression*). (이우경 역). 서울: 학지사.

Wallerstein, R. S. (1985). The concept of psychic reality: its meaning and value. *J Am Psychoanal Assoc, 33*, 555-569.

16

라캉의 구조주의 정신분석학과 명상

✎ 신경철

존재론적 관점의 획기적인 변화는 데카르트(Descartes)의 세계관, '나는 생각한다. 그러므로 나는 존재한다(cogito ergo sum)'로 약술되는 이성주의 세계관에서 시작되었다고 할수 있다. 17세기에 기존의 중세 종교적 세계관이 데카르트에 의해 인간의 이성이 중심이되는 세계관으로 바뀜으로써 전환점을 맞게 되었다.

존재론의 또 다른 전환점으로서 1900년 프로이트(Freud)는 자신의 저서 『꿈의 해석』에서 비합리성과 성적 욕망으로 차 있는 무의식을 주창하였고, 주류인 이성주의 세계관에 커다란 반감과 반향을 일으켰다. 프로이트는 의식은 빙산의 일각일 뿐, 무의식이 인간의 사고와 감정에 본질적인 것이라고 주장하여 그때까지의 합리적 사고와 성찰을 중시하는 이성주의 세계관을 전복시켰다. 즉, 의식 밑에 있는 무의식을 탐구하여야 인간 존재를온전히 알 수 있다는 이성과 의식을 넘어 무의식적 세계관의 시대를 연 것이다. 프로이트는 정신분석의 치료 목표로 '신경증적 비참함을 일반적 불행으로 대처하는 것(to replace neurotic misery with common unhappiness)' '원초아가 있던 곳에 자아가 있게 하는 것(where id was, there shall ego be)' '정신건강은 일과 사랑을 할 수 있는 능력(mental health is the ability to work and to love)'이라고 표명하였다. 말 치료(talking cure)를 통해 병적 무의식을의식화하는 정신역동적 치료로 그 목표를 이룰 수 있다고 하였다. 프로이트가 말하는 건

강이란, 병적인 증상 없이 사회에서 일과 사랑을 할 수 있는 것을 말하는 것으로 영적 성
장이나 자아초월적인 면과 같은 개인의 범위를 넘어가는 곳에 치료의 목표를 두지는 않
았다.

한편, 융(Jung)은 프로이트의 개인무의식을 확장하여, '집단무의식'과 원형이자 전인
격의 통합체인 '자기'와 같은 초월적 개념을 포함하는 분석심리학 이론을 제시하였다.
융의 분석심리학은 개인심리학(personal psychology)과 자아초월심리학(transpersonal
psychology)의 두 측면 모두를 포함하고 있다. 치료의 목표로 상담에 의한 꿈의 확충을 통
해 개인무의식과 집단무의식에 대한 지혜로 자기 자신과 일치된 삶을 살도록 돕는 개성화
(individuation)와 자기실현(self-actualization)을 말하였다.

라캉(Lacan)은 인간의 무의식이 언어로 구조화되어 있다고 말하면서, 언어를 매개로 한
상징적 존재의 출현으로 인해 실재계에서 분리 · 소외될 수밖에 없는 욕망과 결핍의 존재
로 인간을 묘사하였다. 라캉에서의 치료 목표는 언어와 욕망이 주는 '환상 너머'를 추구하
고 있으며, 그 목표를 위해 역설적으로 언어적 상담을 방편으로 하고 있다.

인지행동치료에서 스키마(schema)는 자신과 세계를 보는 관점이며, 새로운 정보를 지
각하고 조직화하는 시스템으로 작동하는 정신구조의 선입견적 형태를 말한다. 이런 선입
견적 형태의 스키마는 새로운 정보를 자동적으로 받아들이고 정리하게 하며, 자동적 수용
이 어려운 예외적 정보를 만나면 스키마는 수정되기도 한다. 심리적 질환은 왜곡된 사고,
자동사고 등 인지오류에서 기인한다고 보며, 상담을 통해 인지왜곡을 합리적 인지로 바꾸
는 것을 치료 목표로 한다.

의료(medicine)와 명상(meditation)의 어원이 '치료하다(to cure)'의 의미인 라틴어
'*mederi*'에서 파생되었듯이, 명상은 근원적으로 치유적 의미를 가지고 있다고 할 수 있
다. 명상은 개인의 삶에 부정적인 영향을 주는 신체적 증상과 심리적인 문제들을 감소시
켜 준다는 점에서 심리치료가 갖는 치료 목표와 공통점이 있다. 인간(human being)에게
존재(being)를 회복시켜 주는 명상이 이완을 통한 심리적 · 신체적 증상의 개선을 가져올
뿐 아니라, 인지치료와 마찬가지로 인식의 재구조화를 통해 환자가 자신의 문제에 대해서
다른 관점 혹은 구조로 접근하도록 하는 경험을 증가시킨다는 것이다.

정신과 영역에서의 전통적인 상담치료는 다양한 이론이 있지만, 치료자와 '언어적' 상
담을 통해 의식이 알 수 없는 무의식이나 자아초월적인 면에 대한 통찰을 갖게 됨으로써
증상을 치료한다는 공통점이 있다. 반면, 명상에서는 언어적 상담보다는 집중 명상, 알아
차림 명상 등 '내면 수행'을 통해 인간의 모든 괴로움과 증상을 일으키는 심상과 감정, 사
고에 대한 집착을 직접 관조하여 그것을 끊어 내고 자각의 삶을 살게 함으로써 치유로 이

끝다는 점이 다르다고 할 수 있다.

여기에서는 정신치료 이론 중 라캉 이론과 명상의 동양사상의 존재론적 관점에서 유사점과 차이점을 알아보고자 하였다.

🪷 라캉의 구조주의적 정신분석학의 존재론적 관점

20세기 프랑스에서 일어난 라캉의 이론은 프로이트의 정신분석학, 레비스트로스(Claude Levi-Strauss)의 구조주의적 사회인류학, 소쉬르(Ferdinand de Saussure)의 언어학 등을 이용하여 만들어진 난해한 이론이다. 프로이트의 정신성적 발달(psychosexual development)처럼 라캉 또한 나름의 정신발달 과정을 설명하고 있다.

갓 태어난 유아는 '실제' 경험과 객체의 자연스러운 질서인 실제계(The Real)에 둘러싸여 출발하게 된다. 미분화된 신경 기능은 세상에 대한 인식을 그 자체와 동일한 것으로 제시되며, 거기에는 자기 경계가 없다. 실제계의 질서에서의 유아가 두 가지의 중요한 분리를 통해서 주관과 객관의 교체 속에 자기중심의 시각으로 세상을 인지하고 생각하고 말하는 주체로 태어나게 된다.

첫 번째 분리는 '거울 단계'를 통해 이루어진다. 갓 태어난 유아는 미분화된 신경 기능 하에 조각난 몸이었으나, 생후 6개월에 유아는 협동운동성이 덜 발달되었지만 시각계통은 상대적으로 발전되어 자신의 이미지를 인식할 수 있다. 거울에 비친 자신의 거울상을 인식하면서 이미지로 타자인 거울상을 자신의 실제로 오인한다. '나(유아)' 주변에서 반응하는 타자(엄마) 이미지를 바라보는 중심에 통합된 이미지로서의 자신의 거울상을 '나'에 위치시키며, 그렇게 인지된 자아, 타자 이미지를 주관적 세계로 오인하게 된다. 새롭게 만들어진 자아의 정신적 연속성을 보고 유아는 희열을 느끼며 자기애적 자아가 만들어진다. 그렇게 탄생된 자아는 실제계에서 소외(alienation)를 대가로 얻은 근본적으로 타자적인 것이며, 자신의 거울상을 동일시한 결과다. 즉, 거울 단계는 상상계(The Imaginary)적 동일시 단계이고, 희열에 찬 상상계적 자아 탄생의 시기다. 유아는 자신과 어머니의 이미지와 자기애적 관계를 형성하며, 이러한 관계는 언어 이전인 상상계에 있으며, 오인된 이자관계(dyads, dual relation)인 자기-타자 관계다. 자아를 그 자신에 대한 외재성 형태로 만들고, 편집증적 인식을 특정으로 하는 현실에 대한 필연적인 오인 과정도 설명한다. 자기애적 관계는 주체가 덫에 걸리는 상상계적 집착을 강조하고, 소외는 거울 단계의 필수적인 오인의 토대다. 오인된 집착은 주체가 착각, 상상적인 욕구 혹은 지배의 덫에 걸리게 하는 핵심 장치로서 작용한다.

두 번째 분리는 상상계적 동일시로 발현된 근본적으로 타자적인 자아, 자기-타자 관계 위에 언어가 구축되면서 일어난다. 주체는 문화권 안에서 오이디푸스 콤플렉스를 통해 거세되어 언어의 상징계(The Symbolic)로 진입하여 말하는 주체로 태어난다. 말하는 주체는 두 번째 분리인 분열(split)의 효과이며, 상상계 이미지와 다시 한번 소외되는 대가를 통해 이루어진다. 거세는 상징계에서 아버지의 법(아버지의 이름, 부명, name of father)이라는 은유를 통해 만들어진다. 어머니의 결여(lack)를 알고 어머니의 남근(phallus)이 되고자 하는 갈망이 아버지의 법에 의해 거세된다. 상상계는 이자관계에 의해 특징지어지는 반면, 상징계는 삼자구조(triads)에 의해 특징지어진다. 거세를 통해 상징계에서 말하는 주체의 탄생은 실재계의 상실을 의미하며, 말하는 주체의 핵심에 근본적인 결여를 만들어 낸다. 이러한 결여로 인해 주체는 욕망의 주체가 되고, 따라서 주체성과 무의식은 문화 및 사회, 법 안에서 언어적으로 구조화된다. 인간의 현존은 정신에서 가장 깊숙한 부분인 상상계적 자아와 담론, 행동, 문화의 상징계적 주체로 나뉘는 것을 의미한다. 주체는 반드시 분리되는, 즉 소외되고 분열되는 존재이며 결코 되돌릴 수 없다. 통합의 가능성이란 있을 수 없다. 라캉의 이론은 서구의 형이상학에서 중요한 위치를 차지해 온 'cogito'인 데카르트의 이성적 자아를 근본적으로 해체시킨다.

라캉에서 욕망은 상징계의 기능이며, 욕망은 말하는 주체로서 주체에 표시된 근본적인 결여다. 욕망은 결코 말할 수 없는 너머에 있고, 항상 타자에 의해 지시될 뿐이다. 타자의 욕망을 욕망함으로 나타나며 근본적으로 간주체적(intersubjectivity)이다. 언어에서 표면적 음성기호인 기표(signifie)는 기호에 상응하는 기의(signified)에 고정되어 있지 않고, 오히려 고정된 의미를 계속해서 대체하는 방향으로 서로 끊임없이 미끄러지며, 기표의 전체 연쇄 고리의 중재를 통해서만 의미를 말할 수 있다. 라캉은 기표를 통해 온전히 욕망하고 말하는 주체로서의 주체를 강조한다. 라캉의 분석치료는 분석은 욕망을 치유하거나 제거하는 것이 아니라 피분석자를 증상에 의해 가려진 그들의 잠재된 욕망으로 복원시키는 것이다.

🪷 명상의 존재론적 관점

동양 명상은 크게 사마타(samatha)와 위파사나(vipassana)로 나눌 수 있는데, 사마타 명상은 비교적 고정된 대상에 주의를 집중하는 집중 명상의 형태로, 마음을 고정시키고 고요하게 하는 삼매를 개발하여 마음의 흔들림이나 동요가 그치고 가라앉은 적정의 상태를 이루는 것이다. 반면, 붓다(Buddha)가 해탈을 위해 보리수 나무 아래서 수행하였던 위파사나 명상은 마음챙김이라고 번역되는 사티(sati)를 통해 선정(Jnana, 禪定)을 얻는 명상법이라고 할 수 있다.

사마타, 위파사나, 선정, 불성(buddhadhatu, 佛性) 등 동양사상의 존재론적 관점에 프로이트나 라캉처럼 정신발달학적 이론을 주창하지는 않고 있으나, 인지행동이론에서처럼 발달학적이 아닌 횡적인 측면에서 정신구조적 이론을 통해 존재론적 관점을 가지고 있다(八識說, 九識說). 또한 라캉 이론과 유사하게 실체적이고 중심적이고 경계가 있는 자아에 대한 근본적인 비판의 관점을 보여 준다.

오감(感)이 정신(citta)에 인식되는 전5식(vijnana, 五識: 色聲香味觸)과 마음이 인식되는 6식(mano vijnana, 六識: 法)인 의식(意識), 이 여섯 가지 식이 보통 사람의 인식작용이라고 할 수 있다. 이곳이 자아, 자의식, 주체-객체의 이원론적 존재감이 일어나는 라캉의 상상계적 영역이자 상징계적 영역의 토대라고 할 수 있다. 7식인 말나식(末那識, manas vijnana)과 8식인 아뢰야식(阿賴耶識, alaya vijnana)은 보통 사람이 쉽게 감지할 수 없는 의식이며, 선정을 이룰 수 있는 더 높은 인식작용이다. 조건화 상태, 즉 아치(我癡)·아견(我見)·아만(我慢)·아애(我愛)의 번뇌 상태에서는 의식 구조 밑의 근본적인 토대인 나눠지지 않은 의식인 선정의 명확한 관점을 결코 얻지 못한다. 위파사나 명상 수행을 통해 사티를 강화하여 번뇌를 제거하면 7식이 맑아져 아공(我空)의 선정의 경지를 이룰 수 있다고 한다. 조건화가 버려질 때만 선정이 아래에서 출현하여 개별 주체가 비어 있는 현재의 진실과 빛나는 주체성을 나타낼 수 있다. 대신 모든 존재는 모두 하나의 불가분의 통합으로 망라된다. 심화되고 확장된 알아차림은 분리되고 고립된 자기정체감이 근본적으로 허구라는 점을 깨닫도록 이끌어 준다. 불교에서 인간은 자신이 경험하는 세계와 유기적 관계성 속에 존재하는 고정된 실체가 아닌 '무아'다. 자기라는 개념, 자아상은 모든 느낌(受)이 갈애(愛)에 의해 소유화를 거쳐 인격화하면서 나타난다고 불교에서는 말하고 있다. 불교 수행은 스스로 마음속의 망념을 비워서 열반에 이르고자 하는 깨우침의 수행 과정이다. 마음챙김 관점에서는 개인이 어떠한 심리적·육체적 상황에 있다 하더라도 존재 자체는 처음부터 손상되지 않고 온전한 전체로서 존재하며, 자아 및 우주의 전체성과 연결될 때 치유가 일어나며 희열의 지혜를 얻게 된다.

외현상 비유사성에도 불구하고 명상과 라캉 이론은 많은 부분에서 겹침을 알 수 있다. 명상과 라캉 이론 모두 자율적이고 실체적인 자아의 부인을 요구하고 있으며, 주체와 객체가 분리되는 전통적인 이성주의와 이원론적 사고로는 결코 이성 너머의 지혜를 얻을 수 없다는 것을 암시한다. 또한 선정의 상태는 라캉의 실제계와 개념상의 유사점이 있다. 라캉에서 말하는 주체의 핵심에 있는 결여는 주체에게 욕망의 순환을 작동시키지만, 실제계에서 주체의 결여는 결여되어 있다. 선정 역시 결여의 결여, 순수한 만족을 의미한다. 선(禪)에서의 목표는 선정의 경험, 열반이다. 그것은 근본적으로 비어 있으며, 선정은 오히려 관찰하고 사고하는 주체가 없다는 의미에서 비어 있는 것이다. 전5식이 습득하는 모든 것, 그중 가장 중요한 자기 자신, 자아는 시간과 함께 부패하고 붕괴할 일시적인 착각이다. 명상과 라캉 이론 모두 이원론적인 사고방식에 대한 비판을 제시한다. 이원론적 사고방식에 따라 확립된 방법에 의문을 제기하는 방식으로 이성적 논쟁을 넘어선다.

차이점은 라캉에게 건강한 존재는 실제계의 불가능한 달성에 달려 있는 것이 아니라 오히려 노력과 갈망 자체를 생성하는 역학의 이해에 달려 있다. 라캉에서는 실제계는 직접적으로 결코 이해될 수 없는 어떤 것이고 대신 상상계와 상징계를 통해서만 이해될 수 있다. 정신분석은 욕망을 제거하는 것이 아니라 잠재된 원래의 욕망으로 복원시키는 것으로, 윤리적·문화적, 즉 세속적 목표의 일부를 놓지 않고 있는 것으로 보인다. 명상, 불교에서 선정을 얻는 실천적 수행 방법과 과정에 대한 전수 방식이 있는 반면, 라캉은 주체의 한계인 상징계를 넘어서는 실천적이고 구체적인 방식에 대한 기술을 명확히 찾아보기는 힘들지만, 라캉 후기에 분석의 목표로 향락(Jouissance), 언어와 욕망이 주는 '환상 너머'를 언급하고 있다.

🪷 라캉과 간화선

"나는 내가 존재하지 않는 곳에서 생각하고 있고, 나는 내가 생각하지 않는 곳에서 존재한다." "그것이 지금 막 있던 곳에, 그것이 잠깐 동안 있었던 곳에 아직도 타고 있는 꺼짐과 진짜 시기를 놓친 탄생 사이에, 나는 존재하고 내가 진술한 것으로부터 사라진다." "남근을 추구하면서 주체는 남근이었다가 남근을 소유하게 된다. 여기에 마지막 분열이 각인된다. 이 마지막 분열에 의해서 주체는 자신을 로고스에 표출시킨다."

이 예문은 라캉의 텍스트를 무작위로 옮겨온 것으로, 라캉의 글쓰기는 해독의 난해함으로 악명이 높다.

"어떤 것이 부처입니까?" "똥 묻은 막대기다."

"만법이 하나로 돌아가는데, 그 하나는 어디로 돌아갑니까?" "내가 청주에 있을 때 장삼 한 벌을 지었는데, 무게가 7근이었다."

"선도 생각하지 말고 악도 생각하지 말라. 바로 이때 어떠한 것이 그대의 본래 면목인가?"

"그대들에게 주장자가 있다면, 내가 그대들에게 주장자를 주겠다. 그대들에게 주장자가 없다면 내가 그대들의 주장자를 뺏을 것이다."

이 예문은 불교의 수행 방법 중 하나인 간화선에서 화두(공안)의 예다. 옛 선승에 의해 전해 오는 화두를 보면 라캉의 글처럼 명확한 이해가 불가능한 문장이다. 사마타 명상이나 위파사나 명상은 호흡과 같은 대상에 몰입하면서 선정에 이르는 방법이라면, 간화선(화두선)은 이런 난해한 화두에 의심을 가지고 철저히 몰입하면서 참나, 선정을 깨치는 방법이라고 할 수 있다.

라캉의 문체는 무의식의 합리적 공리 설명을 피하고 생략과 비스듬히 무의식을 모방하는 형식이어서 난해하게 느껴진다. 라캉에서 무의식을 이해하기 위한 유일한 방법은 글 자체의 구조를 통해 텍스트 뒤에서 말하는 것을 직접 인식하는 것이다. 라캉의 무의식은 그 자체로 말할 수 없으며, 상상계와 상징계를 통해 소외되는 욕망의 구조를 알기 위해 근본적으로 소외되는 언어 구조에 항상 의지해야 한다는 역설이 생긴다. 언어를 단순히 반대하는 것은 주체-객체의 이원론적 사고(dualistic thinking)의 다른 모습일 수 있다.

이러한 면은 역설적인 화두를 사용하여 마음을 분열시켜 이전의 관념을 뒤집어 버리는 선 기법과 유사하다. 간화선과 라캉의 정신분석은 단순히 추상적 이론이 아니라 실제 수행과 치료의 과정을 묘사한다. 선(禪)에서의 실제 경험은 주체와 객체의 분리가 근본적 통합으로 붕괴됨으로써 자아와 세상에 집착으로부터 자유롭게 되는 곳인 무아의 상태를 성취하는 것이다. 라캉의 분석치료적인 맥락에서는 '환자가 막히고 아무것도 할 수 없는' 치료의 교착 상태에서 갑자기 통찰이 도약하여 이전의 안전하게 간주된 세상의 지각이 착각이라는 핵심으로 주체를 흔들고, 그러면 주체는 더 이상 사로잡힘이 없어지고 집착 없이 관찰할 수 있다.

🪷 정리

동양사상에서 8식설, 9식설, 간화선으로 이르게 되면 논리적이고 사변적인 담론을 넘어서는 자아초월에 대한 거부감과 선정 자체의 요해불가능성으로 인해, 이성적 사유에 익숙한 현대인들은 이를 받아들이기 쉽지 않고, 라캉 이론과 같은 현대정신치료 이론조차 수용하기 버거운 면이 있다. 라캉 이론과 명상 수행의 목표와 지향점은 내재적으로 유사성이 있다고 할 수 있지만, 명시적으로는 차이점이 많이 보인다.

　라캉 이론과 명상 수행은 수천 년의 시간 차이에도 불구하고 존재론적 관점에서 놀라울 정도로 유사점을 보여 준다. 명상과 라캉의 이론은 자아, 자기라는 경험적 · 고정적 관념이 일시적 착각에 불과하다는 것을 수행과 치료 과정을 통해 보여 주며, 전통적 이성주의, 합리주의, 주체-객체 이원론적 사유를 넘어서는 지점을 가르쳐 준다.

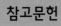
이정수(2010). 불교의 팔정도와 위빠사나 명상의 아동 교육적 함의. **종교교육학연구**, 33, 299-323.

최훈동, 신성웅(2005). 불교의 무아사상의 정신치료적 의의. **신경정신의학**, 44(6), 754-762.

Kabat-Zinn, J., & Santorelli, S. (2008). *Mindfulness-based stress reduction in mind-body medicine: A 7-day professional training.* Omega institute for Holistic Studies, Rhinebeck, New York.

Kabat-Zinn, J. (2003). Mindfulness-based interventions in context: past, present, and future. *Clinical psychology, 10*(2), 144-156.

Chew, M. (2012). *Words and Emptiness: a comparison between Zen Buddhism and Lacanian psychoanalylsis.*

Evans, D. (1998). **라깡 정신분석 사전** (*An introductory dictionary of lacanian psychoanalysis*). (김종주 외 공역). 경기: 인간사랑.

Chapter

17

명상과 분석심리학

& 한상익

    분석심리학은 스위스의 정신의학자 칼 융(C. G. Jung)이 창시한 심층심리학이다. 심층심리학이라는 말은 인간의 정신에 무의식이 있음을 인정하는 심리학이라는 뜻이다. 그런 뜻에서 분석심리학에서 말하는 명상은 의식과 무의식의 대면이라는 뜻이기도 하다. 분석심리학에서 말하는 무의식의 개념은 다른 심층심리학에서 말하는 무의식의 개념과 다른 점이 있는데, 무의식에는 개인적 차원에서 비롯된 개인적 무의식과 인류 보편적 차원에서 공유하는 집단적 무의식이 있다고 보는 점이다. 그런 개념을 가지고 다시 말하면 분석심리학에서 말하는 명상은 궁극적으로 무의식 중에서의 집단적 무의식과 의식의 대면이라고 볼 수 있다. 분석심리학적 정신치료 방법은 주로 꿈과 그림을 대상으로 하여 확충(Amplification)[1]이라는 과정을 바탕으로 변증법적 대화를 통한 정신치료를 하지만, 정신치료가 충분히 진행되어 무의식을 체험적으로 인식하는 정도에 이르면 적극적 명상(Active Imagination)을 통한 정신치료를 중시한다. 적극적 명상은 꿈 분석이나 그림 분석

---

1) 인간의 꿈, 환상, 또는 망상의 상징적 의미를 이해하기 위한 실제적인 목적을 가진 심리학적 작업으로 어떤 이미지를 중심으로 집중적으로 그 이미지에 대한 개인적·보편적 연상을 모으는 방법이다. 하나의 이미지에서 연상되어 유발된 다른 이미지로, 그 다른 이미지에서 또 다른 연상을 유도해 내는 자유연상과는 다르다. 자유연상을 통해서도 무의식의 콤플렉스가 표현되겠으나 그것이 자유연상을 시작한 꿈의 이미지가 지닌 본래의 상징이라고 보기는 어렵다는 점에서 융이 고안해 낸 것이다. (이부영, 2011. pp. 213-214 참고)

이 상당한 정도로 진행된 이후 자신의 내면, 집단적 무의식에서 올라오는 원형상(原型像)을 적극적으로 불러내어 자신의 무의식과 대화를 하는 명상이다. 이 과정을 통해 꿈 분석이나 그림 분석과 마찬가지로 의식과 무의식의 통합, 다른 말로 하면 분석심리학에서 궁극적으로 이루고자 하는 목표인 자기(Self)와 자아(Ego)를 통합하여 전체성을 실현하는 개성화, 또는 자기실현(Self Actualization)을 이루려 하는 명상이라고 할 수 있다.

적극적 명상은 명상(冥想)이라는 한자어 '고요히 눈을 감고 생각(想)을 잠재운다(冥)'는 뜻대로 눈을 감고 의식에서 지나가는 생각을 버리고 무의식에서 올라오는 상(像)을 붙잡고 떠오르는 상징적 이미지와 대화를 이어 가면서 자신의 내면, 무의식과 대면하는 것이다. 그런 가운데 일반적으로 명상에서 이루고자 하는 "일상의 분별적 의식이 포착하지 못하는 부분을 육안이 아닌 심안으로 깨닫고자 하는 것일 수도 있고, 일상의 의식에 새로운 빛을 더해 주는 일상의 구제, 일체의 현상적 차이에 새로운 의미를 더해 주는 현상의 구제, 마음의 심층으로 내려가 표층의 의식적 분절을 덜어낸 마음으로 동물과 식물 그리고 자연 전체와 우주 전체와 하나라는 것, 천지 만물에 나 아닌 것이 없다는 것을 깨닫는 것을 뜻하는 것일 수도 있다". 아마도 그런 경지에 이른다면 분석심리학에서 말하는 개성화를 이루는 것과 다르지 않을 것이다.

🪷 중세 서양 전통의 명상

융은 연금술에 대한 분석심리학적 연구를 통하여 연금술사들의 황당무계한 설명과 주장이 인간의 내적인 심적 과정이라는 것을 밝혀내고, 시대와 문화적 특성을 넘어선 인류 보편적인 원초적 상징임을 증명하고자 했다. 연금술사들은 자연을 대상으로 물질적 변화를 통해 최고의 물질을 만들어 내고자 했지만 자신도 모르게 물질적 변화의 처음부터 마지막 단계까지의 과정에 자신의 무의식을 투사하였다. 질료의 비밀을 설명하기 위해 또 다른 비밀, 자신의 무의식을 투사한 것이다. 투사는 만들어지는 것이 아니고 일어나는 것이다. 연금술사들은 자신의 투사를 질료의 특성으로 이해하였으나 실제로 체험한 것은 자신의 무의식이었다. 밖에서 일어난다고 본 물질적 변환은 대부분 연금술사 자신의 무의식에서 일어나는 개성화를 향한 변환의 과정을 상징적으로 표현한 것이었다.

연금술사들은 실제 작업이 진행하는 동안 환각, 또는 환상적인 지각 경험을 하는데, 점성술에서 별자리의 상을 만들어 내고 불 속에서 파충류를 비롯한 여러 가지 동물의 상이나 나무의 기이한 형상들을 상상하는 것처럼 연금술 작업 중에 다양한 색깔이 나타나거나 평범한 사람들이 보지 못하는 다양한 상을 가장 진실한 관조의 태도로 영적인 눈, 예지적 눈, 상상력의 눈으로 보는 것이다. 연금술서에 나오는 "영적인 눈으로 낟알을 가진 작은 밀의 성장 과정을 보라. 그러면 철학자의 나무를 볼 수 있다."라는 말은 연금술 과정이 일종의 적극적 명상(Active Imagination)임을 암시하고 있다. 또한 『현자의 장미원』에 나오는 "환상(phantasy)적인 것이 아니라 진정한 상상(imagination)이 행해져야 한다."라는 말은 이 과정에 심리학적인 조건이 반드시 필요함을 역설하는 것으로, 연금술의 본질적인 비밀이 인간의 영(靈), 근대적인 표현으로는 무의식에 숨어 있음을 강조하였다. 이를 바탕으로 융은 연금술서에 나오는 진정한 상상의 뜻이 명상이라고 하였다. 분석심리학적인 의미에서 명상을 하는 자세를 설명하면 "인간의 정신은 다른 모든 것을 능가하는 연금술 작업과 일치하고, 황금의 이해력을 획득하기 위해서 인간은 영(靈, spirit)의 눈과 혼(魂, soul)의 눈을 잘 뜨고 태초에 신이 자연과 우리의 심장에 점화하신 내면의 빛을 관찰하고 인식해야 한다". 이에 대해 융은 연금술 작업과 철학적 · 심리학적 과정 사이의 병행관계를 설명하면서, 하나가 실험실의 실용적 · 화학적 실험이라면 다른 하나는 때로는 의식된 정신적 과정이거나 때로는 물질이 투사 과정에서 무의식적으로 투사되는 심리학적 과정으로, 자유롭고 비어 있는 정신으로 시작해야 함을 강조하였다.

연금술에서는 연금술사들이 갖추어야 할 심리학적 · 성격적인 조건으로 『완전한 대가의 교본』에서 매우 섬세한 정신과 금속 및 광물에 대한 충분한 지식이 있어야 하고, 거칠고 경직된 정신이나 탐욕, 물욕, 우유부단, 변덕스러움이 없어야 하며, 서두르거나 성급한 상상을 하지 않아야 하고, 확고한 결단과 끈기, 인내, 온화함, 느긋함, 절도가 있어야 한다고 하였다. 또한 『현자의 장미원』에서는 경건함과 올곧고 사려 깊음, 친절함, 밝은 얼굴 표정과 명랑한 마음을 가지고 있어야 한다는 조건을 말하기도 하였다. 이는 연금술사가 되기 위해 먼저 상당한 정도의 인격적 성숙이 필요함을 제시하고 있다.

연금술에서 말하는 명상에 대한 사전적 의미를 『룰란드 연금술 사전(Ruland's Lexicon alchemie)』에서 살펴보면 '보이지 않는 어떤 존재와 나누는 내적 대화(inner dialogue with someone unseen)'라고 규정하는데, 여기서 말하는 보이지 않는 존재란 신이나 천사로, 동양에 비해 신과 관련된 존재를 대상으로서 중시하는 것으로 보인다. 연금술에서는 특히 신과 자신과 창조적 대화를 통해 그들이 다루는 돌에 더 많은 영(靈)을 주입하는 것, 다시 말해 돌이 더 영화(靈化)되고 모든 조작에서 벗어나 자유의지로 자신을 낮춤으로써 휘발성이 되어 승화됨을 의미한다.

연금술사들의 상상(imagination)은 그들의 올바른 작업에 특별한 의미를 부여하는 것으로 실제로 '작업의 문'을 여는 열쇠다. "상상은 인간 내면의 별이거나, 천상 혹은 천상을 초월한 몸이다." 환상 과정을 결코 실체가 없는 허깨비로 생각할 것이 아닌 어떤 신체적인 것, 반은 정신적인 자연의 '미묘한(subtle) 몸체'로 간주하였는데 경험심리학이 없었던 시대에 어쩔 수 없이 그런 구체론이 우세하게 되었다고 볼 수 있다.

연금술사들의 작업 중에 활성화된 무의식은 물질적인 것에 투사된다. 바꾸어 말하면 연금술 작업 중 외부에서 전달되는 물질적 자극에서 의하여 활성화된다는 점에서 무의식은 외부에서 온다고 말할 수도 있다. 물질에서 비롯된 무의식은 어느 정도 정신적 · 물질적 · 반음양적인 존재다. '상상' 혹은 상상하는 것은 물질변화의 순환 과정에 끼어들어 작용하고 작용받기도 하는 물리적 활동이다. 연금술사들은 무의식과 관계를 맺을 뿐 아니라, 상상을 통해 변화시키기를 희망한 물질과도 직접 관계를 맺는다. 그런 뜻에서 상상(Imagination)은 생명이 있는 육체적인 힘과 심혼(soul)적인 힘에서 나온 진한 추출물이다.

연금술에서 물질의 변환은 처음에는 4단계의 과정을 거쳐 최고의 물질로 변환하는 것으로 내려오다 3단계로 바뀌었다. 무의식의 투사가 이루어지면서 일어나는 정신의 변환도 3단계 또는 4단계를 거쳐 최고의 단계에 이른다고 볼 수 있다. 1단계는 흑화(nigredo, melanosis)의 단계로 원질료(prima materia), '혼돈'의 덩어리(massa confusa)의 상태다. 2단계는 백화(albedo, leukosis)의 단계로 여명의 상태, 은이나 달의 상태다. 3단계는 황화(citrinitas, xanthosis)였으나 15~16세기에 없어졌으며, 마지막 단계는 적화(rubedo, iosis), 즉 태양의 상태를 상징한다. 연금술의 사부조성은 원소의 사위일체와 일치하는 것으로 4개의 원소(땅, 물, 공기, 불)나 네 가지 성질(뜨겁고, 차고, 축축하고, 마른)과 같은 구성이나 삼원색(검은 색, 흰색, 붉은 색)으로 상징하는 3단계로 축소되었는데, 기독교 도그마가 여성성, 또는 하느님의 대극인 악마가 포함되는 사위일체가 아닌 삼위일체로 된 내적 · 정신적 이유와 관계된다고 볼 수 있다. 연금술 과정 중 무의식의 투사로 이루어지는 3단계 또는 4단계의 변환 과정은 결국 연금술사들이 작업 중 시행하는 상상의 과정에서 일어나는 정신의 변환 과정, 분석심리학적 의미에서 개성화가 이루어지는 것이다.

융은 자신의 적극적 명상을 서양 전통의 명상 중에서 로욜라의 성 이냐시오의 영신 수련 등에 비추어 설명하기도 하였다. 영신 수련은 일반적으로 30일간 시행하는 대피정으로 지도자와 피정자 간의 개인적 과정이다. 그 과정은 제1주(죄와 성찰, 주로 묵상), 제2주(예수 그리스도의 강생과 생애, 주로 관상), 제3주(그리스도의 수난 과정에의 동참), 제4주(부활하신 그리스도와 함께 새로워지기)로 진행된다. 영신 수련의 구체적인 방법으로는 묵상(meditation)과 다음 단계로 상상력을 사용하여 하느님을 지속적으로 관조하는 관상(contemplation)이 있는데 이것은 관상 장면을 마음에 그리고 그 안에 머물 사람들을 보고, 그들의 말을 듣고, 그들이 어떻게 행동하는지를 상상의 눈으로 관찰하는 것이다. 이 외에도 오감을 활용한 기도(application of the five senses)와 그리스도, 성모, 성삼위, 다른 신적인 형상 등 신적인 상(像)과 개인적인 내적 대화를 하는 영적 담화(colloquy)를 시행하기도 한다. 융은 영신 수련의 묵상을 기도(oratio)라기보다는 청원(petito)으로, 전적으로 내향적 내적 사실에만 집중하는 동양적 묵상이라기보다는 서양의 전형적인 외향성이 반영된 것으로 보았다. 그러나 영신 수련 중에 경험하는 하느님이 외경과 숭배의 대상인 것은 맞지만 종국적으로 그 분과 내적 일치를 위해 자신을 비우고 침잠해 들어가는 것이고, 마음속에 존재하는 그리스도를 발견하는 내향적 귀결을 통해 내적인 변환을 이루는 것이므로 외향적 틀을 이용한 내향적 귀결이며, 그것이 바로 내향화라고 볼 수 있다. 융의 적극적 명상과 이냐시오 성인의 영신 수련의 공통점은 두 가지 모두 상상력을 활용한다는 것이다. 반면, 둘의 차이점으로는 적극적 명상은 의식의 자아가 무의식에 이르는 방법으로 자아가 자기(Self)와 전체성을 이루어 나가는 개성화를 위한 것으로서 극히 개인적이고 일정한 틀이 없으나, 영신 수련은 신앙적으로 하느님에 이르는 방법으로서 수련하는 이가 그리스도와 만날 수 있는 틀이 있다는 점을 들 수 있다.

🪷 분석심리학의 명상

분석심리학적 정신치료의 기법은 꿈 분석, 그림 분석, 적극적 명상이 있다. 융 학파 정신치료의 목적은 의식과 무의식의 만남을 통해 양자가 통합하여 개성화(Individuation)를 이루는 것인데 적극적 명상은 환상을 통하여 무의식의 내용이 의식에 옮겨 와서 정신의 변환 과정이 가능하도록 다리를 놓는 자기성찰의 한 방법이다. 명상에 집중함으로서 자기실현(개성화)을 촉진하여 치료 성과를 높이는 시도이며 수도(修道)나 자성(自省)과 상통한다.

융은 정신과 의사로서 초기에 일련의 연상 실험을 통하여 의식의 통제를 받지 않는 감정이 강조된 정신적 요소인 콤플렉스라는 무의식을 이해할 수 있는 핵심적인 요소를 발견하였다. 이후 프로이트의 정신분석적인 꿈 해석을 시도하여 보았으나 환자의 무의식을 제대로 충분히 이해할 수 없었고 치료 목적인 전체성의 획득도 기대할 수 없었다. 또한 프로이트와 결별 이후 내향기(1913~1919) 중 내적으로 힘든 상태로 지내면서 환자를 치료하는 치료자로서 곤경을 극복하기 위해 노력하는 중 체험을 통하여 적극적 명상을 발견하였다. 적극적 명상은 꿈 분석을 제외하고 융의 업적 중 가장 위대한 것의 하나로서, 무의식으로부터 자연적으로 발생하는 심상(心像, mental image)에 대하여 철저하게 의식을 집중하면서 무의식에서 일어나는 감정, 환상, 강박관념, 백일몽 등의 내용을 전혀 경계하거나 비판하는 의식 없이 적극적으로 의식에 떠오르게 하여 자기 밖에 있는 객체처럼 대화하는 것이다. 내적인 상에 주의를 기울임으로 의식에 유효했던 정신 에너지(libido)가 무의식에 이행하도록 한다. 이 과정에서 무의식의 리비도가 증가하여 자극된 일련의 상이 의미 있게 내안(內眼, inner eye)에 나타나게 할 수 있다. 적극적 명상을 통하여 의식적 자아가 무의식적 상에 적극적으로 참여함으로 점차 상호 간의 위치나 책임감을 수용하여 의식과 무의식의 대면이 이루어진다. 적극적 명상은 자기(Self)를 구명(究明)하는 방법으로, 보다 경험적이고 과학적이기는 하나 새로운 방법은 아니다. 예전에 이미 자신보다 강하고 영원한 힘과 관계를 맺기 위해 이와 유사한 방법을 발견한 사례가 많이 있다. 구약에서 '주님'께 접촉하여 묻거나, 보이지 않는 주님의 말씀을 들으려 하는 것, 아프리카 부족에서 족장이 큰 꿈을 꾸어 자기들의 어려운 문제를 풀어 나가는 것, 샤먼들이 신령과 교신하는 것, 기독교의 묵상이나 관상기도, 가톨릭의 성 이냐시오의 영신 수련, 중세의 연금술, 요가, 티베트 밀교의 명상, 동양의 도가의 양생술, 불교의 선 등도 이와 비슷한 시도라고 볼 수 있다. 종교적 명상과 몇 가지 차이점이 있다면 적극적 명상은 주어진 일정한 계획이 없고, 개인적이며, 무의식에 있는 그대로의 이야기(Just-so-story)를 더듬어 나가는 것으로 선불교의 선과 제일 비슷하다고 할 수 있으나 꿈에 대한 입장에서 차이가 있다.

적극적 명상 중에 보이는 환상(幻想, fantasy)에는 두 종류가 있다. 하나는 적극적 환상이고 다른 하나는 피동적 환상이다. 적극적 환상(active Phantasie)은 적극적 명상에서 보이는 환상으로, 직관적으로 무의식을 인지하려는 자세다. 이는 리비도가 무의식에서 일어나는 모든 요소를 즉시 사로잡아 이에 해당하는 모든 자료를 연상하는 것으로 고도의 명확성이 있다. 여기에는 인지 가능성이 부여되어 있고, 의식과 무의식이 대립적 관계가 아닌 긍정적 참여의 자세를 보이며, 무의식의 과정도 의식에 대하여 대립적 관계가 아닌 보충적인 것이 특징이다. 이것은 인간 최고의 정신 활동이라고 볼 수 있다. 피동적 환상(passive Phantasie)은 직관적 태도가 아닌 상태로 수동적 태도에서 보이는 것이고 해리 상태일 때 보이는 환상은 의식에 대하여 대립하는 경향이 있다. 적극적 명상은 능동적인 목적을 지닌 창조적 작업으로 스스로의 생명력을 소유한 나름대로의 논리에 의거하여 전개되는 상징적 사실(symbolic events)이다. 반면에 환상(幻想, fantasy)은 무의미한 환영(phantasm)으로, 일시적 의미를 가진 것으로 어느 정도 그 사람 자신이 만들어 낸 것이어서 개인적인 것들의 표층에 있는 의식적인 기대에 의한 것이다. 그런 의미에서 환상(幻想, fantasy)보다 명상(상상, imagination)이라는 단어가 더 적합한 용어다.

적극적 명상은 누구에게나 유용한 것이 아니어서, 시도하는 것이 좋을 사람도 있고 억지로 시켜서 좋지 않은 사람도 있다. 대개 분석 후기에 하게 되며 상을 객관화하여 이미지가 꿈을 대치해 꿈이 없어도 모든 심적 자료를 창조적 형태로 얻고, 모든 자료가 의식된 마음에서 산출되는 것이어서 해석이나 판단이 불가능한 경우도 있다. 하지만 꿈의 언어보다 완전하며 꿈이 내포하고 있는 것보다 더 많은 것을 포함하고 있어, 꿈 자료보다 훨씬 유익하다고 볼 수 있다.

🪷 적극적 명상의 과정

적극적 명상은 먼저 자아의식을 비우는 것에서 시작한다. 자아적 사고로부터 해방되는 것은 대부분 동양의 명상 방법에 해당되며 선불교에서 선의 화두 목적이기도 하다. 그것을 통해 무의식에서 우러나오는 환상을 허용하여 내적인 관조의 대상으로 삼는다. 이것은 꿈과 환상을 무시하는 동양의 명상과 다른 점이다. 그러나 너무 환상에 집착하여 환상이 흘러나오는 것을 막거나, 너무 주의를 기울이지 않아 내적인 선이 끝없이 쉽게 바뀌어 버리지 않아야 한다. 글, 조각, 그림, 춤 등 내적으로 지각한 환상에 형상을 부여하면서 형상과 대화할 수 있고 심인성 신체 증상에는 관련된 기관과 내적으로 대화를 할 수도 있다. 그러나 너무 미적인 작업에 치우치지 말아야 하고, 형상을 너무 되는대로 내버려 둔 채 뜻부터 생각하지 않아야 한다. 마지막으로 결정적 단계에서는 출현한 환상과 가상적 자아가 아닌 현실적 자아로서 도덕적 대면을 해야 한다[예: 남성에게 여성상(아니마anima)이 나타났을 때 기혼자가 결혼한 사실을 숨기는 등의 잘못].

적극적 명상의 적용이 어려운 경우도 있다. 잠재성 정신병, 경계선 성격장애의 경우 자아의 강도가 낮아 무의식에서 올라오는 환상을 대면하기 어렵다. 지적인 능력은 사기성의 경향이 있어서 도덕적 대면을 방해할 수 있기 때문에 지나치게 지적인 사람도 성공하기 어렵다. 환상에 대한 진지한 경외의 마음이 없기 때문에 일종의 순수한 면이 필요하다. 비합리적 것, 이해 불가능한 것이 일어났을 때 그런 것이 일어났다는 사실 하나만으로 이를 받아들일 수 있는 자세가 필요하다. 철저한 의식의 비판력을 동원하여 그의 의식이 용납하는 것만을 선택하는 것은 가치 있는 자세. 초능력을 발휘하여 남을 지배하려는 권력 원리에 사로잡힌 채 적극적 명상을 하는 것은 금기다. 명상의 대상으로 살아 있는 사람의 모습을 채택해서는 안 된다. 진지하게 미지의 전체성을 추구하고 가능한 한 과학적 태도로 시행해야 하며, 성숙한 자아 기능이 결여된 사람은 그를 이해하여 공감해 줄 수 있는 견고한 인간관계 안에서 시행해야 한다.

적극적 명상을 시행하는 것이 도움이 되는 경우는 다음과 같다. 무의식에 뚜렷한 환상으로 범람하는 경우, 특히 환자가 대단히 합리적이고 지적인 경우 과다한 꿈의 양을 감소시키기 위해서나(특히 의문부호로 끝난 꿈, 입면 시 환상인 경우 훨씬 의식에 가까워 더 용이하다) 반대로 지나치게 꿈이 없을 때, 감정의 장애(분노, 우울, 절망감)가 문제의 출발점일 때, 막연한 불편감이나 권태, 구토감, 고통, 정의할 수 없는 어떤 것이 있을 때, 인생의 적응에 문제가 있을 때(분석의 가장 빈번한 이유 중 하나이다), 장애가 극심한 경우, 동일한 잘못을 반복하여 저지르는 경우에 우선적으로 시행해 볼 수 있다.

적극적 명상 시에 집단적 무의식의 그림자 원형이 명상이나 꿈에 상으로 출현하거나 외부 현실에서도 배열되는 경우 예기치 않은 불운이나 고난을 맞이할 수도 있다. 자아의 안밖에서 모두 위기를 경험하고 우울 등 부정적 감정을 경험하거나 주변에 악이 넘실대는 느낌이 있다면 삼가고 조심하는 자세가 필요하다.

적극적 명상을 시행할 때는 무의식에 대한 경외와 무의식의 창조성에 대한 기대, 모든 것을 겸허하게 찾아가고자 하는 자기성찰의 윤리적 의무, 성실하고 경건한 종교적 태도가 필요하다.

🪷 정리

현재는 임상에서는 적극적 명상이 활발히 적용되지 못하고 있는 실정이다. 아마 융의 분석심리학적 정신치료 방법에 대한 인식도가 아직 높지 않은 이유도 있을 것이다. 인간의 정신세계는 논리적 · 합리적인 두뇌만으로 용납하기 어려운 초월적인 요소가 있어 동양 사상이나 명상 등을 바탕으로 한 신비주의적이고 직관에 의한 판단도 요구되지만, 근현대의 합리적인 자연과학을 우선시하는 상황에서는 수용되기 어려울 수도 있다.

융은 요가 명상에 대한 산스크리트어 원전을 번역한 중국의 불교경전 아미타(阿彌陀)선경(禪經)에 나오는 16단계의 명상 과정을 설명하면서, 요가의 명상도정에 적극적 명상에서처럼 현란하고 복잡한 상에 집중하는 것을 말하고 분석심리학의 정신치료와 불교의 선(禪)의 일치점을 지적하기도 하였다. 융은 종교적 태도에 대한 동양인과 서양인의 차이에 대한 언급도 하였다. 서양인은 높은 제단을 쌓고 정신의 고양을 도모하고 외적 현실, 세계를 극복하려 하고, 동양인은 깊은 제단을 만들어 정신적 침잠을 심화하고 내적 헌신, 자연으로의 회귀를 구하려 한다. 그 예로, 서양의 교회에는 높은 제단이 있고 종교적 수련으로 기도, 숭배, 찬송을 하는 데 비해, 인도인들은 제단이 성전의 지하로 2~3m 낮게 위치하며 가장 본질적인 수련으로 요가를 하여 선정(Dhyana), 명상과 침잠의 세계에 들어가려 하는 것이 특징이라고 하였다.

기독교에서는 명상 중에 결코 "나는 예수 그리스도이다."라고 말하지 않고, 바울은 "나는 더 이상 나로서 살지 않고 예수 그리스도가 내 안에서 살고 있다."(갈라디아서 2:20)라고 하지만, 불교에서는 "내가 부처임을 깨달을 것이다."라고 한다. 기독교는 목적을 예수 그리스도 안에서 달성하지만 불교도는 그가 부처임을 깨닫는 것이다. 기독교는 바로 무상하고 자아집착적인 의식세계를 떠나는 것이지만 불교도는 내적 본성의 영원한 기반에 근거하여 내적 본성이 신성이고 우주의 본질과 하나라고 믿는 차이가 있다.

요가 명상 과정에 현란하고 복잡한 상이 출현하는 것은 적극적 명상에서도 비슷한 원형상을 보면서 명상을 이어가는 점에서 비슷한 측면이 있다. 그런 외향적 서양과 내향적 동양은 서로 일방적이고, 선과 공자의 말씀으로 담백해진 동양인에게 얼핏 저항감을 유발할 수도 있으나 알고 보면 '하나의 길', 전일한 경지를 표현하는 또 다른 방법일 것이다. 동양은 의식성을 과소평가하고, 서양은 하나의 정신, 일심(一心)을 경시한다. 서양은 객관성에 열광하고, 동양은 지혜와 평화, 해탈과 정신의 확고부동성을 내세운다. 이런 일방성이 나쁜 것만은 아니고 일방성 없이 인간 정신이 분화, 발전할 수 없다는 점에서 서양의 내향화, 동양의 외향화를 통해 서로의 전철을 밟지 않고 내향과 외향의 조화, 물질과 정신의 조화, 의식과 무의식의 합일이 이루어질 수도 있을 것이다. 요가, 선, 도덕경, 티베트 사자의 서, 역경 등 동양의 노장철학, 유교사상, 불교사상 등은 분석심리학의 개성화 과정과 놀랄 만한 일치점이 있다. 외향적인 서양의 역사 속에 감추어진 고대 그리스와 중세, 근대에 이르는 시간을 지켜 온 서양의 내향적 정신과 맥을 같이한다. 동양적 사유와 서양적 사유의 차이를 지나치게 강조하거나 우열을 따지는 것은 무의미한 것이고 상호 간의 차이를 파악하는 동시에 인간적인 공통의 바탕을 존중하는 것이 중요할 것이다.

바야흐로 명상의학, 명상과학이 점차 대두되는 시점에서 앞으로 의식과 무의식의 통합, 합리와 비합리가 통합되는 더욱 실용적이고 과학적인 새로운 명상 방법을 발전시켜야 할 때가 왔다고 할 수 있다.

│ 참고문헌

김정택(2010). 로욜라의 이나시오 성인의 '영신 수련'에 대한 분석심리학적 고찰. **심성연구**, 25, 27-64.

신용욱(2018). 용호비결에 나타난 연단술의 분석심리학적 의미. **심성연구**, 33, 141-194.

이부영(2011). **분석심리학: C. G. 융의 인간심성론**(3판). 서울: 일조각.

이상익(2018). 분석심리학에서의 전이에 관한 연구. **심성연구**, 33, 99-140.

이창인, 이부영(1981). 적극적 명상. **정신의학보**, 5, 303-308.

한자경(2008). **명상의 철학적 기초**. 서울: 이화여자대학교출판문화원.

Jung, C. G. (1968). *the Psychology and Alchemy* (2nd ed.). London: Routledge and Kegan Paul Ltd.

Jung, C. G. (1969). *the Psychology and Religion, East and West* (2nd ed.). London: Routledge and Kegan Paul Ltd.

Jung, C. G. (2004). **연금술에서 본 구원의 관념** (*Erloesungsvorstellungen in der Alchemie*). (한국융연구원 역). 서울: 솔.

Chapter

18

자애 · 자비 · 자기연민 명상

이경욱

존 카밧진(Jon Kabat-Zinn)이 1979년 매사추세츠 의과대학에 마음챙김센터를 설립하고, 마음챙김 기반 스트레스 완화 프로그램을 보급하면서 마음챙김(mindfulness)이라는 용어가 미국 심리학 및 정신의학계에 확산되기 시작하였다. 1980년대 후반 마샤 리네한(Marsha Linehan)이 변증법적 행동치료를 개발하였고, 연이어 티즈데일(Teasdale) 등이 개발한 마음챙김 기반 인지치료가 인지행동치료자들 사이에 마음챙김에 대한 관심을 불러일으키면서, 마음챙김 기반의 개입(mindfulness-based intervention)의 임상적용 및 연구가 활발해졌다. 일반적으로 마음챙김은 현재 순간에 경험되는 신체적 감각, 정서 상태, 생각 등에 대하여 비판단적인 알아차림을 하는 것으로 정의되는데, 마음챙김 훈련을 통해 불안이나 우울 같은 부정적 정서 상태를 감소시키는 효과가 있는 것으로 알려졌다.

한편, 현대사회에 만연한 갈등과 경쟁, 폭력, 전쟁 등 정치적 · 사회적 및 환경 문제는 자연스럽게 인류의 공존과 협력에 대한 관심을 불러일으키고, 이러한 문제에 대한 해결책의 하나로 이타주의, 공감, 소통, 자비 같은 속성을 개발하는 데 서구 학계의 관심이 자연스럽게 증가하였다. 특히 자비의 등장은 마음챙김 혁명의 두 번째 단계라고도 불리는데, 1987년 달라이 라마(taa-la'i bla-ma)가 마음과 삶 연구소(Mind and Life Institute)를 설립하고 불교의 수행과 지혜의 전통을 현대 과학과 통합하여 인류의 고통을 덜기 위한 다학제적 접근을 시도함으로써 촉발되었다. 이후 에모리 대학교, 스탠퍼드 대학교의 자비와 이타주의 연구교육센터(The Center for Compassion and Altruism Research and Education), 인간 인지 및 뇌과학 막스 플랑크 연구소(Max Planck Institute for Human Cognitive and Brain Sciences), 위스콘신 대학교 매디슨 캠퍼스의 건강한 마음센터(Center for Healthy Minds) 등의 연구기관에서 다양한 자비 훈련 프로그램이 개발되어 과학적 검증을 시도하고 있다. 이러한 프로그램은 종교적 색채를 배제함으로써 적용 범위를 넓히고 있다는 것이 특징이며, 신경심리학, 뇌영상학 등의 과학적 방법과 접목하여 자비 명상의 과학적 근거들을 축적하고 보편적 확장성을 갖는다는 점도 주목할 만하다. 최근에는 자기연민 명상이 소개되었는데, 성취 지향적인 가치판단이 지배하는 현대사회에서 소외되고 결핍된 현대인의 상처받고 자기비난적인 심리 상태를 치유하기 위한 유용한 방법으로 급속히 확산되는 추세다.

이 장에서는 우선 자애, 연민, 자비 및 자기연민의 개념을 소개하고, 대표적인 명상 방법 등을 고찰하고자 한다.

🪷 개념적 정의

자애, 연민, 자비

자비는 본래 불교 용어인데, 영어로 번역되는 과정 및 심리학 분야에 도입되면서 자애와 자비가 혼용되어 사용되는 등 용어의 혼란이 생겼다. 불교에서 사용되는 자비(慈悲)라는 단어는 자애(慈愛)를 뜻하는 자(慈)와 연민(憐憫)을 뜻하는 비(悲)로 구성된 것으로, 불교에서는 이 두 가지 개념을 분명히 구분하고 있다. 자(慈) 또는 자애(慈愛)는 모든 존재가 행복하기를 바라는 마음을 말하는 것으로, 팔리어로는 'metta', 영어로는 'loving-kindness'로 번역된다. 비(悲) 또는 연민(憐憫)은 모든 존재가 고통에서 벗어나기를 바라는 마음을 말하는 것으로 고통의 감소에 초점을 맞춘다는 특징이 있는데, 팔리어로는 'karuna', 영어로는 'compassion'으로 번역된다. 영어의 'compassion'은 고통을 겪는다를 뜻하는 라틴어 어원 'passio'와 함께를 뜻하는 'com'이 결합된 것으로 함께 고통을 겪는다는 의미를 내포한다. 'Loving-kindness meditation'은 자애 명상, 'compassion meditation'은 연민 명상을 뜻하는데, 자비 명상은 자애와 연민을 다 포함하므로 'loving-kindness compassion meditation'으로 사용하여야 하나 일반적으로 연민 명상은 자애 명상을 기본으로 하고 이에 더하여 연민의 요소를 포함하고 있으므로 자비 명상이라고 한다. 하지만 자비 명상이란 용어가 불교적 색채를 띠고 있어, 심리치료적으로 사용할 때는 연민 명상, 또는 자애 명상이란 용어를 선호하므로 맥락에 따라 해석할 필요가 있다. 이 장에서도 불교에 기반한 프로그램을 설명할 때는 자비 명상으로, 심리학적 프로그램은 연민 명상이란 용어를 사용하고자 한다.

불교전통에서 자비는 나와 마찬가지로 다른 사람도 행복해지고 고통에서 벗어나기를 바란다는 보편적인 인간경험의 관찰에 그 토대를 두고 있다. 즉, 자비는 타인의 고통에 대해 공감하고 이를 제거하고자 적극적으로 노력하여 더욱 확장해 나가는 것이다.

현대심리학에서의 자비의 정의를 보면, 카르노프(Karnov)는 자비가 고통을 겪을 때 자신과 타인과의 상호관계에서 일어나는 세 개의 과정인 고통에 대한 주의 또는 알아차림, 공감적 관심, 고통을 줄이고자 하는 행동으로 구성되어 있다고 하였다. 폴 길버트(Paul Gilbert)는 자비를 "자기와 타자의 고통에 대한 감수성, 그리고 그것을 덜고 막아 주기 위해 노력하리라는 헌신"이라고 정의하였다. 폴 에크만(Paul Ekman)은 자비가 개별 정서라기보다는 인간의 능력으로 보는 것이 합당하며, 가치나 태도에 가깝다고 보았으며 공감적 자비, 행동적 자비, 염려하는 자비, 염원하는 자비로 자비의 측면을 네 가지로 분류하였다. 괴츠(Goetz)는 자비를 타인의 고통을 목격했을 때 일어나는 느낌으로, 돕고자 하는 욕구를 동기화시키는 개별 정서로 간주해야 한다는 입장을 취하였다. 다른 한편, 자비를 타인의 고통을 보면서 경험하는 정서이며, 고통에 대한 인지적 이해, 타인의 안녕을 증진시키고자 하는 욕구로서 동기, 고통을 경감시키기 위한 행동의 다양한 요소가 결합된 과정으로 보아야 한다는 견해도 있다.

자기자비(자기연민)

2003년 크리스틴 네프(Kritsine Neff)는 심리적 건강에 대한 척도로서의 자존감에 대한 비판적 성찰을 토대로 불교심리학 전통으로부터 자기자비(자기연민, self-compassion)라는 개념을 도입했다. 자존감은 비교와 판단에 따른 자신의 가치에 대한 평가에 의존하기 때문에, 현대 서구사회에서 자존감 향상에 대한 지나친 강조는 오히려 자기애, 자기중심주의, 다른 사람에 대한 관심의 결여 등을 낳고, 비교를 통해 오히려 부정적 감정에 노출되기 쉬운 문제를 야기했다는 것이다. 네프에 의하면 자기자비는 실패와 고통의 경험과 마주할 때, 가혹한 평가와 자기비난 대신 자기 자신에게 친절하게 대하고 이해하며(자기친절), 고통과 실패를 인간이라면 피할 수 없는 공통된 인간경험이라는 사실을 깨달아 분리되어 단절되지 않고 연결되며(보편적 인간경험), 고통에 지나치게 몰입되어 지나친 동일시와 반추를 하는 대신 균형잡힌 알아차림을 유지하여 더 객관적인 관점을 가질 수 있는 것(마음챙김)을 말한다. 자기자비는 자기친절(self-kindness), 보편적 인간경험(common humanity), 마음챙김(mindfulness)을 포함하는 개념으로, 자기 자신뿐 아니라 세상의 모든 대상을 향한 따뜻하고 너그러운 마음이며, 인간이 불완전하고 고통에 빠질 수밖에 없는 존재라는 것에 공감하고 자신의 고통에 대해서도 타인을 대하듯이 사랑과 친절을 보내는 수용적인 태도를 말한다. 자기자비는 또한 자신의 고통과 무능력, 실패를 비판단적으로 이해하는데, 이로써 자신의 경험을 더 큰 인간경험의 일부로 볼 수 있다. 자기자비는 고도로 경쟁적인 현대사회에서 비교와 평가로 정신건강의 위협에 노출되어 있는 현대인에게 절실한 속성이며, 평가에 기반한 자존감에 대한 대안적인 개념으로 유용한 반면, 자기와 타인을 구분하지 않는 불교의 무아의 철학에 비추어 볼 때 자비와 자기자비의 인위적인 구분이 개념적으로 적절하지 않다는 비판도 제기된다.

마음챙김, 공감피로와 자비

마음챙김 훈련은 지금 여기에서 경험하는 신체 감각, 정서, 생각에 비판단적 주의를 기울이는 것으로, 경험에 대한 알아차림을 지속함으로써 인지 및 정서에 대한 조절 능력을 계발하는 통찰 명상이다. 반면, 자애 및 자비 명상은 특정 대상에 주의를 기울이고 그 대상을 향하여 자애 및 자비의 긍정적 정서를 배양하는 집중 명상이라고 할 수 있다. 마음챙김은 몸과 마음에서 지금 현재 일어나는 경험을 대상으로 하는 반면, 자비 명상은 주로 심상화를 이용한다. 존 카밧진은 자비에 직접 초점을 맞추지 않더라도 마음챙김 명상을 훈련하면 자연적으로 자비가 생긴다고 보아 초기에는 자애 명상에 대해 강조하지 않았는데, 마음챙김을 통하여 모든 존재가 본질적으로 연결되어 있음을 알게 됨으로 자연스럽게 자신과 타인에 대한 자비심이 일어난다고 보았다. 하지만 이후 그는 자애 명상이 자신의 심연의 따뜻함과 접촉하고 사랑과 친절을 세상으로 확대할 수 있도록 자애를 직접적으로 계발하기 때문에 이러한 중요성을 강조하기도 하였다.

자비를 훈련할 때 타인의 고통을 대하는 자신의 반응에 대한 마음챙김이 중요한데, 타인의 고통에 공감하면서도 동시에 고통에 압도되지 않고, 슬픔 없이 돌보아 줄 수 있어야 하기 때문이다. 마음챙김은 연민피로(compassion fatigue)를 피하는 데도 유용하다. 불교 전통에 따르면, 자비는 다른 사람이 고통과 괴로움에서 벗어나고자 하는 바람과 연결되어 있으므로 슬픔으로 귀결되는 대신 긍정적인 마음의 상태, 심지어 기쁜 마음의 상태를 일으킬 수도 있다고 한다. 비(悲)에 대한 명상 수행이 즐거움과 기쁨 같은 긍정적인 마음과 함께 수행될 때 더 깊은 집중이 될 수 있기 때문에 이는 매우 중요한 점으로 지적된다.

🪷 자애 및 자비(연민) 명상 프로그램

전통적인 자비 명상

자비 명상은 상좌부불교에서 수행 방법 중의 하나로 제시되고 있는데, 자비희사(慈悲喜捨)라고 알려진 사무량심(四無量心)을 계발하기 위한 사무량심 수행을 말한다. 사무량심이란 일체 중생을 한없이 소중하고 귀하게 여기는 마음으로서, 자(慈)무량심은 마음속에 주의를 기울이는 대상이 건강하고 행복하기를 바라는 마음이며, 비(悲)무량심은 다른 사람이 고통과 고통의 원인으로부터 자유롭기를 바라는 마음이고, 희(喜)무량심은 다른 사람의 행복을 보고 함께 기뻐하는 공감적 기쁨이며, 사(捨)무량심은 다른 사람에 대하여 치우침이 없고 차별이 없는 평정하여 집착을 내려놓은 마음이다. 초기 불교 주석서인 청정도론에는 자애구 중심의 수행법을 제시하고 있는데, 자애 수행을 처음 시작할 때, 먼저 자신의 행복한 얼굴을 마음속에 떠올리고, 다음과 같은 구절을 몇 차례 반복적으로 암송하면서 가슴속에 따뜻한 마음을 불러일으킨다. 자신에게 초점을 맞추는 것에서 시작하여 친구와 같은 사랑하는 사람, 중립적인 사람 그리고 좋아하지 않거나 적대적인 사람에게까지 점차 확장해 나간다. 비(悲)무량심의 수행은 먼저 비(悲)의 이익과 비(悲)를 결여한 것의 위험을 성찰하는 것으로 수행을 시작한다. 고통을 받고 있는 사람을 위해 비심(悲心)을 일으키고 난 다음 사랑하는 사람, 중립적인 사람 그리고 적대적인 사람으로 모든 방향으로 확장하면서 수행을 한다.

> 부디 내가 원한이 없기를!
> 부디 내가 악의가 없기를!
> 부디 내가 근심이 없기를!
> 부디 내가 행복하게 살기를!

'내가'에 해당하는 부분을 사랑하는 사람, 중립적인 사람, 적대적인 사람으로 바꾸어 연습한다.

티베트 불교에서의 수행

티베트 불교는 대승불교로서 다른 존재를 이롭게 하기 위해 깨달음을 이루겠다는 보리심과 공성을 아는 지혜의 두 축을 중요시한다. 티베트 불교의 중흥조로 알려진 총카파(Tsongkhapa)는 '보리도차제론'에서 보리심을 닦기 위한 두 가지 주요한 길을 제시하였다. 첫째는 '일곱 가지 인과법'인데, 모든 존재를 어머니로 기억하기, 모든 존재의 친절을 기억하기, 어머니들의 친절에 보답하리라는 바람, 자애의 계발, 자비의 계발, 온 마음을 기울인 결심 그리고 보리심 등의 수행 방법이 있다. 둘째는 '자기와 타자를 교환하는 법(통렌, *tonglen*)'인데, 호흡을 매개로 자비를 주고받는 수행이다. 통렌 수행에서는 모든 살아 있는 존재의 고통과 고통의 원인이 나에게로 오기를, 그리고 나의 모든 행복의 원인이 다른 모든 존재에게 가기를 바라는 수행이다. 호흡을 할 때, 들숨과 함께 타인의 고통을 흡수하고 날숨에서는 행복을 주는 것을 타인에게 보내 주며 이를 시각화한다. 그 과정에서 우리는 자기중심적인 태도로부터 해방되고 존재의 열린 차원과 연결되기 시작한다. 통렌 수행은 현대 심리적 명상 수행에 도입되어 이용되고 있다.

국내외 명상 프로그램

대개의 명상 프로그램은 자애 명상과 연민 명상을 구분하지 않고 사용하고 있으며, 자비 명상 프로그램에 자애 명상을 포함시켜 구성하기도 한다. 이 장에서는 자비 명상에 자애 명상이 포함되어 있을 경우 자비(연민) 명상 프로그램에 소개하기로 한다. 다만, 문헌 조사에 기반하다 보니 국내외에 있는 모든 프로그램을 다 포함시키지는 못하였다.

○ 자애 명상(Loving-Kindness Meditation: LKM)

자애 명상은 집중 명상이라고 할 수 있는데, 그 대상이 자신을 넘어서 타인에게로 확대되기 때문에 사회적 성격을 띤다고 할 수 있다. 이는 자애라는 긍정적 정서의 계발에 더 초점을 둔 명상으로, 일반적으로 정형화된 또는 개인에 맞는 자애 문구를 호흡과 함께 반복한다. 미국 명상지도인 잘츠버그(Salzberg)는 초기 불교 주석서인 청정도론에 나오는 자애구 중심의 사무량심 수행법에 근거한 자애 수행 방법을 소개하였는데, 대개의 연구자는 이 방법을 자신들의 명상 프로그램에 사용한다.

국내에서는 미산스님이 인간의 본성 안에 지혜와 자비가 본래 갖추어져 있다는 대승불교의 철학에 기초하여 하트스마일 명상(자애미소 명상)을 개발하여 보급하고 있다. 하트스마일 명상은 2박 3일의 집중 명상으로, 하트스마일 33배, 하트스마일 수용감사 명상, 하트스마일 따기온스('따'스한 '기'운이 '온'몸에 '스'미는), 옴 명상, 그리고 자애 명상 본 명상의 다섯 가지 핵심명상으로 구성되어 있다. 이 명상은 직접적으로 몸을 통해 자애를 불러 일으키고, 지금 이대로 있는 그대로 온전한 자신과 세계에 대한 체험적 이해를 일으키는 수행법이라는 특징이 있다. 그 외에도 김재성이 소개하는 자애 명상과 마음챙김 명상 프로그램이 있다. 잘츠버그는 특히 서양에서 자신에 대한 자애를 힘들어하는 사람이 많다는 것을 관찰하고, 자신에 대한 기원을 하기 전에 긍정적으로 생각하는 사람에 대해 먼저 자애를 기원하거나, 아기나 애완동물로 자애를 일으키는 방법을 제안하였다.

○ 자비(연민) 명상(Compassion Meditation: CM)

불교계에서는 마가스님의 자비 명상, 지운스님의 자비선 명상 등이 알려져 있다. 마가스님과 이주영은 불교 전통의 자비 명상을 일반인에게 보급하기 위해 프로그램을 만들었는데, 쌀 감사 명상, 나 긍정 명상, 배우자 긍정 명상, 가족 긍정 명상, 동료・상사 긍정 명상, 마무리 명상(절 명상, 함께하는 명상, 칭찬 명상) 등으로 구성하였으며, 부부, 가족, 직장인, 교사, 외국인뿐만 아니라 연령대에 따라 어린이, 청소년, 대학생, 실버 세대에 맞는 프로그램을 각각 제시하고 있다. 지운스님은 상상의 손으로 자기 몸과 마음에 자비심을 전하여 사랑과 연민을 키우고, 자비심에 의해 일어나고 사라지는 몸과 마음의 현상을 관찰하여 지혜를 얻는 자비수관(慈悲手觀), 차를 마시는 행위를 통한 자비차선(慈悲茶禪), 숲속을 걸으면서 하는 자비경선(慈悲鏡禪)으로 이루어진 자비선 명상 프로그램을 보급하고 있다.

폴 길버트(Paul Gilbert)는 진화심리학, 사회심리학, 보울비의 애착 이론, 불교 사상 및 신경과학 등을 종합하여 수치심, 불안, 분노와 자기비난을 완화하기 위해 연민을 훈련하는 연민초점치료(Compassion Focused Therapy: CFT)를 개발하였다. CFT는 인간에서 위협 시스템(threat system), 욕구 시스템(drive system), 위로 시스템(soothing system)의 세 가지 정서조절 시스템이 진화적으로 초기에 발달했다고 가정한다. 진화적으로 후기에 발달한 상상하고 계획하며 반추하는 인간의 인지적 능력은 정서조절 시스템에 의해 쉽게 영향을 받아 부정적 사건이 있을 경우 반추, 부정편향, 자기비난 등의 인지 시스템이 작동하고 이것은 부정적 감정을 쉽게 활성화하게 된다. 반대로, 자기연민은 위협 시스템을 비활성화시키고 자기위로 시스템을 활성화시킨다고 가정한다. 위로하는 리듬 호흡, 연민적 보디스캔 및 이완, 안전지대 구축, 연민적 색상, 연민적 자기, 연민적 넘쳐 나기, 타인에 대한 연민적 자기에 집중하기, 기억을 이용한 자신으로 흐르는 연민, 자신에 대한 연민적 자기에 집중하기, 연민적 이상상을 만들기 등의 기법이 있다. CFT는 불안, 우울, 자기비난, 수치심, 열등감 등을 감소시킨다고 알려졌고, 정신증, 인격장애, 식이장애 등 임상 집단에서도 효과 연구가 진행되었다.

또한 외국에서는 여러 대학에서 앞다투어 자비 명상 프로그램을 개발하여 보급하고 있다. 에모리(Emory) 대학교에서는 2005년 종교학 교수인 게쉬 롭상 텐진 네기(Geshe Lobsang Tenzin Negi)에 의해 인도-티베트 불교의 로종(lojong) 수행전통에 기반하였지만 불교적 개념을 배제한 인지적 기반의 연민 수행(Cognitively-Based Compassion Training: CBCT)을 개발하였다. 이는 총 8주 프로그램으로 공감과 친사회적 능력을 배양하고, 사회적 연결감과 타인에 대한 긍정적 감정을 향상시키는 것을 목표로 하는 명상 기반 프로그램이다. CBCT는 자신과 타인, 일상을 돌아봄으로써 이기적인 자기중심주의에서 타인을 포용하는 이타주의로 관점을 전환(주관성의 변형)하고, 상호 연결성에 대한 이해를 토대로 자비를 개발한다. 특정 주제에 대한 깊은 이해를 위해 분석적 명상법을 사용하기 때문에 '인지적'이란 용어가 사용되었고 마음챙김 훈련으로부터 시작하여 건설적 정서 상태, 자기연민, 사회적 연결감을 자각하게 한다. CBCT는 주의력 안정 및 마음의 명료화, 정신적 경험의 성질에 대한 통찰, 자기연민, 평정심 개발하기, 감사와 보살핌, 공감 및 실천하는 연민 등 6개의 모듈로 구성되어 있다. 마지막 3개의 모듈은 연민의 세 가지 단계를 의미한다. 에모리 대학교에서는 프로그램의 과학적 근거를 마련하기 위한 연구도 진행하고 있는데, 유방암 고형암 환자, 우울증을 겪고 있는 여성 환자와 남성 파트너 등에서 스트레스를 줄이고, 자기친절, 보편적 인간경험, 자기연민, 마음챙김 등이 향상된다고 보고하였다.

스탠퍼드 대학교에서는 툽텐 진파(Thupten Jinpa)에 의해 심리학자, 신경과학자, 명상학자들과의 협업으로 연민계발 훈련(Compassion Cultivation Training: CCT)을 개발하였는데, 회복탄력성과 다른 사람과 연결감을 증가시키기 위해 2012년 고안된 프로그램이다. 이 프로그램도 CBCT와 마찬가지로 인도-티베트 불교 전통에 기반하여 만들어졌지만, 초종교적이고 세속적으로 구성하여 다양한 집단이나 개인에 적용할 수 있도록 하였다. CCT는 매 2시간씩 진행되는 8~9주 프로그램으로 수업식 강의, 명상, 집단토의 등으로 진행되는데, 각 수업은 간단한 도입 명상, 숙제 확인 및 토의, 각 주의 단계 안내 및 집단 토의, 시 읽기 또는 감동적인 이야기를 통하여 열린 마음과 다른 사람과의 연결감을 만들기 위해 고안된 상호 연습, 각 주의 단계에 해당하는 긴 유도 명상 연습 및 토의, 숙제 할당, 마침 등으로 구성된다. CCT는 6단계로 이루어져 있는데, 마음을 정착시키고 집중하기, 자애와 사랑하는 사람을 위한 연민, 공유된 보통의 인간경험을 아우르기, 다른 사람을 위한 연민을 계발하기, 적극적 연민 훈련 등의 6단계로 구성된다. 각 주의 훈련은 지난주의 훈련에 기반하여 점점 쌓여 가도록 설계되어 있어 참가자는 모든 세션에 참가하도록 권유된다. CCT 훈련의 효과는 용량의존적이고 정신병리를 치료하거나 정신치료를 대체하지 않는다. 하지만 연구 결과 CCT는 타인에 대한 연민을 증가시키고, 자신과 타인에 대한 연민의 두려움은 감소시키며, 부정적 감정을 줄이고 긍정적 감정은 증가시켰다. 또한 인지적 및 정서적 조절력도 향상시켰으며, 사회적 상황에서의 불안 및 예기 불안은 감소시켰다. 의대생을 대상으로 한 연구에서 관찰, 판단 없이 수용하기 기술 등이 향상된 것도 관찰하였다.

인간 인지 및 뇌과학 분야 막스 플랑크 연구소(Max Planck Institute)에서는 2012~2016년 사이에 라이프치히와 베를린에서 명상지도자, 과학자, 정신분석가들로 구성된 팀이 리소스 프로젝트(ReSource Project)를 개발하였다. 이 프로그램은 명상이 행동과 뇌에 미치는 변화를 연구하기 위한 대규모 연구 프로젝트라는 의미가 크며, 타니아 싱어(Tania Singer)에 의해 주도되었다. 11개월에 걸쳐 참가자들의 주의조절, 신체 및 자기인식, 건강한 감정조절, 자기관리, 연민, 공감, 관점 수용 등을 향상시키기 위한 훈련으로 구성되었다. 이 프로젝트는 3개의 모듈로 구성되어 있는데, 현존(Presence) 모듈에서는 내적·정신적·신체적 과정에 대한 마음챙김 주의를 훈련하고, 관점(Perspective) 모듈에서는 마음과 자아의 성질에 대한 통찰, 다른 사람의 관점을 취하는 등의 사회적·인지적 능력에 초점을 둔다. 그리고 마지막 정서(Affect) 모듈에서는 힘든 감정을 다루기 위한 건설적 방법에 집중하고, 친사회적 동기와 연민 같은 긍정적 감정을 배양하기 위한 작업을 한다. 국내에서는 2018년 미산스님이 한국과학기술원에 명상과학연구소를 설립하고 명상의 보급과 과학적 연구에 기여하고 있다.

○ 마음챙김 자기연민 명상(Mindful Self-Compassion: MSC)

MSC는 크리스토퍼 거머(Christopher Germer)와 크리스틴 네프(Kristin Neff)에 의해 불교 명상, 뇌과학 및 심리치료의 토대 위에 개발되었으며, 2014년 서광스님에 의해 처음 국내에 소개되었다. MSC는 비교적 최근에 개발되었음에도 불구하고 전 세계적으로 빠르게 확산되어 가는 추세다. 경쟁적인 현대사회에서 살아가면서 자기와의 관계에서 비난적인 태도를 자기도 모르게 학습하고 그로 인한 고통으로 힘들어하는 현대인들에게 잘 맞는 프로그램이라고 볼 수 있다. MSC는 개인이 힘든 경험을 할 때, 내면에 생긴 불편함이나 괴로움에 저항하거나 회피하는 대신 무엇이 일어나고 있는지를 알아차리고(마음챙김), 자신이나 타인을 비난하고 원망하거나 회피하는 대신 이러한 고통을 겪고 있는 자신을 친절과 연민으로 대하는(자기연민) 일련의 기술을 익히는 것이다. 마음챙김, 자애, 자기연민을 순차적으로 개발하도록 되어 있으며, 3개의 핵심 명상, 4개의 명상, 15개의 일상적인 수행 등으로 구성된 8번의 회기와 반나절(약 4시간)의 안거 회기로 이루어져 있다(각 회기에서 다루는 내용은 〈표 18-1〉을 참조). 반나절 안거는 6, 7회기에 힘든 심리적 문제들을 다루기 전에 숨 고르기를 하면서 지금까지 배운 명상을 복습하는 의미가 있어 대개 6회기 시작 전에 한다. 각 회기별 진행시간은 중간 휴식시간 약 15분을 포함해서 대략 160분에서 180분으로 진행된다. 각 회기는 20분의 명상 실습으로 시작하면서 지금까지의 수행을 되돌아보고 회기의 핵심 주제를 소개하며 시나 동영상 등을 활용하여 새로운 개념을 직관적으로 알 수 있도록 한다. 마지막으로 숙제를 내주면서 회기를 마무리한다.

표 18-1 마음챙김 자기연민 명상의 회기 구성

	제목	주제 및 명상
1	마음챙김적 자기연민 발견하기	MSC에 접근하는 방법, 자기연민에 관한 의혹 및 연구 위로의 손길, 자기연민 브레이크
2	마음챙김 훈련	방황하는 마음, 불이행 모드 네트워크, 마음챙김이란?, 저항 내려놓기 애정어린 호흡(affectionate breathing), 발바닥(soles of the feet), 지금 여기의 돌(here and now stone)
3	자애실습	마음챙김, 자애, 연민, 자애 명상 사랑하는 사람을 위한 자애, 자신을 위한 자애, 자애 문구 발견하기
4	연민적인 목소리 발견하기	진행 단계, 자기비난과 안전 연민심으로 우리 자신에게 동기부여, 연민 편지
5	깊이 있는 삶	핵심가치, 고통에서 숨은 가치 발견하기 연민심 주고받기, 연민적 듣기
6	힘든 감정 다루기	수용의 단계들, 힘든 감정을 다루는 세 가지 전략, 수치심 부드러움-위로-수용
7	힘든 관계 탐색하기	힘겨운 관계들, 단절의 고통, 연결의 고통, 돌봄피로 충족되지 않은 욕구 채우기, 관계에서의 자기연민 브레이크
8	삶을 포용하기	행복배양, 음미와 감사, 마무리 자기감사, 자기연민 팔찌

🪷 정리

마음챙김 혁명이 심리, 교육, 의학, 심지어 기업에까지 확산된 이후 이제 제2의 마음챙김 혁명이라고 할 수 있는 자애와 연민, 자비에 관심이 고조되고 있다. 이를 반영하듯 세계 유수의 대학에서 자애 및 연민 명상 프로그램을 앞다투어 개발하고 보급하고 있다. 더군다나 경쟁적인 사회를 살아가며 자기비난적인 태도를 습득하고 고통받는 현대인들에게도 자기연민적 태도를 계발하는 자기연민 명상이 최근 더욱 관심을 끌고 있다. 하지만 마음챙김 명상이 시장성 있는 기술로 상품화되고, 불교 수행이라는 본래의 목적에서 벗어나 세속화되면서 도덕적 가치가 결여되는 정신적 물질주의 또는 기술적 영성이라는 문제를 야기하면서 자애 및 연민 명상도 그 본래의 철학에서 벗어나 상업화될 수 있다는 점을 경계해야 할 것이다. 이를 극복하기 위해서는 명상 훈련 프로그램들이 탄탄한 도덕적 토대를 먼저 마련할 필요가 있다. 한편, 심리학적으로 재편성된 명상 프로그램의 임상적·과학적 근거를 찾아내어 임상에까지 확대 적용하고, 불교 본래의 의미와 철학을 임상적·과학적 틀 안에서 녹여 내는 다학제적인 접근이 이루어져야 한다.

| **참고문헌**

권선아(2018). 현대 서양의 자비 명상 연구. 동국대학교 대학원 박사학위논문. Retrieved from http://www.riss.kr/link?id=T14710820

마가, 이주영(2007). **고마워요 자비 명상**. 서울: 불광출판사.

미산, 김재성, 차상엽, 이정기, 박성현(2015). **자비, 깨달음의 씨앗인가 열매인가**. 서울: 운주사.

조용래(2010). 자기 자비와 탈중심화에 초점을 둔 심리적 건강 증진모형: 제안과 검증. Retrieved from http://www.riss.kr/link?id=G3761401

Goetz, J. L. (2008). Compassion as a Discrete Emotion: Its Form and Function. Doctoral Dissertation, University of California, Berkely, pp. 1-6.

Kanov, J. M., Maitlis, S., Worline, M. C., Dutton, J. E., Frost, P. J., & Lilius, J. M. (2004). Compassion in Organizational Life. *American Behavioral Scientist, 47*(6), 808-827. doi:10.1177/0002764203260211

Neff, K. (2003). Self-Compassion: An Alternative Conceptualization of a Healthy Attitude Toward Oneself. *Self and Identity, 2*(2), 85-101. doi:10.1080/15298860309032

Pace, T. W. W., Dodds, S. E., Sikorskii, A., Badger, T. A., Segrin, C., Negi, L. T., ⋯⋯ Crane, T. E. (2019). Cognitively-Based Compassion Training versus cancer health education to improve health-related quality of life in survivors of solid tumor cancers and their informal caregivers: study protocol for a randomized controlled pilot trial. *Trials, 20*(1), 247. doi:10.1186/s13063-019-3320-9

Weingartner, L. A., Sawning, S., Shaw, M. A., & Klein, J. B. (2019). Compassion cultivation training promotes medical student wellness and enhanced clinical care. *BMC Med Educ, 19*(1), 139. doi:10.1186/s12909-019-1546-6

지운스님 자비선 명상. http://www.jabisun.org/jiwoon/jiwoon03.php

Chapter

19

정신치료와 명상

🖋 한창환

이 장에서는 정신치료의 종류를 나누어 간단히 중점을 살펴보고 명상과 비교하고자 한다. 정신치료 전 과정은 과감하게 설명을 생략하였다. 많은 독자가 이미 정신치료를 접하고 치료한다고 보았기 때문이며, 또한 큰 틀을 제시함이 목적이기에, 명상의 정확한 정의와 정신치료의 세세한 점들은 추후 연구를 통하여 이어지기를 바란다. **알아차림, 깨달음, 판단(통찰)과 비판단, 명상적 요인** 역시 치료에서 사용하는 개념으로 조금씩 다를 수 있으나 일일이 정의들은 하지 않았다. 일부는 명상요인과 분명하게, 일부는 유사하게 비교할 수 있음을 제시하였으며, 모두 다섯 과정으로 나누었다.

🪷 첫 접근 과정: 환경, 대상에서 표상, 의식, 무의식으로 들어가는 과정의 알아차림

외부로부터 안으로 깊이 들어가는 이 과정에 대하여 게슈탈트 치료, 대상관계론, 정신분석, 분석심리학, 꿈 해석에서의 알아차림과 깨달음 및 통찰을 논하고자 한다.

게슈탈트 심리치료

게슈탈트 치료기법 중 하나로 '상상기법' '집단적 상상기법'이 있는데 이는 프로이트의 '자유연상'과 융의 '적극적 명상' 기법과 유사하지만 다소 차이가 있다. 기법에 대한 설명은 이 장에서는 생략한다. 명상과 비교하기 위해서, 게슈탈트 심리치료 개념 중에서 '알아차림-접촉 주기'와 '자각의 연속체'를 설명하면 다음과 같다.

○ 알아차림-접촉 주기(awareness-contact-cycle)

게슈탈트라는 말은 '전체' '형태' '모습' 등의 뜻을 지닌 독일어인데 영어 번역이 불가하여 영어권에서도 그대로 사용한다. 개체는 어떤 자극에 노출되면 그것들을 하나하나의 부분으로 보지 않고, ① 완결, ② 근접성, ③ 유사성의 원리에 입각하여 자극을 하나의 의미 있는 전체 혹은 형태, 즉 게슈탈트로 만들어 지각하는 경향이 있다. 개체가 자신의 유기체 욕구나 감정을 하나의 의미 있는 행동 동기로 조직화하여 지각한 것을 뜻한다. 리비도처럼 개인의 욕구나 감정만으로 이루어진 게슈탈트가 아니고, 개체가 욕구를 자신이 처한 **상황과 환경**을 고려하여 그 상황에서 실현 가능한 행동 동기로 지각한 것이 게슈탈트다. 환경(인류 연결망 전체 구조 포함)과의 관계 속에서 형성되며 해소되는 행동 동기라 말할 수 있다.

알아차림-접촉 주기는 중요한 개념으로, 이는 다음과 같다. 배경에서 유기체 욕구나 감정이 신체 감각 형태로 나타나면, 이를 알아차림하여 게슈탈트를 형성하고 전경으로 떠오른다. 이를 해소하기 위해 에너지를 동원하여 행동하고, 환경과 접촉을 통하여 게슈탈트를 해소한다. 그러면 형성되었다가 해소되는 그 게슈탈트는 배경으로 물러나 사라지고 개체는 휴식을 취한다. 이때, 알아차림은 단순한 자각이 아니라 통합적으로 체험하는 것이다. 리비도를 분석하거나 명상, 마음챙김에서 순간순간의 알아차림과는 달리, **상황이나 환경을 포함해서 전체적으로 알아차림**하여 전경으로 튀어 오름을 체험할 수 있다. 세 접촉은, ① 자신과의 접촉, ② 대인관계 접촉, ③ 환경과의 접촉이며, 감각적 · 신체적 · 정서적 · 언어적 · 명상적인 다섯 차원으로 나누어 각각 접촉하며 의미를 찾고 수많은 치료기법이 동원된다. 명상차원은 일부이며, ②, ③ 접촉 없이 ①에 제한된다는 점이 차이점이다.

○ 자각의 연속체(awareness continuum)

알아차림과 접촉(자신과의 접촉, 환경과의 접촉)이 중요하지만 '자각의 연속체'는 게슈탈트 치료의 개인 역량의 출발점으로, 최근에는 종종 경시되는 기법이나 더 중요한 의미가 있다. 이것은 치료 개입에서 어느 특정한 방향으로 주의를 돌려 표현이나 각색하도록 조언하는 데 있다. 자신의 현존 감각, 타인과 자신에 대한 자각에 초점을 맞춘 **감각을 진정으로 체험할 수 있다면** 그 효과는 타인에게도 전파된다. 자각의 연속체, 즉 공감 혹은 타인에 대한 자각은 전달됨이 치료중점이다. 이 전파 전달은 자애 명상, 마음챙김 자기연민(MSC)과 유사점과 차이점이 있으며 게슈탈트에는 명상에 상응하는 요소가 있다.

대상관계론

○ 표상의 세계

영국 정신분석학회는, ① 안나 프로이트 그룹, ② 멜라니 클라인 그룹, ③ 중간 그룹의 3개의 그룹으로 나누어져 있었는데, ①, ②는 모두 그 이론이 **'본능, 욕동 지향'**이며, ③은 일차적으로 **'대상 지향'**이었다. ①, ② 두 학파는 '내적 실재'의 중요성을 강조하는데 중간학파인 ③은 '외적 실재'를 일차적으로 중요하게 생각한다. 이것은 욕구 추구가 아니라 대상 추구라는 뜻이다. 대인관계 정신분석(**설리반**), 대상관계 학파(**페어베언**), 자기심리학 등이 있으며, 이들 기본 전제를 통합하여 '관계 정신분석'이라 칭하기도 한다. '외적 대상'은 사회 환경 내에 있으면서 직접 관찰이 가능한 실재하는 사람, 사물, 장소를 칭하며 '내적 대상'은 외부 대상과 관련되어 심리적으로 경험되는 심적 표상을 일컫는다. 내적 대상이란 주체에 의해 경험되고 묘사되는 외부 대상의 이미지, 생각, 감정, 기억 등을 말한다, 그런 것들에 의해 형성된 어떤 전체적 심상을 말한다. 외적 대상을 어떻게 경험하고 이해하는지가 중요하기 때문이다. 치료는 내면세계, 즉 내적인 자기표상 이미지와 내적인 대상표상 이미지에서 비롯되는 것, 두 이미지를 알아차림하는 데 달려 있다. 내적 **대상** 이미지는 '투사'로서, 내적 **자기** 이미지는 '투사적 동일시'로서 분석치료자에게 작동하면 '새로운 복합적인 이미지'가 형성됨으로 내적인 자기세계와 대상세계가 변화된다는 점이 치료 요지다.

○ 대상에의 접근

강조점은 대상 자체를 알 수 없다고 표상만으로 만족해서는 안 된다는 점이다. '아우구스티누스'의 지향, 즉 대상에 힘을 실어 주고자 **지향(intentio)**해야 한다. 대상에 순수하게 접근해야 한다. 투사, 투사적 동일시, 마음 이론, 거울신경, 공감 같은 체험이 보완된다면 대상에 접근할 수 있는 혜안이 된다.

표상이 아닌 대상의 세계, 표상의 투사가 아닌 대상, 실재(real), 실재계, 물자체, 피안의 세계를 보기 위해, 그 자체를 그대로 보기 위해는 관계를 보아야 하며(관계 심리학), 지향성(intentionality, 의도성)을 알아차림해야 한다. 메타인지가 요구된다.

프로이트 정신분석

○ 자유연상

내 마음 바라보기로서 언어를 사용한다. 내 마음과 내 삶을 주시한다. 과거의 유년시절에 문제가 있다고 추정하여 의도적으로 회상하면서 아버지와 나와의 기억을 찾는 것이 아니다. 지금 여기에 그 감정에 들어가며, 자연스럽게 이미지가 떠오르면 주의, 주시하고 깊어질수록 지금 내 머릿속의 상처 입은 어린아이의 모습이 보이거나 매 맞는 아이가 보일 수도 있다. 이미지를 따라가며 내 머릿속의 어린아이에 집중할 수 있다.

비교하면, 격렬한 정서 반응에 집중하면서 이들에 더해서 느끼고 보이는 대로 '리비도, 성본능, 욕망, 분노, 의심'까지 알아차림에 도달하게 된다. 그러면 무의식 세계 속에 울고 있는 어린아이가 보인다. 정서를 중심으로 깨달음하고, 감정을 말로 표현해 나가면 시원해질 것이다. 정신분석은 알아차림(사티) 수행 12지연기 촉-수-애-취 중에서 촉-수에 멈춤하여, 즉 수(受)에서 애(愛)로의 이행 멈추기를 함으로 유전문에서 환멸문으로 나아가는 것과 비교할 수 있다.

○ 지금 여기에서의 전이분석

면담 상황에서 분석가와 환자 사이에 격렬한 감정이 발현된다면, 지금 분석가와 환자 사이에 있는 그대로 느낌, 정서에 집중하며, 환자는 '자유연상'할 것이다. 분석가는 전이, 투사적 동일시, 역전이 느낌(개념)까지 관찰, 주시할 수 있다. 즉, 잘 훈습된 중립적 태도로

표 19-1 분석가의 역전이와 반응 그리고 환자의 증상 (특징)

	역전이와 반응	가능한 환자 증상(특징)
1	자기애	이상주의
2	구출 환상	의존성
3	방어적	분노, 적대감
4	무희망	무희망
5	공허	개인 단절
6	분노, 및 죄책감, 지루함	교묘히 다루기(manipulation)
7	성적 흥분 및 경멸, 돕고자 함	성적 유혹
8	두려움 및 무관심	의심, 편집성, 공격성

주시하면 '전이'가 보인다. 분석의가 분석 중에 자신의 '역전이'와 반응을 알아차릴 수 있을 때, 역전이를 유발시킨 환자의 특징을 제대로 알아차림할 수 있다(〈표 19-1〉). 또한 정당한 분노와 공감으로 반응하면서 적대감 혹은 과도한 요구를 알아차림할 수 있다.

○ 무의식의 의식화 과정

자유연상은 순수한 주의(bare attention)와 유사함이 있는 반면, 환자의 자아강도가 약하므로 전의식과 무의식을 의식화하여 자아를 강하게 해야 한다. **자아**를 지키는 '명상(meditation)'이다. 마음이 비워지지 않는다. 또한 흘러가는 것을 그대로 본다는 점은 향심기도와 통하는 점이다.

융 분석심리학

○ 적극적 명상(상상)(active imagination)

적극적 명상이란, 무의식에서 일어나는 감정, 환상, 강박관념, 백일몽의 내용들을 경계하거나 비판하는 의식 없이 적극적으로 의식계에 떠올리고 마치 자기 밖에 있는 객체처럼 이러한 것들과 대화하는 것이다.

적극적 명상은 인위적으로 무의식을 '외재화'함으로써 정신현상을 관조한다. 이것은 무의식을 대면하는 나와 내적인 충동에 의하여 스스로 발전해 가는 또 하나의 정신적 내용을 분리하는 것이므로 이러한 작업에 참여하는 자아의 성실한 태도가 무엇보다 필요하다. 우리는 이러한 태도가 내적인 정신현상에 대한 하나의 윤리적 의무라고 생각하여야 한다. 안이한 생각으로 이런 명상을 하면 쉽게 권력에의 의지에 사로잡혀서 그 힘으로 남을 지배하려는 유혹에 빠지기 쉽다.

떠오르는 이미지(사람이나 동물)에 명명, **'이름 붙이기'** 과정의 체험이 필요하다.

○ 자기실현

분석심리학에서는 의식의 중심인 자아를 없애고, 의식과 무의식 전체 중심인 자기로 자기실현함이 강조된다. 이 자기는 집단무의식과 원형에 접근함으로써 실존적 자기와 초월적 자기를 포함할 수 있다. 자기라는 이름으로 중심을 향하는 점은 향심기도와 일부 유사하다.

○ 전체성(wholeness)

'관계'를 맺지 않는 인간 존재는 전체성이 결핍되어 있다. 왜냐하면 사람은 단지 영성을 통해서만 전체성을 성취할 수 있으며, 그 영성은 '당신(상대방)'에게서 발견되는 또 다른 측면 없이는 존재할 수 없기 때문이다. 전체성이란 '나와 너'가 결합된 것이며, 이들은 본연적이고 상징적으로밖에 파악될 수 없는 '초월적 통일체'의 부분으로 발현된다. 즉, 전체성은 대극의 합일이며 비이원성이다.

❀ 타자에의 접근 과정: 어머니, 이행기 대상, 대타자, 비온의 O으로 접하는 과정의 알아차림

타자를 보고, 타자를 알아차림하고 공감할 수 있다. 안아 주기 환경, 주이상스, 컨테이너, 역설적 수용을 경험하면, 자아(ego), 자기(self)가 큰 자기(Self)로 커지면서 성장한다. **이때 동반하는 것이 공감이고 사랑이다.** 이는 자애 명상, 마음챙김 자기연민과 유사하다.

위니컷 대리물

○ 1차 모성 몰입

어머니 입장에서는 아이와 융합하는 것과 같은 상태가 되는데, 이것은 마치 자신의 존재를 상실하는 것과 같다. 유아는 자신의 정서 상태를 만들어 내기 위해, 어머니의 정서를 관찰하고 처리하고 이것은 다시 보다 복잡한 표상적 구조를 통하여 어머니의 기분 상태를 촉발시킨다고 보았다. 이들은 주의, 집중보다는 애착, 지향성, 상호주관성으로 관찰함이 적합하다. 어머니 자신은 하나 되는 순간과 별개의 둘이 되는 순간이 공존한다. 명상을 통하여 본래의식, 공존했던 의식을 경험할 수 있다.

○ 안아 주기 환경(Holding Environment: HE)

6개월 전후의 아이의 흥분 시기(excited phase)와 고요한 시기(quite phase) 각각에 대하여 '충분히 좋은 어머니(Good Enough Mother: 이하 GEM)' 역할이 중요하다. 아이의 흥분 시기에 그대로 이해하고 수용하며 안아 주는 반응으로 GEM이 되면 아이는 거울 반응(mirroring)을 하며 평온을 찾는다. GEM은 고요한 시기 역시 안아 주는 환경을 제공함으로 두 시기를 통하여 아이는 분열되지 않고, '존재의 지속성'을 경험한다. 이때, 어머니의 흥분시기의 수용은 마음챙김과 자기연민 명상과 유사하다. 어머니의 흥분시기의 수용과 연결감은 명상에서 온전함과 참나의 체험일 수 있다. 즉, 어머니가 흥분 시기에 수용함은 명상에서 자신의 좋은 어머니가 되는 것과 유사하다.

GEM 아닌 불안정한 어머니라면, 유아는 어머니 몸짓을 따라, 어머니 차원의 몸짓으로 자신의 몸짓을 대신한다. 이에 순응하는 아이는 '거짓 자기'가 형성되고 '참자기'는 숨어들 것이다.

○ 이행기 대상(Transitional Object: TO)

놀이(playing)는 일상에서 창의적인 경험인 이행기의 경험이다. 곰 인형이나 낡고 헌 담요를 아이가 이상하게 고집하더라도 그것을 빼앗지 말도록 한다. 생생한 전능감을 느끼고 즐기는 것을 부모가 수용하며 옆에서 봐 주고 같이 즐길 수 있어야 한다.

○ 완전한 비통합 상태(unintegration state)

이 경험은 성인이 휴식을 할 수 있는 능력, 보잘 것 없고 중요하지 않은 존재로 있을 수 있으며 고독을 즐길 수 있는 능력의 전조, 혼자 있을 수 있는 능력으로 연결된다. 개방 명상의 하나인 '멍 때리기 명상' '우두커니 명상' 무아체험 그리고 존재모드(Being mode)와 유사한 상태라 할 수 있다..

대타자 체험

사례: 어린아이가 자전거를 배우는 장면을 떠올립니다.

부모가 뒤에서 자전거를 잡아 주며 함께 뛰어가면 아이는 넘어지지 않고 자전거 페달을 밟습니다. 부모가 잘 잡아 주시며 함께 달리므로 자전거를 잘 배우게 됩니다. 그러면, 부모는 간혹 손을 잡았다 놓았다 하면서 달리기도 하고 혹은 조금 뒤에는 계속 놓은 채로 거리를 두고 지켜보기도 합니다. 그래도 뒤에 부모님이 지켜 주신다 믿고 넘어지지 않고 잘 달립니다. 혹 넘어지더라도 곧 일어납니다. 옆이 아니라 뒤에서 잡아 주는 배움 체험입니다.
아버지보다 큰 아버지를 경험(융)하고, 전체로서 대타자를 경험(라캉)하는 순간입니다.

○ 라캉의 대타자: 기호 A

① L 도식: 4요소(me, I, other, Other)

어머니의 욕망의 동일시에서 나(me)가 있을 뿐이다. 진학, 배우자 선택, 삶도 시키는 대로 어머니 욕망을 따른다. 최근 우리에게는 성인식 의례가 사라졌다. 그저 '나(me)'만이 있을 뿐이다. 이를 느끼고 알아차리고, 나(me)를 성숙시켜 내(I)가 됨과 동시에 **대타자**(Other, A라고 칭함) 체험이 바르게 되고, 자유의지로의 변화가 일어난다. 명상을 통해 이를 잘 알아차림할 수 있다. 한편, 라캉의 나(me)는 위니컷(D. Winnicott)의 거짓 자기와 유사하다.

② 이중의 요구

한편 아이가 어머니에게 배고픔을 알려 요구할 때, 동시에 어머니는 "나에게 젖을 먹이게끔 해 다오."라는 요구를 하게 되므로 '**이중의 요구**'가 존재한다. 곧 대상이 떨어져 나갈 때, 젖가슴을 환각하고 동일시하고, 아이 자신은 환각하는 젖가슴이 되어 자신을 마치 제물을 바치듯이 대타자의 먹이로 제공한다. "엄마, 나를 먹어 줘." 이것이 **환상의 구조**다.

③ 시니피앙 사슬(언어 사슬)

시니피앙1(S1)이 시니피앙2(S2)를 말하고, 이것이 시니피앙3(S3)를 말하면서 언어 사슬로서 전달되지만, 근본적으로 무슨 말인 줄 모르고 말을 한다고 설명한다. 즉, '시니피에(의미)'가 없다. 의미를 모른다. 정신치료 중에, 특히 무의식 세계를 탐구하면서 환자들은 무슨 말을 하는지 모른다. 증상들이 무엇을 뜻하는지도 모른다. 이를 알아차림하는 것이 분석이다.

④ 타대상과 대타자

대타자A는 시니피앙 사슬의 중첩결정이 갖고 있는 힘(거시기)이 의인화되어 나타난 것 중 하나이며, 타대상a는 타자이며 자신의 **유사자**(semblable), 다시 말해 타자아(alter ego)로 나타나는 '또 다른 자아'다. 자아는 원래 하나가 아니고 여럿이다. 그래서 소파에 누워 "내 뒤에 분석가가 누구인가?"라고 질문하고 답해야 한다. 육체인가? 존재, 목소리, 숨결, 꿈, 생각의 산물인가? 심지어 거울, 타자아인가? 분석 중, 누워 있는 내가 대답해야 하는데 정답은 '**없다**'고 한다. 통찰지로 본다면 '**공**'이고 '**빈 구멍**'이다.

⑤ 주이상스

라캉이 고통과 쾌락(pleasure)의 고전적인 이분법을 주이상스(jouissance, 고통스러운 쾌락) 개념으로 발전시켰다. 그네를 적절하게 타는 아이는 쾌락이며 긴장이 감소되며 의식으로 이를 느끼고 있다. 그러나 더 세게, 더 크게 그네를 탄다면 '고통과 함께하는 쾌락'(주이상스, 향락)이며 무의식이며 긴장이 증가하며 느낌은 있거나 없다. 고통에 빠져 있는 것 아니면 고통을 없애는 것(쾌락을 찾는 것)의 이분법보다는 '고통과 함께하는 쾌락'(주이상스)을 추구함이 성숙이 아닐까? 위파사나 명상을 통해 고통을 '있는 그대로 바라보는' 과정과 주이상스의 '함께하는' 과정과 비교할 수 있다.

⑥ 무의식이 나타내는 거시기(라캉)

라캉 학파인 나지오는 "정신분석의 목표를 주체로 하여금 생소하고 비개인적인 '거시기'를 만나게 하는 것이며, 거시기는 우리 내부에 있지 않고 **외부(언어로서)**에 있어서, 자기성찰을 통해서가 아니라 '**환각적인 지각**'을 통해서 만나야 한다."라고 강의하였다. 그래서 라캉 분석 과정을 명상 같은 알아차림 과정과 비교해 볼 수 있다. 이는 외부에 있는 거시기를 접한다는 의미이며 타대상, 대타자와의 만남이며 이는 **외장(le semblant)**의 상태다(김종주는 '무의식이 말한다'는 뜻의 불어를 'es'나 '그것' '이드'보다는 '거시기'라는 우리말로 번역하였다).

비온의 컨테이너

> **사례:** 초등학교 선생님이 1학년 담임을 배정받으면 반 아이들이 다양하게 구성되어 있음을 알고 담임 맡기를 거절하든지 아니면 '수용하기'로 담임을 받아들일 수 있다. 보통 아이, 한글을 모르는 아이, 영어를 하는 아이, 천재교육을 받은 아이, 상처받은 아이, 학대받는 아이, 지적 장애가 있는 아이, ADHD 아이 등 다양함을 '수용(container)'한다. 그런데 그 다음 날부터 학부모들에게서 자기 아이가 힘들다, 어울리기 힘들다, 다투었다, 따돌림을 받았다, 남의 아이를 탓하며 전학 보내라 등의 다양한 항의를 받더라도 유연하고 지혜롭게 대처해야 한다. 대처 능력이 있고, 문제해결 능력이 있어야 수용할 수 있다.

○ 컨테이너(수용하기)

성숙하고 지혜로운 관계를 유지하기 위하여 컨테이너 개념은 중요한 요인 중 하나다. 그러나 그 후 대처 전략이나 조화를 이룰 역량 또한 필요하며, 부족할 경우는 컨테이너

(container)에 조심하고 유의해야 한다. 이 역량은 담는 것을 넘어서는 것이다.

○ 담는 것(container)과 담기는 것(contained)

비온(W. Bion)의 담기는 것(contained, ♂)은 방출과 포용되는 과정을 통해 쾌를 얻는다. 담는 것 (container, ♀)은 방출 과정을 받아들인다. 즉, 단어는 뜻을 담고(contain) 있다. 역으로 뜻이 단어를 담고 있을 수 있다.

기억♂과 기억♀에서 ♂, ♀는 기억을 표상(기호)하기도 한다. 담는 것♀은 감각에 기초한 '기억♂'으로 가득하다(의식). 감각 배경이 지배적이고 그러한 배경을 가지는 '기억(memory)'은 오래간다. 따라서 담는 것인 기억♀은 포화된다. 분석가는 환자가 있었던 일을 분명히 기억(memory)할수록, 미지의 정신현상(무의식)을 관찰하기는 어렵다. 정신현상은 감각을 통해 파악되지 않기 때문이다. 기억♀을 경험하는 '기억하기'(remembering)로 불리는 것이 정신분석에 필수적이다.

분석하는 동안 시간과 공간이 있기 때문에 정신분석가는 관찰할 수 있다. **'일반적인 관점에서의 관찰'**이라는 문구를 담는 것(container, ♀)으로, **'정신분석적 관찰'**을 그 안에 담기는 것(contained, ♂) 아닌 **어떤 것**, 담기는 것을 넘어서는 어떤 것으로 도식화한다. '♂ 넘어 ♂'에의 강조점이다(틸리히의 '신 너머 신'과 비교할 수 있다). 그래서 정신분석은 탐색 도구이지 담는 것♀이 아니다. 공감 수용만이 아니다. 컨테이너라 칭하는 '일반적인 관점에서의 관찰'은 사티와는 차이가 있다.

○ 궁극적 실재: 기호 O

① O: 사물에 존재하는 절대적 진실, 궁극적 실재를 말한다. 라캉의 타자a 혹은 대타자(Other, A)와 비교해 볼 수 있다. real과 realization, 혹은 물자체, 오온의 rupa를 뜻할 수 있다.

② O→k 변환: O가 감각을 통해 이해되고 k(언어)로 변형될 정도로 진화되는 기능. 분석가가 환자의 환각과 하나가 될 수 있으려면, 'O→k 변환' 또한 일어난다. 감각경험을 바탕으로 하는 언어를 체계화되는 지점까지 진화했을 때 O는 k로 변환된다.

③ k→O 변환: 기억과 욕망에 해당되는 k 부분이 제거되어야 한다. 이때 O에 도달한다. 즉, O를 알아차림에는 반드시 언어(k), 말, 이야기가 중요한 의미를 가지며, 그후 언어는 제거되어야 한다.

🪷 정신기능 확장 과정: 언어중추-소통, 뇌 회로-기억, 몸 움직임, 인지 기능의 알아차림

주로 정신기능을 정서와 사고, 의지로 나누기도 하고, 융(C. Jung)의 정신기능 8유형처럼 내향형, 외향형에 각각 감정형, 사고형, 감각형, 직관형으로 모두 8개 유형으로 나누기도 한다. 그런데 정신기능 중에 빠진 부분으로 언어중추-소통(고차원적 의식), 뇌 회로-기억, 몸 움직임(행동), 인지 등은 상대적으로 소홀한데 중요한 정신기능 중의 한 부분으로서 알아차림할 필요가 있다. 마음챙김과 인지를 결합하여 『마음챙김에 기초한 인지치료』가 개발되었다.

소통: 언어중추-소통, 말, 글, 이야기, 음

루만(N. Luhmann)의 체계 이론을 의하면 이야기, 언어, 정보, 전달은 사회적 체계다. 이야기 치료(narrative therapy), 로고테라피, 신경언어 프로그래밍(NLP), 양자심리학 소통, 관계치료 또는 대조적으로 음으로 소통하는 음악치료 안에 일어나는 알아차림을 설명하겠다.

언어 이전에 신체적 '감각 느낌'에 대한 접근은 마음챙김 수행과 유사하다. 이와 대조적으로 언어 이후 '이야기 치료' 같은 구성주의 심리치료들과 마음챙김과의 관계를 살펴볼 필요가 있다.

○ 소통: 사회학자 루만의 체계 이론

루만은 세계를 생물학적·심리적·사회적 체계의 3차원으로 구분하며, 영적인 부분은 세 체계(system)에 녹아들어 있다고 설명한다. 즉, '세계와 나의 환경 체계'에 대하여 세계를 3차원 체계로 나누는데, ① 생물학적 체계는 생명작동, 즉 '부적합과 적합(환경 체계)'으로, ② 심리적 체계는 의식작동, 즉 '대상과 표상(환경 체계)'으로, ③ 사회적 체계는 소통작동, 즉 '정보와 전달(환경 체계)'로 설명하였다. 즉, 우리가 보통 마음(심리)을 볼 때에 세계, 대상, 표상으로 의식(작동)하지만, 사회적 체계에서는 세계, 정보, 전달로 소통(작동)이 된다.

루만의 소통 개념은 '생각'들을 전제로 하여 '전달 행동'과 '이해'가 동시에 발생한 사건으로 표현한다. 의식은 소통 사건의 전제가 되기는 하지만 소통에 접근하지 못한다. 어떤 의미내용이 전달되었다는 사실이 이해되는 순간, 소통이 발생하고 그 즉시 사라진다는 것이다. 여기서 이해라는 표현은 전달 행동이 의미내용(시니피에)에 대한 이해가 아니라, 전달 행동이 발생했다는 사실(시니피앙)의 이해다. 그래서 소통은 심리적 체계들 사이의 교류가 아니라 심리적 체계들을 도구로 하여 사회적 차원을 창발시키며 그 차원에서 발생하는 사건이다. 사회적 체계는 사회적 사건인 자신이 심리적인 사건으로부터 '구별되는 것'을 관찰하는 사건이다.

사회적 체계를 접하며 알아차림함은, 즉 정보, 전달, 소통이 중요한 바, 이것이 명상 안에서 가능한가? 명상을 넘어야 하는가? 하는 문제를 제기한다.

○ 신경언어 프로그래밍(Neuro-Linguistic Programming: NLP)

우리가 어떻게 자신의 독특한 인생 경험을 구조화하는가에 대한 이론적 모델(인간을 이해하고 영향을 주는 심리적인 기술)이다.

N은 신경으로, 모든 우리의 행동은 시각 청각 촉각 후각 미각의 오감이라는 신경적 과정을 통하여 생겨난다는 의미(일차적 의식)이며, L은 언어로, 자신의 사고와 언어를 규정하고 타인과 의사소통하기 위해서 언어를 사용한다는 점(고차원적 의식)이다. P는 특정한 결과를 생산하기 위해서 우리의 생각과 행동을 조직화하는 방식을 의미한다.

'외부 세상'이 어떻게 생겼든 우리는 그것을 탐색하고 그려내기 위하여 우선 '감각'을 사용한다. 그중 아주 일부만 제대로 인식할 뿐, 개인의 독특한 주관적 경험, 문화, 언어, 신념, 가치관, 흥미에 따라 여과되어 인식된다. N인 '1차적 의식'과 L인 '고차원적 의식'들의 알아차림이 필요하다. 결국은 연속되는 하나이지만 N과 L의 구조를 이분화하여 나눔이 흥미롭다.

○ 양자심리학의 소통

비일상적인 실재(NCR non consensual reality) 세계에서, 내가 대상인 나무를 '관찰'하면 '관찰하려는 의도'가 있고, 나무는 "이봐요, 한 번 쳐다봐요."라고 '양자 신호교환 과정'이 일어난다고 한다. 즉, 타자(사람은 물론이고 사물이나 식물, 동물)와 NCR 세계에서 소통한다는 의미 확장이다. 합의적인 실재(CR) 밖으로 벗어나 양자마음(quantum mind)의 형태 변형을 할 수 있다고 한다. 이러한 형태변형은 신체를 해방시킬 뿐 아니라 다른 사람(타자)이 '내가 아님' 동시에, '실제 나'라는 것을 깨닫는 것을 통해 세계에 대한 관점을 바꾸는 효과를 가져올 수 있다고 말한다. 라캉의 타대상과의 '이중의 요구'와는 다르지만 유사점이 있다.

○ 민델의 관계치료-과정 지향적 접근

일반적으로 소통 특성은, ① 언어(7%), ② 억양, 말투(청각적 측면 38%), ③ 비언어적 소통(시각적 측면, 표정, 태도, 몸짓 55%)으로 이루어지는데, ①을 의도된 언어로 1차 의사소통

과정('1차 신호', 1차 메시지)으로, ②와 ③을 덜 의식적이고 의도하지 않은 것으로 2차 의사소통 과정(드림보디 언어: '2차 신호', 2차 메시지)이라 칭하며 이 둘은 '이중신호'로서 흔히 서로를 이해하지 못할 정도로 서로를 메시지를 방해한다고 설명하였다. 이러한 '이중신호'를 알아차림하는 기법을 열 가지(존중, 증폭, 금지, 반영, 대신 맡기, 제거, 날조된 해석, 시험하기, 인정하기, 연기하기) 제시하면서 부부갈등 해결을 위한 중요한 치료 개념으로 설명하였다. 이들 해결과정, 즉 이중신호의 알아차림은 언어가 동반되므로 명상과 비교된다.

○ 음악치료(music therapy)

언어를 사용하지 않는 음악치료는 주로 타악기 연주를 통해 마음을 나누고 알아차려 **변화**되어 가는 과정이다, 일반적으로 소통 특성의 ① 언어, ② 억양, 말투(청각적 측면) 사용 없이, 비언어적 수단으로 악기의 음 자체(소리, 진동)를 매체도구로 마음을 나누는 기법이다. 개인치료든 집단치료든 상관없이 비언어적 소통으로 청각과 시각, 움직임(촉감, 내적 감각)이 두 사람 이상의 참여자 모두 서로에게 자극받는다. 이는 태극권의 갈수, 추수에 유사점이 있으며 명상을 통한 효과와 유사하다.

뇌 회로를 자극하는 정신치료, 물질이동의 기억

기기를 이용하는 치료로서 EMDR, TMS, EST 등 다양하게 연구 개발되고 환자들에게 적용되고 있는 영역이다. 명상 효과 연구와 관련지을 수 있어 제목을 제시하지만 설명은 생략한다. 이를테면, 물질-몸-뇌를 다루며, '물질 근본'과 '기억'을 다룬다는 점이 공통점일 수 있다.

대상과 표상 사이의 뇌 회로, 즉 신경줄의 전기 이동 속도와 뇌세포 연결망에 물질 이동 시간과 활성도를 알아차림할 수 있고 연구할 수 있을 것이다. 물질이동, 전달속도, 신경전달물질의 활성화, 유전자-환경-상호작용(gene-environment-interaction) 등 **측정**과 물(rupa) 혹은 크사나(ksana: 현재에 집중하기, 찰나, 1/75초) 경험을 어떻게 비교 연구하는 과제가 앞으로 있을 수 있다.

몸 움직임 중심의 치료

몸 움직임 알아차림은 외상후 스트레스 장애 치료 효과가 있다는 연구 결과도 있어 매우 관심을 가지는 영역이다. 이들은 중요성이 강조되고 있으나 설명은 생략한다.

사마타, 집중 명상에 익숙해지면서 '새 습관'이 된다면 이전의 삶의 방식 해석, 즉 정신 분석 접근과는 달리 새로운 학습을 익힌 것으로 보기 때문에 이는 '새 행동치료' 혹은 '학습 이론의 활용'이 될 것이다. 바로 이러한 점들이 명상의 새로운 치료 효과 요인(치유인자)이 라 생각된다.

인지 행동치료

여기서는 감각에 집중하는 마음챙김을 통해 전체적인 인지 시스템을 알아차리는 인지 치료의 확장이 있다. 사고, 인지는 생각의 영역이며 대부분 언어 세계임이 특징이다. 부정 적 인지, 인지왜곡, 부분-전체-오류, 전-초-오류(pre-trans-fallacy)들의 극복이 중요한데 마음챙김을 통해 인지치료의 임상적 적용 효과가 좋아졌다.

마음챙김(mindfulness)에 기반한 인지치료(MBCT), MBSR, ACT, MSC, CCT, 변증법적 행 동치료(DBT) 등 마음챙김과 접목한 치료들은 매우 효과적이다. DBT의 여러 프로그램 안 에도 '대인관계 치료'와 '마음챙김'이 포함된다. 역설적 수용, 메타인지(metacognition), 상황 인지(context awareness), **인지**, 인지왜곡, 스키마 형성 등 개념 확장과 알아차림도 중요하다.

❀ 시간구분 과정: 시간 알아차림

시간-선-치료

일반적인 시간들과 프로이트의 정신분석 및 그 발달 단계를 본다면 시간은 과거·현재· 미래의 역동[통과시간(through time)이라고 칭함]이다. 대조적으로 신경언어 프로그래밍은 지금 여기[here and now, 시간 선(in time)이라고 칭함]에 시간을 잘 소개했는데, 지금 이 순 간에 주의를 두는 마음챙김과 유사하다.

❀ 자기초월 과정: 초월 알아차림

자아초월 정신치료, 기질성격 이론의 자기초월성 및 통합치료, 통합심리학 등에 나타나는 초월 알아차림을 설명한다.

자아초월 정신치료(transpersonal psychotherapy)

자아 죽이기, 탈동일시, 실존적 자기, 하나 되기, 초월적 자기, 초월 경험, 절정 체험 등이 중요 특성이며 치료 과정이다. 현존재분석이나 의미치료는 삶의 의미, 가치, 존재를 알아차림으로써 그 주체의 존재를 '실존적 자기'라고 칭할 수 있다.

자아초월 정신치료는 처음에, ① 동일시로서 형성되었던 자아는 ② 탈동일시된다. 그리고 자아를 지우고 ③ 초월함으로 ④ 존재를 알아차림하고('실존적 자기') ⑤ 절정체험으로 하나 되어, ⑥ '비이원'을 경험하게 된다. 이를 **'초월적 자기'**라 깨달음한다([그림 19-1] 참조). 초월 명상과 유사한 점이 있다.

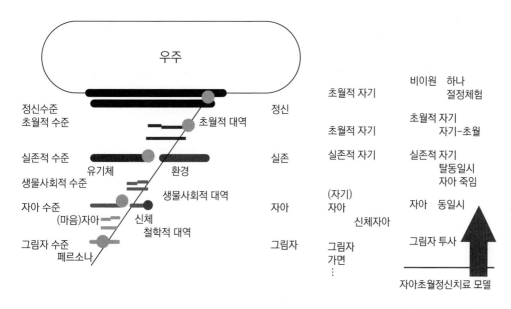

[그림 19-1] 우주 안의 각 수준(왼쪽)과 주체/자기의 명명(가운데)과 자기초월치료 요인(오른쪽)

클로닝저의 나, 너 그리고 우리 전체

○ 클로닝저의 통합치료(cohesive therapy)

기질성격 이론 중의 성격은 성격의 3요소, ① 나, 개인 중심, ② 너, 관계성, ③ 우리, 자기초월의 각각 5단계 씩 모두 15단계에 대한 **'발달 단계'**와 치료적 개입으로 설명하였다(〈표 19-2〉). 그 의미는 중요하다. 기질과 성격 상호관련성도 밝혀져 있지만 생략한다.

첫째, 나-자기지향성(Self-Directedness: SD)에서는 자아강화, 즉 나 자신을 신임하며 목적의식을 가지고 자원을 키우며 많이 알수록 겸손(감사)해지고, 온전과 평온을 이룬다. 둘째, 너와의 관계-협조성(Cooperativeness: Co), 즉 너의 입장 이해는 부모님 신뢰부터 타자를 공감하고 관용, 아량을 기르며 측은, 자비심을 갖추고 지혜와 사랑을 이룬다. 나와 너를 이루면, 셋째, 우리, 초월-**자기초월성(Self-Transcendence: ST)**, 즉 나를 탈동일시하며, 나를 죽이고 새로운 사람이 되는 요소는 복종과 양심, 영성, 깨달음 경지에 이르면 선함

표 19-2 클로닝저의 기질성격 이론의 15발달 단계와 문제 단계에 대한 적절한 ⑦수준 치료기법

기본 개념	단계	SD 자기지향성 self directedness	Co협조성 cooperativeness	ST 자기초월성 self transcendence	단계 별 다루어야 할 치료 요소(①~⑦) 수준
지지	1		Co1신뢰 trust		① 지지, 현실 치료 & 약 Walking together
	2	SD1 신임 confidence			
	3			ST1 복종 obedience	② 직접, 합리, 표현, 행동치료 & 약 Working together
합리 행동	4	SD2 목적 purposefulness			
	5		Co2 공감 Empathy		
	6			ST2 양심 conscientiousness	③ 정신분석 역동, 인본, 대인 치료, prn 약 Hearts beating as one
역동	7	SD3 자원 resourcefulness			
	8		Co3 관용 아량 generosity		
	9			ST3 spirituality 영성	④ 경험, 실존, 도덕(종교) 치료 Spirit feeling as one
자아 초월	10	SD4 겸손 humility			
	11		Co4 측은, 자기연민 compassion		
	12			ST4 Enlightment joy 계몽 **깨달음** 즐거움	⑤ 자아초월 치료, 영성 치료 Minds thinking as one
융합	13	SD5 완전 평온 integrity peace			
	14		Co5 지혜 순수 사랑 wisdom pure **love**		⑥ 응용영성치료 **Listing in silence**
	15			ST5 **창조성** 독창 착함 덕 **creativity** goodness	⑦ 완전통합치료 Experiencing in unity

에 도달한다는 내용이다. 나비처럼 탈바꿈하자는 성격의 3요소의 성숙(cohesive therapy)을 말한다. 나-너를 강조(부버)하고 타자 입장의 이해를 강조한 점에서, SD, Co와 ST 균형은 정서 중심적 부부치료, 부모-자녀 문제 치료를 상호 주관성으로 풀어가기와 유사하며, Co 발달 단계는 똑같지는 않지만 자애 명상과 유사점이 있다.

〈표 19-2〉에서는 각 성격발달 단계에 맞추어 적절한 기법이 일곱 수준으로 제시되어, 통합된 정신치료(맞춤치료)를 가능케 해 준다. 치료요소 ①수준에 현실치료(현실검증과 책임), ②수준에 인지, 표현주의(예술), ③수준에 정신분석, 역동, 인간관계 분석치료(설리반), 내담자 중심치료(로저스), 신프로이트(호나이, 프롬), 대인관계 정신치료(슬픔, 불화, 역할전환, 사회적 민감성 다루기, 즉 생물심리사회 접근, 애착, 의사소통, 사회 이론)들이 있고, ④수준에 실존치료, 현존재분석, ⑤, ⑥, ⑦수준은 각각 자아초월 정신치료, 응용영성치료, 완전통합치료 내용이 있다. 특히 ①, ②, ③수준의 경우는 약물치료를 동반하기도 한다.

켄 윌버의 통합심리학

켄 윌버(K. Wilber)의 통합심리학 체계, **발달 10단계**, 무경계는 매우 중요하다. **무경계**는 인간(유기체)이 전체적 연결망 속에 엮여 있다는 점으로 경계 없음을 이야기한다. '전초오류'나 '전체부분오류'들을 벗어나야 생물학적·심리적·사회적·영적인 웰빙 추구를 제대

표 19-3 켄 윌버의 발달 10단계 및 각 단계에 적절한 명상법과 건강치유법

단계	통합 실습
F10 비이원	족첸, 마하무드라, Shavinism, 선, 에크하르트, 비이원신비주의
F9 원인	위파사나, 자기탐구, bare attention, 향심기도, 바라보기, 무형신비주의
F8 정묘	신성신비주의, Yidam, 관상기도, 고급탄트라
F7 심령	샤먼적, 자연신비주의, 초급탄트라
F6 커타우로스	
F5 성숙한 에고	정신치료, 인지치료, 그림자 작업(의식적인 철학 받아들이기, 시각화요법, 확신요법=affiirmation)
F4 역할지기	
F3 자아개념	
F2 정서가지	태극권, 요가, 생체에너지학, 프라나, 기공, 탄트라식 성교, 자기초월몸전체성애
F1 신체자기	(식이) Atkins=황제요법, Eades, 오니시 비타민, 호르몬
F0 BPM	

로 잘 하여, 이로써 비이원 단계에 도달하며 통합심리학적 접근이 완성된다. 그중 윌버의 발달 10단계 각각의 단계별로 적절한 명상과 기도들을 살펴보면 다음과 같다(〈표 19-3〉).

❀ 정리

정신치료의 여러 요소가 명상의 치료적 요인과 비교되는지 알아본 결과 명상요인이 녹아들어 있다고 결론지었다. 그 구체적 사항은 다음과 같다.

각종 정신치료의 알아차림을 다섯 개 영역으로 나누어 설명하고 명상요소와의 비교를 제시하였다. 첫째는 환경과 대상으로부터 표상, 무의식, 집단무의식으로 들어가는 과정 알아차림, 둘째는 타자에의 접근 과정 알아차림, 셋째는 정신기능 확장 과정의 알아차림, 넷째는 시간 개념 알아차림, 즉 시간 개념에서는 시간선(in time), 함께하는 시간(with time)을 소개하였고, 다섯째는 초월 알아차림으로 나눠 각종 정신치료기법을 살펴보았다, 끝으로 켄 윌버의 **무경계**, 발달 단계 10단계와 각종 명상들을 조사 · 비교하였다.

결론은 정신치료 각각에 대해 마음챙김 방법 이외에 상황이나 환경 알아차림, 대상 지향성, 무의식, 리비도, 역동, 집단무의식, 타자 관계, 대타자, 언어, 기억 다루기 등이 있었으며, 이런 방법들을 통해서 분석함은 정신병리를 풀어 나갈 치료적 핵심 요소라고 생각된다. 자유의지와 관련하여 정신결정론 설명의 깊이를, 지향성(의도성)을, 무위와 멈춤을 터득한다면 변화가 어떻게 관점의 변화가 가능한지 많은 도움이 될 것이다.

끝으로 한 인간의 고통 받는 갈등이나 병리에 대하여 다양한 정신치료 원리를 익히고 통합치료(integrated psychotherapy)를 준비하여 각 개인에 맞는 적극적인 맞춤치료가 필요함을 알아차리도록 여러 종류, 여러 단계의 정신치료가 자아초월에의 방향성이 보이도록 설명 · 비교하였다.

참고문헌

김정호(2020). 마음챙김 긍정심리 훈련 (MPPT) 워크북. 서울: 불광출판사.

이민규(2019). 기독교와 명상, 기도의 맥락에서. 대한명상의학회 춘계학술대회, 23-37.

이부영(2014). 분석 심리학: C. G. 융의 인간심성론 (3판). 서울: 일조각.

임승택(2009). 사띠 개념의 현대적 해석 양상에 대한 재검토. 명상심리상담, 3, 34-72.

최영민(2010). 쉽게 쓴 정신분석이론. 서울: 학지사.

한자경(2009). 불교의 명상과 서양의 명상인지치료. 명상치료연구, 3, 74-109.

한자경(2013). 대승기신론 강해. 서울: 불광출판사.

한창환(1999). 스트레스와 정신신체장애. 양병환 외 공저, 스트레스 연구(pp. 163-212). 서울: 하나의학사.

해공(2012). 깨달음으로 가는 위빠사나 명상: 근원에서 전체를 통째로 보라. 서울: 근원.

Bauer, G. P. (2007). 지금-여기에서의 전이분석 (*The Analytic of the transference in the here and now*). (정남운 역). 서울: 학지사.

Bion, W. R. (2011). 주의와 해석 (*Attention and interpretation*). (허자영 역). 서울: NUN.

Bion, W. R. (2013). 경험에서 배우기 (*Learning from Experience*). (윤순임 역). 서울: NUN.

Cloninger, C. R. (2004). *Feeling Good, The Science of Well-Being*. Oxford.

Evans, D. (1998). 라캉 정신분석 사전 (*An Introductory Dictionary of Lacanian Psychoanalysis*). (김종주 역). 경기: 인간사랑.

Germer, C., Siegel, R. D., & Fulton, P. R. (2009). 마음챙김과 심리치료, 불교명상과 심리학의 만남 (*Mindfulness and psychotherapy*). (김재성 역). 서울: 무우수.

Grof, S. (2012). 고대의 지혜와 현대과학의 융합: 자기초월의 패러다임 (*Ancient wisdom and modern science*). (정인석 역). 서울: 학지사.

Hamilton, N. G. (2007). 대상관계 이론과 실제: 자기와 타자 (*Self and others: object relations theory in practice*). (김진숙 외 공역). 서울: 학지사.

Mindell, A. (2011). 아널드 민델의 관계치료: 과정지향적 접근 (*Dreambody in relationship*). (양명숙 외 공역). 서울: 학지사.

Nasio, J. D. (2019). 자끄 라깡: 핵심이론과 임상 (*Cinq leçons sur la théorie de Jacques Lacan*). (김종주 외 공역). 서울: 눈.

O'Connor, J., & Seymour, J. (2010). NLP 입문 (*Introducing neuro-linguistic programming: psychological skills for understanding and influencing people*). (설기문 외 공역). 서울: 학지사.

Perls, F. (1996). 펄스의 게슈탈트적 자기치료: 쓰레기통의 안과 밖. (노안영 역). 서울: 학지사.

Purser, R. (2021). 마음챙김의 배신. 명상은 어떻게 새로운 자본주의의 영성이 되었는가 (*McMindfulness : how mindfulness became the new capitalist spirituality*). (서민아 역). 서울: 필로소픽.

Vaughan, F. (1979). Transpersonal Psychotherapy. context, content, and process. *J of Tranpersonal Psychology, 11*(2), 101-110.

Wilber, K. (2000). *Integral Psychology–Consciousness, Spirit, Psychology, Therapy*. Sambhala.

Wilber, K. (2005). 무경계: 자기성장을 위한 동서양의 통합접근 (*No boundary: Eastern and Western approaches to personal growth*). (김철수 역). 서울: 무우수.

Chapter

20

우울장애의 적용

✎ 윤지애

우울증을 위한 마음챙김에 기반한 인지치료(Mindfulness-Based Cognitive Therapy: MBCT)는 마음챙김 명상 훈련과 인지행동 기술의 통합을 통해 어떻게 부적응적인 인지 과정에서 벗어날 수 있는지 환자에게 교육하기 위한 8주 과정 집단 치료법으로 개발되었다. 급성 삽화의 치료, 고통스러운 우울증 증상을 완화하는 것에 초점을 두었던 이전의 우울증 치료와는 달리, MBCT는 지속적인 재발 위험을 줄이기 위해 사람들이 우울 삽화가 끝난 후에도 잘 지내도록 하는 데 초점을 맞추고 있다. MBCT의 궁극적인 목적은 단순히 증상의 호전이 아닌 환자들에게 더 깊은 수준에서 이해의 변화를 일으켜 우울증을 재발하게 하는 생각과 감정, 신체 감각의 관계를 근본적으로 개선할 수 있도록 도와준다.

이러한 목적을 가지는 MBCT의 원리를 이해하기 위해서는 재발성 우울증에 대한 이론적 이해가 필요하다. MBCT를 확립해 가는 과정에서도 우울증 삽화에서 회복된 사람들이 왜 다시 우울증을 겪게 되는지에 대해 관심을 집중하였다.

🪷 우울증 재발 관련 심리 요소에 대한 이해와 치료의 메커니즘

MBCT는 마음챙김, 반추, 걱정, 연민, 메타인지의 변화를 통해 임상 결과를 개선한다. 또한 기초 연구에서 확인된 주의력과 감정조절 같은 기본적인 생물학적 행동 과정(biobehavioral process)에 대한 마음챙김 기반의 중재의 효과는 마음챙김 기반 훈련이 주의력과 감정을 조절한다는 것이다. 감정적 조절의 편향된 주의력과 장애는 모두 우울한 재발의 취약성과 관련된 두 가지 핵심 심리적 과정이기 때문에 우울증 재발방지의 핵심 목표다.

마음챙김에 기초한 인지치료의 이론적 전제는 우울의 재발에 기여하는 부정적 사고방식이 다시 되살아나는 것과 관련이 있다. 이 '재활성화'된 부정적인 생각과 감정의 네트워크는 우울 삽화로 이어질 수 있다. 회복된 우울증 환자가 슬픈 기분 유발 후에 우울한 정보 처리 스타일로 되돌아가는 것을 보여 주는 실험 연구가 이러한 모델의 설명을 뒷받침한다. 우울증의 치료 후, 슬픈 기분 유발에 비기능적 사고방식으로 재활성화되어 반응하는 환자는 치료 후 18개월 동안 재발 위험이 가장 높았다. 또한 인지행동치료를 통해 호전된 환자는 항우울제로 호전된 환자보다 이러한 인지적 재활성화가 유의하게 적었다. 따라서 비기능적 사고방식의 재활성화를 줄임으로써 인지행동치료가 우울증의 재발을 예방하는 데 도움이 된다고 볼 수 있다.

과거의 실패를 곱씹는 반추는 우울증의 중요한 요인으로 알려져 왔다. 개인이 과거 또는 미래에 기반한 반추에 몰입하면 이러한 생각이 실제로 일어나는 것처럼 경험할 수 있으며, 즉각적인 위협으로 여겨질 수도 있고, 이는 편도체(amygdala)의 활성화를 유발한다. 메이버그의 모델(Mayberg's model)에서 우울증은 기준 편도체 활성이 높고, 감정 자극에 대한 편도체 반응성이 높으며, 감정 상태를 조절하는 변연계와 피질 회로(limbic and cortical circuit) 사이의 기능 장애로 특징짓는다.

MBCT의 중요한 행동 메커니즘은 개인이 존재 양식(being mode)을 통해 '메타인지(metacognition, 인지에 대한 인식, 사고에 대한 사고, 알기에 대해 아는, 자신의 인식에 대한 인식 및 고차원적 사고 능력)'를 향상시키는 것이다. 또한 존재 양식은 지금 현재의 것에 알아차리고 받아들이는 데 주의를 기울이는 것을 말한다. 존재 양식에서는 실제와 원하는 상태 사이의 불일치를 줄이기 위해 경험에 대해 판단할 필요가 없다. 반대로, 행위 양식(doing mode)은 실제와 원하는 것의 차이를 확인하는 마음 양식으로, 이 불일치를 줄이기 위한 노력이 특징이다. 이러한 불일치 기반 문제 해결은 가능하고 명확한 행동 과정이 있는 상황에서 적절하지만, 내부 경험의 측면에서 이 접근법을 적용하면 고통이 증가하고 불만이 지속될 수 있다. 마음챙김은 슬픔 자체를 포함한 자신의 경험에 대한 비판단적인 현재 순간의 알아차림을 배양함으로써 과거의 후회나 미래에 대한 두려움에 대한 반추의 고리를 끊고, 인지적 반응성(cognitive reactivity, 약간의 기분의 악화가 회복 이면에 숨겨진 과거 우울 삽화에서 나타났던 인지적 방식을 재활성화시키는 과정)과 우울증상 사이의 연관성을 깨뜨리면서 자기자비를 강화할 수 있다.

MBCT의 또 다른 중요한 작용 기제는 의도적으로 환자의 주의를 옮길 수 있는 능력을 향상시켜 보다 유연한 인지 및 행동 반응을 가능하게 하는 것이다. 우울증의 기능 장애 중 일부는 가치 있는 활동을 배제하고 원하지 않는 생각이나 느낌을 회피하려는 시도에 매달려 있는 주의력, 행동적·인지적 자원의 불균등과 관련되어 있다. 편도체로부터 매개되는 위협 탐지 신호에 의해 이 위협적인 자극은 지각적 관심과 추가 처리 자원을 놓고 경쟁하게 된다. MBCT는 사람들이 생각과 느낌을 정신적 사건으로 이름을 붙임으로써 메타인지 인식을 개발함에 따라, 고통을 유발하는 인지를 덜 위협적으로 인지하게 하고 결과적으로 인지적 자원에 대한 요구도 덜 것으로 인식시킬 수 있다. 또한 마음챙김 훈련은 작업 기억 용량을 향상시킴으로써 주의력 통제와 감정조절을 호전시킨다. 이것은 인지적 또는 정서적 요구하에서 의도적으로 행동을 인도하고 감정적인 침습적 생각을 극복하게 하는 자원이다. 의도적인 주의는 다양한 핵심 마음챙김 기술을 사용하여 처음 세 번의 MBCT 세션에서 학습된다(보디스캔, 마음챙김 움직임, 호흡 마음챙김). 이 초기 세션에서는 주의력을 증진시키는 것뿐만 아니라 명상 중에 일어나는 습관적인 반응성 패턴(예: 침습적인 부정적인 생각)과 관련 혐오감 및 판단(예: '나는 이 점이 좋지 않습니다. 나는 얼마나 심하게 느끼는지 알고 있습니다.')을 알아차리게 한다. 마음챙김 기술을 배우면서 환자들은 우울감을 주는 생각의 연료가 되는 자기판단과 자기비난을 줄이는 법을 배우고 이에 대해 연민을 가지고 반응하여 결국 도움이 되지 않는 습관적인 사고방식에서 벗어나도록 한다.

마음챙김 기술은 괴로운 생각과 감정을 알아차리고, 그러한 경험을 능동적으로 수용하고 자기연민을 통해 재발과 관련된 네트워크를 파괴하고 재발의 위험을 상쇄하는 수단이 된다. 친절, 공감, 평정, 인내로 괴로운 생각과 감정을 마주하는 것을 수반하는 마음챙김의 요소들은 변화 과정에 결정적인 것으로 생각된다.

✿ 기존 우울증 치료의 대안으로서의 MBCT

영국 국립보건연구원(National Institute for Health and Care Excellence: NICE) 가이드라인

에 의하면 우울증의 재발 이력을 가진 사람들은 적어도 2년간 항우울제를 계속 복용해야 한다. 항우울제 유지 치료는 반드시 복용해야만 보호 효과를 나타내고, 그 효과는 복용 기간을 넘어서서 지속되지 않는다. 그러나 약물을 유지하는 비율은 낮고, 일부 대상자에게는 사용할 수 없는 경우가 있다. 또한, 항우울제는 증상을 억제하나 삽화 그 자체의 원인을 치료 목표로 하지 않는다. 중요한 점은 환자들은 대개 항우울제를 무한정 복용하려고 하지 않는다는 것이다. 재발 위험이 높은 환자는 위험이 낮은 환자보다 항우울제 유지가 적으며, 많은 환자는 재발이나 재발에 대한 장기간의 보호를 제공하는 정신 사회적 개입을 선호한다.

MBCT는 기존의 우울증 치료가 가진 한계에 대한 대안으로서 1차 진료 환경에서 우울증의 유병률을 줄이는 데 크게 기여할 잠재력을 보여 주고 있다. 또한, MBCT는 많은 환자의 수요를 충족시키는 접근법이 될 수 있다. 실제로 MBSR 수업에는 한 번에 30명 이상이 참가할 수 있다. 이는 개인이 가지고 있는 특정 사고 내용을 다루려는 기존의 치료 방식과는 다른 것이다. 그러므로 MBCT는 경험적으로 지지되면서 완전하게 개발되었고 많은 환자가 이용 가능하며 비용 면에서도 상당히 효과적인 치료법이다.

🪷 MBCT의 구성

MBCT는 1회기당 2시간씩 주 1회 총 8회기로 매뉴얼화된 집단 기반 기술 훈련이다. 수업은 보디스캔, 앉기 및 걷기 명상, 움직임 명상, 3분 호흡 공간(3-minute breathing space: 3MBS) 및 일상적인 활동에 대한 주의집중 등 다양한 공식적 및 비공식적 명상 실습으로 구성된다. 초기 세션에는 호흡이나 신체 감각에 주의를 기울이는 가이드 명상이 더 많이 포함된다. 나중에는 독립적·개별적인 연습을 개발하고 이전에 피할 수 있었던 생각과 감정을 포함하여 정신적 사건에 대한 의식적인 인식을 넓히는 데 더 중점을 둔다. 숙제는 치료에 필수적인 요소이며, 환자는 가이드 명상 녹음을 사용하여 매일 45분씩 마음챙김 훈련을 연습한다.

MBCT에는 우울증에 대한 인지치료 및 심리교육(psychoeducation)의 요소가 포함된다. 사람들은 원치 않는 생각이나 감정을 저항하거나 피하려고 시도하는 것이 실제로 고통을 가중시키고, 우울증을 해결하는 데 도움이 되기보다는 우울증을 영구히 지속시킬 수 있다는 것을 배운다. 또한, 목욕을 하거나 즐거운 음악을 듣고 산책을 하는 것과 같이 웰빙을 증진시키는 활동을 하도록 참가자들을 지원한다. 환자들이 증상이 악화될 때 나타나는 초기 경고를 알아차리도록 행동적 계획을 수립하고, 그때 취해야 할 조치를 계발하도록 하는 점이 인지치료적 요소로 포함되어 있다.

한편, MBCT와 인지행동치료(CBT)의 치료적 견지는 분명한 차이를 보인다(〈표 20-1〉). MBCT는 생각의 내용을 바꾸는 데 강조를 두지 않고, 생각과 느낌 사이의 관계를 알아차리는 데 중점을 둠으로써 메타인지를 향상시키는 데 목적이 있다. 즉, 생각과 느낌, 믿음을 자기 자신에 대한 한 측면 혹은 진실의 반영이라고 생각하지 않고 하나의 정신적 사건(mental events)으로 경험하는 것이 목적이다.

표 20-1 MBCT와 CBT의 치료적 견지의 비교

MBCT	CBT
사고 과정에 중심	사고 내용에 중심
고통스러운 정서와 어려운 환경과 함께 하는 새로운 방법을 유도함	고통스러운 정서와 어려운 환경을 새로운 관점으로 바라보게 유도함
생각을 생각으로 구분하기(사실처럼 진술하는 것에 대항하여)	건강한 사고와 비기능적, 부정적 사고를 구분하기
생각과 느낌을 고정하거나 바꾸거나 회피하지 않고 알아차리고 허용하기	비기능적 믿음을 시험하고 도전하고, 새로운 해석을 만들기
지금 현재 알아차림을 발전시키는 행동적 개입	적응적 반응을 강화하는 행동적 개입
치료자(지도자)가 직접 접근방식을 구현	치료자가 교육, 지시

출처: Sipe & Eisendrath (2012).

기존의 CBT와 MBCT의 큰 차이 중 하나는 치료자의 자세다. 환자들이 사고와 감정에 관련된 새로운 방식을 연습할 때, 환자에게 진정한 자원을 제공할 수 있도록 치료자 자신의 마음챙김 연습이 필수적이다. 그렇게 함으로써 집단 내에서 발생할 수 있는 부정적인 정서에 대한 순간적인 마음챙김의 자세를 치료자가 직접 구현할 수 있다. 또한, 치료자는 참가자들의 문제에 대해서 어떤 해결책을 주거나 고치려고 애쓰지 않는다.

🪷 연구 결과 및 가이드라인

MBCT는 원래 우울증에서 호전된 환자의 재발을 방지하기 위해 개발되었다. 임상 시험은 기존 치료에서 보조적 치료 방법으로서의 치료적 가치를 지지하고 있으며, 이 맥락에

서 항우울제 유지 치료와 비교가 가능하다. 더불어 MBCT가 재발성 우울증, 불안정한 회복, 또는 아동기 외상 과거력 등의 취약성을 가진 환자의 여러 종류의 치료 후 관리에 비해 효과적이거나 유리할 수 있다는 근거가 나오고 있다. MBCT는 치료 후 잔류 우울증상의 치료와 최근에는 주요 우울증 우울 삽화의 치료, 특히 초기 치료에 반응하지 않은 환자에서 점점 더 많이 적용되고 있다. MBCT는 현존 우울증 치료와 호전된 우울증 환자 모두에서 기존 치료의 강화요법으로 상당한 효과를 나타냈다. 또한, 각각의 연구가 짧은 연구기간과 작은 표본 크기에 비해 MBCT는 심리교육 대조군과 비교하여 우수한 효능을 보였고 집단 인지행동치료에 비교할 만한 효능을 보였다.

6개의 무작위 임상 시험(N=593)의 결과에 따르면, MBCT는 우울 삽화의 과거력이 3번 이상 있는 환자에게서 일반적인 치료와 비교하여 우울증 재발 위험이 34% 감소하는 것으로 나타났다. 항우울제와의 비교에서 MBCT는 항우울제의 투여 유지와 비슷한 효과를 나타냈다. 웰빙을 위한 심리 사회적 접근법이 필요한 사람들에게 MBCT는 접근성이 높고 잘 받아들여지며 비용 효과가 높다.

영국에서 시행된 연구에서는 재발성 우울증이 있는 212명의 성인을 MBCT 혹은 항우울제 유지 치료에 무작위 할당되어 비교하였다. 참가자들은 모두 3번 이상 주요 우울 삽화를 경험했고 항우울제를 복용하고 있었으며, MBCT에 할당된 사람들은 항우울제 치료를 서서히 감량하거나 중단하여 비교하였다. 그 결과, MBCT에 할당된 환자와 항우울제 유지 치료에 할당된 환자는 우울증의 재발 위험이 비슷하게 나타났다. MBCT에 참여한 환자 중 44%(94/212), 항우울제 유지 치료 환자의 47%가 2년 이내 재발했으며 재발하기까지의 시간은 두 집단에서 비슷했다. 이 연구가 우울증의 재발률을 줄이는 데 있어서 MBCT가 항우울제 치료보다 효과가 있다는 것을 보여 주지는 못했지만, 이러한 결과는 약물 처방만을 반복적으로 받고 있는 수백만 명의 재발성 우울증 환자에게 MBCT가 새로운 선택이 될 수 있음을 제시하였다.

가장 최근에 발표된 메타 연구에서는 9개의 무작위 임상 시험의 1,258명이 개별 환자 수준으로 분석되었다. 이 연구 결과는 60주간의 후속 치료 기간 동안 MBCT가 다른 적극적인 치료법 및 항우울제 치료에 비해 우울증 재발의 위험을 감소시켰다는 것을 보여 준다. 또한, 치료 효과는 치료 전 우울증 심각도가 더 높은 환자에게 가장 효과적이었다. 이러한 결과는 성별, 나이, 교육 수준에 따라서도 차이가 없었으며, 그 효과는 명상지도자에 관계없이 비슷한 결과를 보였다. 부작용은 9개의 연구 중 6개에서 보고되었지만 MBCT에 기인한 것은 없었다. 이전 연구에서는 MBCT의 우수성을 일반적인 치료(usual care)와 비교했던 것에 반해, 이 연구는 MBCT가 다른 적극적인 치료법에 비해 효과적이고 그 효과가 연령, 교육 수준, 결혼 여부 또는 성별에 따라 정의된 특정 집단에 국한되지 않는다는 중요한 근거를 제공했다. 또한, MBCT가 더 높은 우울증 증상을 가진 환자에게 가장 도움이 될 수 있다는 이 연구의 결과는 우울증 재발 위험이 클수록 MBCT가 더 많은 혜택을 제공한다는 새로운 의미를 더했다.

MBCT의 효과에 대한 다양한 연구 결과를 바탕으로 MBCT는 현재 우울증의 치료 가이드라인에서 권장되고 있다. CANMAT 가이드라인(2016년 개정)에 의하면, MBCT는 급성 우울증에 대한 2차 보조 치료(Level 2 Evidence) 및 1차 유지 치료(Level 1 Evidence)로서 권장된다. NICE 가이드라인(2017년 개정)에서는 집단 기반 MBCT가 재발 위험이 높은 대상자를 위해 고안된 모든 치료법 중 가장 강력한 근거 수준을 가지고 있으며, 우울 삽화를 3회 이상 겪은 사람에게 효과적일 것이라고 하였다. 그래서 중증 우울증에서 회복된 환자 중 재발 위험이 높다면, 3회 이상 우울 삽화 과거력이 있는 환자에게는 항우울제 치료와 병합하여 MBCT를 권장하였고, 2018년에는 환자가 항우울제를 중단을 원할 때 재발 방지를 목적으로 MBCT를 권장하는 항목을 추가하였다.

✽ MBCT의 향후 주안점과 주된 질문

MBCT가 급성 우울증의 1차 치료가 될 수 있는가

앞서 언급했던 것과 같이, MBCT는 우울 삽화 과거력이 있는 사람이 현재는 회복된 상태이더라도 앞으로 우울증이 재발하는 것을 예방하기 위해 고안된 방법이다. 그렇기 때문에 MBCT 고안 초기에는 급성 우울기 때의 현저한 부정적 사고와 집중의 어려움으로 인해 MBCT의 온전한 효과를 얻어내기가 힘들 것이라고 우려되기도 하였다. 그러나 많은 연구에서 MBCT가 급성 우울 삽화에도 도움이 된다고 보고되고 있다. MBCT의 급성 우울 삽화 치료연구 8개의 효과크기에 대한 메타 연구에서 MBCT가 유의하게 높은 효과크기를 나타냈다. 아직 MBCT가 주요 우울증의 1차 치료로 고려될 수 있는지에 대한 근거는 충분하지 않으며, 향후 다른 주요 우울증에 효과가 입증된 근거기반 치료와 MBCT의 직접적인 비교를 통해 충분한 근거를 마련해야 하겠지만, MBCT가 이후 급성 우울 삽화에서의 사용 가능한 대안적 치료법으로 될 가능성은 적지 않다고 할 수 있다.

MBCT는 어떤 환자에게 더 효과적인가

MBCT가 어떤 환자에게 더 도움이 될지, 어떠한 요인이 치료효과에 중요한 영향을 미치는지에 대한 연구는 아직 불충분하다. 현재까지 보고된 MBCT 효과에 있어서 중요한 영향을 미치는 요인은 다음과 같다. 우울증 재발 방지를 위한 MBCT의 연구는 과거 3회 이상 우울 삽화가 있었던 환자에게는 상당한 이점을 보여 주었지만, 그보다 적은 환자에게는 큰 효과를 보이지 않았다. MBCT는 우울증 외에도 아동기 외상을 겪은 사람들의 우울증 재발을 방지하는 데에 도움이 된다고 보고되었다. 또한 생애초기 트라우마, 반추 경향, 자기 비난적 성향은 MBCT의 효과를 예측하는 요인이 된다고 하였다. 그밖에 집단 프로그램에 참여하려는 의지, 명상 실습에 참여하려는 의지, 숙제를 하려는 의지, 연습으로부터 효과를 볼 수 있도록 충분히 집중하는 능력 등도 중요한 요인이었다.

치료저항성 우울증에 대한 MBCT의 효과

치료저항성 우울증은 2회 이상 항우울제의 적절한 용량과 기간으로 사용했음에도 증상 호전에 실패한 경우로 정의될 수 있으며, 우울증으로 고통 받는 사람의 50%를 차지한다. 이들에게는 다른 약리학적 대안을 거의 이용할 수 없으며, 환자와 치료자 모두에게 치료적 허무주의(nihilism)의 위험이 있다. 더욱이 효과적일 것이라고 생각했던 약물의 반복적인 실패는 우울증이 자아의 본질적 속성이라는 믿음을 더욱 견고히 하여 세상과 미래에 대한 부정적인 신념을 강화시킨다. 치료저항성 우울증 환자는 비기능적 믿음에 도전하고 바꾸는 것을 강조하는 전통적인 CBT에 대한 딜레마를 일으킬 수 있다. 환자의 관점에서 볼 때, 일생에 걸친 치료의 실패와 우울한 증상, 사회적 · 직업적 및 대인 관계에서의 일련의 장애는 모두 그들의 본질적 속성에 결함이 있다는 확실한 증거가 될 수 있다. 이때, 생각을 생각으로 알아차리지만 그것들을 변화시킬 필요가 없는 MBCT가 가진 수용의 자세는 치료저항성 환자에게 또 다른 치료적 접근법을 제공할 수 있다. 치료저항성 우울증 환자를 대상으로 하는 MBCT의 적용 근거는 아직 많지 않으나, 안전성과 효과를 확인하는 연구들이 보고되고 있다. 치료저항성 우울증 환자를 치료하는 데에 장벽이 되는 동기와 주의집중의 결함, 다양한 공존질환 등은 기존 MBCT 형태의 변형 및 수정을 통해 보완될 것으로 기대하고 있다.

자살 위험이 있는 환자에게 적용할 수 있는가

MBCT에서 자살 위험이 있는 환자에 대한 적용은 도전적이지만 그만큼 적극적인 방법일 수 있다. 자살 사고를 가진 환자들은 MBCT의 탈락률이 높게 나타났고, MBCT의 효과는 자살 사고의 감소에 직접적인 영향이 없었다. 반대로, 자살 충동을 가진 환자는 치료 초기에 우울 점수가 더 높은 상태로 시작했지만 치료 후에는 유의한 감소를 보였다. MBCT를 중단한 자살 사고가 있는 환자들은 부정적인 기분 상태가 갑작스럽게 유도된 후 대인관계 문제가 현저하게 악화되는 것으로 나타났다. 인지적 반응성이 높고 반추가 심한 사람에게 MBCT를 실행하기는 매우 어렵지만, MBCT를 완료할 경우 가장 이득을 많이 볼 대상일 수 있다.

MBCT는 회복기 동안 우울감에 대한 인지적 반응성을 목표로 함으로써 자살 위험의 재발을 막을 수 있다고 보고한다. 최근의 연구에서는 재발예방이라는 맥락에서 마음챙김 훈련이 우울증상과 자살 충동 사이의 연관성을 효과적으로 제거하여 자살 위험에 처한 개인의 자살 충동을 효과적으로 차단하여 자살 위험이 있는 우울증으로의 재발에 대한 중요한 취약성을 감소시킬 수 있음을 나타냈다. 그러나 이러한 효과가 얼마나 안정적인지, 그리고 그것이 얼마나 재발율의 실제 감소로 이어지는지 추가적인 연구가 필요하다.

🪷 정리

마음챙김에 기반한 인지치료(MBCT)는 우울장애에서 가지는 부정적 사고방식의 변화를 통해 그 효과를 나타낸다. 이는 특히 반복성 우울 삽화를 겪은 환자의 우울증 회복 후 재발 방지에 뛰어난 효과성을 확인했으며, 급성 우울 삽화의 치료 및 치료저항성 우울증에 대한 적용 또한 기대가 되는 점이다. 이는 기존의 약물치료의 한계를 극복할 수 있는 또 다른 치료적 대안이 될 수 있다. 또한 집단 기반의 치료로서 다수를 대상으로 시행할 수 있다는 장점은 비용 효과적인 면에서 뛰어나, 높은 우울증 유병률을 줄이는 데 크게 기여할 잠재력을 보여 주고 있다.

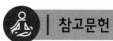 **참고문헌**

Baer, R., & Walsh, E. (2016). Treating Acute Depression with Mindfulness-Based Cognitive Therapy. In A. Well & P. L. Fisher (Eds.), *Treating Depression: MCT, CBT and Third Wave Therapies* (pp. 344-68). Hoboken: John Wiley & Sons.

Bangor University. (n.d.). "Implementation of Mindfulness-Based Cognitive Therapy into the UK National Health Service in 2012 | Centre for Mindfulness Research and Practice | Bangor University." Accessed April 10, 2019. https://www.bangor.ac.uk/mindfulness/nhs.php.en.

Barnhofer, T., Crane, C., Brennan, K., Duggan, D. S., Crane, R. S., Eames, C., Radford, S., Silverton, S., Fennell M. J. V., & Williams, J. M. G. (2015). Mindfulness-Based Cognitive Therapy (MBCT) Reduces the Association between Depressive Symptoms and Suicidal Cognitions in Patients with a History of Suicidal Depression. *Journal of Consulting and Clinical Psychology, 83*(6), 1013-1020.

Davidson, R. J. (2016). Mindfulness-Based Cognitive Therapy and the Prevention of Depressive Relapse: Measures, Mechanisms, and Mediators. *JAMA Psychiatry, 73*(6), 547-548.

Deen, S., Sipe, W., & Eisendrath, S. J. (2016). Mindfulness-Based Cognitive Therapy for Treatment-Resistant Depression. In S. J. Eisendrath (Ed.), *Mindfulness-Based Cognitive Therapy: Innovative Applications* (pp. 133-144). Cham: Springer International Publishing.

Eisendrath, S. J., Gillung, E., Delucchi, K. L., Segal, Z. V., Nelson, J. C., McInnes, L. A., Mathalon, D. H., & Feldman, M. D. (2016). A Randomized Controlled Trial of Mindfulness-Based Cognitive Therapy for Treatment-Resistant Depression. *Psychotherapy and Psychosomatics, 85*(2), 99-110.

Gilmartin, H., Goyal, A., Hamati, M. C., Mann, J., Saint, S., & Chopra, V. (2017). Brief Mindfulness Practices for Healthcare Providers-A Systematic Literature Review. *The American Journal of Medicine, 130*(10), 1219.e1-1219.e17.

Kuyken, W., Hayes, R., Barrett, B., Byng, R., Dalgleish, T., Kessler, D., Lewis, G., Watkins, E., Brejcha, C., et al. (2015). Effectiveness and Cost-Effectiveness of Mindfulness-Based Cognitive Therapy Compared with Maintenance Antidepressant Treatment in the Prevention of Depressive Relapse or Recurrence (PREVENT): A Randomised Controlled Trial. *The Lancet, 386*(9988), 63-73.

Kuyken, W., Hayes, R., Barrett, B., Byng, R., Dalgleish, T., Kessler, D., Lewis, G., Watkins, E., Morant, N., et al. (2015). "The Effectiveness and Cost-Effectiveness of Mindfulness-Based Cognitive Therapy Compared with Maintenance Antidepressant Treatment in the Prevention of Depressive Relapse/recurrence: Results of a Randomised Controlled Trial (the PREVENT Study)." *Health Technology Assessment, 19*(73), 1-124.

Kuyken, W., Warren, F. C., Taylor, R. S., Whalley, B., Crane, C., Bondolfi, G., Hayes R., et al. (2016). Efficacy of Mindfulness-Based Cognitive Therapy in Prevention of Depressive Relapse: An Individual Patient Data Meta-Analysis From Randomized Trials. *JAMA Psychiatry, 73*(6), 565-574.

Lee, S. -H. (2018). Effects of Mindfulness-Based Therapy on Depressive Disorder. *Journal of Korean Neuropsychiatric Association, 57*(2). 133-138.

Mayor, S. (2015). Mindfulness Based Therapy Is as Effective as Antidepressants in Preventing Depression Relapse, Study Shows. *BMJ, 350*(April), h2107.

Parikh, S. V., Quilty, L. C., Ravitz, P., Rosenbluth, M., Pavlova, B., Grigoriadis, S., Velyvis, V., et al. (2016). Canadian Network for Mood and Anxiety Treatments (CANMAT) 2016 Clinical Guidelines for the Management of Adults with Major Depressive Disorder: Section 2. Psychological Treatments. *Canadian Journal of Psychiatry. Revue Canadienne de Psychiatrie, 61*(9), 524-539.

Riemann, D., Hertenstein, E., & Schramm, E. (2016). Mindfulness-Based Cognitive Therapy for Depression. *The Lancet, 387*(10023), 1054.

Segal, Z. V., Williams, J. M. G., & Teasdale, J. 2018. *Mindfulness-Based Cognitive Therapy for Depression* (2nd ed.). Guilford Publications.

Sipe, W. E. B., & Eisendrath, S. J. (2012). Mindfulness-Based Cognitive Therapy: Theory and Practice. *Canadian Journal of Psychiatry. Revue Canadienne de Psychiatrie, 57*(2), 63-69.

Teasdale, J. D., Segal, Z. V., Williams, J. M., Ridgeway, V. A., Soulsby, J. M., & Lau. M. A. (2000). Prevention of Relapse/recurrence in Major Depression by Mindfulness-Based Cognitive Therapy. *Journal of Consulting and Clinical Psychology, 68*(4), 615-623.

Toscano, A. L. (2015). Efficacy of Mindfulness Based Cognitive Therapy in the Treatment of Symptoms of Active Depression: A Meta-Analysis. *Towson University Institutional Repository*. https://mdsoar.org/handle/11603/2047.

Zhang, M. -F., Wen, Y. -S., Liu, W. -Y., Peng, L. -F., Wu, X. -D., & Liu, Q. -W. (2015). Effectiveness of Mindfulness-Based Therapy for Reducing Anxiety and Depression in Patients With Cancer: A Meta-Analysis. *Medicine, 94*(45), e0897-0.

Chapter

21

마음챙김 기반 치료와 불안

✍ 이상혁

이 장에서는 불안조절에 사용하는 마음챙김에 대한 개념과 종류, 작용 기전에 대하여 설명하고 불안증상을 보이는 질환에서 어떻게 치료적으로 적용될 수 있는지 알아보겠다.

마음챙김은 학자마다 여러 카테고리로 달리 나눌 수 있지만 명상의 여러 요소 중 주의 집중(focused attention)과 알아차리기(awareness, open monitoring)라는 두 가지 주요 기술로 나뉜다. 그밖에 여러 부가 기술과 함께 이 기술을 향상시킴으로써 불안과 우울 같은 병적인 마음의 상태를 보다 효과적으로 다루도록 도울 수 있다.

🪷 불안증상의 조절을 위한 마음챙김의 정의와 그 기법

명상을 증거 중심적인 치료 프로그램으로 만든 존 카밧진(J. Kabat-Zinn)의 정의에 따르면, 마음챙김은 지금 현재에 일어나는 일에 의도를 가지고 집중하되 비판단적으로 알아차리는 것을 의미한다. 즉, 마음챙김이란 현재에 일어나고 있는 생각과 사고, 감정, 감각, 물체 등의 대상에 주의를 기울이며, 이 과제를 수행하는 도중에 마음이 떠돌아다니면 이를 알아차리고 다시 현재로 돌아오고, 이때의 알아차림(awareness)을 통해 우리의 매 순간의 경험 중에 마음에 떠오르는 생각과 감정을 판단하지 않고 그대로 받아들이는 복잡한 인지-감정적인 과제다. 부정적인 생각과 감정들을 비판단적으로 받아들인다는 것은, 우리가 익숙해져 있는 생각과 감정에 자동적으로 반응하지 않고 지금 떠오르는 생각이 단순히 '생각'일 뿐 사실이 아니며, 감정 또한 익숙해져 있는 단순 '감정'일 뿐 그 이상도 이하도 아니라는 것을 판단하지 않고 받아들이는 과정을 말한다.

먹기, 걷기, 이 닦기, 운동 등 일상생활에서 자동적으로 행하고 이에 대해서 집중이나 자각하지 못한 채 지내던 자동 반응도 마음챙김을 연습하며 반복하면 무의식적으로 행하던 자동적인 반응(automatic pilot)에서 벗어날 수 있다. 나아가 불안장애 환자의 경우, 중립적인 자극이 주어지더라도 이를 위험으로 해석하고 자동적으로 이에 대한 불안과 관계된 인지나 감정을 갖는 경향이 있는데, 이 자동적인 반응들은 'mindless'할 때 많이 생기며, 'mindful'해지는 경우 이에 대한 자동 반응을 자각하고 이를 객관적으로 바라보게 되어 불안에서 멀어질 수 있다. 이것이 과도한 걱정(excessive worry)이라는 것을 인지적으로 깨닫게 되어 효과적인 인지-감정적인 대처가 가능하다. 주로 마음챙김 호흡명상 훈련을 하다 보면, 환자들은 호흡에 집중하는 시간이 줄어들어 마음이 방황하는 과정(mind wandering)이 생기고, 불안소인이 있는 사람들은 이를 위협으로 받아들여 불안을 피하기 위한 부정적인 연상들이 꼬리를 물고 떠오른다. 치료자는 이를 자동적인 자신의 과도한 걱정이라고 알아차리라고 혹은 자각(aware)하라고 교육시키는데, 비판단적으로 자신의 생각은 단순히 생각일 뿐, 이때의 생각은 사실이 아니라고 가르치고 다시 과제에 집중시키면서 이 부정적인 연상이 자연스러운 과정이라고 안심시킨다. 환자는 이후에 이러한 패턴을 수용하고 계속적으로 알아차리도록 지시를 받으며 이를 통해 증상완화뿐 아니라 재발 방지에도 도움을 받을 수 있다. 마음챙김은 치료자가 환자의 인지를 반박하고 이를 직접적으로 교정하게 하는 전통적 인지행동치료와는 다르며, 치료자가 수용적으로 환자의 자동적인 연상과 자신의 패턴임을 받아들이고, 그대로 지나가게(let it go) 하는 것이 특징이며 이를 통해 교정적인 반응이 일어나도록 한다.

☸ 불안증상에 효과적인 마음챙김 프로그램의 종류 및 임상적인 효과

우울증상과 마찬가지로 불안 혹은 불안 관련 장애에도 대표적인 프로그램은 다음과 같다. 마음챙김에 기반한 스트레스 완화(Mindfulness-Based Stress Reduction: MBSR), 마음챙김에 기반한 인지치료(Mindfulness-Based Cognitive Therapy: MBCT), 수용전념치료(Acceptance and Commitment Therapy: ACT) 등이며, 일반인뿐 아니라 불안, 우울증 환자들에게도 적용되고 있다.

MBSR은 말 그대로 스트레스 관리 프로그램으로, 사용되는 기법이 다양하다. 대표적인 것들을 소개하자면 몸-마음 연결, 정좌 명상 그리고 이완 등을 들 수 있다. MBSR은 불안장애에 적용되어 효과성을 제시하였으나, 의학에서 전통적으로 강조되는 대규모 무작위 대조군 연구(Randomized controlled trial)는 상대적으로 적었다. 이후 다른 정신신체질환에 적용되어 암, 건선 등에도 효과가 있을 수 있다는 논문이 발표된 바 있다.

2015년에 에일스(Eyles) 등은 MBSR을 전이성 유방암에 적용하여 MBSR의 수용 정도와 효과를 보기 위해 정성적·정량적인 방법을 사용하여 연구를 하였다. 이 연구는 100명에 이르는 여성 환자를 대상으로 하였고 불안과 삶의 질에서의 변화를 측정하였는데, 여기서 MBSR은 불안의 감소와 삶의 질 증진에 효과적이라고 보고하였다. 렌체(Lenze) 등은 8주와 12주의 MBSR을 진행하면서 불안의 심각도와 기억력을 측정하였는데, MBSR로 인해 불안한 노년층에서 효과적이며 불안의 심각도가 감소하고 기억력이 일부 상승하였다고 보고하였다. 또한 8주 MBSR 프로그램과 12주 MBSR 프로그램을 진행하면서 효과를 비교하였는데, 유의미한 차이는 발견하지 못하여 8주 프로그램이 효율적인 프로그램일 수 있다는 점을 시사하였다.

호지(Hoge) 등은 명상이 범불안장애 환자의 불안증상에 효과적임을 관찰하였다. 이들은 스트레스를 유발하는 심리적인 문제를 주고 나서 회복탄력성(resilience)을 좋게 하면서 대처 능력을 키우는 식으로 불안증상에 효과적임을 보여 주었다. 아치(Arch) 등은 인지행동치료(Cognitive Behavioral Therapy: CBT)와 MBSR을 비교하여 증상의 차이를 비교하였는데, CBT는 증상 자체에 집중하는 치료 방식이고, MBSR은 현재에 집중하며 다른 생각이나 느낌 내부적인 경험과의 관계를 다루는 치료 방식이어서 '외부적인 불안(external anxiety)'에 더 효과적일 수 있음을 시사하였다. 하지만 두 집단 모두 자기보고식 불안증세와 진단 자체의 증상을 줄이는 데는 효과적이기 때문에 전반적인 치료율은 차이가 없는 것으로 보고되고 있다.

2, 3주 정도의 단기 마음챙김 중재(Brief mindfulness intervention)가 효과적이라는 보고도 있고, 혹은 3, 4일 정도의 실험실 연구가 효과적이라는 보고도 있는데, 임상적으로 적용할 만큼 큰 연구들은 아니지만 예비적으로 불안증상에 효과가 있을 수 있음을 시사하는 것이어서 앞으로의 연구 결과에 주목할 만하다. 또한 인터넷이나 스마트폰으로 마음챙김 연구를 시행한 바 있는데, 이들 역시 예비적인 연구 수준이나 불안증상에 효과가 있다고

한다.

한편, 기존에 명상과 정신병적 장애와 연관이 있다는 보고도 있는데, 정신병적 취약성이 있는 환자에게 깊은 명상을 추구하면 오히려 취약성이 자극받아 정신장애를 유발 (trigger)하는 것으로 보인다. 하지만 간단하면서 짧고, 수용을 강조하는 명상은 정신병적으로 취약한 환자들에게 오히려 도움이 될 수도 있다.

MBCT는 진달 시걸(Zindal Segal), 마크 윌리엄스(Mark Williams), 그리고 존 티즈데일 (John Teasdale) 등이 인지행동치료적 관점에서 마음챙김을 적용시킨 변형이다. 많은 마음챙김의 심리적 요소 중 MBCT에서 중요한 요소는 우리 스스로가 일어나는 사건들을 어떻게 인지하고 이해하는지를 잘 알아차리는 것이다. 마음챙김은 주의집중, 탈중심화 (decentering) 등 집중을 변화시키는 과정 외에 인지적 요소도 있어서, 걱정이나 반추 등을 겪다가 떠오르는 병적인 요소들을 알아차리게 하고 그때의 생각은 사실이 아니라고 가르친다. 3분 호흡을 예를 들어 설명하면, 환자들은 우선 호흡에 주의를 기울이다가 천천히 자신의 마음 안에 어떤 생각들이 펼쳐지고 있는지, 신체에는 어떤 감각들이 느껴지고 있는지 비판단적인 방식으로 관찰을 계속해 나간다. 환자들이 자신의 마음과 신체에 벌어지고 있는 경험과 생각, 인지를 알아차리고 나면 이를 비판단적으로 바라보고 호흡을 하며 다시 신체 전체로 알아차림을 확장시켜 나간다. 이러한 과정을 일상생활 중 기회가 있을 때마다 반복해 나가도록 장려하는데, 이를 통해 환자들이 자신이 사건들을 인지하고 반응하는 방식들을 알아차리는 능력을 향상시켜서 인지적으로 변화시킬 수 있다. 환자들은 대개 우울감이 들 때 생각을 곱씹는 반추가 두드러지고, 불안할 때는 미래에 대한 막연한 걱정이 두드러지는 경우가 많다. MBCT는 이러한 반복성 우울장애 상태에서 기분이 저하되고 부정적인 생각이 많아지며 반추가 증가되면, 이를 알아차리고 이것과 연관된 인지를 변화시킴으로써 반추를 줄이고 재발로 이어지는 것을 막는 효과가 있다.

영국, 캐나다, 호주, 벨기에, 스위스, 네덜란드에서 시행한 MBCT에 대한 무작위 대조군 연구에 따른 메타분석 결과는 다음과 같다. 일반적인 우울장애 치료에 비교하여 60주 동안 추적한 결과 MBCT는 우울장애에서 재발/재발 위험을 현저하게 감소시켰다. 또한 MBCT는 현재의 주류 접근법인 항우울제 유지 관리에 비해 우울장애에서 재발/재발 위험을 더욱 감소시켰다. 부작용은 9개의 연구 중 6개에서 보고되었지만 MBCT에 기인한 것은 없었다. 이 연구에서는 불안증상에 대한 보고가 없어 우울장애에서 발견되는 불안증상에 대한 결과는 알 수 없다.

범불안장애에서도 유의한 증상 호전을 보이는 연구 결과가 여럿 보고되었다. 외상적 경험을 갖고 있는 환자들을 대상으로 한 연구에 따르면 상기에서 기술한 마음챙김 기반의 치료법이 유의한 효과를 갖고 있는 것으로 보고되고 있으나, MBCT의 경우에는 아직 많은 연구가 시행되지는 않았다. 전쟁 관련 외상후 스트레스 장애 환자들을 대상으로 단기간의 집단 MBCT를 시행하여 그 효과를 비교한 예비연구 결과에서는 외상후 스트레스 장애의 증상이 감소하였는데, 특히 회피 증상과 인지 관련 증상을 감소시키는 데 효과가 있다는 것이 보고되었다. 이것은 MBSR과 같은 다른 마음챙김 명상치료법처럼 원치 않는 부정적인 정서나 경험의 회피를 감소시킨다는 것과 일치한다. 또한 마음챙김 훈련을 통하여 긍정적인 경험과 비판단적인 수용에 집중함으로써 자기비난이나 세상을 위험하게 지각하는 인지를 유의하게 감소시킬 수 있다는 결론을 내리고 있다.

최근 공황장애의 중요한 심리적 치료 방법으로 MBCT가 제시되고 있다. 공황장애 환자를 대상으로 한 MBCT 연구에 따르면 MBCT는 공황장애 환자에서 불안증상 및 공황증상의 정도를 감소시킬 뿐만 아니라 불안민감도 감소시키는 것으로 나타났다. 마음챙김은 미래에 대한 걱정, 파국화, 재앙화 등에 대해서 다룰 수 있도록 훈련함으로써 불안증상과 공황증상을 다룰 수 있을 것으로 보인다. 게다가 공황장애의 큰 인지특징을 형성하는 데 관여하는 불안민감도(불안에 대한 걱정)를 조절하여 공황장애의 위험요소 또한 조절하는 것으로 보인다. 또한 MBCT는 불확실성 인내력 부족(Intolerance of uncertainty)을 줄여 주는 것으로 나타났다. 불확실성 인내력 부족이란 불확실성과 그것에 함의된 부정적 믿음에서 기인하는 감정적·인지적·행동적 수준의 부정적 반응으로 정의된다. 불확실성 인내력 부족 개념은 범불안장애에서 시작되었으나 공황장애의 진단과 치료에서도 중요한 역할을 하는 것으로 알려져 있는데, MBCT는 이를 감소시켜 줄 수 있는 것으로 나타났다. 한편, 공황장애 환자에 대한 MBCT의 치료 효과에 대한 연구에 따르면 동반 성격장애, 불안민감도 등이 MBCT 치료 효과에 영향을 미치는 요인으로 나타나서 이에 대한 고려가 필요하다.

공황장애 재발 방지에 있어서도 저자 그룹에서 5년에 걸쳐서 연구한 결과를 보면 약물치료와 MBCT를 동시에 시행한 그룹에서 약물치료만 시행한 그룹에 비하여 현저히 재발율을 감소시켰으며 5-HTTLPR 유전형과도 연관이 있는 것으로 알려지고 있다. 작용 기전은 잘 알 수는 없으나, 확산 MRI를 이용한 연구에서 앞측 대상회의 연결성을 감소시킴으로써 효과가 있는 것이 아닌지 추정할 수 있다.

ACT는 가치와 수용이라고 하는 주요한 개념을 이해시켜, 인생은 고통과 분노 등의 여러 감정에 대해 겪을 수밖에 없는 것이라는 인식으로 준비된 수용 능력을 증가시키고, 이에 발맞추어 가치에 기반한 삶의 방식을 살도록 유도하여 치료 효과를 가져온다. 또한 기능적 컨텍스트 이론(functional contextualism)에서 유래된 관계 틀 이론(Relation Frame

Theory: RFT)을 기반으로 하고 있어, 사람들의 인지하는 방식은 그것이 유발되는 특정한 맥락에서 비로소 중요해진다는 개념을 강조하고, ACT가 그러한 맥락을 바꿀 수 있다면 특정한 인지하는 방식의 중요성도 바뀔 수 있다고 주장한다. 환자는 ACT 훈련을 거듭하며 자신의 행동을 변화시키거나 조절할 수도 있다. 또한 ACT에서 마음챙김은 환자들이 스스로의 신체 감각, 행동, 생각과 감정들을 관찰하는 관찰적인 자기(observing self)를 보다 잘 이해할 수 있도록 훈련시킨다.

최근 209개의 연구를 심도 있게 조사한 결과에 의하면 마음챙김을 기반으로 한 개입은 기다리는 집단(waitlist), 정신교육, 지지정신치료, 이완 요법, 상상, 억제 기법보다 증상완화에 더 효과적이라고 하며, 불안증상에 가장 강한 효과가 있다고 분석하였다. 또한 3년까지의 추적관찰 동안에도 비교적 효과가 유지되는 것으로 보고하고 있다. 하지만 아직은 방법론적인 문제가 남아 있는 연구가 많기 때문에 현재에서 결론을 내리는 것은 유보하였다.

여기까지 마음챙김에 기반한 치료의 종류와 기원, 주요 기전에 대해서 살펴보았다. 요약하자면 마음챙김은 스스로의 마음속에 일어나고 있는 생각과 감정들을 판단 없이 바라볼 수 있는 상태로서 이를 통해 자동적인 반응에서 벗어나고 부정적인 경험들에 대해서 이전과는 다른 관계를 맺을 수 있다.

🪷 마음챙김의 생물학적 기전

마음챙김 명상에 대한 뇌영상학적 접근을 포함한 생물학적 이해에 관련된 연구가 다수 이루어지고 있다. 우선 마음챙김으로 인해서 '주의집중'의 능력이 변화할 것으로 예상되기에 관련이 있는 뇌 부위로 전방대상회(Anterior cingulate cortex) 부위가 많이 연구되고 있다. 횡단적 연구에서 불유쾌한 자극을 기다리며 명상 중에 있을 때 전방대상회 부위의 활성이 증가하였으며 종단적 연구에서 명상을 한 집단에게 전방대상회에 더 큰 활성이 나타났다. 최근 시행 중인 연구에도 공황장애 환자에서 마음챙김 기반 치료 후 전방대상회의 구조적 변화가 있음이 나타났다.

마음챙김으로 인해 '알아차림'과 관련된 부위 역시 변화할 것으로 예측하여 이에 대한 연구도 이루어져 있다. '알아차림'은 스스로를 바라본다는 측면에서 최근 각광을 받고 있는 기본 모드 네트워크(Default Mode Network: DMN)에 연관된 부위인 후방대상회(Posterior cingulated cortex), 전전두엽(Prefrontal cortex)이 변화할 것으로 예측되었다. 횡단적으로 기능적 연결성을 확인한 연구에서 명상을 한 집단에서 후방대상회의 변화가 있었고 종단적 연구에서도 명상이완을 훈련한 집단에서 우측 후방대상회의 기능이 증가되었다. 또한 전 전두엽의 경우 종단적 연구상 명상 훈련을 한 집단에서 활성도의 변화가 나타났다. 그 외 에도 DMN과 관련이 깊은 부위인 뇌 부위인 뇌섬(Insula) 등이 마음챙김과 관련되어 역시 조절된다는 보고가 종단적·횡단적 연구에서 보고되었다.

마음챙김을 통해 감정조절에 영향을 미치므로 이와 관련된 부위에 대한 연구도 진행되 었다. 앞에서 살펴보았던 전전두엽, 전방대상회 부위가 감정조절에 관련이 있는 부위이며 여러 연구상 변화가 있음이 밝혀졌다. 그 외에 종단적으로 보았을 때 감정 처리에 주요한 역할을 하는 것으로 널리 알려진 변연계의 영역 중 편도체(amygdala)가 마음챙김 훈련을 한 집단에서 활성도가 감소하여 심한 감정의 변화, 불안을 느끼지 않는 쪽으로 변화하는 것으로 나타났다.

이러한 뇌 구조의 변화를 유도하는 기전에 대해서는 아직 명쾌하게 밝혀진 것은 없다. 스트레스 조절의 측면에 있어서 교감신경계 및 시상하부-뇌하수체-부신 축의 변화가 뇌 에 영향을 미쳤을 가능성이 있다. 또한 Brain-Derived Neurotrophic Factor(BDNF) 등 의 신경 단백질 등이 뇌의 시냅스 변화에 영향을 미쳤을 가능성도 조심스럽게 고려되고 있다.

🪷 정리

지금까지 살펴본 바와 같이 마음챙김 명상은 ACT, MBSR, MBCT 등 관련된 다양한 접 근법을 가지고 불안증상의 호전에 도움을 줄 수 있다는 증거들이 제시되고 있다. 그러나 무작위 대조연구 등 더 많은 연구가 필요하다.

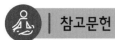 참고문헌

Allen, M., Dietz, M., Blair, K. S., van Beek, M., Rees, G., Vestergaard-Poulsen, P., ... Roepstorff, A. (2012). Cognitive-affective neural plasticity following active-controlled mindfulness intervention. *Journal of Neuroscience, 32*(44), 15601-15610.

Arch, J. J., Ayers, C. R., Baker, A., Almklov, E., Dean, D. J., & Craske, M. G. (2013). Randomized clinical trial of adapted mindfulness-based stress reduction versus group cognitive behavioral therapy for heterogeneous anxiety disorders. *Behaviour research and therapy, 51*(4-5), 185-196.

Audio, F. M., & Blog, C. Implementation of Mindfulness-Based Cognitive Therapy into the UK National Health Service.

Baer, R. A. (2015). *Mindfulness-based treatment approaches: Clinician's guide to evidence base and applications.* Elsevier.

Brewer, J. A., Worhunsky, P. D., Gray, J. R., Tang, Y.-Y., Weber, J., & Kober, H. (2011). Meditation experience is associated with differences in default mode network activity and connectivity. *Proceedings of the National Academy of Sciences, 108*(50), 20254-20259.

Buhr, K., & Dugas, M. J. (2009). The role of fear of anxiety and intolerance of uncertainty in worry: An experimental manipulation. *Behaviour Research and Therapy, 47*(3), 215-223.

Carlson, L. E., & Garland, S. N. (2005). Impact of mindfulness-based stress reduction (MBSR) on sleep, mood, stress and fatigue symptoms in cancer outpatients. *International journal of behavioral medicine, 12*(4), 278-285.

Carlson, L. E., Speca, M., Patel, K. D., & Goodey, E. (2003). Mindfulness-based stress reduction in relation to quality of life, mood, symptoms of stress, and immune parameters in breast and prostate cancer outpatients. *Psychosomatic medicine, 65*(4), 571-581.

Chiesa, A., & Malinowski, P. (2011). Mindfulness-based approaches: are they all the same? *Journal of clinical psychology, 67*(4), 404-424.

Craigie, M. A., Rees, C. S., Marsh, A., & Nathan, P. (2008). Mindfulness-based cognitive therapy for generalized anxiety disorder: A preliminary evaluation. *Behavioural and Cognitive Psychotherapy, 36*(5), 553-568.

Desbordes, G., Negi, L. T., Pace, T. W., Wallace, B. A., Raison, C. L., & Schwartz, E. L. (2012). Effects of mindful-attention and compassion meditation training on amygdala response to emotional stimuli in an ordinary, non-meditative state. *Frontiers in human neuroscience, 6*, 292.

Dyga, K., & Stupak, R. (2015). Meditation and psychosis: trigger or cure? *Archives of Psychiatry and Psychotherapy, 17*(3).

Evans, S., Ferrando, S., Findler, M., Stowell, C., Smart, C., & Haglin, D. (2008). Mindfulness-based cognitive therapy for generalized anxiety disorder. *journal of Anxiety Disorders, 22*(4), 716-721.

Eyles, C., Leydon, G. M., Hoffman, C. J., Copson, E. R., Prescott, P., Chorozoglou, M., & Lewith, G. (2015). Mindfulness for the self-management of fatigue, anxiety, and depression in women with metastatic breast cancer: a mixed methods feasibility study. *Integrative cancer therapies, 14*(1), 42-56.

Farb, N. A., Segal, Z. V., & Anderson, A. K. (2012). Mindfulness meditation training alters cortical representations of interoceptive attention. *Social cognitive and affective neuroscience, 8*(1), 15-26.

Gard, T., Hölzel, B. K., Sack, A. T., Hempel, H., Lazar, S. W., Vaitl, D., & Ott, U. (2011). Pain attenuation through mindfulness is associated with decreased cognitive control and increased sensory processing in the brain. *Cerebral cortex, 22*(11), 2692-2702.

Gray, J., Milner, T., & McEwen, B. (2013). Dynamic plasticity: the role of glucocorticoids, brain-derived neurotrophic factor and other trophic factors. *Neuroscience, 239*, 214-227.

Hasenkamp, W., & Barsalou, L. W. (2012). Effects of meditation experience on functional connectivity of distributed brain networks. *Frontiers in human neuroscience, 6*, 38.

Hofmann, S. G., & Gómez, A. F. (2017). Mindfulness-based interventions for anxiety and depression. *Psychiatric clinics, 40*(4), 739-749.

Hoge, E. A., Bui, E., Marques, L., Metcalf, C. A., Morris, L. K., Robinaugh, D. J., ... Simon, N. M. (2013). Randomized controlled trial of mindfulness meditation for generalized anxiety disorder: effects on anxiety and stress reactivity. *The Journal of clinical psychiatry, 74*(8), 786.

Hölzel, B. K., Hoge, E. A., Greve, D. N., Gard, T., Creswell, J. D., Brown, K. W., . . . Lazar, S. W. (2013). Neural mechanisms of symptom improvements in generalized anxiety disorder following mindfulness training. *NeuroImage: Clinical, 2*, 448-458.

Hölzel, B. K., Ott, U., Hempel, H., Hackl, A., Wolf, K., Stark, R., & Vaitl, D. (2007). Differential engagement of anterior cingulate and adjacent medial frontal cortex in adept meditators and non-meditators. *Neuroscience letters, 421*(1), 16-21.

Jongsoo, O. (2017). White matter alterations in panic disorder after mindfulness based cognitive therapy : A 2-year longitudinal MRI study. 대한불안의학회 추계 학술대회 초록집, 67.

Jung, Y. -H., Kang, D. -H., Byun, M. S., Shim, G., Kwon, S. J., Jang, G. -E., ... Kwon, J. S. (2012). Influence of brain-derived neurotrophic factor and catechol O-methyl transferase polymorphisms on effects of meditation on plasma catecholamines and stress. *Stress, 15*(1), 97-104.

Kabat-Zinn, J., Wheeler, E., Light, T., Skillings, A., Scharf, M. J., Cropley, T. G., ... Bernhard, J. D. (1998). Influence of a mindfulness meditation-based stress reduction intervention on rates of skin clearing in patients with moderate to severe psoriasis undergoing photo therapy (UVB) and photochemotherapy (PUVA). *Psychosomatic medicine, 60*(5), 625-632.

Kabat-Zinn, J. (2003). Mindfulness-based interventions in context: past, present, and future. *Clinical psychology: Science and practice, 10*(2), 144-156.

Kearney, D. J., McDermott, K., Malte, C., Martinez, M., & Simpson, T. L. (2012). Association of participation in a mindfulness program with measures of PTSD, depression and quality of life in a veteran sample. *Journal of clinical psychology, 68*(1), 101-116.

Khoury, B., Lecomte, T., Fortin, G., Masse, M., Therien, P., Bouchard, V., ... Hofmann, S. G. (2013). Mindfulness-based therapy: a comprehensive meta-analysis. *Clinical psychology review,*

33(6), 763-771.

Kim, B., Cho, S. J., Lee, K. S., Lee, J. -Y., Choe, A. Y., Lee, J. E., ... Lee, S. -H. (2013). Factors associated with treatment outcomes in mindfulness-based cognitive therapy for panic disorder. *Yonsei medical journal, 54*(6), 1454-1462.

Kim, B., Lee, S. -H., Kim, Y. W., Choi, T. K., Yook, K., Suh, S. Y., ... Yook, K. -H. (2010). Effectiveness of a mindfulness-based cognitive therapy program as an adjunct to pharmacotherapy in patients with panic disorder. *Journal of Anxiety Disorders, 24*(6), 590-595.

Kim, M. K., Lee, K. S., Kim, B., Choi, T. K., & Lee, S. -H. (2016). Impact of mindfulness-based cognitive therapy on intolerance of uncertainty in patients with panic disorder. *Psychiatry investigation, 13*(2), 196-202.

King, A. P., Erickson, T. M., Giardino, N. D., Favorite, T., Rauch, S. A., Robinson, E., ... Liberzon, I. (2013). A pilot study of group mindfulness-based cognitive therapy (MBCT) for combat veterans with posttraumatic stress disorder (PTSD). *Depression and anxiety, 30*(7), 638-645.

Kuijpers, H. J., Van der Heijden, F., Tuinier, S., & Verhoeven, W. (2007). Meditation-induced psychosis. *Psychopathology, 40*(6), 461-464.

Lenze, E. J., Hickman, S., Hershey, T., Wendleton, L., Ly, K., Dixon, D., ... Wetherell, J. L. (2014). Mindfulness-based stress reduction for older adults with worry symptoms and co-occurring cognitive dysfunction. *International journal of geriatric psychiatry, 29*(10), 991-1000.

Lutz, A., Brefczynski-Lewis, J., Johnstone, T., & Davidson, R. J. (2008). Regulationof the neural circuitry of emotion by compassion meditation: effects of meditative expertise. *PloS one, 3*(3), e1897.

Lutz, A., Slagter, H. A., Dunne, J. D., & Davidson, R. J. (2008). Attention regulation and monitoring in meditation. *Trends in cognitive sciences, 12*(4), 163-169.

Northoff, G., Heinzel, A., De Greck, M., Bermpohl, F., Dobrowolny, H., & Panksepp, J. (2006). Self-referential processing in our brain—a meta-analysis of imaging studies on the self. *Neuroimage, 31*(1), 440-457.

Orsillo, S. M., & Batten, S. V. (2005). Acceptance and commitment therapy in the treatment of posttraumatic stress disorder. *Behavior modification, 29*(1), 95-129.

Peterson, L. G., & Pbert, L. (1992). Effectiveness of a meditation-based stress reduction program in the treatment of anxiety disorders. *Am J Psychiatry, 149*(7), 936-943.

Raichle, M. E., MacLeod, A. M., Snyder, A. Z., Powers, W. J., Gusnard, D. A., & Shulman, G. L. (2001). A default mode of brain function. *Proceedings of the National Academy of Sciences, 98*(2), 676-682.

Segal, Z. V., Williams, J. M. G., & Teasdale, J. D. (2012). *Mindfulness-based cognitive therapy for depression*. Guilford Press.

Tang, Y. -Y., Hölzel, B. K., & Posner, M. I. (2015). The neuroscience of mindfulness meditation. *Nature Reviews Neuroscience, 16*(4), 213.

Tang, Y. -Y., Lu, Q., Geng, X., Stein, E. A., Yang, Y., & Posner, M. I. (2010). Short-term meditation induces white matter changes in the anterior cingulate. *Proceedings of the National Academy of Sciences, 107*(35), 15649–15652.

Tang, Y. -Y., Ma, Y., Fan, Y., Feng, H., Wang, J., Feng, S., … Li, J. (2009). Central and autonomic nervous system interaction is altered by short-term meditation. *Proceedings of the National Academy of Sciences, 106*(22), 8865–8870.

Tang, Y. -Y., Rothbart, M. K., & Posner, M. I. (2012). Neural correlates of establishing, maintaining, and switching brain states. *Trends in cognitive sciences, 16*(6), 330–337.

Taylor, V. A., Grant, J., Daneault, V., Scavone, G., Breton, E., Roffe-Vidal, S., … Beauregard, M. (2011). Impact of mindfulness on the neural responses to emotional pictures in experienced and beginner meditators. *Neuroimage, 57*(4), 1524–1533.

Thayer, J. F., & Lane, R. D. (2000). A model of neurovisceral integration in emotion regulation and dysregulation. *Journal of affective disorders, 61*(3), 201–216.

Yook, K., Kim, K. -H., Suh, S. Y., & Lee, K. S. (2010). Intolerance of uncertainty, worry, and rumination in major depressive disorder and generalized anxiety disorder. *Journal of Anxiety Disorders, 24*(6), 623–628.

Yun, J. W., Lee, S. H., Kim, Y. W., Kim, M. J., Yook, K., Ryu, M., … Kim, K. H. (2009). 1-Year Follow-Up of Mindfulness-Based Cognitive Therapy in Patients with Generalized Anxiety Disorder or Panic Disorder. *Journal of Korean Neuropsychiatric Association, 48*(1), 36–41.

Chapter

22

정신증에 대한 마음챙김 기반 중재

✍ 정영철 · 김지영

정신증에는 조현병, 망상장애, 단기정신병적 장애를 포함하여 달리 분류되지 않는 정신증 등으로 구성되는 비정동 정신증, 정신증적 양상을 동반하는 조증 및 우울증으로 구성되는 정동 정신증이 있다. 이러한 다양한 정신증은 증상 자체의 심각성뿐 아니라 일상생활의 기능에도 손상을 초래하기 때문에 중증정신질환으로 분류된다. 중증정신질환의 최적의 치료를 위해서는 약물치료뿐 아니라 환자의 성장 과정에서 있었던 여러 트라우마, 부모의 성격과 집안 분위기, 경제적 어려움 등 다양한 환경적 요인을 잘 파악하고 접근할 수 있는 적절한 정신사회적 중재가 반드시 병행되어야 한다. 최근 몇 십 년 동안의 조현병/정신증에 대한 연구는 유전이나 뇌영상 연구와 같이 생물학적 원인을 밝히기 위한 것으로 집중되어 왔다. 그러나 최근 대단위의 전장유전체 연관분석(Genome-wide association study)을 한 결과, 128개의 단일염기다형성(SNP)은 조현병의 위험성을 겨우 3.4%만 설명할 수 있었다. 반면, 초발 정신병 환자의 53~68%가 아동기에 정신적 외상 경험이 있어, 아동기 외상이 정신병 발생 위험도를 33% 증가시키는 것으로 보고되었다. 따라서 지금은 그동안 소홀하게 다루어 왔던 환자의 여러 환경적 요인을 잘 이해하고, 문제점을 해결해 나가기 위해 함께 노력하는 정신사회적 중재를 강화하면서, 이러한 정신의료 서비스를 제공하기 위한 시스템 구축에도 노력을 기울여야 한다.

현재 영국 국립보건연구원(National Institute for Health and Care Excellence: NICE) 및 미국 정신의학회(American Psychiatric Association: APA)가 출간한 가이드라인에서 정신증/조현병에 대한 표준적인 정신사회적 중재는 인지행동치료다. NICE 가이드라인에서는 인지행동치료를 최소 16회기, 6개월 이상 제공해야 한다고 권고하고 있다. 1997년 APA 가이드라인에서는 인지행동치료를 권고할 만한 충분한 증거가 부족하다고 하였으나, 2004년의 가이드라인에서는 상당한 근거가 있는 치료법이라고 입장을 바꾸었다. 그러나 인지행동치료는 양성증상의 개선에 효과가 있다는 증거에도 불구하고 음성증상의 개선에는 아직 제한점이 많다. 최근에는 다양한 마음챙김 기반 중재법(Mindfulness-Based Interventions: MBI)이 여러 분야에 적용되고 있다. 정신증 분야의 적용은 명상으로 인한 부작용을 우려하여 다른 분야보다 적용이 늦긴 하였지만 꾸준히 여러 좋은 무작위 대조연구가 발표되었다. 따라서 이 장에서는 정신증/조현병에 대하여 간략한 임상적 기술을 하고, 최근 발표된 MBI 결과와 이에 대한 고찰, 명상으로 인해 부작용이 보고된 증례를 소개함으로써 정신증의 MBI 적용의 새로운 가능성과 세부 치료 프로토콜에서 주의해야 하는 점을 기술하고자 한다.

🪷 역학

연령에 따른 질병 발생률을 볼 때, 암이나 심혈관계 질환, 신경계 질환은 고령화가 될수록 높아지지만 정신증을 포함한 대부분의 정신질환은 20~30대에 가장 높은 수치를 보인다. 국내에서 조사된 정신질환 실태조사(Ministry of Health and Welfare)에 의하면 조현병 스펙트럼 장애의 연간 유병률은 0.2%이며, 입원 중인 사람을 보정할 경우 115,000명 정도로 추산되었다. 정신증의 연간 발생률은 0.03%로 100,000명당 30명이기 때문에 매년 약 16,000명이 새로 발생한다고 볼 수 있다. 2013년 의료서비스를 받은 조현병 환자 수는 182,146명(한국보건의료원)으로 보고된다.

🪷 임상양상

조현병의 증상은 다양하게 존재하나 관계사고, 망상, 환청 등의 양성증상과 둔마된 정동, 무논리증, 무의욕증과 같은 음성증상으로 크게 구분할 수 있다. 각 증상에 대한 자세한 기술보다는 대표적인 양성증상인 관계 사고나 피해 사고가 왜 생기는지 이해하는 것이 중요하다. 정신분석적으로는 내면의 두려움이나 싫은 느낌이 투사된 결과로 해석하며 현대 심리학에서는 위협지각(Threat perception)을 중요한 원인으로 설명한다. 투사는 자신이 처한 상황이 너무 힘들거나 화가 나기 때문에 그것을 외부로 내뱉고 상대 탓을 하는 것이므로 일차적으로 환자의 힘든 마음을 이해하는 데는 큰 도움이 된다. 그러나 남을 미워하거나 타인에 대해 공격적인 태도를 가진다고 해서 자동으로 상대가 나에게 위협이나 해코지를 할 것 같은 피해 사고가 생기는 것은 아니다. 그러기 위해서는 성장하면서 타인에 의해 은근한 무시를 받는 것부터 크고 작은 무수한 거절과 상처를 통해 자신의 존재와 자존감에 위협을 받아야 한다([그림 22-1]).

즉, 만성적으로 누적된 위협감과 내면적으로 약하게 일어나는(covert) 투사가 맞물릴 때

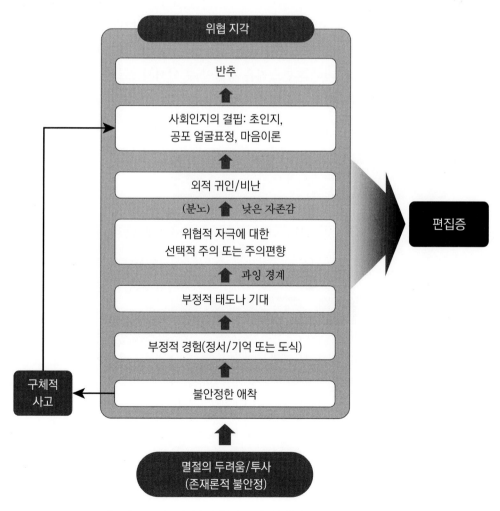

[그림 22-1] 편집증의 형성 이론: 위협예견 모델을 중심으로

([그림 22-2]) 관계/피해 사고가 일어나게 된다. 음성증상은 감정의 변화가 없고 표현이 단조로우며 말수나 행동이 줄어드는 모습 등이 있다. 이러한 증상은 고통스러운 자각을 피하기 위해서 철저히 자신을 차단하고 고립시키는 회피행동의 결과로 이해할 수 있다. 윌프레드 비온(W. Bion)은 정신증 환자가 내면에서 차오르는 자극에 공세를 받는다고 느끼고, 이런 경험을 없애기 위해 자신의 정신장치를 파괴한다고(attack on linking) 하였다. 음성증상은 이러한 결과로 모든 것이 없어져 버린 것으로도 이해할 수 있겠다. 따라서 급성기에는 양성증상이 주로 문제가 되지만 전구기 및 만성적인 잔류기에는 음성증상이 두드러진다.

　임상증상은 아니지만 환자의 심리치료를 위해 반드시 이해해야 하는 중요한 요소는 발병 및 치료 과정에서 환자가 겪는 트라우마다. 첫 번째 트라우마는 성장 과정에서 사람들로부터 받는 트라우마(부모의 학대나 방임, 따돌림, 신체적 폭행, 성적 폭행)로, 두 가지의 트라우마가 있을 때 정신증으로 진단될 확률은 5배 높아지고, 세 가지일 때는 30배 높다고 한다. 두 번째는 처음 겪게 되는 정신병적 증상으로 인한 트라우마다. 피해 사고나 환청 자체가 몹시 두렵고 공포스럽거나 혼란스러운 경험일 수 있어서 스스로 인정하거나 받아들이기 어렵기 때문에 트라우마로 작용할 수 있다. 세 번째는 치료 과정에서 겪게 되는 트

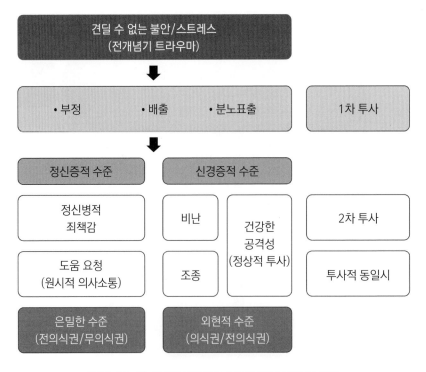

[그림 22-2] 투사의 종류와 수준에 따른 내용의 비교

라우마다. 첫 증상의 경험 시 혼란스럽고 현실과 구분이 안 되기 때문에 자기 의사에 반하여 입원을 하고 강제로 치료를 받음으로써 느끼는 수치심이나 모멸감 등에서 오는 트라우마다. 네 번째는 계속 유지 치료를 받는 동안 사회적 편견과 시선을 감당해야 하는 트라우마다. 취약하여 자신을 잘 방어하지도 타인을 공격할 줄도 모르는, 어떤 측면에서는 사회·환경적 요인의 희생자로 볼 수 있는 환자들은 치료의 중단으로 증상이 악화되어, 불특정인에게 공격성을 나타낸 일부 사건으로 인해 사회적으로 배척되는 트라우마를 감내해야 한다.

🪷 진단

조현병의 진단은 다음과 같은 기준을 모두 만족해야 한다.

A. 다음 증상 중 둘(혹은 그 이상)이 1개월의 기간(성공적으로 치료가 되면 그 이하) 동안의 상당 부분의 시간에 존재하고, 이들 중 최소한 하나는 ① 내지 ②, ③이어야 한다.

① 망상
② 환각
③ 와해된 언어(예: 빈번한 탈선 혹은 지리멸렬)
④ 극도로 와해된 또는 긴장성 행동
⑤ 음성증상(예: 감퇴된 감정 표현 혹은 무의욕증)

B. 장애의 발병 이래 상당 기간 동안 일과 대인관계 혹은 자기관리 같은 주요 영역의 한 가지 이상에서 기능 수준이 발병 전 성취된 수준 이하로 현저하게 저하된다(혹은 아동기 또는 청소년기에 발병하는 경우, 기대 수준의 대인관계적·학문적·직업적 기능을 성취하지 못함).

C. 장애의 지속적 징후가 최소 6개월 동안 계속된다. 이러한 6개월의 기간은 진단 기준 A에 해당하는 증상(예: 활성기 증상)이 있는 최소 1개월(성공적으로 치료되면 그 이하)을 포함해야 하고, 전구 증상이나 잔류 증상의 기간을 포함할 수 있다. 이러한 전구기나 잔류기 동안 장애의 징후는 단지 음성증상으로 나타나거나, 진단 기준 A에 열거된 증상의 두 가지 이상이 약화된 형태(예: 이상한 믿음, 흔치 않은 지각 경험)로 나타날 수 있다.

조현병 외에도 정신증에 대한 다양한 수준의 진단명이 존재하는데, 이를 세부적으로 감별하여 진단하는 것은 매우 복잡하고 어려운 일이다. 심리치료적 측면에서는 진단 자체보다는 최근 제안된 병기 모델(staging model)을 이해하는 것이 더 중요하다. 정신증의 병기 모델은 정신증 고위험 상태(1단계), 초발 정신병(2단계), 초발 상태의 불완전 관해 또는 재발(3단계), 그리고 심하고 지속적이거나 비관해 상태(4단계)로 나뉜다. 각 단계별로 중요한 여러 정신사회적 중재 목표가 있겠지만 정신증 고위험 상태에서는 정신증으로의 이환 예방, 초발 정신병에서는 재발을 방지하고 회복을 향상시키는 것, 불완전 관해인 3단계에서는 증상에 대한 대응과 적응을 향상시키는 것, 심한 4단계에서는 관리와 보호가 중요하다. 특히 2 또는 3단계에서 가장 집중적인 정신사회적 중재가 필요한데, 왜냐하면 이 시기에 가장 잦은 재발, 가장 높은 자살률, 뇌의 변화, 계속적인 기능 저하 등이 나타나기 때문이다. 즉, 이 시기에 얼마나 최적의 치료를 받느냐에 따라 호전과 회복이 되기도 하고 잦은 재발과 함께 점점 퇴행하는 악성 경과를 보이는 것이 결정된다. 그러므로 처음 정신병적 증상이 발생한 후 또는 치료를 받고 회복된 이후 5년까지를 결정적 시기(critical period)라고 한다.

🪷 치료

영국의 NICE 가이드라인(2014)에서는 인지행동치료와 가족중재가 반드시 제공되어야 하는 중요한 치료로 언급된다. 인지행동치료는 증상과 관련된 자신의 생각과 감정을 모니터링하고, 이를 통해 생각, 감정 그리고 행동 간의 연결성(links)을 인식하고 증상과 관련된 지각, 신념, 추론을 재평가하며 증상에 대응하는 새로운 방법을 향상시키는 치료법이다. 인지행동치료는 입원 기간을 줄이고 재입원률을 감소시키며 전반적인 증상 심각도를 감소시키고 사회적 기능을 향상시키는 것으로 분석되었다. 양성증상의 효과는 제한적인데 환청에 대한 효과는 일관성이 있으나 망상에 대한 효과는 혼합된 결과를 보였다. 반면, 약물의 순응도와 병식 개선에는 현저한 효과가 없는 것으로 보고되었다. 가족중재는 지지적 내용, 질병에 대한 교육, 문제해결, 위기중재 등의 내용으로 구성되며 최소 10회기를 제공해야 한다고 기술되어 있고, 재발과 입원률을 감소시키는 데 효과가 있는 것으로 분석되었다. 정신분석적 접근은 증상, 기능 또는 삶의 질에 대한 명확한 효과가 없으나, 정신건강 전문가들이 환자의 경험을 이해하기 위해 고려해 볼 수 있다고 소개된다.

미국 정신의학회의 가이드라인(2004)은 주요 정신사회적 중재로 적극적인 지역사회 치료(Assertive Community Treatment: ACT), 가족중재 그리고 지지 고용을 언급하고 있으며 인지행동치료는 그 다음에 네 번째로 소개된다. 인지행동치료는 양성증상 개선에 효과적이지만 재발, 재입원 또는 사회적 기능 부분까지는 그 효과가 확대되지 않는 것으로 분석하였다. 조기정신증 아시아 네트워크에서 발표한 선언문에서는 인식/자각(awareness)과 같은 동양적 사고가 강조된 인지행동치료를 제공하고, 심리치료 시간을 늘려야 한다고 하였다.

심리치료적 접근에서 중요한 관점 중 하나는 단계 특성별 접근(phase-specific approaches)이다. 정신증을 경험하는 사람들은 초기에 혼란스러움, 두려움과 공포 등에서 살아남아야 하는 생존 단계(surviving), 급성기의 휘몰아치고 압도되는 정신증상에서 겨우 벗어나 자신의 존재나 실재를 확인하고 막 다시 살아가기 시작하는 실존 단계(existing), 사회와 현실을 감당·감내해 가고 자신을 다시 세우는 활동적 삶의 단계(living)를 거치는데, 파멜라 풀러(Pamella Fuller)는 이를 생존-실존-생활 모델(Surviving-Existing-Living model: SEL model)이라고 제안하였다. 생존 단계에서는 감정을 확인하고 참아 내는 것(label and contain emotions), 생각에 대한 인식/자각의 증가(increases awareness of thoughts), 정신증 경험에 대한 정상화 설명(normalization), 활동 중심의 집단 등이 적절하며, 실존 단계에서는 인식/자각의 증가, 감정의 조절을 포함한 인지행동치료, 직업/진로에 대한 상담 등이 중요하고, 생활 단계에서는 자신과 다른 사람 간의 관계를 다루는 인지행동치료나 정신역동적 치료, 직업/학업의 지지가 중요하다.

🪷 명상의 적용

정신증에 적용한 상당히 많은 연구가 있으나, 여기서는 무작위 대조연구를 중심으로 그 결과와 함축적 의미를 기술한다. 연구에 적용된 치료 방법은 마음챙김에 근거를 둔 여러 수정된 기법이 대부분이고 수용전념치료 연구가 일부 있으며 연민(憐憫, compassion) 명상 연구가 한 편 있다(〈표 22-1〉). 어떤 증상에 어느 정도 효과가 있었는지 살펴보면 다음과 같다.

첫째, 양성증상에 대해서 치엔과 톰슨(Chien & Thompson), 채드윅(Chadwick) 등, 가우디아노와 허버트(Gaudiano & Herbert)에서는 중간 내지는 작은 효과크기를 보였고, 랭거(Langer) 등, 로페즈-나바로(Lopez-Navarro) 등, 모리츠(Moritz) 등, 바흐와 헤이스(Bach & Hayes), 바흐, 화이트(White), 쇼위어(Shawyer) 등에서는 대조군과 차이가 없었다. 반면, 체틴과 아일라즈(Çetin & Aylaz), 데이비스(Davis) 등, 브레일러(Braehler) 등에서는 다른 일차적 결과 변인이 있었기 때문에 양성증상에 대한 효과를 조사하지 않았다.

둘째, 음성증상에 대해서 화이트 등, 쇼위어 등의 연구에서는 효과크기가 각각 0.47, 0.25로 긍정적인 결과를 보였고, 로페즈-나바로 등에서는 차이가 없었다.

셋째, 우울증상에 대해서 모리츠(Moritz) 등은 상당히 유의한 변화를 보고하였으며, 화이트 등은 효과크기 0.43의 변화를 보고하였다.

넷째, 기능에 대해서는 효과크기가 0.19에서 0.56로 다양하다.

다섯째, 병식에 대해서는 효과크기가 0.28, 0.29, 0.39로 작지만 비교적 일관적이다.

여섯째, 마음챙김 척도에 대해서 효과크기가 0.47, 0.50, 0.86, 1.306로 매우 높고 일관적이었다.

요약하면 양성증상, 음성증상, 기능에서는 작거나 중간 정도의 효과크기가 혼재되어 있고, 우울증상은 중간 정도 효과가 있었으나 한 편에 불과하기 때문에 결론 짓기에는 부족하다. 반면, 병식은 작지만 일관되게 호전 양상을 보여 주었고, 마음챙김 척도로 알아본 결과는 일관되게 중간 또는 매우 큰 효과를 보여 주었다. 특정 증상이 아닌 전체적인 효과를 분석할 때 치료 전후의 차이는 중간 정도의 효과크기지만, 대조군과 비교한 경우는 작은 효과크기다. 치엔과 톰슨의 연구는 참여자가 20대이지만 이를 제외한 다른 모든 연구는 30대 이상으로 집중적 치료를 받아야 하는 결정적 시기에 이루어진 연구가 매우 적다. 특징적으로 연구 참여의 감소율이 20% 이하로 다른 심리치료 결과보다 낮은데, 이는 마음챙김 접근의 목표가 증상의 내용 자체를 바꾸고 교정하기보다는 맺는 관련성에 변화를 주거나 수용하고 긍정적으로 적응하는 데 두기 때문으로 이해된다. 또한 참여자들이 어렵지 않게 훈련할 수 있도록 마음챙김 훈련의 횟수, 강도, 시간 등을 적절히 수정하여 적용했기 때문이다.

🪷 증상 개선의 기전

여기에서는 "마음챙김 기반 중재법이 어떤 기전으로 증상의 개선을 가져왔을까?"에 대해 고찰한다. 양성증상이 좋아지는 기전은 다음 세 가지 측면에서 생각해 볼 수 있다.

첫째, 마음 공간(mental space)이 만들어지기 때문이다. 마음챙김 자체가 어떤 대상, 생각, 감정에 밀착되거나 붙어 있지 않고 바라보는 태도를 견지하기 때문에 관계 사고, 피해 사고, 또는 환청에 사로잡히기보다는 한걸음 떨어져서 객관적으로 바라볼 수 있는 시작점

표 22-1 정신증에 적용된 마음챙김 기반 중재법의 내용과 효과

중재 형태	연구	대상자(n)	치료 내용	탈락률(%)	주요 결과
Mindfulness MBCT	Langer et al. (2012)	조현병 스펙트럼 환자(23)	60분/주, 8주 동안 집단치료	21.7	대조군보다 스트레스성 내부 사건에 대한 반응이 향상됨
MBPP	Chien & Thompson (2014)	조현병 외래 환자(107)	격주로 12시간, 2시간	2.9~8.3	정신과적 증상과 정신사회적 기능이 개선되고, 질병/치료에 대한 이해가 생기고, 2년 동안 재입원하는 기간이 향상이 있음
MBPP	Çetin & Aylaz (2018)	조현병 환자(55), 정상인(80)	8회(주 2회), 70분/회, 10분 휴식, 정신건강교육, 상담 및 지지	0	인지적 통찰력 및 약물 복용 중요도에 효과적
MIRRORS	Davis et al. (2015)	조현병 및 조현정동장애에 외래 환자(34)	8주 마음챙김 기반 스트레스경감 커리큘럼(자기 연민에 대한 명확한 강조가 추가됨), 주 2회 75분 집단 치료	16.7	MIRRORS와 작업의 높은 수행도 및 지속성과 관계를 보임
PBCT	Chadwick et al. (2009)	고통스러운 소리가 있는 외래 환자(21)	5주 동안 주 2회 치료(회당 10분인 두 번의 명상과 15~20분의 사색적 집단 토론으로 구성)	22.7	양성증상의 개선은 없었지만 임상가능과 고통스러운 생각과 이미지에 대한 마음챙김은 개선됨
PBCT	Chadwick et al. (2016)	소리가 있는 조현병 및 조현정동장애 환자(54), C(54)	12회, 90분/회, 10분 동안 마음챙김 연습	15	소리와 관련된 고통 및 감지되는 통제력에 도움
PBCT	Lopez-Navarro et al. (2015)	중증정신질환이 있는 환자(44)	주당 1시간의 26회기, 15분의 지도 명상, 찾은 안내, 15분이 사색적 집단 토론	7	심리적 삶의 질 향상
Internet-based	Moritz et al. (2015)	정신증 환자(90)	마음챙김과 점진적 근육이완 메뉴얼(지침이 들어 있는 오디오 파일이 제공됨)	29	편집증에 대한 시간에 따른 또는 집단 간의 변화는 없었음

중재 형태	연구	대상자 (n)	치료 내용	탈락률(%)	주요 결과
Acceptance ACT	Bach & Hayes (2002) Bach et al. (2012)	양성증상을 가진 입원 환자(80)	회당 45~50분, 4회 개별 ACT 및 TAU 치료	10.0	4개월의 추적 기간 동안 TAU 참가자보다 증상에 대한 보고가 많았고, 증상에 대한 믿음이 낮았으며, 재입원율이 절반이었음
ACT	Gaudiano & Herbert (2006)	정신증 증상을 가진 입원 환자(40)	회당 1시간의 개별 ACT 치료 3회	5.0	정서 증상, 사회적 기능 손상, 환각과 관련된 고통에서 전반적인 개선 효과
ACT	White et al. (2011)	정신병적 장애(27)	회당 1시간인 일대일 형식의 10회기	11.1	마음챙김 기술이 향상되고 음성증상이 감소
ABCBT	Shawyer et al. (2012)	지시 환청이 있는 정신증 환자(44)	1주 간격으로 12회기, 마음챙김 훈련 10분, 소리에 대해 분리수용이 촉진되도록 ACT 훈련과 은유는 수 연하게 적용	9.1	두 집단 사이에서 통계적으로 유의한 차이가 없음
Compassion CFT	Braehler et al. (2013)	정신증 환자(40)	16회(회당 2시간, 매주 1회)	18	임상적 호전과 연민의 증가

수용 기반 인지행동치료(Acceptance-based Cognitive Behavioural Therapy: ABCBT), 수용전념치료(Acceptance and Commitment Therapy: ACT), 자애중심치료(Compassion-Focussed Therapy: CFT), 명령 환청(Command Hallucinations: CHs), 마음챙김 기반 인지치료(Mindfulness-Based Cognitive Therapy: MBCT), 마음챙김 기반 정신건강교육 프로그램(Mindfulness-Based Psychoeducation Programme: MBPP), 조현병의 재활 및 회복을 위한 마음챙김 중재(Mindfulness Intervention for Rehabilitation and Recovery in Schizophrenia: MIRRORS), 개인 기반 인지치료(Person-Based Cognitive Therapy: PBCT), 일반 치료(Treatment As Usual: TAU)

을 만들어 주는 원리다. 이러한 효과를 거리두기(distancing), 탈중심화(decentering), 관찰자아의 강화(strengthening observing self), 초인식의 증가(increase meta-awareness)와 같이 다양한 용어로 표현된다. 망상이 생기는 기전 중에 "왜 나한테 그런 말을 했을까? 이게 뭐지?" 하면서 자신에게 일어나는 현상들에 대해 의심하거나 두려움을 느끼면서 그 의미를 찾으려고 생각에 깊이 빠지는(search for meaning) 것이 있다. 이와 같은 현상은 부정적 사건에 대해 반복적으로 그 원인이나 의미를 생각하는 반추 또는 곱씹기(rumination)와 같다고 볼 수 있다. 즉, 마음챙김 기반 중재는 마음 공간을 통해서 부정적 사건에 대한 곱씹기를 거쳐 망상이 발전되거나 악화되는 것을 감소시킬 수 있는 시작점 또는 계기를 만들어 준다. 또한 마음에 공간이 있으면 어느 한 생각에 매이지 않고 좀 더 자유롭게 생각하는 유연함을 가져올 수 있어 치료적이다. 그러나 거리두기와 같은 마음 공간만으로는 양성증상이 충분히 좋아지기는 어렵다. 왜냐하면 내 생각이 어떤 부분이 지나친 부분이 있는지, 이러한 현상의 원인이 무엇인지에 대한 충분한 이야기 나눔과 현실 검증을 통한 새로운 교정적 재경험이 뒤따라야만 한다. 기존 연구의 효과크기가 작거나 중간 정도로 일관적이지 않은 것은 기존 연구 방법에서 이러한 내용까지 충분히 통합하여 시행하지 않았기 때문으로 추정해 볼 수 있다. 정신증을 겪는 사람들은 대부분 어린 시절에 다양한 트라우마 경험이 있거나 없더라도 낮은 자존감이나 자신에 대한 여러 콤플렉스와 같은 부정적 감정 또는 스키마를 가지고 있다. 따라서 정신증의 마음챙김 기반 중재에서는 보디스캔이나 호흡에 집중하는 것에서 그치지 않고 자신의 부정적 감정이나 생각, 콤플렉스를 비판단적·비반응적으로 바라보고 수용하는 훈련이 필요하다. 이를 통해 초인식의 강화와 더불어 감정분리(detachment) 또는 무애착(non-attachment)이 같이 경험되고 충분한 이야기 나눔과 좋은 재경험이 뒤따를 때 자신이 겪은 증상에 대한 재지각이 충분한 수준에서 일어날 수 있다.

둘째, 수용 자체가 가지는 효과다. 정신증 환자의 마음 속에는 자신의 상황을 모두 부인하고 모든 것이 싫다. 그래서 밖으로 화를 내고 싶고 다른 사람들을 미워하고 탓하는 마음이 많다. 그러나 대다수의 정신증 환자는 노골적으로(overt) 화를 드러내기보다는 정신 내면적으로 약하고 은밀하게(covert) 투사하고, 그러고 나서 오히려 남이 알거나 또는 보복할까 봐 두려워한다. 수용은 비록 다른 환자들에 비해 화나 공격성의 수준이 낮긴 하지만, 이는 내면적으로 은밀히 존재하는 화내고 싶은 마음을 잘 다독이고 참아내도록(contain) 받아들이는 것을 의미한다. 이를 통해 망상 형성의 일부 기전이 차단될 수 있다. 환자가 참아내는 힘이 생기기 위해서는 먼저 치료자와 가족이 환자의 오래 가는 증상과 기능 회복이 더딘 것, 용기 없음을 잘 참아 내야 한다(Bion, 1962). 수용의 의미는 양성증상의 기전에 관련된 것뿐 아니라 매우 다양할 수 있는데, 자신이 정신과 치료를 받게 되었다는 것, 약을 먹어야 한다는 것, 경과를 오래 보아야 한다는 것, 주변의 시선과 편견이 있지만 이러한 모든 것을 자신이 잘 감당해 나가야 한다는 것, 자신에게 부족한 점이 있다는 것 등 광범위하게 포함된다. 따라서 치료자는 환자가 감당하고 수용해야 할 많은 짐과 어려움이 있음을 잘 헤아리고 용기를 북돋아 주어야 한다.

셋째, 자애(慈愛 또는 自愛)에 의한 효과다. 서양에서 연구된 것은 연민(憐憫) 또는 긍휼(矜恤, compassion)에 맞춘 치료다. 연민이나 긍휼을 내가 상대의 아픔이나 어려움을 애석하게 여기는 것으로 볼 때 아직은 환자 마음 상태에 바로 적용하기에는 무리가 있거나, 단어 뜻의 의미 해석에 혼선을 주어 단어 선택이 잘못된 것으로 보인다. 연민에 맞춘 집단치료(Compassion focused group therapy)의 책을 보면, 연민의 내용은 자신이 자신을 잘 다독거리고(soothing), 자신이 경험한 것에 대해 좀 더 친절하고 착하게 관찰하고 바라보며, 치료자가 환자에게 가지는 친절하고 선한 태도가 비언어적으로 전달되는 것이라고 기술되어 있다. 그렇다면 긍휼이라는 용어보다는 자애(Loving-Kindness) 명상이라는 말이 더 적절해 보인다. 분노와 원망 때문에 남을 사랑하라는 메시지를 받아들이는 데 거부감이나 어려움이 있으면 자신을 먼저 다독이고 사랑하는 것(自愛)부터 시작할 수 있기 때문이다. 정신증 환자는 위협감을 많이 느끼고 자신과 타인에 대해 부정적인 시각/스키마와 감정이 많고 이러한 것이 망상과 연관이 있다고 알려져 있기 때문에 적절하고 단계에 맞는 자애 명상은 양성증상의 개선에 효과가 있을 것으로 보인다. 현재는 자애 명상에 대한 무작위 대조연구가 한 편만 존재하며 여기에서는 정신병리에 대한 자세한 평가가 이루어지지 않았다. 향후 이 분야에 대한 적극적인 연구가 수행되기를 기대한다.

🪷 명상의 부작용

마음챙김 기반 중재법이 정신증 적용에 늦어진 것은 명상에 의해 발생할 수 있는 부작용에 대한 걱정 때문이었다. 지금까지 보고된 증례를 정리하면 〈표 22-2〉와 같다. 주요 특징들을 살펴보면 정신과적 병력이 없는 경우보다는 있는 경우가 더 많고, 명상의 강도가 훨씬 세거나(훈련 시간이 매우 길고, 금식하거나 수면을 줄임) 초월 명상과 같이 신비주의적인 색채가 있었다. 이러한 부작용이 생기는 것은 명상 자체가 분석적인 의미에서는 '조절된 퇴행(controlled regression)'과 같아서 과거에 억압된 기억이나 트라우마에 더 직면할 가능성이 있기 때문이다. 또한 명상 시 여러 환상/공상이나 원시적 사고가 올라오고 우

표 22-2 명상과 관련하여 정신증상이 발생된 증례

Study	대상자	정신과적 병력	명상 기간	명상 내용	금식	수면 감소	증상	진단과 치료
Walsh & Roche (1979)	남(25)	급성 조현병 삽화	1주	좌선과 행선 묵언 수행	예	예 (1~2시간)	정신병적 삽화	Thioridazine
	여(23)	급성 조현병 삽화	2주	18시간/일 훈련	예	예	급성 조현병 삽화	Thioridazine
	여(23)	조현병	몇 일	집중 명상 과정	언급 없음	언급 없음	자살 사고와 급성 조현병 삽화	Chlorpromazine Hospitalization
Garcia-Trujilo et al. (1992)	남(20, 27)	조현성 성격장애	몇 일	집중 명상 수련	언급 없음	언급 없음	급성 정신병적 삽화	Neuroleptics
	여(25)	우울	1주	사원 명상 코스 몸의 움직임에 대한 온전한 집중	예 (17)	예 (4~5시간)	환각, 방향감 상실, 불안정한 정서, 경한 연상이완, 병식 결여	단기정신병적 장애 Haloperidol
Chan-Ob & Boonyanaruthee (1999)	남(35)	언급이 없음	3일	여러 문제의 생각에 대한 반추 행신	식욕 감퇴	예	환각, 과대망상, 기괴한 행동, 언어압출, 병식 상실, 사고 비약	급성 정신병 양극성 장애 유형 1 Haloperidol
	여(28)	조현양상장애	10일	사원 명상 코스	언급 없음	언급 없음	피해 환각, 망상, 연상 이완	조현병 Trifluoperazine
Yorston (2001)	여(25)	없음	수 일(요가)과 2년 [선(禪) 과정]	심리적 해소를 촉 진하는 요가 선불교 과정	언급 없음	언급 없음	과대망상, 사고 비약, 다변, 과잉 활동, 탈억제 행동, 불안정한 정서	조증 삽화 Haloperidol
Sethi & Bhargava (2003)	M(20)	없음	4일	묵언 수행	예	예	피해망상, 환청	조현병 Olanzapine
	M(30)	두 번의 정신병적 삽화(명상 후에)	6일	집중 명상	언급 없음	예	망상, 수면장애	조현병 Risperidone

Kuijpers et al. (2007)	남(24)	정조증 삽화 정도의 우울 삽화	연금이 없음	조월 명상 지도 없이 집중적인 세션	없음	없음	시각장애, 환각, 관계 망상, 망상에 대한 확신, 병불안 / Haloperidol, Risperidone
Sharma et al. (2016)	남(27)	없음	1년	조월 명상 주문 2~3시간(매일)과 4~5시간(증상이 나타나기 전 2~3개월 동안)	연금 없음	수면 감소	환각, 사회적 위축, 자기 관리의 감소 / 조현병 Amisulpride

Chapter 22 정신증에 대한 마음챙김 기반 중재 — 318

주와 합일이 되는 느낌을 받을 수도 있는데, 이는 유아가 엄마와 공생하거나 융합(fusion) 되었을 때 느끼는 상태와도 같다. 『정신질환 진단 및 통계 편람(Diagnostic and Statistical Manual of Mental Disorders: DSM-5)』의 문화와 관련된 진단적 이슈 편에서는 "명상을 수행할 때 의도적으로 발생시킨 이인화나 비현실감 경험이 흔한데 이런 경우 장애로 진단 내려서는 안 된다. 그러나 시간이 지남에 따라 이에 대한 조절력이 없어지면 문제가 될 수 있다."라고 주의를 하고 있다. 따라서 정신증에 마음챙김 기반 중재를 시행할 때는 다음과 같은 사항을 지키는 것이 바람직하다. ① 10~15분 이하의 짧은 명상을 한다. ② 긴 시간의 침묵은 피한다. ③ 기초적인 고정 기술(보디스캔, 호흡 집중 등)에 추가적인 안내를 한다(명상 도중 30~60초마다). 집단 숫자는 6명 정도가 좋다. ④ 분석적이거나 통찰 중심의 명상은 피한다. ⑤ 마음챙김 훈련과 교육 경험이 최소 3년 이상인 사람이 치료를 이끌어야 한다.

🪷 정리

지금까지 정신증에 대한 마음챙김 기반 중재들의 효과와 부작용에 대해 살펴보았다. 전반적으로 양성증상, 음성증상, 기능, 병식에 대해 작거나 중간 정도의 효과크기를 보였으며 마음챙김 척도에 있어서는 중간 또는 매우 큰 효과크기를 보였다. 연구 시행 중 보고된 부작용은 없었고 연구의 탈락률도 매우 적은데, 이는 명상의 기법을 정신증 환자의 취약성에 맞게 적절히 수정하여 적용시킨 데 기인한다. 연구의 제한점으로는 효과크기가 대체로 작고 결과의 일관성이 부족하다. 대부분 30대 이상의 환자에게 적용하였으며 초발인 젊은 환자들에 대한 연구는 매우 부족하다. 효과가 나타난 기전에 대한 연구 역시 전무하다. 특히 적용한 MBCT의 내용은 대부분이 마음챙김 요소이며 인지행동치료의 치료적 요소들을 통합하지 않았다. 원론적인 측면에서 보면 서양에서 개발된 마음챙김 기반 중재들은 불교의 핵심 원리인 제법무상(諸法無相)이나 불이(non-duality)와 같은 통찰적 요소와 팔정도를 근간으로 하는 정진 수행의 삶까지는 포괄하지 않는 근본적 한계가 있다. 그러나 이러한 제한점에도 불구하고 지금까지의 결과는 정신증 환자에게 다양한 마음챙김 기반 중재법을 안전하게 사용할 수 있으며 여러 증상과 기능, 병식 등에서 유의한 치료 효과를 얻을 수 있음을 제시한다. 현재 한국에서 정신증 환자를 대상으로 인지행동치료의 효과를 보고한 몇 편의 논문이 있으나 아직 마음챙김 기반 중재에 대한 연구는 전무하다. 앞으로 이 분야에 대한 많은 관심과 연구가 수행되기를 기대한다.

│ 참고문헌

대한정신분열병학회 편(2008). **결정적 시기의 정신분열병 환자를 위한 정신사회적 중재.** 서울: 학지사.

박종, 정영철, 안형진(2015). 조현병 스펙트럼 장애 환자의 첫 발병 시와 이후 2년간의 의료이용 현황. 한국 전체 및 광주광역시 현황.

정영철(2018). **조현장애의 심리적 이해: 위협지각이 투사와 연결될 때.** Cure and Care.

American Psychiatric Association. (1994). *Diagnostic and statistical manual of mental disorders* (4th ed.). Washington, DC.

Bach, P., & Hayes, S. C. (2002). The use of acceptance and commitment therapy to prevent the rehospitalization of psychotic patients: a randomized controlled trial. *J Consult Clin Psychol, 70*, 1129-1139.

Bach, P., Hayes, S. C., & Gallop, R. (2012). Long-term effects of brief acceptance and commitment therapy for psychosis. *Behav Modif, 36*, 165-181.

Bentall, R. P., Rowse, G., Shryane, N., Kinderman, P., Howard, R., Blackwood. N., et al. (2009). The cognitive and affective structure of paranoid delusions: a transdiagnostic investigation of patients with schizophrenia spectrum disorders and depression. *Arch Gen Psychiatry, 66*, 236-247.

Bion, W. R. (1959). Attacks on linking. *The International Journal of Psychoanalysis, 40*, 308-315.

Bion, W. R. (1962). *Learning from Experience.* Basic Books Publishing Company.

Birchwood, M. (2000). Early intervention and sustaining the management of vulnerability. *Aust N Z J Psychiatry, 34*, Suppl, S181-184.

Braehler, C., Harper, J., & Gilbert, P. (2013). Compassion focused group therapy for recovery after psychosis. In C. Steel (Ed.), *Cognitive behaviour therapy for schizophrenia: Evidence based Interventions and future directions* (pp. 236-266). Hoboken: John Wiley & Sons.

Çetin, N., & Aylaz, R. (2018). The effect of mindfulness-based psychoeducation on insight and medication adherence of schizophrenia patients. *Arch Psychiatr Nurs, 32*, 737-744.

Chadwick, P., Hughes, S., Russell, D., Russell, I., & Dagnan, D. (2009). Mindfulness groups for distressing voices and paranoia: a replication and randomized feasibility trial. *Behav Cogn Psychother, 37*, 403-412.

Chadwick, P., Strauss, C., Jones, A. M., Kingdon, D., Ellett, L., Dannahy, L., et al. (2016). Group mindfulness-based intervention for distressing voices: A pragmatic randomised controlled trial. *Schizophr Res, 175*, 168-173.

Chan-Ob, T., & Boonyanaruthee, V. (1999). Meditation in association with psychosis. *J Med Assoc Thai, 82*, 925-930.

Chien, W. T., Thompson, D. R. (2014). Effects of a mindfulness-based psychoeducation programme for Chinese patients with schizophrenia: 2-year follow-up. *Br J Psychiatry, 205*, 52-59.

Chung, Y. -C., Yoon, K. -S., Park, T. -W., Yang, J. -C., & Oh, K. -Y. (2013). Group cognitive-behavioral therapy for early psychosis. *Cognit Ther Res, 37*, 403-411.

Davis, L. W., Lysaker, P. H., Kristeller, J. L., Salyers, M. P., Kovach, A. C., & Woller, S. (2015). Effect of mindfulness on vocational rehabilitation outcomes in stable phase schizophrenia. *Psychol Serv, 12*, 303-312.

Dyga, K., & Stupak, R. (2015). Meditation and psychosis: trigger or cure? *Archives of Psychiatry and Psychotherapy, 17*, 48-58.

Wong, G. H. Y. (2012). Early psychosis declaration for Asia by the Asian Network of Early Psychosis. *East Asian Arch Psychiatry, 22*, 90-93.

Freeman, D., Garety, P. A., Kuipers, E., Fowler, D., & Bebbington, P. E. (2002). A cognitive model of persecutory delusions. *Br J Clin Psychol, 41*, 331-347.

Freeman, D., Startup, H., Dunn, G., Cernis, E., Wingham, G., Pugh, K., et al. (2013). The interaction of affective with psychotic processes: a test of the effects of worrying on working memory, jumping to conclusions, and anomalies of experience in patients with persecutory delusions. *J Psychiatr Res, 47*, 1837-1842.

Freeman, D. (2007). Suspicious minds: the psychology of persecutory delusions. *Clin Psychol Rev, 27*, 425-457.

Fuller, P. R. (2014). *Surviving, Existing, or Living: Phase-specific therapy for severe psychosis.* Routledge.

Gaudiano, B. A., Herbert, J. D. (2006). Acute treatment of inpatients with psychotic symptoms using Acceptance and Commitment Therapy: pilot results. *Behav Res Ther, 44*, 415-437.

Jauhar, S., McKenna, P. J., Radua, J., Fung, E., Salvador, R., & Laws, K. R.. (2014). Cognitive-behavioural therapy for the symptoms of schizophrenia: systematic review and meta-analysis with examination of potential bias. *Br J Psychiatry, 204*, 20-29.

Khoury, B., Lecomte, T., Gaudiano, B. A., & Paquin, K. (2013). Mindfulness interventions for psychosis: a meta-analysis. *Schizophr Res, 150*, 176-184.

Kim, K. R., Lee, S. Y., Kang, J. I., Kim, B. R., Choi, S. H., Park, J. Y., et al. (2011). Clinical efficacy of individual cognitive therapy in reducing psychiatric symptoms in people at ultra-high risk for psychosis. *Early intervention in psychiatry, 5*, 174-178.

Kim, S. -W., Jang, J. -E., Lee, J. -Y., Lee, G. -Y., Yu, H. -Y., Park, C., et al. (2017). Effects of group cognitive-behavioral therapy in young patients in the early stage of psychosis. *Psychiatry Investig, 14*, 609.

Kirkbride, J., Errazuriz, A., Croudace, T., Morgan, C., Jackson, D., McCrone, P., et al. (2012). Systematic review of the incidence and prevalence of schizophrenia and other psychoses in England, 1950-2009.

Kuijpers, H. J., van der Heijden, F. M., Tuinier, S., & Verhoeven, W. M. (2007). Meditation-induced psychosis. *Psychopathology, 40*, 461-464.

Langer, A. I., Cangas, A. J., Salcedo, E., & Fuentes, B. (2012). Applying mindfulness therapy in a group of psychotic individuals: a controlled study. *Behav Cogn Psychother, 40*, 105-109.

Lopez-Navarro, E., Del Canto, C., Belber, M., Mayol, A., Fernandez-Alonso, O., Lluis, J., et al. (2015). Mindfulness improves psychological quality of life in community-based patients with severe mental health problems: A pilot randomized clinical trial. *Schizophr Res, 168*, 530-536.

McGorry, P. D., Nelson, B., Goldstone, S., & Yung, A. R. (2010). Clinical staging: a heuristic and practical strategy for new research and better health and social outcomes for psychotic and related mood disorders. *Can J Psychiatry, 55*, 486-497.

McGorry, P. D. (2002). The recognition and optimal management of early psychosis: an evidence-based reform. *World Psychiatry, 1*, 76-83.

Ministry of Health and Welfare(Korea). (2016) The Epidemiological survey of mental disorders in Korea.

Moritz, S., Cludius, B., Hottenrott, B., Schneider, B. C., Saathoff, K., Kuelz, A. K., et al. (2015). Mindfulness and relaxation treatment reduce depressive symptoms in individuals with psychosis. *Eur Psychiatry, 30*, 709-714.

Read, J., Fosse, R., Moskowitz, A., & Perry, B. (2014). The traumagenic neurodevelopmental model of psychosis revisited.

Ripke, S., Neale, B. M., Corvin, A., Walters, J. T., Farh, K. H., Holmans, P. A., et al. (2014). Biological insights from 108 schizophrenia-associated genetic loci. *Nature, 511*, 421-427.

Sethi, S., & Bhargava, S. C. (2003). Relationship of meditation and psychosis: case studies. *Aust N Z J Psychiatry, 37*, 382.

Shapiro, S. L., Carlson, L. E., Astin, J. A., & Freedman, B. (2006). Mechanisms of mindfulness. *J Clin Psychol, 62*, 373-386.

Sharma, P., Singh, S., Gnanavel, S., & Kumar, N. (2016). Meditation - a two edged sword for psychosis: a case report. *Ir J Psychol Med, 33*, 247-249.

Shawyer, F., Farhall, J., Mackinnon, A., Trauer, T., Sims, E., Ratcliff, K., et al. (2012). A randomised controlled trial of acceptance-based cognitive behavioural therapy for command hallucinations in psychotic disorders. *Behav Res Ther, 50*, 110-121.

Shonin, E., Van Gordon, W., & Griffiths, M. D. (2014). Do mindfulness-based therapies have a role in the treatment of psychosis? *Aust N Z J Psychiatry, 48*, 124-127.

Trujillo, R. G., Monterrey, A., & de Rivera, J. G. (1992). Meditación y psicosis. *Psiquis, 13*, 75-79.

Varese, F., Smeets, F., Drukker, M., Lieverse, R., Lataster, T., Viechtbauer, W., et al. (2012). Childhood Adversities Increase the Risk of Psychosis: A Meta-analysis of Patient-Control, Prospective- and Cross-sectional Cohort Studies. *Schizophr Bull, 38*, 661-671.

Walsh, R., & Roche, L. (1979). Precipitation of acute psychotic episodes by intensive meditation in individuals with a history of schizophrenia. *Am J Psychiatry, 136*, 1085-1086.

White, R., Gumley, A., McTaggart, J., Rattrie, L., McConville, D., Cleare, S., et al. (2011). A feasibility study of Acceptance and Commitment Therapy for emotional dysfunction following psychosis. *Behav Res Ther, 49*, 901-907.

Yorston, G. A. (2001). Mania precipitated by meditation: A case report and literature review. Mental Health, *Religion & Culture, 4*, 209-213.

Chapter

23

신체질환에 대한 명상 적용

송후림

마음과 몸의 상관관계를 연구하는 심신의학에서 명상은 중요한 주제다. 마음을 다루는 가장 고차원적 기법인 명상이 몸을 조절하는 수단이 될 수 있음이 계속 밝혀지고 있다. 의학적으로는 신체질환에 대한 명상의 효능에 관심을 가지는 것이 타당할 것이다. 명상은 미국 국립보건원(National Institute of Health: NIH) 산하의 보완통합의학센터(National Center for Complementary and Integrative Health: NCCIH)가 임상적으로 주목하는 5개 영역 가운데 하나로, 최근 많은 의료기관에서 명상이나 요가를 정신질환이나 신체질환에 대한 보조적인 치료 요법으로 활용하고 있다.

하지만 엄밀하게 따지자면 이는 달마대사(達磨大師)의 제자인 도부(道副)가 달마대사의 골수를 얻지 못하고 가죽만 얻는 데 그친 것으로 비유할 수 있다. 명상의 골수는 집중을 통해 명료해진 의식 상태(止, 定, samatha)에서 마음작용을 관찰하여 집착을 내려놓고 번뇌를 소멸시킴(觀, 慧, vipassana)으로써 궁극적인 평화 상태(涅槃, nirvana)에 도달하는 것이며, 의학적 효능은 여기에 부수적으로 따라오는 것이기 때문이다.

이 같은 관점은 명상에 대한 동서양의 입장 차이를 반영하는 것이기도 하다. 원래 명상은 주로 힌두교나 불교에서 수양이나 종교적 깨달음을 목적으로 개발된 것이지만, 현재 대중적으로 널리 적용되는 명상법은 명상의 원형이라기보다는 서양에서 실용주적 입장으로 변형해서 수용하고 보급한 것이다. 그래서 오늘날 명상의 종교적 색채는 많이 줄어들고, 주로 정신적 · 신체적 효과에 초점을 맞추어 기술적인 차원으로 받아들여지는 경우가 많다. 통상적으로, ① 가급적 산만하지 않은 편안한 장소에서, ② 앉거나 눕거나 걷는 등의 편안한 자세로, ③ 특정 단어나 문구, 대상, 호흡의 감각에 주의를 집중하며, ④ 지금 여기의 현상을 비판단적으로 관찰하여 알아차리는 네 가지의 기본적인 요소를 갖춘 훈련을 한다면 명상을 하는 것이라고 간주되고 있다.

이에 따라 본질적 의미가 감소하고 목표는 평범하게 조정되었지만, 접근성이 향상되고 과학적 방법론이 적용 가능해졌다는 장점도 생겼다. 미국의 경우 2017년 한 해 동안 일반인의 명상 체험 비율은 성인에서 14.2%, 아동 · 청소년에서 5.4%에 달하는 것으로 조사된 바 있다. 따라서 현대 사회에서 신체질환의 치료로서 명상의 적용은 갈수록 확대될 것이다. 이 장에서는 신체질환에 대해 명상이 현재 어떻게 적용되고 있으며, 그 작용 기전은 무엇인지, 해석에 있어 고려해야 할 사항과 향후의 전망에 대해 기술해 보고자 한다.

❁ 명상이 적용되고 있는 신체질환

심신의학의 관점에서 보면 대부분의 신체질환에 대해 명상은 적용될 여지가 충분히 있으며 경험적인 효과가 기대된다. 하지만 근거기반의학의 관점에서 볼 때, 데이터가 축적되어 치료적 수단으로 고려할 수 있는 신체질환으로는 크게 심혈관계 질환, 통증, 과민성 대장증후군, 궤양성 대장염의 네 가지가 있다. 그리고 암 자체보다는 주로 암으로 인한 통증이나 스트레스 관리를 위해서도 적용되고 있다. 그 밖에 뇌전증과 인간 면역결핍 바이러스(Human Immunodeficiency Viruses: HIV) 감염, 천식, 월경전 증후군, 폐경기 증후군 등에 대해서도 적용되어 긍정적 결과를 도출한 연구가 있다.

심혈관계 질환

고혈압과 심혈관계 질환에 대한 명상 적용은 매우 고전적이면서도 현재까지도 가장 활발하게 시도되고 있는 분야라고 할 수 있다. 하버드의대의 심장내과 의사이자 심신의학센터(Mind-Body Medical Institute)의 소장인 허버트 벤슨(Herbert Benson)은 1960년대 미국에서 유행했던 만트라를 집중하여 반복 암송하는 사마타(samatha) 명상의 일종인 초월 명상(Transcendental Meditation: TM)의 수행자들이 집중 상태에서 혈압이 낮아지고, 심박 수가 느려지며, 산소 소모량이 줄어든다는 것을 발견했다. 그는 이를 각성 상태에서 생리적 흥분이 줄어드는 저대사성 상태(wakeful hypometabolic state)라고 불렀으며, 이러한 이완 반응(relaxation response)이 심혈관계 부담과 스트레스의 영향을 줄일 수 있음을 알게 되었다.

벤슨과 동료들은 초월 명상 이외에도 이완 반응을 유도할 수 있는 점진적 근육 이완법(progressive muscular relaxation)과 심상 요법(relaxative imaginery)과 같은 여러 가지 이완 요법을 개발하여 고혈압을 비롯한 부정맥, 관상동맥 질환 등의 심혈관계 질환 환자에게 적용했다. 이후 슈나이더(Schneider) 등이 경도의 고혈압 증상을 가진 127명의 환자를 대상으로 초월 명상과 점진적 근육이완법, 생활 방식 교육의 세 가지 치료법을 무작위 배정하여 3개월 추적 연구를 실시한 결과, 초월 명상과 점진적 근육이완법을 시행한 환자들은 생활 방식 교육만을 받은 환자들에 비하여 혈압이 유의하게 더 낮아졌고, 낮아진 정도는 초월 명상의 경우가 점진적 근육이완법보다 큰 것으로 나타났다. 사실 이완 반응은 명상으로 인해 유도되는 생체 반응의 하나일 뿐, 명상이 목표로 하는 명료한 의식의 달성을 의도적으로는 추구하지 않고 있어, 이로 인한 차이가 결과에 영향을 주었을 가능성도 있다. 고혈압에 대하여 명상이 이완 요법에 비해 더 나은 효과를 보인다는 근거는 아직 부족하다. 초월 명상의 혈압 강하 효과에 대한 메타분석에서 초월 명상을 실천하면 통상 수축기 혈압이 4mmHg, 확장기 혈압이 2mmHg 정도까지의 범위로 떨어지는 것으로 나타났으며, 이에 대해 미국 심장학회(American Heart Association: AHA)는 고혈압에 대한 초월 명상의 효과를 인정하되, 이것이 생활 습관 개선이나 운동에 비해 우월하거나 혹은 다른 명상과 비교하여 초월 명상만이 단독적으로 갖는 효과는 아닐 것이라고 의견을 제시했다. 하지만 2017년 AHA는 요가와 같은 신체적 활동 없이 수행한 57개의 명상 연구를 검토하여 명상이 단독적으로 심혈관 질환의 위험성을 낮출 가능성이 있다고 공식적으로 언급했다. 물론 AHA는 생활 습관 개선과 운동과 같은 맥락에서 심혈관 질환의 보조적 치료로 명상을 활용할 것을 권장하고 있다. 오늘날 명상은 전반적으로 고혈압, 관상동맥 질환, 당뇨, 고지혈증, 고코르티솔혈증 개선에 도움이 될 수 있다고 받아들여지는 추세다.

통증

1990년대 이후에는 사마타 명상보다 위파사나(*vipassana*) 명상 계통의 마음챙김[1] 명

---

1) 마음챙김이란 'mindfulness'의 번역어이며 'mindfulness'는 팔리어 '*sati*'의 번역이다. 이는 '마음작용을 주의 깊게 관찰하여 명료하게 알아차림'이라는 뜻을 가지고 있다. 국내에는 마음챙김이 '위파사나' 명상에 대한 번역으로 이해되는 경향이 있는데, 엄밀하게 '*sati*'는 사마타와 위파사나 모두에 공통적으로 필요한 요소다.

상이 각광받았는데 그중에서도 매사추세츠의대 마음챙김센터(Center For Mindfulness)의 존 카밧진(Jon Kabat-Zinn)이 고안한 마음챙김 명상에 기반한 스트레스 완화(Mindfulness-Based Stress Reduction: MBSR) 프로그램이 치료적으로 널리 적용되었다. MBSR은 호흡 명상, 정좌 명상, 보디스캔, 하타요가, 스트레스 상황 알아차리기, 먹기 명상, 보행 명상 등을 조합한 것으로서 위파사나 명상에 국한되었다기보다는 사실상 사마타 명상과 이완 요법, 스트레칭 등 다양한 기법을 모두 포괄하고 있으며, 다른 치료적 명상법보다 비교적 구조화와 표준화가 잘 되어 있는 것이 특징이다. 통상 매주 2시간 30분의 세션을 8주 동안 진행하고, 1박 2일 혹은 1일간의 단기 워크숍을 병행한다. 참여자는 최소한 주 5회 이상, 매일 45분 이상을 명상하도록 요청 받는다.

기존의 통증 치료 전략이 통증을 회피하거나 통증에 대해 주의를 분산시키고자 하는 데 비해 명상은 오히려 통증의 구체적인 감각 특성에 주의를 기울여 이전과는 전혀 다른 방식으로 받아들이도록 한다. 애초에 MBSR은 통증과 염증, 스트레스와 관련된 만성질환으로 고통 받는 환자들을 위해 개발된 것으로서 암, 류마티스 관절염, 섬유근육통, 건선, 다발성 경화증 등의 환자에게서 전반적으로 증상이 줄고 스트레스와 정신적 문제가 감소되었다고 보고되었다. 이후 심혈관계 질환과 위장 질환에까지 확대 적용되었고, 그 다음에 불안, 우울 등 정신 증상을 겪는 환자들에게로 범위를 넓혔다.

따라서 통증에 대한 치료 요법으로서 주로 시행되는 명상은 MBSR인데, 이를 통해 통증지각, 통증억제행동, 통증약물 사용 등을 줄일 수 있는 것으로 알려졌다. 그러나 오랜 기간 동안 다양한 연구가 시도되었음에도 불구하고 그 명성에 비해 결정적인 근거를 제공하는 연구는 아직 없다고 할 수 있다. 30개의 무작위 대조시험(Randomized Controlled Trial: RCT)을 대상으로 가장 최근 수행된 메타분석에서는 통증과 우울증상을 경감하는 데 경도의 효과가 있는 것으로 나타났으나 포함된 연구의 질적인 문제로 인해 확정적인 결론을 내릴 수는 없다고 밝혔다.

가장 많이 인용되는 연구는 2016년 NCCIH의 지원에 의해 수행된 만성 요통을 가진 20~70세의 환자를 대상으로 MBSR, 인지행동치료(Cognitive-Behavioral Therapy: CBT), 통상적 치료를 비교한 연구다. MBSR과 CBT는 8주간 주 2시간의 스케줄로 제공되었으며, 통상적 치료에 비해 MBSR과 CBT에서 통증 및 기능의 개선 효과가 높았고, 이러한 효과는 치료가 끝난 26주와 52주 시점까지도 지속되었다. MBSR과 CBT 사이에는 유의한 차이가 나타나지 않았다. 이로 미루어 볼 때 명상은 통증에 대한 인지적 전환을 통해 통증을 경감시켜 줄 가능성이 있다. 즉, 통증 자체에 결박되거나 반대로 회피하지 않고, 통증에 반응하는 인지적 · 정서적 과정에서 분리되어 관찰하는 자아의 위치로 이동함으로써 통중에 효과를 보일 수 있다.

한편, 2016년 NCCIH의 지원에 의해 수행된 또 하나의 연구 결과에서는 명상이 날록손(naloxone)과 유사하게 통증과 불쾌한 감각을 줄여 주는 효과가 있는 것으로 나타나 명상이 뇌의 내재적 오피오이드(opioid) 체계를 활성화시킬 수 있다는 가능성을 제시하였다. 하지만 명상이 내재적 오피오이드 체계를 활성화시키지 않고도 고위 중추에서 인지적인 차원만으로 통증을 조절한다는 연구 결과도 있다. 이를 종합해 볼 때 명상은 그 자체로 통증에 대한 수용체적 감각이나 염증을 줄일 수도 있고, 동시에 통증에 대한 인식을 전환하는 등의 다중적인 방법으로 통증 개선에 도움이 되는 것으로 보인다.

과민성 대장증후군

장-뇌 축(gut-brain axis)에 대한 관심과 함께 과민성 대장증후군에 대해 명상의 효과를 확인하기 위해 소수의 연구가 진행되었다. 대표적인 연구는 75명의 여성 과민성 대장증후군 환자를 대상으로 8주간 주 1회 반나절의 일정으로 무작위적으로 마음챙김 훈련과 지지 요법을 시행한 연구로서 8주 뒤 증상 경감율은 마음챙김 훈련군에서 26.4%, 지지 요법군에서 6.2%로 유의한 차이가 있었으며, 3개월 뒤에도 각각 38.2%와 11.8%로 유의한 차이를 보였다. 하지만 효과의 크기 면에서 잠재적인 수준의 치료적 효과가 있는 것으로 간주되었으며, 이에 대해 미국 위장관학회(American Gastroenterological Association: AGA)에서는 마음챙김 명상이 과민성 대장증후군에 대해 효과를 보일 수 있으나 그것이 큰 효과는 아닐 것이라고 전망했다.

궤양성 대장염

MBSR은 염증 질환에 대해 꾸준히 시도되고 있는데, 명상과 같은 심신의학적 접근에 면역 체계를 개선시키는 기전적인 가능성이 있기 때문이다. 하지만 특정 면역 질환에 대해 임상적으로 확정적인 결과는 역시 없다. 2014년의 예비 연구에서 비활성 상태인 55명의 궤양성 대장염 환자에서 8주 동안 MBSR을 시행한 집단은 그렇지 않은 집단에 비해 질병의 경과나 염증 표지자, 심리 척도 결과에 차이를 보이지 않았다. 다만 질병 활성화 시기에 인식하는 스트레스 정도가 낮은 것으로 나타나 스트레스로 인해 궤양성 대장염이 활성화될 가능성을 낮추어 줄 소지는 있어 보인다.

암

명상은 암에 수반되는 정서적 고통을 줄여 주는 효과가 있다. 특히 유방암에 대해 연구가 많이 이루어졌는데, 대표적인 연구는 폐경 전의 젊은 유방암 환자에 대해 6주간의 마음챙김 명상을 시행한 결과, 그렇지 않은 환자들에 비해 스트레스의 지각 정도와 염증성 유전자 발현 및 염증 신호가 의미 있게 줄어들었다는 결과를 제시한 것이다.

기존의 명상 연구가 암의 심리사회적 적응에 초점을 맞추고 암 자체의 경과에 대해 미치는 영향에 대해서는 유보적이었다면, 최근 명상이 세포 수준에서 영향을 줄 수 있다는 흥미로운 연구 결과가 발표된 바 있다. 3개월간 마음챙김 명상을 시행한 1기와 2기 유방암 환자의 염색질 내 텔로미어(telomere) 길이가 연구 기간 동안 그대로 유지되었던 것이다. 명상을 하지 않은 환자들은 3개월 동안 텔로미어의 길이가 짧아졌다. 이는 명상이 암으로 인한 스트레스를 줄여 주는 동시에 암의 질병 경과에도 직접적인 영향을 미칠 수 있다는 가능성을 제시한 것이다.

🪷 고려해야 할 사항들과 향후의 전망

오늘날 명상은 대중적으로 널리 환영받으며, 의학적으로도 중요한 보완 요법의 하나로 자리잡았다. 하지만 현재의 의료 시스템상 우선 순위의 치료로 활용되지는 않고 있는 상황인데 앞서 살펴보았듯이 RCT 등의 연구를 통해 확정적인 결과를 도출하지 못하였기 때문이다. 여기에는 몇 가지 고려해야 할 사항이 있다.

우선 명상은 지극히 주관적인 작업으로, 명상을 수행해 내거나 효과를 얻는 데 개인 간의 편차가 클 것으로 예상된다. 벤슨은 본인이 고안한 단순한 명상법이 초심자에게도 빠르고 만족스런 효과를 나타낸다고 주장했지만, 일반적으로 명상은 주의집중을 전제로 하기 때문에 주의집중의 정도에 따라 결과가 달리 나타날 것이다. MBSR과 같이 구조적인 집단 프로그램을 시행한다고 해도 참여자마다 명상을 습득하는 데 차이가 있을 것이고 결과도 다양할 것이다. 비단 환자뿐 아니라 프로그램 진행자의 경험과 역량도 저마다 다르기 때문에 일률적인 효과를 얻기에는 한계가 있을 것으로 예상된다. 즉, 어떤 연구에서 매뉴얼에 따라 MBSR을 시행하였다고 해도 그 연구에서 시행한 MBSR이 다른 연구에서 시행한 MBSR과 동일하다는 보장이 없다. 게다가 MBSR은 통상 8주간의 프로그램 과정과 프로그램이 종료된 이후에 참여자의 개별적인 노력을 요구하고 있어 참여자마다 서로 다른 노력을 기울이게 될 가능성이 높다.

또한 MBSR은 다양한 기법의 종합 세트와 같은 것으로서 이 가운데 어떤 요소가 치료적 효과를 가지는지 파악하기가 어렵다. 명상의 일차적 목표라고 할 수 있는 명료한 의식 상태에 도달하지 못한다고 해도 단지 이완 반응이나 정서적 안정, 인지적 탈융합, 다른 이차적 요인 개선 등과 같이 반드시 명상으로만 얻어진다고 할 수 없는 결과를 통해 효과를 나타낼 수도 있다. 요가와 같은 경우 명상으로 인한 이득과 신체 활동으로 인한 이득을 구분하기 어렵다. 특히 MBSR에는 많은 노력과 시간 투입이 요구되기 때문에 이러한 요인들이 치료적으로 작용할 가능성도 있다. 명상으로 인한 증상 경감의 효과크기가 작은 것도 부수적인 요인들이 간접적으로 개입하여 개선 효과를 내었기 때문일 수 있다. 1970년대에는 명상을 하는 시간만큼 온천욕을 하면서 편안하게 휴식을 취해도 비슷한 효과를 보일 것이라는 비판이 제기되기도 했다.

이러한 비판은 실험을 통한 것은 아니었지만, 명상 연구의 대부분은 현대의학에서 편향을 제거하기 위해 요구하는 이중맹검이 사실상 불가능하고, 대조군이 없거나 대조군 설정에 어려움을 겪는다. 다시 말해 명상만의 고유한 효과를 확인하기 위해 대조군 설정이 필요한데, MBSR은 단지 명상만이 아닌 너무나 복합적인 요소를 가진 개입이기 때문에 이에 준하는 대조군을 만들기가 어려운 것이다. 이에 대해 존 카밧진은 명상이라는 개념 자체가 본질적으로 복합적인 것으로서 독립적이고 순수한 명상 요소를 분리해 낼 수 없으며, MBSR은 여러 가지 요소를 유기적으로 연결한 것이라고 대답했다. 이로 미루어 MBSR은 개별적 요소를 분리해서 비교하고 분석하고자 하는 현대의학보다는 요소들을 통합하여 전체적으로 아우르고자 하는 보완통합의학의 영역에 그 무게중심을 두었다고 볼 수 있다.

하지만 현대의학에서 중시하는 근거기반의학이란 연구 방법론에 문제가 있다고 해서 그 결과를 배제하자는 것은 아니며, 방법론에 따라 차등을 두어 근거 수준을 설정하는 것이다. 근거기반의학의 창시자인 데이비드 새킷(David Sackett)에 따르면, 근거기반의학이란 단지 임상 연구의 결과에만 의존하는 것이 아니라 의사의 경험과 환자의 가치를 조율해서 최적의 치료를 권고하는 것을 전제로 한다. 따라서 방법론의 문제만으로 다수의 긍정적인 결과를 평가 절하하고, 명상이 가진 임상적인 효과를 부정하는 것은 바람직하지 않다. 근거 수준은 높지 않되 필요한 환자에게라면 충분히 적용을 고려할 수 있는 치료법 중의 하나로 받아들이는 것이 합리적이다.

특히 최근에는 첨단의 뇌영상 기법을 통해 명상이 어떻게 뇌의 기능을 변화시키는지에 대해서 많은 연구가 진행되고 있다. 뇌영상 연구의 장점은 명상 숙달자를 대상으로 객관적 지표를 확인할 수 있어 명상만의 효과를 보다 검증할 수 있다는 것이다. 향후 임상 연구와 뇌영상 연구를 조합한 연구들이 축적되면, 명상이 보다 과학적으로 규명될 수 있는 단초를 마련할 수 있을 것으로 전망된다.

🪷 정리

명상을 실천하는 과정에서 정신적 · 신체적 개선 효과를 얻을 수 있다. 이러한 효과에 초점을 맞추어 명상을 실용화시킨 다양한 기법이 존재하는데 이완 기법과 MBSR 등이 대표적이다. 명상이 만성질환의 증상 경감에 도움이 된다는 연구 결과가 많으며, 대표적인 적용 분야는 심혈관계 질환, 통증, 과민성 대장증후군, 궤양성 대장염, 암 등이다. 임상 시험의 구조상 명상의 효과가 확실하게 검증되기는 어려운 상황이지만, 적어도 보조 치료로서의 근거는 상당히 확보되었다고 볼 수 있다. 앞으로도 명상은 다양한 질환에 대해 계속 적용 범위를 넓혀 나갈 것으로 전망된다.

Bower, J. E., Crosswell, A. D., Stanton, A. L., et al. (2015). Mindfulness meditation for younger breast cancer survivors: a randomized controlled trial. *Cancer, 121*(8), 1231-1240. doi:10.1002/cncr.29194

Brook, R. D., Appel, L. J., Rubenfire, M., et al. (2013). Beyond medications and diet: alternative approaches to lowering blood pressure: a scientific statement from the american heart association. *Hypertens Dallas Tex, 61*(6), 1360-1383. doi:10.1161/HYP.0b013e318293645f

Canter, P. H., & Ernst, E. (2004). Insufficient evidence to conclude whether or not Transcendental Meditation decreases blood pressure: results of a systematic review of randomized clinical trials. *J Hypertens, 22*(11), 2049-2054.

Carlson, L. E., Beattie, T. L., Giese-Davis, J., et al. (2015). Mindfulness-based cancer recovery and supportive-expressive therapy maintain telomere length relative to controls in distressed breast cancer survivors. *Cancer, 121*(3), 476-484. doi:10.1002/cncr.29063

Casey, A., Chang, B. -H., Huddleston, J., Virani, N., Benson, H., & Dusek, J. A. (2009). A model for integrating a mind/body approach to cardiac rehabilitation: outcomes and correlators. *J Cardiopulm Rehabil Prev, 29*(4), 230-238; quiz 239-240. doi:10.1097/HCR.0b013e3181a33352

Cherkin, D. C., Sherman, K. J., Balderson, B. H., et al. (2016). Effect of Mindfulness-Based Stress Reduction vs Cognitive Behavioral Therapy or Usual Care on Back Pain and Functional Limitations in Adults With Chronic Low Back Pain: A Randomized Clinical Trial. *JAMA, 315*(12), 1240-1249. doi:10.1001/jama.2016.2323

Gaylord, S. A., Palsson, O. S., Garland, E. L., et al. (2011). Mindfulness training reduces the severity of irritable bowel syndrome in women: results of a randomized controlled trial. *Am J Gastroenterol, 106*(9), 1678-1688. doi:10.1038/ajg.2011.184

Hilton, L., Hempel, S., Ewing, B. A., et al. (2017). Mindfulness Meditation for Chronic Pain: Systematic Review and Meta-analysis. *Ann Behav Med, 51*(2), 199-213. doi:10.1007/s12160-016-9844-2

Jedel, S., Hoffman, A., Merriman, P., et al. (2014). A randomized controlled trial of mindfulness-based stress reduction to prevent flare-up in patients with inactive ulcerative colitis. *Digestion, 89*(2), 142-155. doi:10.1159/000356316

Kabat-Zinn, J., Lipworth, L., & Burney, R. (1985). The clinical use of mindfulness meditation for the self-regulation of chronic pain. *J Behav Med, 8*(2), 163-190.

Kabat-Zinn, J. (2005). Bringing mindfulness to medicine. Interview by Karolyn A. Gazella. *Altern Ther Health Med, 11*(3), 56-64.

Levine, G. N., Lange, R. A., Bairey-Merz, C. N,, et al. (2017). Meditation and Cardiovascular Risk Reduction: A Scientific Statement From the American Heart Association. *J Am Heart Assoc, 6*(10). doi:10.1161/JAHA.117.002218

Morgan, N., Irwin, M. R., Chung, M., & Wang, C. (2014). The effects of mind-body therapies on the immune system: meta-analysis. *PloS One, 9*(7), e100903. doi:10.1371/journal.pone.0100903

Ooi, S. L., Giovino, M., & Pak, S. C. (2017). Transcendental meditation for lowering blood pressure:

An overview of systematic reviews and meta-analyses. *Complement Ther Med, 34*, 26–34. doi:10.1016/j.ctim.2017.07.008

Ray, I. B., Menezes, A. R., Malur, P., Hiltbold, A. E., Reilly, J. P., & Lavie, C. J. (2014). Meditation and coronary heart disease: a review of the current clinical evidence. *Ochsner J, 14*(4), 696–703.

Richardson, P. E. H. (2015). David Sackett and the birth of Evidence Based Medicine: How to Practice and Teach EBM. *BMJ, 350*, h3089. doi:10.1136/bmj.h3089

Schneider, R. H., Alexander, C. N., Staggers, F., et al. (2005). A randomized controlled trial of stress reduction in African Americans treated for hypertension for over one year. *Am J Hypertens, 18*(1), 88–98. doi:10.1016/j.amjhyper.2004.08.027

Sharon, H., Maron-Katz, A., Ben Simon, E., et al. (2016). Mindfulness Meditation Modulates Pain Through Endogenous Opioids. *Am J Med, 129*(7), 755–758. doi:10.1016/j.amjmed.2016.03.002

Wang, C., Li, K., & Gaylord, S. (2019). Prevalence, patterns, and predictors of meditation use among U.S. children: Results from the National Health Interview Survey. *Complement Ther Med, 43*, 271–276. doi:10.1016/j.ctim.2019.02.004

Zeidan, F., Adler-Neal, A. L., Wells, R. E., et al. (2016). Mindfulness-Meditation-Based Pain Relief Is Not Mediated by Endogenous Opioids. *J Neurosci Off J Soc Neurosci, 36*(11), 3391–3397. doi:10.1523/JNEUROSCI.4328-15.2016

Chapter

24

아동 · 청소년을 위한 명상의 임상적 적용

곽영숙

아동 · 청소년의 정신건강 문제는 학습이나 또래 관계 등에 커다란 영향을 미칠 뿐만 아니라 조기에 치료하지 않을 경우 성인의 정신건강 문제로 이어지는 경우가 많아 개인의 정신건강 측면과 사회경제적인 측면 모두에서 매우 중요하다. 그러나 아직 우리나라는 정신질환에 대한 이해와 관심이 부족하고, 특히 아동 · 청소년기의 정신질환에 대한 지식이 많이 알려져 있지 않아 자녀가 심각한 증상을 나타내기 전에 병원에 내원하는 경우가 드물다. 또한 발달이 이루어지는 단계인 아동의 특성상 정신과 약물을 사용하는 데 거부감을 가진 경우가 많고, 이러한 약물이 완치가 아닌 증상 완화를 목적으로 한다고 알고 있거나 장기적으로 복용해야 하는 부담감, 부작용에 대한 두려움이 흔히 나타난다. 대부분 약물치료에 대한 선입관이 작용한 결과이지만 약물치료가 아동 · 청소년 발달에 미치는 영향과 부작용에 관한 장기 연구가 아직 부족하다는 한계점을 지니고 있어 향후 더 많은 연구가 필요하다. 또한 아동 · 청소년기 정신질환의 경우 환자들이 심리치료를 효과적이지 않다고 느끼는 경우가 많고, 그 실제로 효과가 기대에 미치지 못하는 경우도 많아 심리치료만으로는 한계가 있다.

선택할 치료법이 많은 것은 수용자 입장에서는 바람직한 일이다. 심리치료 및 약물치료 이외에 효과적이고 큰 부작용이 없는 대안 중 하나로 'mindfulness', 즉 '마음챙김'이 소개되었고 다양한 증상이나 질환에 치료적 요소로 적용되고 있다. 마음챙김을 임상적으로 적용한 대표적인 프로그램인 MBSR의 창시자 존 카밧진(Kabat-Zinn)에 의하면, 마음챙김이란 '의식적으로 현재의 순간에 무비판적으로 주의를 기울이는 것'으로 정의된다. 마음챙김은 명상(meditation)에 뿌리를 두고 있으며 명상의 여러 방법 중 하나라고 할 수 있다. 명상에서 마음챙김이 어떻게 유래하고 진화하였는지, 명상과 마음챙김의 차이는 무엇인지 먼저 알아보기로 한다.

🪷 명상에서 마음챙김으로

명상은 동양의 불교권에서 기원한 수행법 중 하나로, '고통이 사라진 열반의 경지에 이르러 얽매임과 갈등이 없는 참다운 나를 얻는 것'을 목표로 한다. 동양에서는 괴로움을 감소시키거나 통찰력, 지혜, 평정심과 같은 긍정적인 자질을 향상시키고 종교적 수행 활동의 일환으로서 명상을 해 왔다. 명상의 대표적 유형인 초점에 집중하기(Focused attention), 열린 관찰(Open monitoring)은 선(zen), 위파사나(Vipassana)와 티베트 불교의 명상 전통에 뿌리를 두고 있다.

문헌에 따라 초점에 집중하기를 집중 명상(concentrative meditation)이라 하고 열린 관찰을 통찰 명상(insight meditation)이라고도 한다. 명상은 크게 특정 대상에 고도의 주의를 기울이는 집중 명상과 모든 대상에 마음을 열고 '지금 이 순간 알아차림(awareness)'을 중시하는 통찰 명상으로 나뉠 수 있는데, 마음챙김은 이 중에서 후자에 속한다고 볼 수 있다. 다른 문헌에서는 전통적 위파사나 명상에서는 집중 훈련에 이어 마음챙김 훈련이 따라오며 함께 통찰을 얻는 데 사용된다고 하였다. 서양문화권의 명상에서는 초점에 집중하기, 열린 관찰이 마음챙김 명상이라 불리는 것에 혼재되어 왔다. 마음챙김 명상은 위파사나 또는 선 명상에서 기원하지만 서양문화에서는 종종 선보다 위파사나 기법이 선택된다. 동양 전통에서는 광범위한 훈련을 필요로 하며 초점에 집중하기, 열린 관찰을 모두 포함한다. 집중 명상은 마음챙김 기반 개입의 일차적 기반이라 할 수 있다. 마음챙김에 기반한 스트레스 완화(MBSR)는 불교 철학에 뚜렷하게 뿌리를 둔 유일한 집중 명상 기법이며, 선보다는 위파사나에 더 깊게 기반을 두고 있다.

이렇게 동양의 명상 수행이 현대의 미국에 소개된 이후, 과학적인 체계를 갖추고 바쁜 현대인의 일상생활에 맞춰 어디서든 짧고 간편하게 할 수 있도록 개발된 것이 마음챙김 명상법이다. 즉, 마음챙김 명상이란 기존의 종교적인 색채를 띤 동양의 명상법에서 스트레스 관리 및 자기수양, 심리치료의 한 방법으로 분화되어 발전된 서양식 명상이라고 볼 수 있다.

마음챙김을 통해 참여자는 불쾌하고 고통스러운 경험을 바꾸려는 것이 아니라, 있는 그 대로 받아들이려고 노력한다. 그러나 고통을 줄이려는 시도는 인간의 본능적인 반응이므로, 마음챙김을 바탕으로 한 많은 프로그램은 상황을 바꾸려는 욕구와 현실을 받아들이는 자세의 균형을 맞추는 데 중점을 두고 있으며, 이 점이 인식과 행동을 바꾸는 데 초점을 두는 기존의 인지행동치료(CBT)와의 차이점이다. 즉, 마음챙김의 목표는 사고 자체를 바꾸려고 애쓰는 것이 아니라 사고에 대한 태도를 변화시키는 것이다.

✿ 다양한 기법

아동 · 청소년을 대상으로 다섯 유형의 명상이 체계적으로 조사되었다. 집중 명상, 통찰 명상, 초월 명상(transcendental meditation), 심신(mind-body) 기법, 신심(body-mind) 기법 이다. 심신 기법에는 명상과 이완이 속하며, 신심 기법에는 요가 자세와 태극권 동작 등이 속한다.

마음챙김에 기반한 개입으로서의 집중 명상에 해당되는 대표적 기법은 마음챙김에 기 반한 스트레스 완화(Mindfulness-Based Stress Reduction: MBSR)와 마음챙김에 기반한 인지 치료(Mindfulness-Based Cognitive Therapy: MBCT)다.

MBSR 프로그램은 8~10주간의 마음챙김 훈련을 통해 환자들이 그들의 생각이나 감정 에 함몰되지 않고 객관적인 입장에서 사건 및 경험을 인식하여 스트레스를 감소시키는 방 법을 훈련하는 프로그램이다. 1979년 매사추세츠 의과대학의 정신과 의사 존 카밧진에 의해 MBSR이 처음 개발되었을 당시에는 만성 통증과 스트레스 관련 질병을 가진 환자를 대상으로 시행되었으나, 현재는 적용 범위가 넓어져 진단명 및 병의 유무와 관계 없이 모든 사람에게 유용한 프로그램임이 입증되었다. MBSR은 매주 1회, 2시간 30분씩 8~10주 동 안 집단치료로 진행되며, 마음챙김 명상(mindfulness meditation), 몸에 대한 자기인식(self-awareness of the body), 요가(Hatha yoga), 스트레스 상황에서 마음챙김을 통한 방어 등을 수행한다.

MBCT는 1991년 티즈데일(Teasdale)에 의해 시작되었으며, 원래는 주요 우울장애의 병 력이 있던 환자의 재발을 막기 위해 개발되었다. MBCT는 기존의 인지행동치료에 마음챙 김 명상 등의 기법을 도입한 프로그램으로서, 스트레스 상황이 자동적으로 우울 삽화로 이어지는 과정을 억제하는 것을 목표로 한다. MBCT를 통해 환자들은 부정적 자극을 무비판적으로 받아들이고 그 감정에 몰입하는 것이 아니라, 이러한 자연스럽게 흘러가는 사고의 방향을 멈추고 자극을 객관적으로 바라보게 됨으로써 덜 반응하는 방법을 터득하게 된다.

MBCT는 8주간, 주 1회 2시간씩 진행되나, 프로그램의 상당한 부분은 환자들이 수업 외의 일상에서 마음챙김을 수행함으로써 이루어진다. 이 8주간의 MBCT 프로그램에서 참가자들은 자신의 생각과 감정이 현실을 정확하게 반영하는 것이 아니라, 자신의 사고 안에서 이루어진 정신적·내적 사건임을 인식할 수 있도록 배운다.

어린이에게 MBCT를 실시할 때는 부정적 경험 기억에 집중하도록 격려하고 그 경험에 동반하는 감정에 집중하고 신체 감각을 알도록 격려한다. 수분 후에 3분 '호흡 공간'을 갖도록 요청하는데, 이때는 호흡에 집중하고 몸과 마음에 무엇이 일어나는지 집중하도록 요청한다. 이후 이완된 상태에서 자신에게 이제 어떤 것이라도 다룰 수 있다고 말하고 다시 몸 전체에 집중하도록 한다. 이렇게 배운 3분 호흡 공간을 좋지 않은 기분이 생길 때마다 일상에서 사용하도록 격려하여 정식 훈련을 일상에 통합시키도록 돕는다.

MBSR과 MBCT 모두에서 명상을 할 때의 태도를 강조한다. 둘 다 판단하지 않고 애쓰지 않고 수고하지 않는 접근을 강조하는데 연습할수록 이런 태도가 깊어져 점점 애쓰지 않아도 명상에 들어가므로 집중에서 조금 더 쉽게 정신적 안정 상태로 이동하게 된다.

ADHD 아동·청소년을 대상으로 통찰 명상 연구가 이루어졌는데, 보통 통찰 명상은 집중 명상 능력이 자리잡은 다음에 이루어진다. 목표는 오로지 관찰 상태에 있는 것이다. 어떤 특정 대상에 초점을 맞추지 않고 경험에서 일어나는 어떤 것에도 순간순간 집중한다. 일어나는 모든 경험(생각, 느낌 등)을 관찰한다. 판단 없이 이루어지는 과정을 통해 경험에서 분리되고 반응하지 않으며 통찰과 알아차림을 얻는다. 통찰 명상의 유형은 사하자(Sahaja) 명상, 사하자 사만디(Sahaja Samandhi) 명상, 사하자 요가(Sahaja Yoga) 명상이 있다. 이 중에서 사하자 요가 명상에서만 아동·청소년을 대상으로 한 연구가 이루어졌다.

아동을 위해 수정된 통찰 명상인 사하자 명상은 6주 프로그램이다. 한 주에 두 번씩 임상현장에서 명상 시간을 갖고 집에서도 명상하기를 기대한다. 지도를 받으며 명상 시간을 시작하고 경험을 나누고 명상 훈련을 한 부모에 의해 집에서는 그보다 짧게 명상 시간을 갖는다.

초월 명상은 자동적 자기초월이라고도 하는데, 자동이란 개인이 정신 활동을 조절하려고 노력하지 않는다는 뜻이다. 통찰 명상이나 집중 명상과 다르게 초점을 맞춰 조절하지도 경험을 알아차리지도 않는다. 대신 정신 활동이 가라앉도록 시도한다. 이완연습 중 산만하게 하는 생각을 막기 위해 만트라(침묵 속에 말하는 단어들)를 반복한다. 신체적 · 정신적으로 고요한 상태를 얻기 위해서는 이완 활동을 정기적으로 사용한다. 이 기법은 집중, 숙고 또는 마음의 조절 등을 필요로 하지 않는다. 생리적 각성은 감소시키나 의식의 각성은 증가하도록 유도한다. 서양인에게는 다소 이해하기 어려운 개념이므로 아이들에게도 이해하기 어려울 수 있다.

심신 기법은 집중 명상과 통찰 명상을 연결하는 것처럼 보인다. 어떤 의미에서는 초월 명상까지도 포함하며 이완 요소를 포함한다. 여기에는 명상이완(MED-RELAX) 같은 이완 기법, 점진적 이완 또는 이완 요법이 속하며 심호흡 명상은 시험불안에 쓰이는 심신 기법이다. 이 외에도 자세, 호흡, 집중, 시각화를 병합한 기법, 근전도 바이오피드백 등이 속한다.

명상이완은 2004년에 발생한 동남아시아 쓰나미 때 외상화를 입은 스리랑카 어린이들에게 사용되었다. 그 내용을 보면 첫 시간은 심리교육을 하고 아동의 문제를 평가한 후 적어도 15분간 심호흡을 하고 끝낸다. 각 회기는 15분 호흡운동으로 시작하고 끝내는데 호흡을 들이마시고 내쉬면서 마음에 의식적으로 집중하여 이완한다. 중반부는 각기 다른 명상과 이완으로 구성된다. 내면의 평화 명상(두 번째 시간, 25분), 우차다나(uchchadana) 만트라 찬팅(세 번째 시간, 25분), 점진적 근육이완(네 번째 시간, 25분), 아이스크림 신체이완(다섯 번째 시간, 25분), 내면의 빛 명상(여섯 번째 시간, 25분)으로 이루어지는데, 각 명상과 이완 활동은 주 상담자가 같은 방식으로 매뉴얼에 소개된 내용을 읽어 준다.

예를 들면, 아이스크림 명상은 다음과 같다. 침대보나 매트를 바닥에 깐다. 아동이 맨발로 그 위에 서도록 요청한다. 이완 음악을 배경으로 깔고 다음과 같이 안내한다. "일어나서 두 손을 위로 올린다. 이제 네가 아이스크림이라고 상상해 본다. 공기 중에서 이 아이스크림이 점점 녹기 시작할 것이다. 그것처럼 너의 몸도 또한 부드럽게 이완된다(음악 도중 지시가 아주 점진적으로 천천히 주어진다). 몸의 긴장이 한 발짝 한 발짝 줄어들고 너는 조금씩 조금씩 더 녹는다. 아이스크림의 높이가 녹으면서 줄어들 것이다. 그것처럼 네 키도 천천히 줄어든다. 천천히 조금씩 더 조금씩 더, 점점 녹는다. 이제 바닥에 녹아 퍼진다(아동이 바닥에 눕고 이완될 때까지 문장을 천천히 여러 번 반복한다)."

하루에 1시간씩 집에서 명상 기법을 연습하도록 숙제로 내준다. 점진적 이완이나 이완 요법은 8개의 근육을 이완시키고 긴장시킨다. 발에서 시작하고 머리에서 끝난다. 심호흡 명상은 스트레스 관리 전략으로 수 분간의 조용한 시간 동안 호흡에 집중한다. 조용한 환경에서 수용적 태도로 편안한 위치에 앉아 집중에 초점을 맞추기 위해 호흡에 집중한다.

피셔(Fisher)가 개발한 기법은 잠복기(latency) 아동과 청소년을 위한 집중 명상과 통찰 명상 기법이다. 교실환경에서 학습에 더 수용적이 되도록 돕는다. 교실환경에서 사용하도록 자세, 호흡, 집중 그리고 시각화의 네 가지 방법을 제공한다. 자세 기법은 신체조절을 도와준다. 호흡법은 고요한 상태의 참석자들이 브레인스토밍과 자유로운 글쓰기 준비를 하는 데 도움이 된다. 집중법은 기억력을, 시각화는 상상을 돕는다.

초등학생을 위한 자세법으로는 자신을 들고 있는 바늘을 상상하도록 할 수 있다. 중학생이나 고등학생을 위해서는 이미 배운 자세를 동의하에 만든다. 호흡법은 천천히 그리고 빠르게 번갈아 가며 들이쉬고 내쉬도록 한다. 집중 훈련을 위해서는 아이들에게 집중게임을 제안한다. 마지막으로 시각화를 위해서는 심상을 안내한다.

✿ 의학적 근거로서의 신경생리적 변화

실질적으로 명상 기법이 치료적 효과가 있는지 살펴보기 앞서 신경생리학적 변화를 뒷받침하는 의학적 근거를 우선적으로 살펴볼 필요가 있다. 루비아(Rubia)는 숙련된 명상가와 대조군인 초보 명상가의 명상 상태를 비교하였을 때, 숙련된 명상가에서 휴식을 취할 때 활성화되는 부교감신경계가 더 활성화되어 있다고 보고하였다. 또한 명상 시 뇌파 검사에서 좌전두엽에서 불안 감소와 관련 있는 알파파와 감정 처리 및 주의력 유지에 중요한 세타파가 증가하였고, PET 스캔에서는 긍정적인 정서와 관련 있는 좌전두엽과 주의집중력과 관련 있는 변연계(limbic system)의 신호가 증가하여 뇌파와 비슷한 결과를 보였다. 이와 같이 명상 시 관찰되는 뇌파 양상과 활성화된 특정 뇌 영역은 명상을 통한 유의미한 신경학적 변화를 뒷받침할 수 있는 객관적인 근거로 볼 수 있으며 이는 명상의 임상적 적용을 뒷받침한다.

✿ 치료적 효과에 관한 연구

마음챙김에 기반한 스트레스 완화에 대한 연구는 주로 성인을 대상으로 이루어져 왔지만, 최근에 학동기 및 청소년을 대상으로 한 연구도 조금씩 이루어지고 있다. 대부분 소규모의 집단을 대상으로 하고 있어 무작위 대조군 연구가 많지 않다는 한계점이 있지만, 현재까지 보고된 연구의 결과를 종합해 봤을 때 마음챙김을 바탕으로 한 치료의 미래는 밝다고 볼 수 있다. 비겔(Biegel) 등에 의하면, 청소년을 대상으로 한 MBSR의 장점은 다음과 같다. 첫째, 다양한 정신질환에 적용될 수 있다. 둘째, 현재에 집중하게 되므로 스트레스 및 그와 관련된 감정, 행동 문제에 대한 보다 적절한 정신적 반응을 유도한다. 많은 스트레스가 과거나 미래의 사건에 대한 인지적·감정적 반응에 의해 발생하므로 MBSR은 현재에 대한 냉정하고 명확한 인식을 통해 스트레스와 그에 따른 심리적 문제를 야기하는 인지적·감정적 사건에서 벗어나도록 돕는다. 셋째, 경험에 주의를 기울일 것을 강조하는 MBSR의 특징은 청소년들에게 잘 받아들여지는 것으로 생각된다.

14~18세의 청소년을 102명을 대상으로 한 무작위 대조군 연구 결과, MBSR 프로그램을 이수한 아이들은 자기평가보고서에서 대조군에 비해 불안과 우울, 스트레스가 감소하고 자신감과 수면의 질이 향상되었다고 평가했다. MBSR 참가자 군에서 기분장애의 비율 역시 유의하게 낮았다. 좌식 명상을 연습하는 날이 많을수록 전체기능 척도(Global Asessment of Functioning) 점수 증가와 정신건강 문제 척도(Symptom Checklist-90) 점수의 감소가 나타나 정신건강 변화에 영향을 주는 것을 보여 주었다. 추적 조사에서 MBSR 참가자 집단에서 전체기능 척도 점수가 더 유의하게 높았으며 중등도의 효과크기를 보였다. 정신건강 맹검 임상측정에서 치료군에서 유의하게 호전을 보였고 3개월 추적 조사에서도 유의한 호전을 보여 변화가 유지됨을 보였다. 프로그램 종료 3개월 후 실시한 평가에서는 직후에 실시한 평가보다 대조군에 비해 더욱 향상된 결과를 보여 MBSR이 청소년의 정신건강에 좋은 치료 및 예방법이 될 수 있음을 시사하였다.

MBSR과 마찬가지로, MBCT도 현재 주요 우울장애 이외의 여러 질환(범불안장애, 암, 자살사고, 조울증 등)에 적용되고 있으며, 아동 및 청소년을 대상으로 한 연구는 이제 시작단계에 진입한 실정이다. 학동기 및 청소년기의 아이들을 대상으로 한 소규모의 연구에서 MBCT는 불안, 우울 등의 내적 문제와 ADHD, 품행장애, 자폐증 등의 외현화 문제의 호전에 효과가 있는 것으로 나타났다. 이 중 뵈겔스(Bögels) 등의 연구에서 보완된 마음챙김 기반 인지치료가 파탄장애 아동의 행동문제를 감소시켰으나, 가장 인상적인 결과는 자폐장애 아동에서 보인 지속적 사회성 기술 증진 효과다. ADHD, 적대장애, 품행장애, 외현화 증상이 있는 자폐장애 청소년 14명을 대상으로 하였고 동시에 부모에게도 마음챙김에 기반한 인지치료를 집단으로 실시하였다. 8주 실시하고 8주 후 추적 조사를 하였다. 보완방법으로는 ADHD의 충동성을 조절하기 위해 과자를 반쪽 주고 돌아올 때까지 먹지 않으면 돌아와서 나머지 반쪽을 준다고 지시하고, 그동안 과자를 먹고 싶은 마음으로부터 관심을 돌리기 위해 호흡에 집중하도록 하였다. 숙제, 출석, 참석 등에 대한 강화가 주어졌다. 치료 후 부모용 아동 사회성 행동 질문지 평가에서 중등도 이상의 효과가 있었고 추적 조사에서 그 효과가 유지되었다. 자폐아동의 경우는 숙제를 제일 잘해 왔다. 적대장애와 행동장애에서 탈락률이 제일 높았으므로 이들을 위해서는 개별 훈련이 더 낫다고 제안하였다. 진단과 연령에 따라 기법을 어떻게 개정시켜야 할지가 향후 과제라 생각된다.

셈플(Semple) 등의 연구에서는 소집단을 대상으로 아동용 마음챙김에 기반한 인지치료(Mindfulness-Based Cognitive Therapy for children)를 90분씩 12주간 실시하였으며 불안이 집중력과 정서 조절을 방해한다고 가정하였다. 아동용 MBCT는 매뉴얼화된 집단 정신치료이며 마음챙김 집중 향상을 통해 9세에서 13세의 도시의 저소득 가정 아동의 사회정서적 회복력(정동적 자기조절)을 증가시키기 위해 개발되었다. 연구 과정 동안 아동행동 체크리스트(Child Behavior Checklist), 아동용 기질상태불안 검사(State-Trait Anxiety Inventory for Children), 아동용 다차원적 불안 척도(Multidemensional Anxiety Scale for Children)로 측정하여 평가한 결과, 행동문제에서 유의한 감소와 중등도의 효과크기가 보고되었다. 이를 통해 아동용 MBCT는 집중 및 행동문제에서 추가적인 개입 방법으로 가치가 있으며 아동 불안증상을 줄일 수 있다고 제안하였다.

마음챙김과 관련된 여러 연구에서 흥미로운 점은 프로그램 이수 후 종종 아이들은 변화가 없다고 대답하였으나, 부모 및 선생님은 아이들이 호전을 보였다고 평가한 경우가 있었다는 점이다. 이에 대해 여러 가지 가능성이 언급되고 있는데, 먼저 아이들은 성인에 비해 자기성찰 능력이 미숙하여 자기평가에 어려움이 있었을 것이라는 의견과 부모 및 선생님이 주로 아이들의 행동 관찰(특히 부주의와 같은 ADHD 증상의 감소)을 바탕으로 평가하는 반면, 아이들은 자신의 주관적인 감정을 바탕으로 평가하기 때문에 두 주체 간의 괴리가 생길 수 있다는 의견이 제시되었다. 이는 다르게 생각하면, 마음챙김에 기반한 스트레스 완화를 ADHD 및 행동문제의 치료에 더욱 효과적으로 적용할 수 있음을 암시한다고 볼 수 있겠다. 실제로 ADHD 환아를 대상으로 기존 치료와 병행하여 6주간 사하자 요가 명상을 보조요법으로 사용하였을 때 과잉행동, 충동적인 행동, 부주의와 관련된 증상이 모두 호전된 것을 확인할 수 있었으며, 치료를 받는 환아 중 50%가 약물 용량을 줄이거나 중단하였을 때도 효과가 유지되었다. 다만, 명상을 약물을 대체할 수 있는 치료제로 보기보다는 약물치료와 병행하였을 때 약물치료의 부작용을 줄이고 효과를 더 극대화할 수 있는 치료 방법으로 보는 것이 더 적합할 것이다.

국내에서도 청소년을 대상으로 한 마음챙김 연구가 조금씩 이루어지고 있다. 한국 청소년의 심각한 문제 중 하나인 자살과 관련하여 진행된 한 연구에서는 마음챙김에 기반한 청소년 자살방지 프로그램(Mindfulness-Based Teenager Suicide Prevention Program: MBTP)이 자살 사고, 우울, 자기존중감에 미치는 효과를 검증하기 위해 연구를 진행하였다. 프로그램 참여자에게는 자살 사고 척도, 우울 척도, 자기존중감 척도, 마음챙김 척도를 실시하였고 프로그램의 효과를 입증하기 위해 실험집단과 아무런 치료를 받지 않은 통제집단을 비교함으로써 사전 사후 평가와 6개월 후의 추적 평가를 실시하였다. 데이터를 분석한 결과, MBTP에 참여한 집단의 자살 사고와 우울 점수가 유의하게 감소되었고 자기존중감이 유의하게 증가하였다. 반면, 통제집단에서는 척도와 관련하여 유의한 변화를 보이지 않았다. 이는 MBTP가 청소년의 자살 사고와 우울에 대한 자기조절 프로그램으로 효과적임을 시사하며, 6개월 후의 추적 평가에서도 자기존중감과 마음챙김 수준이 안정적으로 유지되고 있어 프로그램의 지속적인 효과가 있음을 알 수 있었다.

또 다른 연구는 MBCT 프로그램이 고등학생의 주의집중력에 미치는 효과를 살펴보고자 하였다. 실험집단인 MBCT 프로그램 집단과 통제집단을 비교분석한 결과에서 프로그램 실시 전에 비해 실시 후에 주의집중력과 자기통제력이 유의하게 증가하였고, 불안과 우울이 유의하게 감소한 것으로 나타났다. 이 결과는 마음챙김에 기반한 인지치료가 고등학생의 부정적 정서를 감소시킬 뿐 아니라 주의집중력의 향상에도 도움이 된다는 것을 보여 준다.

초등학생 5학년 42명을 대상으로 한 연구에서는 마음 비우기(mind subtraction) 학교 기반 명상 프로그램을 주 4회, 8주간 실시한 후 우울, 사회성 불안, 공격성과 타액 코르티솔 수준의 변화를 분석하였다. 그 결과, 사회성불안과 공격성 그리고 타액 코르티솔 수준이 감소하였다. 이 결과는 명상이 초등학생의 사회심리적·행동적 측면에 호전을 가져오는 데 효과적일 수 있음을 보여 준다.

🪷 학교 및 지역사회에서의 적용 및 예방 효과

마음챙김의 근원인 명상이 원래 일반인을 대상으로 한 수련법임을 생각해 볼 때, 마음챙김 명상은 정신질환의 치료뿐만 아니라 예방적 차원으로 학교, 주민센터 등 병원 밖의 일상생활에서 스트레스의 및 부정적 사고의 완화를 위해 시행될 수 있다. 실제로 7~8세의 정신질환이 없는 초등학생들을 대상으로 8주간의 무작위 대조군 연구를 시행한 결과 주의력 결핍 및 내적 문제의 호전을 보였고, 다른 연구에서는 학생들에 대한 선생님의 평가, 주의력, 자기통제, 학교 활동의 참여율, 또래 친구들에 대한 존중 등에서 모두 호전을 보였다. 이 결과는 마음챙김 명상을 학교에서 정기적으로 시행할 경우 전반적인 정신건강의 수련 및 학업성취도의 향상에 도움이 될 수 있음을 암시한다.

외국에서는 일정 범위의 마음챙김 프로그램이 학교에서 실시되고 있다. 예를 들면, 토론토 대학의 Mindfulness-Based Wellness Education(MBWE), 영국의 the Mindfulness in Schools Project(MISP), 미국의 the Inner Kids Program, Cultivating Awareness and Resilience in Education(CARE)과 Stress Management and Relaxation Techniques(SMART). 스페인의 TREVA Program, Aulas Felices and the Meditación Fluir Program 등이다.

이 프로그램들이 갖고 있는 공통점은 무작위 대조군 연구가 없었다는 점이다. 일부 연구의 대조군은 대기환자 집단이었고 다른 마음챙김 집단이거나 다른 교과과정 대조군은 아니었다. 장기효과에 대한 연구도 없다. 긍정적 효과를 이야기하지만 대부분의 연구가 작은 표본 집단을 대상으로 하고, 약한 연구 디자인으로 이루어진 주관적 자기보고나 참석자 주최자의 관찰 평가 자료로 이루어져 있다. 신뢰도나 유의도의 과학적 절차 없이 이 자료들이 이 프로그램을 홍보하는 데 사용되고 있다.

이 중 미국의 the Inner Kids Program을 기반으로 한『마음챙김 놀이(Mindful Games)』가 최근에 우리나라에서 어린이를 위한 명상 책으로 번역·출간되었다. 이 책은 10여년의 어린이와 가족대상으로 한 비종교적 마음챙김 전문 훈련 프로그램의 메뉴얼을 정리한 것이다. 그 내용을 소개하면 다음과 같다.

훈련의 목적은 삶의 기술을 길러 주는 것이다. 마음챙김 놀이는 여섯 가지 삶의 기술을 소개한다. 집중하기(focusing), 고요하게 하기(quieting), 보기(seeing), 새롭게 보기(reframing), 돌보기(caring), 연결하기(connecting)인데 이 중에서 집중이야말로 나머지 다섯 가지 삶의 기술을 지탱하는 중심축이다.

아이들에게 명상을 가르치는 가장 좋은 방법은 부모나 교사가 본인이 명상을 하는 것이다. 구체적인 방법이 본인 스스로의 실제 명상 경험에서 자연스럽게 흘러나온다. 수동적인 행위로 보이지만 너무나 능동적인 상태에서 보지 못하던 것들을 비로소 제대로 알아보는 전략으로서의 수동적 태도다. 모르는 것을 새롭게 알게 되는 것, 이것은 호기심 많은 아이들이 가장 좋아하는 일이다.

또한 『마음챙김 놀이』에는 아동의 발달 단계를 고려하여 더 활동적이고 재미있는 요소를 가미하였다. 수련이 핵심요소인 좌선호흡법, 걷기 명상, 요가, 신체 탐색, 자애 명상을 아이들의 상황과 이해 수준에 맞게 적절히 변형시켰다. 또한 호흡, 우리 몸, 바람개비, 한 컵의 물, 바람, 별 등 일상의 도구들을 이용한 60가지 놀이를 소개하고 있다. 예를 들어, 바람개비를 이용하여 숨쉬기는 바람개비를 불어 봄으로써 우리가 호흡하는 방식(빠르고 느린 호흡, 깊고 얕은 호흡 등)에 따라 몸과 마음에서 느껴지는 느낌도 달라진다는 사실을 관찰하게 한다. 교사나 부모의 명상 경험이 선행되어야 한다고 강조하고 있다.

앞서 기술한 바와 같이 다양한 선행 논문을 통해 마음챙김 명상이 아동·청소년에서 주의력 향상, 상황에 대한 대처 능력 증가, 스트레스 완화, 불안 및 우울감 감소 등 긍정적인 영향을 준다고 알려져 있으나, 대규모의 무작위 대조군 연구를 통해 체계적으로 입증된 경우는 드물고, 대부분의 연구가 작은 표본 크기와 제어 변수를 제대로 고려하지 않아 큰 오차가 발생하여 그 효과를 제대로 반영하지 못하는 문제가 있다. 앞으로의 연구는 신경생리학적 기전과 임상적 효과를 더 잘 이해하기 위해 대규모의 표본과 제어변수를 파악하여 임상연구를 시행할 필요가 있다.

또한 마음챙김 명상이 새로 등장한 치료법인 만큼 아직 뇌에 어떠한 영향을 미칠지, 그리고 급성/장기적 효과가 어떨지 밝혀져 있지 않다. 따라서 이러한 문제점을 극복하기 위해 임상에서 적용하기 전에 미리 발생할 수 있는 합병증에 대한 연구도 필요할 것으로 생각된다.

시빙가(Sibinga) 등에 의하면, 마음챙김에 기반한 스트레스 완화 프로그램을 진행하는 데 있어서 가장 큰 제한점은 낮은 참여율과 출석률이었다. 논문에 의하면 처음 청소년 130명이 세션 참여에 등록하였으나 그중 실제로 참석한 사람은 총 43명이었으며, 그중에서도 35명만이 9개 세션 중 5번 이상 참석했다고 한다. 이를 고려할 때 실질적으로 이런 치료 방법을 임상에서 적용할 경우 환자의 순응도가 좋지 않을 것으로 예상할 수 있으며, 순응도를 개선하기 위한 방안도 함께 생각해 볼 필요가 있다. 가장 먼저 생각해 볼 수 있는 방안은 접근성을 높이는 것이다. 학교를 기반으로 한 마음챙김에 기반한 스트레스 완화 프로그램을 진행한 논문과 같이 지역사회를 기반으로 한 프로그램을 설립하는 것도 대안이 될 수 있다. 환자들이 명상 기법을 일상생활에서 쉽게 익히고 적용할 수 있도록 접근성을 향상시키면 순응도와 장기적인 효과를 유지하는 데 도움이 될 것이다.

또한 우리 문화에 맞는 명상치료기법에 관한 임상 경험과 연구가 필요하다고 생각한다. 기본적으로 서양인이나 한국인에게 명상의 기본 철학이나 접근 자세는 크게 다르지 않다고 본다. 불교와 선 등은 한국 문화에 광범위하고도 깊이 있게 뿌리내리고 있어 오히려 우리에게는 의식적·무의식적으로 이미 매우 익숙한 문화적 유산이다. 그러나 특정 치료법으로 매뉴얼화된 서구의 치료법을 우리에게 적용하려 한다면 오히려 문화적 차이를 고려하여야 할 것이다. 특히 언어적 차이는 가르치고 배우고 경험하는 데 영향을 미치므로 한국판으로 개정 시 우리의 언어와 현실에 맞추어 섬세한 변환이 필요하며, 사회문화적 배경, 명상에 대해 기존에 가진 생각이나 태도의 차이를 고려해야 할 것이다. 또한 우리나라 사람들을 대상으로 한 임상 경험과 연구를 통해 임상 현장에 적용 가능한 명상 훈련 및 지도 방법을 찾아야 한다. 아동·청소년 대상으로 한 연구는 국내외로 성인에 비해 매우 적으므로 더욱 많은 임상 경험과 연구가 필요하다.

✿ 정리

명상은 흔히 자기 수양, 종교적 영성 개발을 위하여 사용되고 있다. 하지만 그 효과를 고려한다면 스트레스 완화를 포함한 다방면에서 심리적인 치료기법으로 활용이 가능하여 정신과 임상에서도 그 사용 범위를 넓히고 있다. 또한 약물치료를 포함한 기존의 치료방법의 한계를 줄여 나가고 효과를 극대화하기 위한 방안으로 명상에 기반한 마음챙김은 그 가능성과 적용 범위가 넓다고 볼 수 있다. 특히 뇌 발달 측면에서 약물치료가 부담을 주거나 언어를 통한 심리치료에 한계가 있는 아동에게 시도해 볼 선택이 될 수 있다. 다만, 아직은 증거기반이 충분치 않아 부가적인 치료에 머물고 있다. 명상이 근거 중심의 치료로 임상에서 널리 사용되기 위해서는 앞으로 양질의 연구가 더욱 많이 진행되어야 할 것이다.

김도연, 손정락(2012). 마음챙김에 기반한 청소년 자살방지 프로그램이 자살사고, 우울 및 자기존중감에 미치는 효과. **한국심리학회지: 건강,** 17(2), 323-339.

엄지원, 김정모(2013). 마음챙김 명상에 기초한 인지치료(MBCT)가 고등학생의 주의집중력과 우울 및 불안 감소에 미치는 효과. **청소년학연구,** 20(3), 159-185.

Ames, C. S., Richardson, J., Payne, S., Smith, P., & Leigh, E. (2014). Innovations in practice: Mindfulness-based cognitive therapy for depression in adolescents. *Child Adolesc Ment Health, 19*, 74-78.

Armon, E., Kohls, N., & Giordano, J. (2016). On the viability of neurotechnology and mind-body methods in pediatric mental health: Perspectives on integrating new tools to complement old techniques." *European Journal Of Integrative Medicine, 8*(2), 137-140.

Biegel, G. M., Brown, K. W,, Shapiro, S. L., & Schubert, C. M. (2009). Mindfulness-Based Stress Reduction for the Treatment of Adolescent Psychiatric Outpatients: A Randomized Clinical Trial. *J Consult Clin Psychol, 77*(5), 855-866.

Bögels, S., Hoogstad, B., van Dun, L., de Schutter, S., & Restifo, K. (2008). Mindfulness training for adolescents with externalizing disorders and their parents. *Behav Cogn Psychoth, 36*, 193-209.

Catani, C., Kohiladevy, M., Ruf, M., Schauer, E., Elbert, T., & Neuner, F. (2009). Treating children traumatized by war and tsunami: a comparison between exposure therapy and meditation-relaxation in North-East Sri Lanka. *BMC Psychiatry, 9*, 22. http://dx.doi.org/10.1186/1471-244X-9-22

Crescentini, C., Capurso, V., Furlan, S., & Fabbro, F. (2016). Mindfulness-Oriented Meditation for Primary School Children: Effects on Attention and Psychological Well-Being. *Front. Psychol.* doi.org/10.3389/fpsyg.2016.00805

Drigas, A., & Karyotaki, M. (2018) Mindfulness Skills Training & Assessment and Intelligence. *iJES, 6*(3), 70-85.

Eklund, K., O'malley, M., & Meyer, L. (2016). Gauging mindfulness in children and youth: school-based applications. *Psychology In The Schools, 54*(1), 101-114.

Felder, J. N., Dimidjian, S., & Segal, Z. (2012). Collaboration in Mindfulness-Based Cognitive Therapy. *Journal of Clinical Psychology, 68*(2), 179-186.

Fisher, R. (2006). Still thinking: the case for meditation with children. *Think Skills Creativ, 1*(2), 146-151.

Greenland, S. K. (2016). **마음챙김 놀이** (*Mindful Games; Sharing mindfulness and meditation with children, teens and families*). (이재석 역). 서울: 불광출판사.

Grossman, P., Niemann, L., Schmidt, S., & Walach, H. (2004). Mindfulness-based stress reduction and health benefits: a meta-analysis. *J Psychosom Res, 57*(1), 35-43.

Harrison, L. J., Manocha, R., Rubia, K. (2004). Sahaja yoga meditation as a family treatment programme for children with attention deficit-hyperactivity disorder. *Clin Child Psychol Psychiatry, 9*(4),

479-497.

Haydicky, J., Shecter, C., Wiener, J., & Ducharme, J. M. (2015). Evaluation of MBCT for adolescents with ADHD and their parents: Impact on individual and family functioning. *J Child Fam Stud, 24*, 76-94.

Kabat-Zinn, J. (1982). An outpatient program in behavioral medicine for chronic pain patients based on the practice of mindfulness meditation: Theo- retical considerations and preliminary results. *Gen Hosp Psychiatry, 4*(1), 33-47.

Kabat-Zinn, J. (1994). *Wherever you Go, There you are*. New York, NY: Hyper-ion.

O'Brien, K. M., Larson, C. M., & Murrell, A. R. (2004). Third-wave behavior therapies for children and adolescents: Progress, challenges, and future directions. In L. A. Greco, S. C. Hayes (Eds.), *Acceptance and Mindfulness Treat-ments for Children and Adolescents: A Practitioner's Guide*. (pp. 15-35). Oakland, CA: New Harbinger Publications.

Perry-Parrish, C., Copeland-Linde, N., Webb, L., Shields, A. H., & Sibinga, E. M. (2016). Improving self-regulation in adolescents: current evidence for the role of mindfulness-based cognitive therapy. *Adolesc Health Med Ther, 7*, 101-108.

Rubia, K. (2009). The neurobiology of Meditation and its clinical effectiveness in psychiatric disorders. *Biological Psychology, 82*(1), 1-11.

Semple, R. J., Lee, J., Rosa, D., & Miller, L. F. (2010). A randomized trial of mindfulness-based cognitive therapy for children: promoting mindful attention to enhance social-emotional resiliency in children. *J Child Fam Stud, 19*, 218-229.

Sibinga, E., Perry-Parrish, C., Thorpe, K., Mika, M., & Ellen, J. (2014). A Small Mixed-Method RCT of Mindfulness Instruction For Urban Youth. *EXPLORE, 10*(3), 180-186.

Simkin, D. R., & Black, N. B. (2014). Meditation and mindfulness in clinical practice. *Child Adolesc Psychiatr Clin N Am, 23*(3), 487-534. doi: 10.1016/j.chc.2014.03.002.

Teasdale, J. D., Segal, Z., & Williams, J. G. (1995). How does cognitive therapy prevent depressive relapse and why should attentional control (mindfulness) training help?. *Behav Res Ther, 33*(1), 25-39.

Travis, F., & Shear, J. (2010). Focused attention, open monitoring and automatic self-transcending: categories to organize meditations from Vedic, Buddhist and Chinede traditions. *Conscious Cogn, 19*(4), 1110-1118.

Walker, L., Greene, J., Garber, J., Horndasch, R. L., Barnard, J., & Ghishan, F. (1993). Psychosocial factors in pediatric abdominal pain: Implications for assessment and treatment. *Clinical Psychologist, 26*, 206-213.

Yoo, Y. G., Lee, D. J., Lee, I. S., Shin, N., Park, J. Y., Yoon, M. R., & Yu, B. (2016). The effects of mind subtraction meditation on depression, social anxiety, aggression, and salivary cortisol levels of elementary school children in South Korea. *J Pediatr Nurs, 31*(3), e185-197.

네이버 지식백과. 명상[meditation, 瞑想] (상담학 사전, 2016. 01. 15., 김춘경, 이수연, 이윤주, 정종진, 최웅용)

Chapter

25

직장에서의 명상

✍ 임미래

근대를 거쳐 현대로 넘어오면서 사회의 모습은 농경사회에서 산업사회로 바뀌어 갔다. 농경사회는 가족 및 지역사회 공동체가 주축이 된 사회였으나, 산업사회로 넘어오면서는 가족 및 지역사회의 역할이 줄어들고 직장이 중요한 공동체로 부상하였다. 실제로 근로자는 하루 중 상당 부분의 시간을 직장에서 보내고 있다. 즉, 대부분의 사람은 그 시간이 많든지 적든지 간에 일생의 일정 부분을 직장에서 보내는 것이다.

이러한 사회의 변화와 함께 보건의 영역에서도 직장이 주목을 받으면서 건강한 직장이라는 개념이 점차 중요해졌다. 초창기 건강한 직장이라는 개념은 주로 물리적인 근무 환경과 근무 중 근로자의 신체적인 안정에 집중되어 있었다. 이를테면 직장 내의 유해물질로 인한 건강의 위협, 혹은 물리적인 위험 등으로 인한 산업재해 등의 영역이 주된 관심사였다. 하지만 이러한 개념은 건강에 대한 개념의 확대와 함께 그 의미가 확장되었다. 1943년 세계보건기구(World Health Organization: WHO)에서는 "건강이란 단순히 질병이 없고 허약하지 않은 상태만을 의미하는 것이 아니라, 신체적·정신적·사회적으로 완전한 상태를 말한다."라고 정의하면서 건강에 대한 정의를 확대하였다. 그 이후 1998년에는 "건강이란 질병이 없거나 허약하지 않을 뿐 아니라 신체적·정신적·사회적 및 영적 안녕이 역동적이며 완전한 상태다."라고 영적인 부분까지 포함하는 개념으로 재확대하여 정의하였다. 건강한 직장의 개념 역시 신체적인 위험을 예방하는 것에서 적극적으로 신체적·정신적 건강을 도모하는 것으로 확대되었다. 이를테면, 이전에는 산업재해를 예방하기 위해 안전과 관련된 환경의 물리적인 요소에 초점을 기울이고 작업 환경을 조성해 갔다면, 차차 공간적인 요소, 건축학적인 세부사항, 주변 환경적 요소 등을 근로자들의 스트레스를 줄일 수 있는 방향으로 만들어 가도록 발전하고 있다. 정신적인 스트레스에 대한 관심이 높아지고, 직장 내 대인관계에 대한 개념까지도 건강 문제의 중요한 영역의 하나로 포함되었다.

기업이 정신건강에 관심을 가지는 이유는 크게 두 가지 정도로 볼 수 있다. 첫째는 사회적으로 주어진 고용주의 의무다. 최근 전 세계적으로 업무상 스트레스로 인한 질병, 자살, 우울증 등을 산업 재해로 인정하는 사례가 증가하고 있다. 직원이 과로로 인하여 건강이 악화될 위기라면, 회사는 그 직원이 스스로 일을 적게 하도록 하는 것뿐 아니라 일을 적절한 수준으로 할 수 있는 문화를 적극적으로 조성해야 한다는 것이다. 둘째는 정신건강 문제가 직원들의 생산성에 영향을 미친다는 사실이 밝혀졌기 때문이다. 업무상 스트레스로 인한 정신건강의 악화는 잦은 결근과 지각으로 이어질 수 있으며, 결국에는 숙련된 노동 인력의 퇴사로 이어진다. 또한 그들이 속한 조직의 사기를 떨어뜨리며, 조직 내 인간관계에 영향을 주어 연관된 다른 사람들의 스트레스 수준을 높일 수 있다. 결국 정신건강의 악화가 조직의 생산성에 영향을 줄 수 있다는 것이다.

임상 현장에서의 진료와 직장에서의 정신건강과 관련된 중재는 몇 가지 다른 점이 있다. 임상에서는 정신과 질환의 진단 및 치료에 초점이 맞춰져 있다면, 직장에서의 정신건강에 관련된 노력은 질환의 예방과 스트레스 관리에 초점이 맞추어져 있다. 임상 현장에서의 정신과 진료는 환자 개인에게 초점이 맞추어져 있지만, 직장에서의 정신건강 관리는 그 개개인이 속한 조직과도 중요한 관련을 가진다. 또한 직장이라는 곳에서의 정신건강 관리는 궁극적으로 개개인의 업무 능력을 높이고, 조직 내의 소통 능력을 높여, 생산성을 높이려는 측면이 있다는 것도 중요한 부분이다.

🪷 명상의 도입 이유

직장인들은 일상적으로 스트레스에 노출되어 있다. 스트레스와 업무 능력에 대한 연구에 의하면, 스트레스 혹은 업무에 대한 적절한 압박이 가해질 때 그에 비례하여 업무 능력도 향상되는 것으로 알려져 있다. 개개인이 할 수 있는 능력에 비해 업무 압박이 너무 적은 경우도 스트레스가 될 수 있다. 그것은 근로자로 하여금 무료함을 느끼게 하며, 직장인으로서의 정체성에도 좋지 않은 영향을 주기 때문이다. 따라서 업무에 대한 압박이 높아질수록 그 업무 능력도 향상될 수 있다. 생산성과 관련된 목표를 세워 일을 잘 해결할 수 있도록 적절한 수준의 스트레스가 주어지기 때문이다. 이러한 적절한 스트레스는 긍정적 스트레스(eustress)로 부를 수 있다. 하지만 어느 수준 이상의 업무 압박은 오히려 업무 능력을 방해한다. 자신의 능력으로 대처(coping)할 수도 적응(adaptation)하여 넘어설 수도 없는 압박은 부정적 스트레스(distress)로 부를 수 있다. 이러한 부정적인 스트레스는 우울과 불안을 낳으며 업무 능력을 떨어뜨린다.

긍정적인 스트레스건 부정적인 스트레스건 스트레스는 자율신경계 중 교감신경계를 활성화시킨다. 직장에서의 스트레스는 만성적으로 주어지는 경우가 많다. 업무에 대한 압박, 동료들과의 관계에서 오는 갈등, 업무 성과에 대한 압력 등은 만성적인 스트레스의 예다. 승진 등의 긍정적인 스트레스 역시도 새로운 업무나 역할에 대한 적응 기간이 길어지면 그 역시 만성적인 스트레스로 작용한다. 심지어는 끊임없이 업무상 어려움을 예상하는 것도, 교감신경계를 활성화시키는 만성적인 스트레스원이 된다.

일단 교감신경계가 활성화되면 아드레날린과 노르아드레날린이 분비되고 혈압, 맥박수, 호흡수가 증가되면서 '투쟁 또는 회피(fight or flight)' 반응을 일으킨다. 초기에는 약간 긴장된 상태에서 몰입해서 임무를 수행할 수 있는 상태가 된다. 하지만 어느 정도 이상의 압박이 지속적으로 가해지면 부정적인 결과를 야기한다. 교감신경계의 지속적인 과활성화 역시 그 과정에 동원되지 않는 신경회로의 억제를 일으킨다. 그 결과, 새로운 것을 습득하는 학습 능력이 떨어지고, 불안감 및 우울함이 생기며, 작은 자극에도 과민하게 반응하는 증상이 나타난다. 시상하부-뇌하수체-부신축(hupothalamo-piruitary-adrenal axis)도 관여하며, 부신 호르몬(corticosteroids)이 분비된다. 그 결과로 면역기능과 신경재생 속도가 떨어지며 신경의 과부화로 인하여 신경수축이 일어난다. 이렇게 스트레스에 의해 만성적으로 활성화된 교감신경계는 주의력 저하, 기억력 저하, 문제해결 능력 저하 등의 인지적인 문제, 에너지 저하, 의욕 저하 등의 우울증상, 불안, 공포, 주변자극에 대한 민감성 등의 불안증상을 야기한다. 이러한 과정 속에서 회복탄력성을 점차 잃어가며, 평소 자신을 회복시키던 일들을 차차 하지 못하고, 인간관계도 점차 축소되며 소외되어 간다.

이러한 스트레스에 대한 반응을 감소시키고자 1979년 존 카밧진(Jon Kabat-Zinn)의 집단에서는 마음챙김에 기반한 스트레스 완화 프로그램(Mindfulness-Based Stress Reduction program: MBSR)을 개발하고, 이후로 마음챙김에 기반한 여러 가지 중재 프로그램이 생겨났다. 이러한 프로그램이 의료계에 도입되면서 명상과 관련된 연구도 늘어났다. 차스칼

슨(Chaskalson) 등이 요약한 명상에 관한 연구 결과는 다음과 같다.

① 마음챙김 훈련이 잘된 사람의 경우 우울감, 불안감 등의 심리적인 고통을 덜 당한다. 마음챙김 훈련이 잘된 사람은 신경증적인 면이 적고, 더 외향적이며, 심리적인 웰빙과 삶에 대한 만족감을 더 많이 보고한다.

② 마음챙김 훈련이 잘된 사람의 경우 자신의 감정에 대해 더 잘 인식하고, 이해하고 받아들이며, 상한 감정이 느껴질 때 빠르게 회복할 수 있다.

③ 마음챙김 훈련이 잘된 사람의 경우 부정적인 사고가 줄어들며, 부정적인 사고가 일어났을 때에도 잘 흘려 보낼 수 있다.

④ 마음챙김 훈련이 잘된 사람의 경우 안정적이고 높은 자존감을 가지며, 외부 환경적인 요소에 덜 흔들린다.

⑤ 마음챙김 훈련이 잘된 사람의 경우 보다 만족스러운 인간관계를 누릴 수 있으며, 사람들과 잘 소통할 수 있다. 타인과의 관계에서 불화가 덜 발생하며, 불화의 결과로 상대방을 나쁘게 생각하는 경향도 덜하다.

⑥ 마음챙김은 좋은 사회성, 협동하는 능력, 타인을 존중하는 능력과 직접적으로 상관이 있는 감정지능과 양의 상관관계가 있다.

⑦ 마음챙김 훈련이 잘된 사람은 위협을 느꼈을 때 방어적으로 반응하거나 덜 공격적으로 반응한다. 마음챙김은 자신에 대한 자각을 높이며, 긍정적인 활력과 양의 상관관계가 있다.

⑧ 마음챙김이 잘되는 것과 학업적·개인적 성취는 상관관계가 있다.

⑨ 반복적으로 명상을 하면 집중력을 높이며, 직업적인 능력, 생산성, 업무에 대한 만족감을 증가시키고, 동료들과 더 좋은 관계를 형성한다.

⑩ 마음챙김 훈련이 잘된 사람은 자신의 행동을 더 잘 통제하며, 내면에서 떠오르는 생각들을 더 잘 다루고, 스트레스를 감소시키며, 충동적인 행동을 잘 절제한다.

⑪ 명상 훈련은 혈류를 증가시키고, 혈압을 낮추며, 고혈압 발병을 예방한다. 이는 심혈관 질환의 발병과 그로 인한 사망을 감소시킨다. 심혈관 질환을 앓고 있는 경우에는 그 질환의 심각도를 줄일 수 있다.

⑫ 명상을 하는 사람들은 심장 질환, 암, 감염성 질환으로 인한 입원이 적고, 외래를 방문하는 횟수도 명상을 하지 않는 사람들의 절반 수준이다.

⑬ 마음챙김은 중독 행동과 중독물질의 사용을 줄인다.

생각, 감정, 감각에 대한 비판단적인 지각 훈련을 통하여 현재 상황에 대한 인식과 자신의 대처 능력에 대한 인식을 명확하게 평가하고 정보 처리에 대한 인지왜곡이나 감정적인 왜곡을 막을 수 있다. 이는 부정적 감정 신호에 대한 뇌의 반응성을 감소시키며 이로 인하여 스트레스 반응이 줄어드는 것이다. 명상의 효과와 관련된 이러한 결과들은 작업 현장에서 명상을 이용할 때 근로자들의 스트레스를 덜고 능률을 올리며, 창의력과 생산성을 증가시킬 수 있음을 암시한다. 또한 명상을 통하여 타인과의 관계를 좋게 하는 것으로 나타나며, 이는 동료들과의 협력을 필요로 하는 작업 현장에서 매우 중요한 덕목이라 할 수 있다. 따라서 의료적인 환경이 아닌 작업 현장에서 질병에 이환된 환자들이 아닌 건강한 직장인을 대상으로 한 프로그램이 만들어지고 널리 퍼져 나간다.

🪷 직장에서의 명상의 실례

마음챙김에 기반한 스트레스 완화 프로그램

마음챙김에 기반한 스트레스 완화(Mindfulness-Based Stress Reduction: MBSR) 프로그램은 존 카밧진이 만들어 1979년부터 시행되고 있는 프로그램이다. 프로그램은 총 8주에 걸쳐 시행된다. 마음챙김이란 의도적으로 지금 여기에 비판단적으로 주의를 기울이는 것을 의미한다. 이러한 마음챙김을 통해서 '지금 여기'를 온전히 살 수 있도록 훈련하는 것이다. 이는 자극에 대해서 자동적으로 반응하는 것이 아니라, 상황에 따라 능동적으로 선택을 하며 살아가도록 하는 것을 말한다.

MBSR은 크게 두 가지 형식의 명상으로 구성된다. 첫째는 공식 명상으로, 하던 일을 멈추고 의도적으로 실시하는 명상이다. 호흡 명상, 보디스캔, 정좌 명상, 요가가 이에 속한다. 둘째는 비공식 명상으로, 이는 일상에서 행해지는 일을 하면서 거기에 마음챙김을 하는 명상이다. 먹기 명상, 마음챙김 말하기 · 듣기 등이 이에 속한다.

프로그램은 9주간 총 9번의 회기로 구성된다. 주 1회 2시간의 집단으로 모여 하는 회기가 총 8회 있으며, 6주째 주말에 하루 종일(6시간) 하는 명상일이 있어서 총 9번의 모임을 가진다. 모임 이외의 시간에는 매일 45분간의 개인 명상이 숙제로 주어진다.

각 회기에는 각각의 주제를 가진다. 첫 번째 회기는 참여자 및 프로그램 소개이고, 두 번째 회기는 몸의 감각에 대한 이해에 대한 주제를 가지고 보디스캔으로 연결한다. 세 번째 회기는 요가를 배우고 느끼는 시간이다. 네 번째 회기는 스트레스에 대한 신체 반응 알아차리기, 다섯 번째 회기는 스트레스에 대해 자동조종 상태로 반응하지 않고 있는 그대로 자각하고 받아들이기, 여섯 번째 회기는 스트레스 극복하기에 대한 시간이다. 일곱 번째 회기에서는 먹는 것과 건강에 관한 주제를 다루고, 마지막인 여덟 번째 회기에서는 전체 회기를 마무리하고 그 이후의 명상 수행에 대해 계획을 세우며 프로그램을 마친다.

각 회기마다 그 회기의 주제에 맞게 호흡 명상, 정좌 명상, 보디스캔, 요가, 먹기 명상, 걷기 등을 경험하도록 되어 있으며, 회기가 거듭될수록 명상의 깊이도 깊어지고, 명상에 임하는 시간도 점차 늘어나게 구성되어 있다. 여섯 번째 회기까지는 회기 사이에 보디스캔이나 명상을 하는 것이 과제로 주어지나, 여섯 번째 회기 뒤 하루 종일 하는 명상 훈련 프로그램을 거친 뒤에는 조금 더 자유롭게 각자의 상황에 맞추어 명상을 훈련하도록 한다.

Low-dose MBSR은 MBSR을 간추린 형태로, 바쁜 직장인들을 위해 변형한 것이다. 회기의 시간이 2시간에서 1시간으로 줄었으며, 회기 간 숙제는 20분 정도로 줄었고, 하루 종일 하는 명상 프로그램은 생략된다. 회기 내의 나눔 시간에는 주로 직장에서의 스트레스에 대해서 논의하는 것에 초점을 맞춘다.

구글의 내면검색 프로그램

내면검색 프로그램(Search Inside Yourself: SIY)은 구글의 차드 멍 탄(Chade-Meng Tan) 등에 의해 개발되어 2007년부터 시행된 마음챙김에 기초한 감성지능 개발 프로그램이다. 감성지능이란 자신과 타인의 기분, 감정을 점검하고 그들 사이를 식별하며, 생각하고 행동하는 데 정서 정보를 이용할 수 있는 능력을 말한다. 이러한 감성지능은 뛰어난 업무성과 탁월한 리더십 그리고 행복의 조건을 창조하는 능력을 가지도록 해 준다. 또한 이러한 감성지능이 훈련을 통해서 향상될 수 있다는 것도 이 프로그램의 중요한 근거가 된다.

이 프로그램은 과학적 근거가 확실하고 매우 실용적이며 일반적인 직장인들도 이해하기 쉬운 언어로 되어 있다는 특징이 있다. 교육 기간은 7주 동안 총 20시간의 과정으로 구성되어 있다. 그 기간 내에 총 3단계의 훈련이 행해진다. 첫 번째 단계는 주의력 훈련으로 평온하면서도 청명한 마음 상태로 만드는 것을 목표로 한다. 두 번째 단계는 훈련된 주의력을 바탕으로 자신의 감정적 흐름을 고해상도로 인식하는 자기이해와 자기통제에 관한 단계다. 세 번째 단계는 유용한 정신습관을 만들어 가는 단계로 자기동기력, 공감 능력, 리더십에 관한 단계다.

🪷 직장인에게 행해지는 명상의 효과

건강한 직장인을 대상으로 한 명상 프로그램의 연구 결과가 늘어나고 있다. 여기에서는 이에 대해 간략히 알아보고자 한다.

첫째, 마음챙김을 기반으로 하는 프로그램은 건강한 직장인을 대상으로 시행되었을 때에도 스트레스 감소 및 심리적 능력 향상에 효과적이다. 우울, 불안, 긴장을 줄이고 직업에 대한 만족도를 올리는 것으로 나타났다. 스트레스 수준이 낮아지며, 스트레스 관련 질환에 이환됨으로 생기는 결근이 줄어든다. 이는 프로그램 참여 전후를 비교한 연구에서와 참여한 집단과 참여하지 않은 집단을 비교한 연구에서도 동일하게 나타난다.

둘째, 마음챙김을 기반으로 하는 명상 프로그램은 프로그램 이후 상당 기간 좋은 효과를 유지하는 것으로 나타났다. 어느 병원의 직원을 대상으로 MBSR이 스트레스 감소에 미치는 효과에 대한 연구에 의하면, MBSR의 효과가 연구 기간이었던 1년 내내 지속되는 것으로 나타났다. 의사들을 대상으로 한 마음챙김 기반 프로그램 효과성에 대한 연구에서는 프로그램 이후 참여자의 스트레스가 감소되었으며, 이러한 결과는 연구 기간이었던 15개월까지도 지속되는 것으로 나타났다. 또한 프로그램 이후 참여했던 의사가 환자를 대하는 태도가 더욱 긍정적이 되었으며, 소진된 증상을 보이는 경우는 더욱 줄어든 것으로 나타났다. 이는 마음챙김 기반 프로그램이 그들의 업무에도 긍정적인 영향을 미친 것으로 해석될 수 있다.

셋째, 직장 현장의 상황에 맞게 간추린 버전의 명상 프로그램도 좋은 효과를 보이는 것으로 나타났다. 마음챙김에 기반한 스트레스 완화 프로그램을 전체로 수행한 효과에 대한 연구와 저용량으로 수행했을 때의 효과에 대한 연구를 모아 시행한 메타분석 연구에서는 두 개의 효과의 크기는 큰 차이를 보이지 않는 것으로 나타났다. 이는 직장의 사정에 따라 훈련 프로그램의 길이나 방법을 효과적으로 조율할 수 있음을 의미하여, 더 많은 사람이 명상 훈련을 받고 그에 대한 긍정적인 효과를 누릴 수 있음을 의미한다.

현재까지의 연구 결과를 바탕으로 할 때, 마음챙김을 기반으로 하는 명상 프로그램은 요가나 일반적인 이완 프로그램의 효과와 스트레스 완화에 있어서는 차별성을 지니지는 않는 것으로 보인다. 이러한 중재의 공통적 요소로 보디스캔이 있으며, 이 공통적인 요소가 스트레스의 감소에 작용하기 때문일 수도 있다. 향후 각각의 중재가 가진 차별점에 대해 알아보기 위한 연구가 필요하다.

현재까지의 연구는 주로 명상의 스트레스 완화 효과에 초점이 맞추어져 있다. 또한 스트레스와 완화에 대해서도 자기보고식 검사 위조의 결과를 이용한 연구가 많다. 향후 연구에서는 명상의 효과를 더욱 객관적으로 증명할 만한 지표를 개발하여 효과를 증명해야 할 것이다. 또한 명상의 효과 측면 중에서 스트레스 완화뿐만 아니라 개인적인 능력의 향상, 업무에 있어서의 창의성, 관계의 유연성 등의 효과에 대한 연구도 필요하다.

🪷 정리

명상 프로그램이 직장에 도입됨으로 인하여 직장인들의 전반적인 웰빙과 회복탄력성이 회복되는 것으로 나타났다. 이런 직장에서는 직원의 스트레스 수준이 낮으며, 스트레스와 관련된 질병으로 인한 결근이 줄어든다. 또한 직원들이 보다 적극적으로 일하며 생산성도 증가한다. 직원 간의 불화가 줄고 이직률도 내려갈 것이다. 또한 직업에 대한 만족도가 상승하여 직원들의 창의성과 혁신성이 증대될 것을 기대할 수 있다.

정애자(2015). MBSR 마음챙김에 기반한 스트레스 완화 프로그램 매뉴얼. 전북: 전북대학교출판문화원.

Carmody, J., & Baer, R. A. (2009). How long does a mindfulness-based stress reduction program need to be? A review of class contact hours and effect sizes for psychological distress. *Journal of Clinical Psychology, 65*(6), 627-638.

Chaskalson, M. (2011). *The Mindful Workplace, Developing Resilient Individuals and Resonant Organizations with MBSR*. Wiley-Blackwell.

Day, A., Kelloway, E. K., & Hurrel, J. J. (2018). 행복한 직장의 조건: 건강한 회사는 어떻게 만들어지는가? (*Workplace well-being : how to build psychologically healthy workplaces*). (신영철 외 공역). 서울: 하나의학사.

Geary, C., & Rosenthal, S. L. (2011). Sustained Impact of MBSR on Stress, Well-Being, and Daily Spiritual Experiences for 1 Year in Academic Health Care Employees. *The Journal of Alternative and Complementary Medicine, 17*(10), 939-944.

Krasner, M. S., Epstein, R. M., Beckman, H., et al. (2009). Association of an Educational Program in Mindful Communication With Burnout, Empathy, and Attitudes Among Primary Care Physicians. *JAMA. 302*(12), 1284-1293.

Tan, C. M. (2012). 너의 내면을 검색하라 (*Search inside yourself : Google's guide to enhancing productivity, creativity, and happiness*). (권오열 외 공역). 서울: 시공사.

Torbjörn, J. (2012). The Effects of a Short-term Mindfulness Based Intervention on Self-reported Mindfulness, Decentering, Executive Attention, Psychological Health, and Coping Style: Examining Unique Mindfulness Effects and Mediators. *Mindfulness, 5*(1), 18-35.

Virgili, M. (2015). Mindfulness-Based Interventions Reduce Psychological Distress in Working Adults: a Meta-Analysis of Intervention Studies. *Mindfulness, 6*, 326-337.

Wolever, R. Q., Bobinet, K. J., McCabe, K., Mackenzie, E. R., Fekete, E., Kusnick, C. A., et al. (2012). Effective and viable mind-body stress reduction in the workplace: A randomized controlled trial. *Journal of Occupational Health Psychology, 17*(2), 246-258.

Yarkes, R. M., & Dodson, J. D. (1908). The relation of strength of stimulus to rapidity of habit-formation. *Journal of Comparative Neurology and Psychology*, 459-482.

Chapter

26

지역사회에서의 명상의 활용

ℓ 전진용

최근 들어 명상에 대한 관심이 늘어나면서, 지역사회에서 명상을 이용한 다양한 프로그램의 수요도 증가하고 있다. 이에 따라 정신건강복지센터나 지역사회 복지관 등을 중심으로 다양한 명상 프로그램이 이루어지기도 한다. 이 장에서는 지역사회에서의 명상 프로그램의 경험을 바탕으로 지역사회 명상 프로그램의 활용 방안에 대해 이야기해 보고자 한다.

🪷 지역사회 명상 프로그램에 대한 개요

지역사회의 명상 프로그램은 병원이나 심리상담센터 등의 프로그램과는 달리 대부분의 참가자가 지역사회 보건소나 정신건강복지센터의 공고문이나 직원의 권유로 참가하게 된다. 이들 중에는 명상에 대해 접해 본 사람도 있지만 대부분은 명상에 대해 처음 접하거나 호기심을 가지고 방문하는 경우다. 정신건강의 수준도 병원과 같은 임상 현장과는 달리 가벼운 우울, 불안이나 불면 등을 가지고 있는 경우가 많다. 또한 대부분의 프로그램이 4~5회기 정도의 짧은 구성으로 이루어져 있으며, 주최 측에서 1~2회기의 프로그램을 원하는 경우도 있다. 따라서 명상의 많은 내용을 다루기보다는 명상의 개념을 이해하여 일상생활에서 활용하게 하는 것이 중요하다. 지역사회에서 명상 프로그램의 진행 방식은 다양한데, 마음챙김 명상을 이용하거나 정신의학이나 심리학적인 프로그램의 일환으로 명상을 진행하는 경우도 있으며, 요가와 같은 프로그램과 병행하여 일반 명상 프로그램을 진행하기도 한다.

🪷 지역사회 명상 프로그램에서의 명상의 소개

명상 프로그램에서 명상을 어떻게 소개하는지는 지역사회 참가자들에게 있어서 중요한 사항이다. 대부분의 참가자는 명상을 처음 접하는 경우가 많으며, 대개 보건소 직원이나 정신건강복지센터 직원 등 지역사회 기관 종사자의 권유로 참가하거나, 포스터나 광고 등을 바탕으로 참가하기도 한다. 이들은 명상에 대해 막연한 환상을 가지고 있거나, 명상에 대해 잘못된 기대를 가지고 있기도 하다. 자신의 문제를 명상으로 다 해결하기를 원하기도 하며, 명상을 한다고 하면 흔히 말하는 수양을 한다고 생각하거나, 종교적 색체가 짙은 것으로 오해할 수 있다. 물론 명상에는 종교적인 요소가 있으며, 종교에서 기원한 부분도 있지만, 지역사회에서의 명상 프로그램은 종교적 명상과는 다르며 모든 정신건강의 문제를 해결할 수도 없다. 따라서 이들에게는 명상의 개념을 자세하게 설명하는 것이 중요하다. 이를 위해서는 다음의 내용을 중점으로 이야기하는 것이 좋다.

명상 프로그램의 기본 개념 이해

대부분의 사람은 명상 프로그램이라고 하면 일종의 수양으로 생각하고 의학적 · 심리적인 것과는 거리가 있다고 생각할 수 있다. 따라서 명상에 대한 개념을 자세하게 설명하는 것이 필요하다. 마음챙김(Mindfulness)의 원리를 설명하거나 알아차림의 원리를 설명하는 것이 도움이 될 수 있다. 특히 회기가 짧을수록 기본 개념에 대해 자세한 설명을 하는 것이 추후 참가자들이 스스로 명상을 하는 데 도움을 줄 수 있다. 지역사회 프로그램에서의 경험을 보면 다음에 대해 좀 더 자세히 설명하는 것이 도움이 되었다.

○ 명상의 활용에 대한 설명
명상이 처음에는 종교적인 부분에서 기원을 했지만, 현재는 하나의 심리적인 치료로 사

용될 수 있음을 설명한다. 마음챙김 명상에 기반한 스트레스 완화 프로그램(MBSR), 마음
챙김 명상에 기반한 인지행동치료(MBCT) 등이 외국에서도 널리 행해지고 있으며, 여러
대기업이나 직무 스트레스 관련 프로그램에 명상이 사용되는 것을 언급할 수도 있겠다.
국내외 대학병원이나 의료기관에서 명상이 어떻게 치료에 활용되는지를 언급하는 것도
도움이 될 수 있다. 또한 연구 결과 같은 과학적인 성과물에 대해서 알려 주는 것도 일반
인들이 명상을 이해하는 데 도움을 줄 수 있다.

○ 알아차림에 대해 설명

우리가 일상생활에서 생각에 빠져 있는 경우가 없고, 알아차림을 위해서는 감각에 초
점을 두고 훈련을 하는 것이 필요하다는 것을 설명한다. 예를 들면, 걷다가 다리가 아프면
쉬지만 우리의 마음, 즉 우리의 뇌는 하루 종일 움직이는데 언제 쉴 수 있을까에 대해 질
문할 수 있으며, 결국 뇌가 쉬려면 지속적인 생각을 멈추고 감각에 집중해야 한다는 대답
을 이끌어 낼 수도 있다.

마음챙김 명상의 건포도 명상에 대해 설명할 수도 있으며, 소리, 맛 등의 감각에 집중하
게 하면서 화두를 이끌어 갈 수도 있다. 지역사회 프로그램의 경우, 다양한 방법으로 접근
을 시도할 수 있다. 예를 들면, 차를 마시면서 차를 마실 때의 온도, 맛, 향, 입 안에서의 느
낌, 목으로 넘어갔을 때의 감각, 차가 몸에 흡수된 후 몸이 무거워지는 느낌 등에 대해 집
중하도록 하기도 한다. 아니면 종소리를 들려주고 언제 소리가 커지고 언제 소리가 작아
져서 없어지는지에 대해 집중하도록 훈련을 시키기도 한다.

이러한 서론은 참가자들이 명상에 대해 더 쉽게 접하도록 하고 명상이 더 이상 어려운
것이 아니라는 것을 알아차리는 데 도움을 주어 명상 참여자들을 꾸준히 이끌어 나갈 수
있다.

일반적인 명상과 종교적인 명상의 차이점

많은 참가자가 명상이라고 하면 종교적인 색체를 가지는 것으로 오해하곤 한다. 따라서
명상의 처음은 종교에서 출발했다고 하더라도 종교적인 색체보다 과학적인 면에서 스트
레스 관리 등 심리 안정에 도움을 줄 수 있음을 충분히 설명할 필요가 있다. 지역사회에서
명상 프로그램을 진행하면서 자주 받는 질문 중 하나가 특정 종교의 색체가 있는 것은 아
니냐는 점이며, "저는 종교가 ○○○입니다."라고 노골적으로 이야기하는 참가자를 만난
경우도 있다. 이런 경우 종교적이라기보다는 과학적으로 검증된 일종의 치료법으로 사용

된다는 점을 설명해야 한다. 그래야만 많은 사람이 거부감을 가지지 않고 명상에 참가할 수 있을 것이다.

명확한 프로그램의 목적과 참가자

지역사회 프로그램 광고를 보고 찾아오는 참가자 중에는 가벼운 증상에 대해 도움을 받으려는 사람도 많지만, 이미 의사에게 우울증이나 불안증을 진단받아 치료를 받고 있거나 임상적으로 우울증 등이 의심되면서도 치료를 받지 않고 지내는 사람도 있다. 특히 의사의 치료를 받고 있는 참가자들에게는 병원의 치료가 중요하며 지역사회의 프로그램으로 병원 치료를 중단하는 일이 없도록 설명한다. 가급적이면 병원 치료가 어느 정도 이루어지고 증상이 완화된 상태에서 프로그램에 참가하도록 권고하는 것도 좋다. 의사의 진료를 받고 있는 경우 지역사회 담당자와 상의 후 참가 신청에서 제외하도록 미리 설명하는 것도 도움이 된다. 또한 참가 도중 증상이 심하여, 예를 들면 임상적으로 우울증이 의심된다면 프로그램과 별개로 꼭 전문가의 진단을 받고 치료를 받을 수 있도록 안내한다. 지역사회 프로그램의 목적은 일상생활에서 스트레스를 개선하려는 것이며 의사의 진단을 받거나 치료를 받는 사람이 치료를 중단하고 받는 프로그램이 아님을 설명한다. 대부분의 보건소나 지역사회의 프로그램, 예를 들면 고혈압 교실이나 고혈압 환자를 위한 운동이나 교육에서 고혈압 약을 중단하지 않는 것처럼, 정신건강 프로그램 역시 전문가의 치료를 중단하면서 받는 프로그램이 아님을 설명하는 것은 중요하다.

참가 인원에 대한 사전 고려

지역사회 프로그램은 소규모 또는 대규모로도 이루어질 수도 있다. 적게는 10명 내외가 될 수도 있고, 대규모의 프로그램은 20~30명까지도 될 수 있을 것이다. 하지만 너무 인원이 많으면 명상을 직접 수행하거나 사람들에게 각각 피드백을 주는 데에는 한계가 있을 수도 있다. 따라서 사전 공고 전 담당자와 상의하여 인원을 정하는 것이 중요하다. 만약 10명 내외의 소규모의 프로그램이라면 개개인에 대한 피드백이 가능할 것이며, 파워포인트 등과 같은 시각 자료가 없이 진행할 수도 있다. 대개 이 경우는 바닥에 앉아서 진행을 하거나 의자를 사용한다면 동그란 형태로 앉아서 진행을 할 수도 있다. 만약 참가자가 10명 이상이 된다면 규모 때문에 강의 형태의 프로그램을 진행할 수밖에 없을 것이다. 따라서 인원이 많은 경우에는 바닥에 앉아서 하는 형태도 가능하겠지만 강의형으로 앞에서 진행을 하고 파워포인트나 유인물 등을 이용하며 의자에 앉아 실습하는 방식이 더 선호될 수 있을 것이다.

매트 또는 의자의 활용

매트나 의자의 활용은 지역사회 프로그램을 진행할 때 고민되는 요소 중의 하나다. 매트를 사용한다면 명상 프로그램의 특성에 맞는 프로그램을 진행할 수 있다. 또한 명상 특유의 분위기를 느낄 수도 있다. 하지만 일반적인 참가자들에게는 좌식이 불편할 수 있다. 특히 옷차림 때문에 힘들어하거나 좌식으로 오래 있으면 허리 통증 등으로 불편해하는 참가자도 있다. 그리고 지역사회에서도 좌식 프로그램 진행을 위해서는 별도의 공간과 별도의 매트를 준비해야 하는 번거로움이 있다.

반면에 의자를 사용한다면 참가자 입장에서는 조금 더 편할 수도 있고 주최 측에서도 따로 매트나 공간을 확보하지 않아도 되는 장점은 있으나, 명상 프로그램을 진행하면서 일부 프로그램에 제한이 있을 수도 있다. 하지만 참가자 입장에서는 의자 사용이 조금 더 편하게 접근할 수 있을 것이다.

명상은 만능이 될 수 없음을 설명

지역사회 대상자들이 착각하는 것 중 하나는 명상으로 모든 것을 해결할 수 있다는 잘못된 믿음이다. 많은 지역사회 참가자는 지역사회 프로그램 참가를 통해 자신이 가진 문제를 해결하기를 원한다. 물론 명상을 통한 지역사회 프로그램을 통해 참가자들은 많은 도움을 받을 수 있으며 자신이 가지고 있는 문제를 해결할 수 있는 실마리를 얻어 갈 수 있다. 하지만 지역사회의 참가자들은 명상을 통해서 모든 문제를 해결할 수 있다는 잘못된 믿음을 가지거나 명상의 치료 효과를 과도하게 해석하는 경우도 있다. 따라서 프로그램 시작 전에 명상 프로그램도 지역사회에서 진행되는 모든 프로그램과 마찬가지로 하나의 프로그램이라는 것을 설명하고, 도움을 받을 수 있지만 한계도 분명히 있음을 설명해야 한다. 특히 임상적인 질환이 의심되는 환자군이 프로그램에 참가할 수 있으므로 적응과 한계를 명확하게 알려 주는 것은 명상 첫 시작에 있어 매우 중요하다.

지금까지 명상 프로그램 시작 전에 필요한 요소에 대해 알아보았다. 명상 프로그램을 지역사회에서 진행할 때는 지역사회에서 모집되었고, 비교적 자발적으로 방문한 집단을 대상으로 시행하며, 회기나 장소 등은 지역사회의 여건 등을 고려하여 정할 수 있다는 점을 인지하고 프로그램에 임해야 한다.

🪷 지역사회에서 활용할 수 있는 명상 프로그램

지역사회에서 시행해 볼 수 있는 명상 프로그램은 다양하다. 대부분의 지역사회 프로그램은 많은 회기를 할당하지 못하고, 또 한 회기의 시간 역시 지역사회의 여건에 따라 정해야 하기 때문에 한계가 많다. 또한 대중적으로 접하기 쉬운 명상 프로그램을 선택하는 것이 중요하다.

○ 건포도 명상을 비롯한 먹기 명상

명상 초반에 자연스럽게 명상을 접하게 하는 데 유용하다. 꼭 건포도를 사용할 필요는 없으며, 이러한 명상은 먹을 때 느끼는 감각을 체험을 하는 데 도움을 줄 수 있다.

○ 호흡 명상

명상 프로그램에 기본이 되는 명상으로 기본적인 호흡 명상을 숙지하도록 한다. 호흡 명상만 여러 번 반복해서 해도 될 정도로 지역사회 명상 프로그램에서는 필요한 명상이라고 할 수 있다.

○ 걷기 명상

호흡 명상과 함께 지역사회 프로그램에서 필요한 명상이다. 다만 공간의 제약이 따른 경우 시행할 수 없는데, 이때에는 부분적으로 공간을 확보해 체험하거나 하는 방법을 사용할 수 있다.

○ 보디스캔

몸 마음명상으로 몸에 대한 감각을 느끼게 한다. 몸 전체에 대한 명상을 진행하기 힘들면 몸 일부분에 대해 체험하거나 움직임을 체험하는 방법 등으로 응용하여 선택할 수 있다.

○ 자비 명상

건강한 대상자의 경우 자신에 대해 생각해 볼 수 있는 프로그램으로, 지역사회에서 활용할 경우 참가자들이 도움을 받는 경우가 많다.

지역사회 정신건강복지센터의 명상 프로그램의 예시

다음은 지역사회 정신건강복지센터의 명상 프로그램이다. 4회기로 구성되었으며 2시간씩 좌식으로 매트를 깔고 진행하였다.

① 1회기: 명상에 대한 개괄적인 설명, 먹기 명상
② 2회기: 보디스캔, 호흡 명상
③ 3회기: 호흡 명상 복습, 걷기 명상
④ 4회기: 자비 명상, 마무리

특수한 집단에 대한 명상

다음은 특수 집단(탈북민)을 대상으로 한 지역사회 적응센터의 명상 프로그램 예시다. 모두 8회기이며 1회기 당 1시간으로 구성되어 있다. 한 번 방문 시 2회기, 즉 2시간 동안 참가하도록 구성되어 있으며 전체 8시간으로 구성되어 있다.

① 1회기: 프로그램 개괄, 친밀감 형성
② 2회기: 스트레스에 대한 이해, 명상에 대한 이해
③ 3회기: 먹기 명상
④ 4회기: 걷기 명상
⑤ 5회기: 스트레스 점검, 몸의 감각 이해하기
⑥ 6회기: 나의 모습 수용하기, 몸의 감각 이해하기
⑦ 7회기: 마음 안정시키기(자비 명상)
⑨ 8회기: 프로그램 최종 마무리

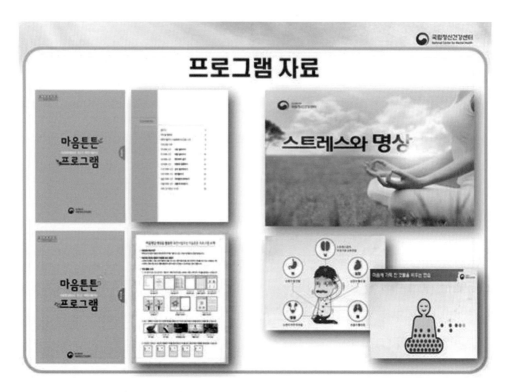

[그림 26-1] 탈북민 대상 지역사회 명상 프로그램의 예

출처: 탈북민 마음튼튼 프로그램

🪷 지역사회에서 시행한 명상의 효과

병원 기반의 명상 프로그램에 대한 효과성에 대해서는 많은 연구가 이루어져 있으며 통증, 암환자에서의 스트레스, 우울, 불안 등에서 효과가 있다고 보고하고 있다. 실제 병원 현장에서도 우울, 불안, 통증에 대해 병원 기반에서의 프로그램의 효과성에 대해 많은 긍정적인 보고가 있다.

지역사회에 있어서도 지역사회 기반의 명상의 효과에 대해서는 다양한 보고가 있다. 주로 마음챙김 명상에 기반한 스트레스 완화 프로그램(MBSR)이 이루어졌으며, 8주 프로그램의 효과성을 보고하는 경우가 많았다. 우선 발달장애아와 부모를 대상으로 한 지역사회 기반 프로그램에서 정신적인 행복이 증가되었다는 보고가 있으며, 지역사회에서의 암환자에서도 효과성이 있었다는 보고가 있었고, 전반적인 스트레스 감소에도 도움을 준다는 보고도 있다. 뿐만 아니라 장기적인 효과에도 도움을 준다는 보고도 있는데, 한 연구에서는 2년 이상의 장기적으로도 효과가 있었다는 보고가 있다. 아직 국내에서는 임산부나 지역사회 우울이나 스트레스를 경험한 임상군이 아닌 참가자들에 대한 지역사회 프로그램이 많아 추후 지역사회 참가자들을 대상으로 한 효과성에 대해서는 더 경험이 필요한 실정이다.

🪷 정리

지금까지 지역사회에서 시행하는 명상 프로그램에 있어서의 주의점, 세팅 방법과 함께 지역사회 정신건강복지센터와 특수집단으로서 탈북민을 대상으로 한 명상 프로그램에 대해 알아보았다. 지역사회 명상 프로그램은 참가자들에게 도움을 줄 수 있고, 명상의 영역 확대를 위한 좋은 기회다. 여기서 언급한 내용이 지역사회 명상 프로그램의 진행에 많은 도움이 될 수 있기를 기대한다.

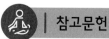 참고문헌

Bazzano, A., Wolfe, C., Zylowska, L., Wang, S., Schuster, E., Barrett, C., & Lehrer, D. (2015). Mindfulness Based Stress Reduction (MBSR) for Parents and Caregivers of Individuals with Developmental Disabilities: A Community-Based Approach. *Journal of Child and Family Studies, 24*, 298-308.

Evans, S., Ferrando, S., Carr, C., & Haglin, D. (2011). Mindfulness-based Stress Reduction (MBSR) and Distress in a Community-Based Sample. *Clin Psychol Psychother, 18*(6), 553-558.

Madson, L., Klug, B., Madson, L. Stimatze, T., Eness-Potter, K., & MacDonald, J. (2018). Effectiveness of Mindfulness-Based Stress Reduction in a Community Sample Over 2 Years. *Ann Clin Psychiatry, 30*(1), 52-60.

Park, Y., & Chae, J. H. (2017). The Effect of Mindfulness Meditation on Positive Resources and Positive Affects in Outpatients with Depressive Disorder and Anxiety Disorder. *Mood Emot, 15*, 67-72.

부록

사티 강화 프로그램(SEP) 대한명상의학회 임상가용 지침서

✍ 책임편집자: 박용한

1. 목적

① 강화된 사티(*Sati*)는 괴로움을 만드는 요소를 분명하게 관찰하고 알도록 하여, 정화와 지혜를 통해 반복된 괴로움에서 벗어나게 해 준다.

② 현존감을 회복하고 주체로서 자유롭고 행복한 삶을 살도록 해 준다.

③ 사티를 강화하는 방법을 표준화하여 향후 사티의 직접적인 효과를 학술적으로 연구하는 데 도움을 주고 치료에 응용할 수 있도록 한다.

2. 이론적 근거와 기대효과

사티는 지금 이 순간 일어나고 있는 현상들을 주의를 두고 알아차림하는 것이다. 사티를 강화하는 수행을 통해서 관찰 대상에 대해 비판단적이고 중립적이며 순수한 주의를 유지하고, 있는 그대로 수용하고 보도록 해 준다. 감각대상(색, 성, 향, 미, 촉)이 감각기관(안, 이, 비, 설, 신)을 거쳐 뇌에서 정보화된 것들은 작업 기억을 통해 처리된다. 새로 들어온 정보는 장기기억과 함께 가공되어 개념화된다(수, 상, 행, 식). 이때, 생존법칙으로 만들어진 괴로움을 일으키는 요소(탐, 진, 치)가 얼마나 기억에 내제되어 관여하느냐에 따라 삶의 대한 마음의 상태와 태도가 달라진다.

인간이 본래 가지고 있는 기능인 마음챙김(사티)을 특별한 훈련을 통해 강화하면 괴로움을 만드는 요소가 대상의 인식 과정에서 자동적으로 관여됨을 알아차리고 정화와 탈융합, 탈개념화되도록 한다. 결과적으로 정서적 안정과 자기조절 그리고 현존감을 가지게 되고, 통찰과 지혜를 통해 세상과의 조화와 균형을 이루는 있는 그대로의 온전함으로 삶을 회복시켜 준다.

사티의 영어식 표현인 'mindfulness(마음챙김)'가 오늘날 서양에서 주목을 받고 마음치유에 주류가 될 수 있었던 것은 사티 수행이 누구나 객관적으로 따라할 수 있는 독특한 과학적 관찰법이기 때문이다. 또한 마음챙김에 기반한 여러 프로그램이 서구에서는 비교적 많은 연구 결과를 통해 스트레스 관리와 정신질환에 효과가 있는 것으로 알려져 있다.

이 프로그램은 기존의 마음챙김 기반 프로그램 중에서 기본적이고 핵심적인 마음챙김 기능을 보다 더 강화하는 것에 초점을 두어, 좌념과 행념의 방법을 표준화하고 지속적으로 반복 연습할 수 있도록 제시하였다. 이를 통해 사티 본연의 임상적 효과를 극대화하고 보다 직접적이고 정확하게 측정하고 평가할 수 있도록 배려하였다. 또한 확장 모듈을 이용하여 상황이나 대상에 맞추어 다양한 형태의 마음챙김 기반의 프로그램이 만들어지게끔 기획하였다.

3. 대상

- 일반인 혹은 고위험군 및 정신질환자(전문가에 의한 선별)
- 집단당 10~50명

4. 시행자

대한명상의학회에서 주관한 훈련 과정에 참여하고 인정된 의료, 심리, 보건복지 분야 관련 전문가

5. 횟수

매일 SEP-CORE를 각각 1시간씩 시행, 총 150시간 시행

6. SEP 훈련 시에 고려할 점

시행 전 철저한 개인 명상 훈련 및 프로그램 숙지, 시간 엄수 및 정숙, 과제 복습 훈련

7. 비용

원칙적으로 무료 보급(교육비용 제외, 연구 목적 시 조사 협조)

8. 기획 협조

이 프로그램의 일부는 학회 고문인 붓다 팔라(Buddha Pala) 스님의 자문을 받아 대한명상의학회에서 만들었다.

핵심 SEP(SEP-CORE): 좌념(Sitting SEP)

---

1. 특징

좌념은 배의 움직임을 알아차림하는 명상이다.

2. 수행 세부사항

1) 수행 환경

조용하고 쾌적하며 다른 사람으로부터 방해받지 않는 곳이 좋다.

2) 기준점

배의 움직임을 알아차림하는 기준점으로 삼는다.

3) 수행 자세

자세	설명	유의점
앉는 자세	• 긴장을 풀고 허리와 머리는 곧게 세우고 턱은 약간 앞으로 당긴다. • 눈에 힘을 빼고 살포시 감는다.	• 두께 0.5cm 정도 평평한 방석을 사용하면 좋다. • 의자에 앉을 경우 등받이에 기대지 않는 것이 좋다.
발 처리	• 앉을 때 각자 몸에 맞게 발 자세를 취해 앉으면 되나, 한 발을 바깥에 두고 다른 발을 안에 놓는 평좌를 취한다.	• 처음 취한 자세를 마칠 때까지 유지하는 것이 좋다.
손 처리	• 정해진 것은 없으나 발과 발 사이 위에 손을 편하게 올려놓는다. • 처음 놓는 손은 바깥쪽 놓인 발과 같은 방향으로 놓고 그 위에 나머지 손을 올려놓는다.	• 처음 취한 자세를 마칠 때까지 유지하는 것이 좋다.
눈 처리	• 눈에 힘을 빼고 살포시 감는다.	• 좌념 시 눈을 감고 하는 것이 좋다. • 행념은 반드시 눈을 뜨고 해야 한다.

3. 좌념수행 기술

단계	수행 기술 설명	유의점
준비 단계	• 좌념할 때 기준점을 배 움직임(일어남-사라짐)으로 정한다. • 앉은 모습을 관찰하며 '앉음', 엉덩이가 바닥에 닿은 느낌을 '닿음'하고 이름 붙이고 알아차림한다. • 자연스럽게 호흡한다. • 숨을 깊이 쉬려 하거나 길게 쉬려 하지 않고 자연스러운 생체리듬에 따라 들숨, 날숨하게 둔다.	• 알아차림 대상은 호흡이 아니라 기준점인 배 움직임(일어남-사라짐)이다.
수행 단계	• 앉아 있는 모습을 한두 번 알아차림하고 나서 배 움직임으로 알아차림한다. • 생체리듬에 따라 배가 불러오면 '일어남', 꺼지면 '사라짐' 하고 기준점인 배 움직임(일어남-사라짐)에 이름 붙이고 알아차림한다. • 기준점인 배 움직임(일어남-사라짐)을 알아차림할 때 배 움직임을 인위로 조절하면 안 된다. 자연스럽게 생체리듬에 맡기고 배 움직임만 알아차림한다. • 어느 순간 지속적으로 제1기준점인 배 움직임(일어남-사라짐)을 감지 못할 경우 제2기준점인 '앉음-닿음'을 알아차림한다. • 그러다가 제1기준점인 배 움직임(일어남-사라짐)을 다시 감지하면 즉시 제1기준점인 배 움직임(일어남-사라짐)으로 돌아가 움직임에 이름 붙이고 알아차림한다.	• 배 움직임을 이름 붙이고 알아차림하는 것이 효과적이다. • 기준점인 배 움직임(일어남-사라짐)을 알아차림할 때 배를 모양으로 보지 말고 고유특성인 4대(四大, 地水火風)로 알아차림하면 사티 힘이 커지면서 직관과 지혜의 성숙에 도움이 된다.

4. 방해현상 처리 기술

① 배 움직임을 알아차림할 때 방해현상(통증, 망상, 감정, 소리 등)이 나타나면 그것을 적절히 이름 붙이고 알아차림하며 즉시 기준점인 배 움직임으로 돌아와야 한다.

② 방해현상이 사라지지 않고 있어도 가능하면 배 움직임으로 돌아오는 것이 효과적이다. 마음근육이자 알아차림 기능인 사티가 기준점인 배 움직임과 방해현상 사이를 오가면서 사티 힘이 강화된다.

③ 통증이 가라앉지 않고 심하게 지속되면 통증에 좀 더 밀착해서 알아차림하면 통증은 다양한 형태로 나타난다. 통증의 형태(쑤심, 저림, 아림 등)에 따라 이름 붙이고 알아차림하면 더 좋다.

5. 좌념 수행시간

① 좌념 시간은 짧아도 집중해서 하는 것이 좋다. 양보다 질이 중요하다.

② 수행 초기는 1회 60분 정도가 적당하다(초등학생은 15분, 중학생은 20분, 고등학생 이상

은 (60분).

③ 처음 수행하는 초보자는 좌념과 행념의 비율을 1:1로 균형을 맞춰 1시간 좌념, 1시간
행념을 하면 좋다.

④ 수행이 어느 정도 성숙한 수행자는 수행지도자 지시에 따라 좌념과 행념의 비율, 행념
할 때의 단계와 시간을 조절해야 한다. 이때도 행념 시간이 60분을 넘지 않아야 한다.

6. 좌념 끝냄

① 먼저 좌념을 끝내야겠다고 마음을 정한다. 좌념을 끝내기 전에 '마치려고 함' 하고
의도를 알아차림해야 한다.

② 호흡을 한번 크게 토해내고 인연 있는 사람에게 자(metta, 慈)를 보내고 마친다.

③ 수행자는 좌념으로 얻어진 사티 힘을 흩트리지 말고 행념을 시작하거나 1단계 행념
을 5분 정도 가볍게 한 후 일상생활로 돌아가는 것이 좋다.

④ 마치고 나서 곧바로 과격한 움직임이나 스트레칭은 피하는 것이 좋다.

7. 실제 예시

1) 좌념 들어가기

① 자연스럽게 호흡하기
   - 숨을 깊이 쉬려 하거나
   - 숨을 길게 하려 하거나 하지 않고
   - 몸이 쉬어 주는 그대로 들숨, 날숨, 서너 차례 자연스럽게 오가기

② 몸이 앉아 있음을 알아차림
   - 몸이 앉아 있는 느낌을 알아차리면서
     앉음… 앉음… 앉음… 이름 붙여 알아차림
   - 엉덩이가 바닥에 닿아 있는 느낌을 알아차리면서
     닿음… 닿음… 닿음… 이름 붙여 알아차림

③ 앉음… 닿음… 앉음… 닿음… 하고
   - 서너 차례 이름 붙여 알아차리며 오가다가
   - 배가 불러 오고 꺼지는 배의 운동성이 느껴지면

- 사티를 배에 툭 던지고,

④ 배가 불러 오면 일어나는 배를 따라 가면서 일어남
  - 배가 꺼지면 꺼지는 배를 따라 가면서 사라짐
  - 배 움직임을 따라가며
  - 명료하게 이름 붙여 알아차림

    일어남, 사라짐
    일어남, 사라짐

2) 방해현상 처리
① 배 알아차림 중, 소리가 들려서 배의 알아차림을 놓쳤다면
  - 소리가 들리는 방향으로 알아차림 기능인 사티를 보내
  - 소리… 소리… 소리… 하고 이름 붙여 알아차린 후
  - 즉시 배의 일어남 사라짐으로 돌아오기

② 생각이나 이미지가 일어나서
  - 배의 알아차림을 놓쳤다면
  - 생각, 생각, 생각
  - 보임, 보임, 보임
  - 방해현상에 이름 붙여 알아차림하고
  - 즉시, 배의 일어남 사라짐으로 돌아오기

③ 감정이 일어나
  - 배의 알아차림을 놓쳤다면
  - 슬픔… 불안… 두려움… 화… 이름 붙여 알아차리고
  - 즉시, 배의 일어남 사라짐으로 돌아오기

④ 다리 저림… 허리통증… 추움… 더움… 가슴 뜀… 냄새…
  - 몸의 감각 역시 배의 알아차림을 방해하면

- 이름 붙혀 알아차리고
- 즉시 배의 일어남, 사라짐으로 돌아오기

⑤ 좌념 중
- 소리, 생각, 감정, 감각 등 방해 현상이 있어도
  배 알아차림에 집중할 수 있다면, 배 일어남, 사라짐에 집중하기
- 어지간한 생활 소음, 방해되지 않는 현상들은 무시하고
  배의 일어남, 사라짐만 이름 붙혀 집중하기

⑥ 배의 움직임이 감지되지 않아 배의 움직임을 놓치면, 처음부터 다시 하기
- 몸이 앉아 있음을 알아차리면서 앉음…
- 엉덩이가 바닥에 닿아 있는 느낌을 알아차리면서 닿음… 오가다가
- 배의 움직임이 감지되면
- 즉시, 사티를 배에 두고 일어나는 배를 따라가면서 일어남
- 꺼지는 배를 따라가면서 사라짐
- 명료하게 이름 붙혀 알아차리기

3) 좌념 마무리
① 가볍게 숨을 토해 내면서
- 인연 있는 누군가가 떠오르면, 명상으로 맑아진 마음에
  그를 선명하게 떠올리고
- '자유롭고 행복하세요.' 기원하기

② 이마에 알아차림 기능인 사티를 두고 몸을 천천히 앞으로 숙이면서 숙임… 숙임…
  숙임…
- 이름 붙이고 몸을 숙일 수 있을 때까지 알아차림하면서 숙임…
- 알아차림 기능인 사티를 이마에 두고
  세움… 세움… 세움…이름 붙혀 알아차림하면서 몸을 천천히 세웁니다.
  세움…
- 서서히 눈을 뜨고 발을 앞으로 뻗고, 손은 뒤로 짚어 휴식

핵심 SEP(SEP-CORE): 행념(Walking SEP)

1. 특징

① 행념은 걸음이라는 행위를 알아차림하는 동적인 명상이다.

② 행념은 앉아서 하는 좌념보다 움직임이 크기 때문에 기준점을 알아차림하는 것이 다소 힘들다.

③ 제대로 하면, 마음근육(알아차림 기능)인 사티의 탄력성을 키우는 효과가 좌념의 3배 정도 된다.

2. 수행 세부사항

1) 수행 환경

- 걷기가 편하고 주위에 장애물이 없으며 다른 사람에게 방해받지 않는 곳이 좋다.

2) 기준점

- 움직이는 발바닥 가운데 정도를 알아차림하는 기준점으로 삼는다.

3) 수행 자세

자세	설명	유의점
서는 자세	• 긴장을 풀고 자연스럽게 서서 발은 30~40cm 정도 벌리고 손도 편안하게 둔다. • 허리를 똑바로 세우고 목도 똑바로 세우며 턱을 살짝 앞으로 당긴 상태에서 시선만 4~5m에 툭 던져둔다.	• 행념할 때 발을 보기 위해 목을 숙이지 않는 것이 좋다.
손 처리	• 손은 뒷짐지기, 팔짱끼기, 앞으로 모으기 등 자기가 편한 대로 한다.	• 손 모양은 처음 취한 자세를 마칠 때까지 유지하는 것이 좋다.
눈 처리	• 행념을 할 때는 눈을 뜨고 한다. • 눈에 힘을 빼고 시선은 방향만 볼 뿐이고 모든 초점은 움직이는 발바닥에 둔다.	

4) 행념거리

- 행념거리는 멀 필요가 없다. 1단계는 거리에 구애받지 않아도 된다.
- 3단계와 6단계는 7~10m 정도가 적당하다.

3. 단계별 행념수행 기술

단계	수행 기술 설명	유의점
1단계	• '오른발-왼발' 이름 붙여 알아차림한다. • 속도와 보폭은 일상으로 걷는 정도면 적당하다. • 손도 편안하게 자연스럽게 움직인다. • 끝까지 가서 '섬' • 방향을 돌 때는 1단계로 돈다. 　'오른발-왼발-오른발-왼발-섬' • 등산이나 러닝머신에서 운동하거나 혼자 산보를 할 때 1단계로 오른발-왼발하며 집중해 볼 수 있다.	• 대부분 끝까지 가서 발을 돌려 버리면 집중력이 순간적으로 흩어진다. 가능한 한 끝 지점에서 멈추어서서 방향을 도는 것이 효과적이다. • 행위의 끝에 알아차림하는 사티를 둔다.
3단계	• '들어-앞으로-놓음' 이름 붙여 알아차림한다. • 손 처리는 어떤 자세도 좋지만 뒷짐지는 자세를 권장한다. • 몸에 힘이 들어가면 손이 위로 올라가게 된다. 　→ 엉덩이 쪽으로 손을 늘어뜨린다. • 속도는 자연스럽게, 발 움직임도 편안하게 한다. • 속도와 보폭은 보통 걷는 속도보다 약간 느리게 한다. • 보폭은 움직이는 발뒤꿈치가 서 있는 발 엄지발가락 앞 5cm쯤 놓는다. • 들 때 발뒤꿈치를 먼저 들고 놓을 때 발가락을 먼저 놓는다. • 방향을 돌 때는 1단계로 돈다. 　'오른발-왼발-오른발-왼발-섬'	• 움직이는 발바닥에 알아차림하는 사티를 둔다.
6단계	• '들려고 함-들어-가려고 함-앞으로-놓으려고 함-놓음-누름' 이름 붙여 알아차림한다. • 어떤 행동을 하게 되면 그 행동을 하기 전에 반드시 의도가 일어난다. 그 의도에 따라 행동하게 되며 6단계는 그 의도를 잡아내는 훈련이다. • 똑바로 서고 허리를 똑바로 세우고 턱은 살짝 앞으로 당기고 시선만 4~5m 앞에 던져 둔다. • 발 넓이는 20cm 정도 되게 적당하게 벌린다. • 발을 똑바로 수직으로 들고 발바닥의 반 정도만 나간다. • 발바닥과 지면의 높이는 1~2cm 정도가 적당하다. • 앞으로 나가는 발이 지탱하고 있는 발의 반 정도만 나간다. • '들려고 함' 들기 전에 들려고 하는 의도가 일어나는데 그것이 보이지 않으니까 들려고 하는 발바닥에 마음을 한번 갖다 놓는다. • '들려고 함' 하고 잠시 있다가 '들어' 한 뒤 잠시 머문다. • '가려고 함' 하며 움직이는 발바닥에 마음을 한 번 더 갖다 놓고 잠시 머물렀다가 '앞으로' 한 후에 잠시 있다가 '놓으려고 함' 하고 의도를 알아차리고서 '놓음'	• 의도를 알아차리고 행동하는 훈련이다. • 잠시 머물고 발바닥에 알아차림하는 사티를 둔다. • 몸에 힘을 뺀다. • 흔들려서 지탱하고 있는 발에 주의가 가기도 하지만 움직이는 발에 계속 집중하는 것이 좋다.

6단계	• 발을 놓음과 동시에 '누름' 하면서 발을 일직선으로 쫙 뻗어 체중 을 다 실어 준다. → 발이 쫙 뻗어지면서 들려고 하는 반대편 발이 새우처럼 약간 굽는다. 그러면 발바닥이 수직으로 들린다. • 2m 정도 가는 데 3분 정도 걸리도록 천천히 한다. • 끝가지 가면 '들어-놓음'하며 방향을 돌 때는 1단계로 한다.

4. 방해현상 처리 기술

① 행념할 때 소리나 망상 등 방해현상이 나타나도 가능한 한 무시하고 알아차림 기능인 사티를 움직이는 발에 더 집중하는 것이 효과가 있다.

② 행념을 못할 정도로 방해현상이 강하게 나타나면 들고 있던 발을 내려놓고, 눈을 감고 방해현상이 나타난 방향으로 사티를 보내 서너 번 이름 붙이고 알아차림한 후 다시 시작해야 한다.

③ 행념할 때 망상이 태산 같이 밀려와도 그냥 발바닥 움직임만 알아차림하는 것이 좋다.

5. 행념 수행시간

① 시간을 정해 행념을 할 때는 1단계 5분, 3단계 5분, 6단계 50분으로 하면 수행향상에 도움이 된다.

② 자투리 시간을 활용해 행념할 때는 시간이나 단계에 구애받지 않아도 된다.

③ 처음 수행하는 초보자는 좌념과 행념의 비율을 1:1로 균형을 맞춰 1시간 좌념, 1시간 행념을 하면 좋다.

④ 수행이 어느 정도 성숙한 수행자는 수행지도자 지시에 따라 좌념과 행념 비율, 행념할 때의 단계와 시간을 조절해야 한다. 이때도 행념 시간이 60분을 넘지 않아야 한다.

6. 행념 끝냄

① 먼저 행념을 끝내야겠다고 마음을 정한다. 행념을 멈추고 팔을 풀고 호흡을 크게 토해 낸다.

② 수행 후 항상 천천히 움직여야 다음 수행에 도움이 된다.

③ 수행자는 행념을 얻어진 수행력을 흩뜨리지 말고 좌념과 일상생활을 연결하여 수행

자 양분으로 삼아야 한다.

④ 행념도 좌념과 마찬가지로 마치고 나서 곧바로 과격한 움직임이나 스트레칭은 피하는 것이 좋다.

확장 SEP(SEP-EXTENSION): 생활념(Everyday Life SEP)

1. 특징

① 아침부터 저녁까지 모든 것을 있는 그대로 알아차림하는 것이 생활념이다.

② 생활념할 때 알아차림 기능인 사티뿐만 아니라 행동하기 전에 의도 알아차림 기능도 강화해야 수행이 진보한다.

③ 생활념은 행념이나 좌념보다 알아차림하기 어렵기 때문에 제대로 하면 수행효과는 크다.

수행 기술	효과성
좌념	1
행념	3
와념	1
생활념	10

2. 수행 세부사항

1) 수행 환경

　- 생활념은 장소나 시간에 구애받지 않고 언제든지 원하는 장소에서 할 수 있다.

2) 기준점

　- 행위 끝

　- 걸을 때 움직이는 발바닥, 청소할 때 빗자루 끝, 대화하거나 강의할 때 해당 상황 전체를 기준점으로 삼는다.

3) 수행 기본원리

기본원리	설명	유의점
생활에서의 적용	• 보이면 '보임', 들리면 '들림', 생각나면 '생각'하고 알아차림할 때 수행은 크게 진보한다. • 수행력이 향상되기 전에 모든 것을 알아차림 대상으로 삼고 수행하면 얼마하지 못해 지치고 싫증난다.	• 생활념은 일상생활을 수행과 연결한 것이기 때문에 수행보다 생활이나 일이 중심이다. • 생활념은 자기 수준을 넘지 않는 절제와 지혜가 필요하다.
이름 붙이기	• 이름은 가능한 짧게 붙인다. • 이름은 현상에 따라 붙여도 되고 한 단어로 통일해도 된다.	• 이름은 1음절에서 최장 3음절 이하로 하는 것이 효과적이다.

3. 상황별 수행 기술

상황	수행 기술 설명	유의점
밥 먹을 때 (공양념)	① 밥을 먹기 위해 음식 앞에 앉는다. 　• 젓가락을 잡으며 '잡음' 　• 뻗으며 '뻗음' 　• 집으며 '집음' 　• 당기며 '당김' 　• 안에 넣으며 '넣음' 　• 내려놓으며 '놓음' 　• 씹으며 '씹음' 　• 삼키며 '삼킴' ② 한 번에 한 동작씩 천천히 이름 붙이고 알아차림하면서 먹는다. ③ 한 끼 먹는 데 50분 정도면 알맞다.	• 다른 사람들과 함께 식사하거나 식당에서는 가능한 한 피하고 혼자 먹을 때 하는 것이 효과적이다.
누울 때 (와념)	① 의자에 기대거나 침대에 눕는다. 　• 배의 움직임 '일어남-사라짐'을 알아차림한다. 　• 침대에 누워 알아차림 기능인 사티를 배에 밀착조정하면 마음이 편안해진다. 　• 동시에 몸에 쌓인 피로도 해소된다. ② 이렇게 휴식하는 것이 그냥 누워 있는 것보다 5배 이상 효과가 있다고 한다. ③ 잠자리에 누워서 망상에 빠지기보다는 짧은 순간이라도 배 움직임을 알아차림하다 잠들면 불면증에도 도움이 되고 숙면할 수 있다.	• 침대나 의자 등에 몸을 두면 몸이 휴식할 수 있듯이, 알아차림 기능인 사티를 배나 발과 같은 기준점에 고정시키면 마음도 휴식할 수 있다.

멈출 때	① 길을 가다 신호를 기다리거나 지하철에서 서 있을 때 • 서서 배 움직임 '일어남-사라짐'을 알아차림한다. • 또는 '섬-(오른발, 왼발)-닿음하며' 알아차림한다. ② 멈출 때 기준점인 배나 발 움직임을 알아차림하면 몸과 마음이 잠시나마 휴식할 수 있다.	
공부할 때	① 공부하기 전에 잠시 뇌와 마음을 휴식한 후 시작한다. • 책상에 앉아 2~3분 배 움직임(일어남-사라짐)을 알아차림한다. • 잠시 뇌와 마음을 안정한 후 공부하면 효율적이다. • 공부하는 주제 이외의 방해현상이 생기면 그것을 알아차림한 후 주제로 돌아온다. • 방해현상이 생기면 그 지점에서 멈추고 눈을 감고 방해현상이 들어온 방향으로 사티를 보내 '망상, 들림, 보임'하고 해당 현상에 이름 붙이고 알아차림한 후 다시 공부 주제로 돌아온다. ② 시험을 볼 때 조용히 눈을 감고 배 움직임을 알아차림하면 짧은 순간이지만 뇌와 마음이 안정되고 맑아져서 집중력도 높아진다.	• 처음에 이런 방법이 공부하는 데 번거롭게 느껴지고 시간이 많이 걸리지만, 조금 익숙해지면 두서너 시간 정도 수월하게 집중할 수 있다.
강의, 대화, 운전할 때	① 강의, 대화, 운전할 때 알아차림 기준점은 해당 상황 전체다. ② 강의할 때 강의내용 말고 다른 것이 끼어들면 그것이 방해현상이다. 방해현상으로 사티를 보내지 말고 그것이 발생했다는 것만 인지하고 즉시 강의내용으로 돌아가 집중해야 한다. ③ 대화할 때도 대화 주제가 아닌 것이 끼어들면 그것이 방해현상이다. 끼어드는 방해현상으로 가지 말고 그것이 발생했다는 것만 인지하고 즉시 대화에 집중해야 한다. ④ 운전할 때 망상이나 방해현상이 나타나면 그곳으로 가지 말고 손으로 운전대를 살짝 잡으며 '망상'하고 알아차림하면 효과가 있다.	• 운전할 때는 위험하므로 복잡한 수행 기술을 사용하지 않는 것이 좋다.
문을 열고 닫을 때	① 문 앞에 선다. ② 손을 뻗어 문고리를 잡는다. ③ '열려고 함'하고 열려는 의도를 알아차림한다. ④ 문을 연다. ⑤ 닫을 때는 역순으로 한다.	• 행동하기 전에 행동하려는 의도가 먼저 일어나는데 그 의도를 알아차림한 후 행동을 하면 마음근육인 사티의 탄력성을 강화시키는 데 도움이 된다. • 그러나 일반인들이 매 순간을 이렇게 하면 일상생활이 불편할 수도 있기 때문에 주의를 기울여 가며 적절히 한다.

| 신발을 신고
벗을 때 | ① 신발 앞에 선다.
② '신으려고 함'하고 의도를 알아차림한다.
③ 신발을 신는다.
④ 신발을 벗을 때는 역순으로 한다. | • 행동하기 전에 행동하려는 의
도가 먼저 일어나는데 그 의도
를 알아차림한 후 행동을 하면
마음근육인 사티의 탄력성을
강화시키는 데 도움이 된다.
• 그러나 일반인들이 매 순간을
이렇게 하면 일상생활이 불편
할 수도 있기 때문에 주의를 기
울여 가며 적절히 한다. |

4. 기타 고려할 점

① 모든 것이 알아차림 대상(기준점)이다. 일상생활 전부 알아차림 대상이 아닌 것이
없다.

→ 인식대상과 어울려 놀면 망상대상이고 알아차림하면 수행대상이다.

② 생활념할 때 처음부터 알아차림 범위를 확대하지 말고 한두 가지 대상으로 압축해
알아차림하다 수행이 향상하면 서서히 알아차림 범위를 넓혀 가는 것이 수행향상에
효과적이다.

확장 SEP(SEP-EXTENSION):
나 돌아보기 명상(Self awareness & loving)

지금껏 밖으로만 향하던 의식을 내면으로 향할 수 있도록 하여
내 몸을 안팎으로 관찰하고 지금까지 나라고 불리우고,
나라고 생각해 온 나를 돌아보고 돌보아 준다.

그럼으로써 본래 가지고 있는 치유의 의식을 자각하고 사용함을 통해 지금 여기에서의
현존감과 온전함을 회복하게 한다.

나 돌아보기 명상 들어가기

명상 내용에 대해 간략하게 말씀 드리겠습니다.

(눈을 감아 주시구요…….)

우리는 살아가면서 가족이나 친구, 직장동료, 심지어 만나 본 적 없는
연예인들조차도 생각만 하면 자동으로 확연하게 떠올릴 수 있습니다.
하지만 막상 나 자신을 생각하면 왠지 막연하고, 확연하게 떠올려 보기가
쉽지 않습니다……. 심지어 거울에 비친 내 모습이 낯설기조차 하지요…….
늘, 삶에 시간에 쫓기며 의식이 항상 밖으로만 향하다 보니
정작 이 세상 모든 것의 시작인 '나'를 잊고 살고 있었습니다…….
나 돌아보기 명상은 외부 지향적인 나의 의식을 내면으로 향하게 하고
잊고 있던 나의 내면에 집중할 수 있게 합니다…….
그저 편안하게 멘트 따라 물 흐르듯 흘러가 주세요.

오늘 우리는 나 돌아보기 명상을 통해
내가…… 알아보아 주기를……
따뜻하게 안아 주고 인정해 주기를……
진실로 나의 관심과 사랑을 받고 싶어
밖으로만 치닫던 나를…….

내 안의 소리에 귀를 기울이며
온전히 내 안의 나를 만나보고
스스로 행복에 이르는 길을
함께 걸어 보겠습니다…….

※ 명상 중 '양손을 가슴에 가만히 올려놓는다'는 멘트에는 양손을 가슴에 교차시켜 올려 주시고, '내립니다.'라고 할 때
손을 원래대로 내려놓으시면 됩니다.

나 돌아보기 명상 본문

- 지금부터 나 돌아보기 명상을 하겠습니다.

- 나는 어떤 사람일까?

  나에 대한 이미지를 떠올려 봅니다.
- 나는 다른 이들에게 어떤 사람으로 보이고 불리고 있는가?
- 그리고, 나는 나 자신을 어떤 사람이라고 생각하고 있는가?

- 남자, 여자, 아들, 딸, 아빠, 엄마, 남편, 아내, 친구 등

  지금까지 내가 불렸던 수많은 명칭과 역할,

  그 명칭과 역할에 따른 무수한 이미지
- 나는 내가 아닌, 나에 대한 이미지, 그것으로 지금까지 살고 있었습니다.
- 그것으로 살고 있는 동안, 정작 나는 나를 돌아볼 시간이 없었습니다.
- 이 시간에는

  지금, 여기, 온전히 살아 숨쉬는 이 몸과 마음을 돌아보는 시간을 갖도록 하겠습니다.

- 몸의 각 부위를 하나하나 짚어 보면서

  지금까지 잊고 있었던

  몸에 대한 느낌, 몸의 상태를 알아보겠습니다.

- 먼저 내 머리에 주의를 두어 머리를 온전히 느껴봅니다.

  그리고 마음을 만드는 뇌, 뇌를 느껴봅니다.

  조금은 생소할 수도 있습니다.

  그러나, 괜찮습니다.

- 얼굴, 내 얼굴을 느껴 봅니다…….

- 정수리, 이마, 눈썹

- 눈.
  삶의 매순간,
  나의 모든 시간,
  모든 만남을 지켜본
  눈을 느껴 봅니다.

- 숨이 들어오고, 숨이 나가며
  세상의 냄새를 맡게 해 주던 코,
  코를 느껴 봅니다.

- 말하고 노래하고 음식을 매일 먹어 온 입 그리고 혀,
  가만히 느껴 봅니다.

- 무수한 소리들이 거쳐 간 귀,
  귀의 느낌도 그대로 느껴 보세요.

- 목,
  어깨,
  어깨의 무거운 느낌을 느껴 봅니다.
  그 무거움을 내려놓고,
  어깨도 편안하게 쉬게 합니다.

- 팔, 팔꿈치, 손,
  참 많은 일을 해 온 손을 느껴 봅니다.

- 가슴,
  숨을 쉬어 주는 허파,
  심장, 내 생명의 소리

심장의 고동을 온전히 느껴 봅니다.

뱃속의 장기들도 느껴 봅니다.
내가 알아주던 몰라주던 쉼 없이 수고하는 장기들을
떠올리면서,
거기 그렇게 있었구나.
온전히 느껴 봅니다.

- 혈관을 가득 채우고 쉼 없이 순환하는 혈액의 흐르는 느낌과 그 따스함,
  온전히 느껴 봅니다.

- 몸을 받쳐 주는 척추, 허리, 골반, 사지의 골격들,
  그리고 신경계들도 느껴 봅니다.

- 엉덩이, 넓적다리, 무릎도
  느껴 봅니다.

- 종아리, 발목, 발, 발가락……
  내가 원하는 곳마다 데려 가기 위해
  늘 바빴던 발을 느껴 봅니다.

온몸을 감싸고 있는 피부의 감촉도 온전하게 느껴 봅니다.

- 이 모든 것의 집합체, 몸 전체를
  그대로 느껴 봅니다.
- 통증이 있는 곳은 없는지, 어디 불편한 느낌은 없는지.
  잊고 있었던 몸의 느낌에 가만히 집중합니다.

- 양손을 가슴에 가만히 올려 봅니다.
- 내게 전해지는 마음의 소리, 가슴의 느낌을 그대로 느껴 봅니다.

- 고요함이든, 답답함이든, 그 느낌이 무엇이든지
  있는 그대로 가만히 느껴 봅니다.
- 기쁘면 기쁜 대로, 슬프면 슬픈 대로
  지금까지 살아오는 동안 나와 가장 오래 함께했던
  마음의 소리, 지금 올라오는 감정을 그대로 느낍니다.
- 나의 감정을 좋아하고, 싫어함 없이,
  있는 그대로 지금 마주하고 있습니다.
  그 느낌을 그대로 느낍니다.

- 생각이 떠오르면
  생각도 있는 그대로 바라봅니다.
  나를 위해 애써 왔던 생각들을 있는 그대로 바라봅니다.

- 그동안 자신이 싫어하는 자신의 모습,
  평생 기억하고 싶지 않았던 과거의 경험,
  미래에 대한 끊임없는 걱정도 떠오르는 대로 바라봅니다.

- 되돌아본 몸과 마음의 느낌에
  아기를 돌보는 어머니처럼,
  사랑하는 연인처럼,
  따뜻하고 다정하게 속삭여 줍니다.

- 사랑해.
- 싫어해서 미안해.
- 그동안 몰라봐서 용서해.
- 함께해 주어 감사해.

- 가슴의 아픔이 사라질 때까지
  환한 햇살과
  봄바람의 따스함처럼

가슴에 의식을 온전히 집중하여 속삭여 줍니다.

‑ 사랑합니다.
‑ 미안합니다.
‑ 용서하세요.
‑ 감사합니다.
행복하세요.

‑ 사랑합니다.
‑ 미안합니다.
‑ 용서하세요.
‑ 감사합니다.
행복하세요.

‑ 사랑합니다.
‑ 미안합니다.
‑ 용서하세요.
‑ 감사합니다.
행복하세요.

‑ 사랑합니다.
‑ 미안합니다.
‑ 용서하세요.
‑ 감사합니다.
행복하세요.

확장 SEP(SEP-EXTENSION): 자비 명상(Metta-Compassion)

1. 괴로움의 원인이 되는 집착과 성냄, 해침 등을 자애와 연민을 통해 정화와 치유
2. 나와 똑같이 고통에서 벗어나 행복하길 원하는 생명에 대한 공감과 치유
3. 나와 세상이 분리되지 않고 연결되어 있음을 자각하는 데서 오는 온전한 수용과 평정심 회복

자비 명상 본문

모든 생명에게 햇빛이 필요하듯이
우리에겐 사랑이 필요합니다.

우리는 삶 속에서 그 어느 때보다
사랑을 주고받을 수 있을 때
가장 충만한 행복을 느낄 수 있습니다.

사랑의 시작은 그 누구도 아닌
나 자신부터입니다.
내가 나 자신을 온전히 사랑할 수 있어야
일체의 모든 이를 사랑할 수 있습니다.

내가 사랑으로 가득할 때
내 가족, 친구, 주위의 모든 존재를
사랑할 수 있습니다.

오늘은 나에게 사랑이 가득 넘치게 하고,
그 넘치는 사랑이 퍼져 나가
온 세상을 감싸 안는 명상을 하도록 하겠습니다.

그리고
사랑이 넘치는 나는
바다처럼 넓고 깊은 마음으로
모든 것을 감싸 안아 줄 것입니다.

편안하게 호흡하면서
얼굴엔 미소를 띠어 봅니다.
그리고 가만히 나를 불러 봅니다.
사랑하는 나의 아들딸이
갈등에서 벗어나고, 두려움에서 벗어나고, 고통에서 벗어나
그들의 마음이 늘 편안하고 행복하기를 원합니다.

이제 어머님과 아버님, 부모님을 떠올려 봅니다.
(생전에 계신 분만 떠올립니다.)

사랑하는 나의 부모님이
미움에서 벗어나고, 성냄에서 벗어나고, 고통에서 벗어나고,
갈등에서 벗어나고, 두려움에서 벗어나
편안하고 행복하시기를 원합니다.
나의 부모님이 늘 편안하고 행복하시기를…….

나의 형제자매들을 떠올려 봅니다.
그들에게도 다함없는 나의 사랑과 자애를 보냅니다.
나의 형제자매들이 미움에서 벗어나고, 성냄에서 벗어나기를 원합니다.
그들이 고통에서 벗어나고 갈등에서 벗어나고 슬픔에서 벗어나고 두려움에서 벗어나
늘 편안하고 행복하기를 기원합니다.

함께 사는 배우자, 연인, 친구, 직장 동료, 상사,
평소 존경하는 분들, 이웃들 누구라도 좋습니다.
떠오르는 누구라도 그를 향해 기원합니다.

당신이 미움에서 벗어나고 성냄에서 벗어나고 슬픔에서 벗어나기를…….
고통세서 벗어나고 갈등에서 벗어나고
어려움에서 벗어나고 두려움에서 벗어나
늘 편안하고 행복하시기를…….

마음에 떠오르는 이들을 향해
나의 무한한 사랑과 자비를 보냅니다.
나는 당신을 사랑합니다.
당신이 늘 편안하고 행복하기를 기원합니다.

나의 마음에 떠오르는 한 송이 꽃, 스치는 바람 한 줄기
날리는 눈송이, 그 낱낱의 자연물에게도
나의 무한한 사랑과 자애를 보냅니다.

그들이 미움에서 벗어나고, 성냄에서 벗어나고, 두려움에서 벗어나
늘 편안하고 행복하기를 기원합니다.

이제 나는 사랑으로 넘치는, 넓고 깊은 바다입니다.
나는 깊고 한없는 사랑으로 모든 것을 감싸 안는 사랑의 바다입니다.

비가 오고 눈이 내리고, 폭풍우가 치고 눈보라가 몰아쳐도
묵묵히 받아들이는 바다처럼
나도 매 순간의 삶을 기꺼이 받아들이는 사랑의 바다입니다.

바다가 모든 생명을 포용하듯, 나는 온누리 모든 이를
나를 사랑하듯 온전히 있는 그대로 사랑합니다.

모든 이가
미움에서 벗어나고, 성냄에서 벗어나고, 고통에서 벗어나 행복하기를…….

모든 이들이 슬픔에서 벗어나고, 갈등에서 벗어나고, 두려움에서 벗어나
늘 편안하고 행복하시기를…….

사랑합니다.

확장 SEP(SEP-EXTENSION): 마음챙김 대화(Mindful Dialogue)

우리는 주위와 관계를 맺으며 살아갈 수밖에 없는 존재입니다. 좋은 관계는 좋은 마음을 만들어 내어 즐겁고 행복해집니다. 좋은 관계는 올바른 소통을 통해 이루어지는데, 의외로 우리는 올바른 소통을 제대로 할 줄 모른 채 관계를 맺고 살아가는 경향이 있습니다. 일상생활에서 올바른 소통을 할 수 있도록 통찰해 주는 마음챙김 대화(mindful dialogue) 프로그램을 소개해 보겠습니다.

특징

1. 집중력과 주의력(concentration & attention) 향상
2. 자동 해석(automatic interpretation): 선입견, 편견 알아차림
3. 상호작용(interactive formation): 자기 중심, 융합 탈피, 균형과 조화
4. 자각 및 공감, 통찰(self awareness, empathy & Insight)

---

1. 듣기(listening)

A는 B에게 3분간 미리 정한 주제에 대해 방해받지 않고 편하게 이야기하도록 합니다. 3분간 B는 질문하지 않고 상대방의 이야기를 가만히 듣습니다.

2. 고리화 (looping)

B는 A의 이야기를 다 들은 후 자신이 들은 것을 그대로 A에게 이야기를 합니다.

A는 B의 이야기를 듣고 B가 무엇을 잘 알아들었고 무엇을 잘못 알아들었는지 알려 줍니다. B는 다시 자신이 들은 것을 A에게 이야기하고, A는 B가 제대로 이야기를 들었다고

인정이 될 때까지 반복하여 같은 대화를 이어 나갑니다.

3. 내면 알아차림(Dipping)

B는 대화 중에 상대방의 이야기를 제대로 듣는 것을 방해하는 자신의 내면에 일어나는 느낌, 감정, 생각 등의 반응을 알아차리고 전개 과정을 주시합니다.

4. 역할 바꾸기(Role changing)

1~3의 과정을 A가 듣고 B가 이야기하는 것으로 역할을 바꾸어서 해 봅니다.

5. 경청과 통찰(Mindful & Insight listening)

1분간 A는 B에게 상대를 비난하는 이야기를 해 준 후, B도 1분간 A에게 비난하는 이야기를 해 줍니다.

1분간 A는 B에게 상대를 칭찬하는 이야기를 해 준 후, B도 1분간 A에게 칭찬하는 이야기를 해 줍니다.

1분씩 A와 B는 자신이 보는 자신에 대해 이야기를 하고 서로 주의를 기울여 비판단적이고 수용적 태도로 들으면서, 각자 자신의 내면에 일어나는 반응들을 알아차림하고 그 반응들이 대화에서 어떤 영향을 주었으며 마음이 어떻게 변화해 갔는지 알아차림하고 통찰합니다.

마음챙김 명상의 기전 및 효과에 대한 이론적 근거

마음챙김 명상의 기전에 대한 이론적 근거

마음챙김 명상의 유익한 임상적 효과의 잠재적 매개체로서 다음의 다소 중첩될 수 있는 몇 가지 심리학적 과정이 보고되어 왔다. 마음챙김 알아차림 및 메타인지적 알아차림의 향상, 감정조절, 자동적 사고 및 자기참조적 사고의 감소, 집중력 조절, 자기연민, 가치 명료화와 자기행동조절의 향상, 노출, 소거 및 재경화 등이 있다.

이를 좀 더 구체적으로 살펴보면, 첫 번째 기전으로 마음챙김 알아차림(mindful awareness)는 여러 연구에서 자가보고식 마음챙김 척도(Self-reported Mindfulness, 예를 들어 MAAS, CAMS-R, FFMQ, TMS-assessed state mindfulness 등)를 이용하여 마음챙김 증가가 영성, 자기연민, 긍정적 정서 함양에 도움을 주며, 반추의 감소, 특성 불안 감소, 우울증 재발 감소, 외상후 회피 증상 감소, 스트레스 지각, 전반적 심리적 디스트레스 등을 예측할 수 있다고 보고하였다.

두 번째 기전으로 메타인지적 알아차림(Increase metacognitive awareness)도 보고되어 있다. 메타인지적 알아차림은 자신의 생각과 감정을 재인식(reperceiv)하거나 분산(decenter)시킬 수 있는 능력, 그리고 이것이 현실을 있는 그대로 반영한다고 보기보다 하나의 지나가는 정신적 사건으로 볼 수 있는 능력을 말한다. 마음챙김 훈련이 메타인지적 알아차림을 향상시키고, 반추를 줄인다는 보고들이 있어 왔다. 또한 향상된 메타인지적 알아차림 및 탈중심화(decentering)는 좀 더 나은 임상 결과와 낮은 우울증 재발을 예측할 수 있다는 보고도 있었다.

세 번째 기전으로 반복적인 부정적 생각(repetitive negative thinking), 반추의 감소가 보고되었는데, MBCT의 우울증에 대한 효과에 반추의 감소가 유의한 매개를 한다고 밝힌 바 있다.

네 번째 기전은 노출(Exposure)로, 마음챙김 명상은 무비판적 및 개방적 방식으로 경험에 의도적으로 참석함으로써 개인은 탈감작(desensitization) 과정을 거칠 수 있다.

다섯 번째 기전은 집중을 조절하는 능력(Ability to control attention)이다. 마음챙김 훈련은 현재 순간의 경험에 대한 관심을 유지함과 동시에 그것이 떠돌아다닐 때마다 현재 순간의 경험으로 주의를 환원시키는 것을 포함한다. 신경심리 검사를 이용한 실험적 연구에서 마음챙김 훈련은 지향(orienting) 및 각성(alerting), 모순 감지(conflict monitoring)의 향상과 연관된다고 보고하였다. 집중을 조절하는 능력은 명상의 숙련도에 따라 다소 차이가 난다고 보고되었다.

여섯 번째 기전은 기억 능력(memory functioning)이다. 마음챙김 명상은 자서전적인 기억의 과일반화(overgeneralize)를 줄이고, 작업 기억 능력을 확장시키며, 부정적인 자극에 대한 기억을 줄이는 데 영향을 주며, 이것이 효과의 기전으로 보고되었다.

일곱 번째 기전은 행동적인 자기조절의 향상 및 가치 평가(values clarification and improved behavioral self-regulation)이다. 생각과 감정을 객관적이고 개방적이며 무비판적인 방법으로 현재에 머무르는 것은, 자신의 가치와 그 가치와 더 일치하는 행동에 대한 명료성을 촉진할 수 있다. 자기보고식 마음챙김의 높은 수준은 가치 있는 행동과 흥미들에 좀 더 많이 종사하는 것과 유의하게 연관된다고 보고되었고, 감정적으로 언짢은 순간에도 목표 지향적 행동을 할 수 있는 능력과도 유의하게 연관된다고 보고되었다.

여덟 번째 기전은 자기연민(self-compassion)이다. 네프(Neff)가 제안한 정의에 따르면 자기연민은 다음과 같은 세 가지 구성 요소를 수반한다. ① 자기친절(가혹하게 자기비판적이라기보다 부적절하거나 고통 받는 경우 자신을 향한 친절과 이해), ② 공통된 인간성(common humanity, 분리하고 고립시키는 것으로 보는 것보다 더 큰 인간 경험의 일부로서 자신의 경험을 인식), ③ '마음챙김'(고통스러운 생각과 느낌을 과도하게 알아채기보다 균형 잡힌 알아차림을 하는 맥락에서)이 그것이다. 많은 연구에서 마음챙김과 자기연민이 높은 연관성을 가진다고 보고해 왔다. 두 개의 무작위 대조집단 연구와 한 개의 준실험적 연구에서는 자기연민이 마음챙김 기반의 치료의 매개 역할을 한다고 보고하였다.

아홉 번째 기전은 감정조절(emotional regulation)이다. 다수의 연구에서 마음챙김 훈련이 감정조절에 중요한 뇌 영역의 활성과 연관된다고 보고하였다.

열 번째 기전은 자동적 사고 및 자기참고적 사고의 감소(Decreased automatic thoughts and self-referential thinking)다. 객관적 알아차림은 사고를 '단지 생각'으로 해석하고 비합리적 부정적인 사고를 사실로 보는 것을 방지한다. 마음챙김 훈련이 디폴트 양상 신경망(default mode network)의 신경 처리에 영향을 준다는 보고들이 있어 왔다. 디폴트 양상 신경망의 변화는 자동적 사고의 경험을 객관화하는 데 영향을 준다고 알려져 있다.

이러한 많은 기전이 마음챙김 명상 도중에 일어나며, 이는 결국 임상적 호전에 영향을 주는 매개체가 된다. 최근에는 각 기전들과 관련되어 변화되는 뇌 영역의 연관된 변화들도 다음과 같이 보고되고 있다. ① 전측대상피질은 자기조절 및 감정조절과 관련된 부위로, 마음챙김 훈련이 활성을 증가시킨다. ② 전전두엽은 집중력 및 감정과 관련된 부위로, 배외측 및 복외측 전전두엽(dorsolateral, ventrolateral prefrontal cortex)의 활성 증가 및 편도체와의 연결성이 증가되었다. ③ 후측대상피질은 자기인식(self-awareness)와 관련된 부위로, 마음챙김 훈련의 종류에 따라 감소 또는 증가된 소견이 보고되었고, 오랜 기간 훈련한 숙련자에서는 전전두엽 및 전측대상피질과의 연결성 감소가 보고되었다. ④ 섬엽은 알아차림 및 감정 처리와 관련된 부분으로, 전측 섬엽의 활성 증가 및 내장 감각의 집중 시 후측 섬엽과 전전두엽의 연결성의 변화가 보고되었다. ⑤ 선조체(striatum)는 집중력과 감정의 조절과 관련된 부위로, 휴지기에 증가된 활성, 보상 기대(reward anticipation) 시 미상핵의 활성 감소가 보고되었다. ⑥ 편도체는 감정 처리와 관련된 부위로, 부정적인 경험 시 반응성 감소가 보고되었고, 마음챙김 훈련 경험이 많은 숙련자일수록 편도체 활성의 하향 조절(downregulation)이 발견되었다.

마음챙김 명상의 효과에 대한 근거들

2014년에 보고된 체계적 고찰 및 메타분석에서 총 47개의 연구, 3,515명의 대상자를 포함한 분석에서 마음챙김 명상은 불안(effect size, 0.38 [95% CI, 0.12-0.64]), 우울(0.30 [0.00-0.59]) 그리고 통증(0.33 [0.03- 0.62])에 대한 중등도의 근거 수준을 가지고 스트레스 호전/정신건강 관련 삶의 질에 대한 낮은 정도의 근거가 보고되었다.

2018년도 보고된 체계적 고찰 및 메타분석에서는 142개의 무작위 할당 임상 연구(총 대상자 12,005명)에 대한 분석 결과가 보고되었다. 그 결과, 치료 후 마음챙김 중재는 증거에 기반한 치료와 동등했고 그 외의 다른 비교보다 우위에 있었다. 추적 관찰 시, 마음챙김 중재는 최소한의 증거기반 치료와 동등하며 그 외의 다른 치료들보다 우위에 있었다. 마음챙김 기반 개입에 대한 가장 일관된 증거는 우울증, 통증, 흡연 및 중독에 대해 나타났다.

찾아보기

[인명]

[내용]

저자 소개

이화영(Lee Hwa-young)
대한명상의학회 간행이사/순천향대학교 의과대학 정신건강의학과 교수

곽영숙(Kwak Youngsook)
학교정신건강의학회 회장/제주대학교 의과대학 정신건강의학과 명예교수

구본훈(Koo Bon-hoon)
대한명상의학회 총무이사/영남대학교 의과대학 정신건강의학과 교수

김경승(Kim Kyung-seung)
대한명상의학회 회장/마야병원 정신건강의학연구원장

김선제(Kim Sunje)
소마요가무브먼트센터 대표

김지영(Kim Jiyoung)
전북대학교 대학원 심리학과

김혜금(Kim Hye-geum)
대한명상의학회 총무간사/영남대학교 의과대학 정신건강의학과 조교수

박용한(Park Yong-han)
대한명상의학회 부회장/박정신건강의학과의원 원장

송후림(Song Hoo-rim)
지혜의숲정신과 원장

신경철(Shin Kyung-chul)
대한명상의학회 교육이사/심우정신건강의학과 원장

오중근(Oh Jungkeun)
대한명상의학회 윤리이사/따뜻한정신건강의학과 원장

원승희(Won Seunghee)
대한명상의학회 보험이사/경북대학교 의과대학 정신건강의학과 교수

윤지애(Yun Ji-ae)
대한명상의학회 총무간사/을지대학교 의과대학 정신건강의학과 조교수

이강욱(Lee Kanguk)
대한명상의학회 부회장/강원대학교 의과대학 정신건강의학과 교수

이경욱(Lee Kyoung-uk)
대한명상의학회 특임이사/가톨릭대학교 의과대학 정신건강의학과 교수

이병철(Lee Boung-chul)
대한명상의학회 학술이사/한림대학교 정신건강의학과 교수

이상혁(Lee Sang-hyuk)
차의과학대학교 정신건강의학과 주임교수

이서지(Lee Suzie)
한국샬렘영성훈련원 이사/해솔정신건강의학과 원장

이성근(Lee Seon-keun)
형주병원 원장

임미래(Lim Meerae)
대한명상의학회 학술간사/강북삼성병원 기업정신건강연구소 임상부교수

전진용(Jun Jin-yong)
대한명상의학회 보험이사/국립정신건강센터 정신건강사업과장

전현수(Jeon Hyun-soo)
대한명상의학회 고문/전현수정신건강의학과의원 원장

정성원(Jung Sungwon)
대한명상의학회 재무이사/계명대학교 의과대학 정신건강의학과 교수

정영철(Chung Young-chul)
한국정신증심리치료학회 이사장/전북대학교 의과대학 정신건강의학과 교수

채정호(Chae Jeong-ho)
대한명상의학회 명예회장/가톨릭대학교 의과대학 정신건강의학과 교수

한상익(Han Sangick)
가톨릭대학교 의과대학 정신건강의학과교실 명예교수/한상익 융 분석심리원 원장

한창환(Han Chang-hwan)
대한명상의학회 감사/한림대학교 의과대학 정신건강의학과 명예교수

허휴정(Huh Hyu-jung)
대한명상의학회 특임이사/가톨릭대학교 인천성모병원 정신건강의학과 조교수

명상과 의학
Meditation and Medicine

2022년 2월 20일 1판 1쇄 인쇄
2022년 2월 25일 1판 1쇄 발행

지은이 • 이화영 · 곽영숙 · 구본훈 · 김경승 · 김선제 · 김지영 · 김혜금
　　　　박용한 · 송후림 · 신경철 · 오중근 · 원승희 · 윤지애 · 이강욱
　　　　이경욱 · 이병철 · 이상혁 · 이서지 · 이성근 · 임미래 · 전진용
　　　　전현수 · 정성원 · 정영철 · 채정호 · 한상익 · 한창환 · 허휴정
펴낸이 • 김진환
펴낸곳 • (주) **학 지사**
　　　　04031 서울특별시 마포구 양화로 15길 20 마인드월드빌딩
대표전화 • 02)330-5114　　　　팩스 • 02)324-2345
등록번호 • 제313-2006-000265호

홈페이지 • http://www.hakjisa.co.kr
페이스북 • https://www.facebook.com/hakjisa

ISBN 978-89-997-2576-0 93510

정가 24,000원

출판 · 교육 · 미디어기업 **학 지사**

간호보건의학출판 **학지사메디컬** www.hakjisamd.co.kr
심리검사연구소 **인싸이트** www.inpsyt.co.kr
학술논문서비스 **뉴논문** www.newnonmun.com
교육연수원 **카운피아** www.counpia.com